U0856413

XINXUEGUAN ZHUANKE HUSHI
SHICAO SHOUCE

心血管专科护士实操手册

宋雅玲　冀永红　周文静◎主编

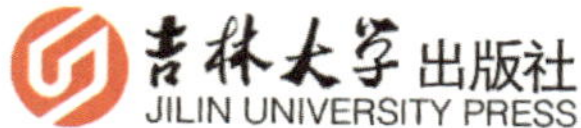

图书在版编目（CIP）数据

心血管专科护士实操手册 / 宋雅玲，冀永红，周文静主编. —长春：吉林大学出版社，2020. 9
ISBN 978-7-5692-7134-8

Ⅰ. ①心… Ⅱ. ①宋… ②冀… ③周… Ⅲ. ①心脏血管疾病—护理—手册 Ⅳ. ①R473.5-62

中国版本图书馆CIP数据核字（2020）第181337号

书　　名　心血管专科护士实操手册
　　　　　XINXUEGUAN ZHUANKE HUSHI SHICAO SHOUCE
作　　者　宋雅玲　冀永红　周文静　主编
策划编辑　田茂生
责任编辑　李欣欣
责任校对　田茂生
装帧设计　中尚图
出版发行　吉林大学出版社
社　　址　长春市人民大街4059号
邮政编码　130021
发行电话　0431-89580028/29/21
网　　址　http://www.jlup.com.cn
电子邮箱　jdcbs@jlu.edu.cn
印　　刷　炫彩（天津）印刷有限责任公司
开　　本　710mm×1000mm　1/16
印　　张　33
字　　数　506千字
版　　次　2020年12月　第1版
印　　次　2020年12月　第1次
书　　号　ISBN 978-7-5692-7134-8
定　　价　108.00元

编 委 会

名誉主编 薛　平　郭锦丽　杨志明

主　　编 宋雅玲　冀永红　周文静

副 主 编 杨　君　张颖惠　王香莉　魏　瑧　畅　盼　郭　倩

编　　委（按姓氏首字母顺序）

安美杰　白娅娅　常满佳　陈　灿　陈　星　陈云霞
程亚丹　杜　蕾　段晋瑞　冯　意　高春梅　韩芳芳
韩星星　贺慧奇　贺礼艳　黄爱玲　姜　萍　荆晓霞
李改珍　李　娇　李青娟　李　婷　李伟霞　李　霞
刘凤男　刘丽娜　刘万荣　刘文卉　刘晓琴　刘莹花
牛　凯　牛玉芹　秦凯娟　孙耀星　王爱爱　王春兰
王　慧　王　瑾　王　宁　王　茹　王文华　王晓燕
毋　静　吴　曼　武丽红　武旭芳　武　艳　谢　瑶
徐　杰　杨柳青　杨梦娜　杨云萍　张　芳　张俊婷
张　玲　张　敏　张晓丽　张亚玲　张艳红　张艳妮
赵　丹　赵　芳　赵　丽　郑　佳　朱亚茹

序　一

护理工作是医疗卫生工作的重要组成部分。随着现代医学的快速发展，医疗高新技术在临床应用广泛，护理工作的内涵也在不断丰富和延伸，这就对临床护理工作提出了更高要求。加快护理事业发展，满足人民群众健康需求，发展专科护理队伍，提高专科护理水平是《全国护理事业发展规划（2016—2020年）》的任务要求，也为现代临床护理发展带来机遇和挑战。

新时代，新要求，新使命。为适应老龄化社会的到来及为人民群众提供全方位、全周期健康服务的战略要求，护理工作的内涵和外延发生着深刻的变化，护理工作的范畴从医院走向家庭，走向社区，护理工作的内容由打针、输液等简单机械性操作转向了对病人实施全面的身心整体护理，并施以健康教育，护士在临床护理、护理管理及教育、科研等领域发挥着多种角色的作用。所以，护士走专业化发展的道路是趋势，也是必然。

山西医科大学第二医院心血管内科是山西省临床重点专科，2018年成为山西省“136兴医工程”领军临床专科。《心血管疾病专科护士实操手册》以最新发布的疾病诊疗指南为依据，阐述了心内科常见症状和常见疾病的护理常规、心血管疾病的介入治疗及护理、心肺评估及康复护理和突发急危重症的应急处理流程，开展的多项省内首例新技术新项目为本书的亮点，值得各位护理同仁借鉴学习。

该书的出版，将成为山西省人民政府“136兴医工程”领军临床专科护理能力提升的标志性成果，让群众得到更高品质、更加专业的服务，必将在改善患者就医感受、提高社会满意度和促进卫生健康事业发展中发挥积极作用。

山西省卫生健康委医政医管局监察专员

序　二

人民安全是国家安全的基石，人类健康是社会文明进步的基础。党和国家始终高度重视发展卫生和健康事业，增进人民健康福祉。党的“十八大”以来，以习近平同志为核心的党中央明确了新时代党的卫生健康工作方针，强化提高人民健康水平的制度保障，坚持预防为主，稳步发展公共卫生服务体系。护理工作是卫生健康事业的重要组成部分。广大护士是医疗卫生战线的重要力量，在保护生命、防病治病、减轻病痛和增进健康方面发挥着不可替代的重要作用。

山西医科大学第二医院心血管内科是山西省临床重点专科，2018年成为山西省委省政府“136”兴医工程领军临床专科建设单位。心血管内科正在以令人瞩目的态势迅猛发展，随着医疗水平的不断提高，对心血管内科护理学也提出了更高的要求和挑战。

本书重点阐述了心血管内科常见疾病的相关知识及相关检查，从临床表现、护理常规、健康宣教和辅助检查等方面，全面介绍了心血管内科常见疾病的基本知识，为临床护士提供心血管内科的诊疗、护理和实操规范，培养临床护理人员的综合能力，提高临床护理服务水平和医疗质量。

该书的出版，为规范心血管专科临床护理工作提供参考和指导，并进一步保障医疗质量和护理安全，为发展卫生健康事业发挥重要的作用！

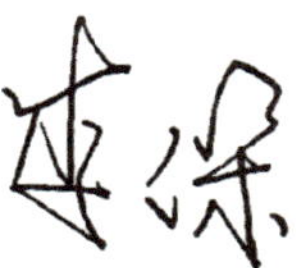

山西省医学会心血管病专业委员会主任委员

山西医科大学第二医院党委书记

序　三

发展是硬道理，创新是生命力，随着诊疗技术及人民需求的提高，以及分级诊疗、医护一体化的推进，人民大众对于护理服务、护理质量，提出了更多的要求和更高的期望。对于医疗来说，尽可能为患者提供最优最快的治疗方案；对于护理来说，需要为患者提供最佳的护理服务，为医生提供最佳的治疗配合。只有医护患三方达到高度的一致，才能达到医护患三方均满意的效果，才能让社会满意、人民满意!

山西医科大学第二医院心血管内科是山西省临床重点专科，2018年我院心内科成为山西省政府首批“136”兴医工程领军临床专科建设单位。本书编写内容源于我院心内科专业护理同志多年的理论与临床实践经验总结，倾注了编者大量心血和汗水，并融入了独到的见解和心得。本书主要涉及心血管内科疾病的基础知识、常见症状、体征、并发症及疾病的护理常规、健康教育、专科技术操作、相关实验室及辅助检查、新技术、新项目、心电图知识及介入诊疗护理、应急预案及急救护理等多方面内容。符合新时代护理行业理念，体现心血管专科护理向规范化、精细化方向迈进，有助于专科护理建设，可指导临床护士对相关疾病进行规范化护理管理。

新时代，新使命，新发展，新征程。希望心内科专科护理人员不忘初心，牢记使命，开拓进取，务实奋进，为我省护理事业的发展、为“健康山西”做出应有的贡献，力争在“十三五”收官之年再创新的辉煌!

山西医科大学第二医院院长

序　四

山西医科大学第二医院心血管内科成立于1976年，随着科室发展壮大，床位由40余张逐渐增至200余张，建有山西省心血管领域省级重点实验室，是山西省重点学科、山西省临床重点专科、胸痛中心、首批房颤中心、心力衰竭中心建设单位和山西省心血管内科专科医师规范化培训基地。作为山西省“136”兴医工程领军临床专科，心血管内科正在阔步向前发展。

随着医学的进展，亚专科的发展，疾病诊治水平的不断提高，对护理人员的专科护理能力提出了更高的要求。《心血管专科护士实操手册》应运而生，本书在编写过程中始终贯彻实用性的宗旨，将临床实践与专业标准、行业指南结合起来，吸收借鉴了国内外心血管专科护理领域最新知识和技术，详细阐述了心内科常见疾病的护理常规、专科护理操作、相关实验检查、新技术、健康教育和心脏康复等。希望此书能够为临床护士提供更加专业的指导，为患者提供更加安全、优质和高效的护理服务。

此书的出版标志着我院心血管内科在不断创新中前进！同时为推动新时代卫生健康事业高质量发展，做出自己应有的贡献！

杨志明

山西医科大学第二医院心内科主任

序　五

社会的不断进步，医疗卫生事业的不断发展以及人们对健康保健需求的日益提高，不仅给护士提供发展的机遇，同时也提出了严峻的挑战。为了全面提升我院专科护理服务水平，为患者提供同质化的治疗与护理，我院护理部从2012年起分别成立了静疗、糖尿病、高血压、伤口、心理、VTE和营养七个专业护理小组，经过几年的运行，各专业小组为医院专科护理质量的提升起到积极的作用，日益提高的护理水平对护理人员的服务质量和技术水平提出了更高的要求。

《心血管专科护士实操手册》是宋雅玲主任护师带领心血管护理团队编撰的临床护理书籍，以心血管相关基础治疗知识为主，同时也涵盖了介入治疗、射频消融治疗等新知识，以及新技术的治疗护理知识。旨在为临床护士提供心血管诊疗、护理和实操规范，培养临床护理人员的综合能力，提高临床护理服务水平和医疗质量。此手册的编写对我院心血管专业护理团队来说是一次巨大的挑战和突破，表明山西医科大学第二医院心血管专科护理正在向规范化、精细化的方向发展。

戴高乐曾经说过："眼睛所看到的地方就是你会到达的地方，伟人之所以伟大，是因为他们决心要做出伟大的事。"护士同志们将临床实践与专业标准、行业指南和专家共识结合起来，讨论撰写出《心血管专科护士实操手册》本身就是一件靠近"伟大"、追求"伟大"的事，作为护理部主任，非常荣幸！非常欣慰！

这本《手册》在书写中得到各位专家的鼎力支持，在此深表谢意！由于编委水平有限，不完善、不足之处请多多指正！

山西医科大学第二医院护理部主任

前 言

随着人们生活水平的提升，生活节奏的加快，人口老龄化进程的加速，心血管疾病的发生率显著提高。据统计，心血管疾病导致的死亡已然成为我国城市居民的第一大死因。而医学科技的不断进步，更使得心血管疾病的诊疗方法取得了巨大成效。护理人员作为与患者接触最密切、时间最长的医务工作者。无论是在病因治疗、预防并发症及降低死亡率方面，还是在提高心血管疾病患者的生存质量等方面，都起到了至关重要的作用。

随着心血管诊疗技术的不断提高，心血管护理面临新的挑战，对护士的知识与技能也提出了更高的要求。心血管护士专科化已然成为了临床护理发展的必然趋势。为了促进广大心血管内科护理人员在临床工作中更好的认识、了解心血管内科疾病，普及和更新心血管内科的临床和护理知识，从而满足心血管内科从业人员工作需要，编写此书。

本书系统介绍了心血管内科护理新技术、疾病护理、常用药物以及专科操作等，力求做到内容详实，结构合理，理论与实践相结合，为临床护理工作者提供一本了解心血管内科护理及操作的实用手册。

本书在编写过程中，得到了多位同仁的支持及关怀，他们在繁忙的医疗、教学和科研工作之余参与撰写，在此表示衷心的感谢！

本书的出版由山西省科学技术厅项目资金资助，项目编号：2018041029-1；项目编号：2019041046-1；项目编号：2018041024-1。

由于编写时间较紧迫，编者水平有限，书中疏漏之处在所难免，恳请各位专家、同仁批评指教。

编者

2020.6.18

目录 Contents

第一章　基础理论

第一节　心脏的解剖及生理

一、心脏的解剖

1. 心脏结构（图1–1–1）

心脏是一个中空的器官，其内部分为左、右心房和心室四个腔。全身的静脉血由上、下腔静脉口流入右心房，而心壁本身的静脉血由冠状窦口流入右心房。右心房的血液经三尖瓣口流入右心室。静脉血由右心室前上方肺动脉瓣流入肺动脉，由肺进行气体交换后的氧合血液，再经左右各两个肺静脉口流入左心房。左心房的血液经二尖瓣流入左心室，再由左心室上方主动脉瓣口射入主动脉。

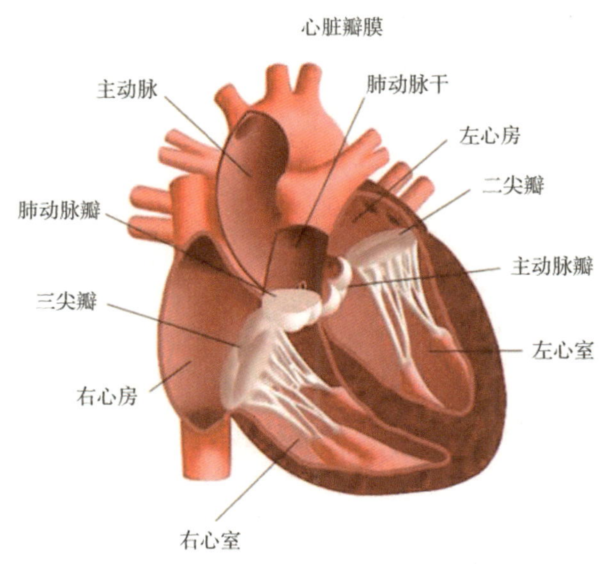

图1–1–1　心脏结构

2. 心脏传导系统（图1–1–2）

心脏有节律地跳动，是由于心脏本身含有一种特殊的心肌纤维，具有自动节律性兴奋的能力。心脏传导系统包括窦房结、房室结、房室束和浦肯野纤维。窦房结是心脏正常的起搏点，位于右心房壁内，窦房结内的起搏细胞发生的兴奋通过过渡细胞传至心房肌，使心房肌收缩。同时，兴奋可经结间束下传至房室结。房室结位于房间隔下部，由房室结发出房室束进入心室。房室结将窦房结发出的冲动传至心室引起心室收缩。房室束进入室间隔分成左、右束支，分别沿心室内膜下行，最后以细小分支即浦肯野纤维分布于心室肌。

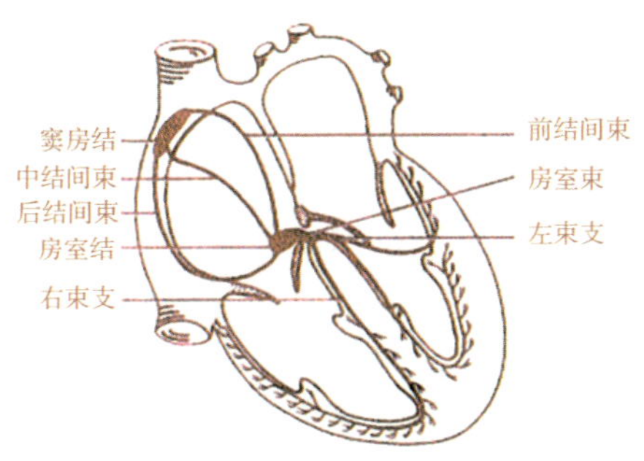

图1–1–2　心脏传导系统

3. 冠状动脉（图1–1–3）

冠状动脉是供应心脏本身血液的血管，分为左、右冠状动脉，了解冠脉结构对冠心病的诊断和治疗非常重要。

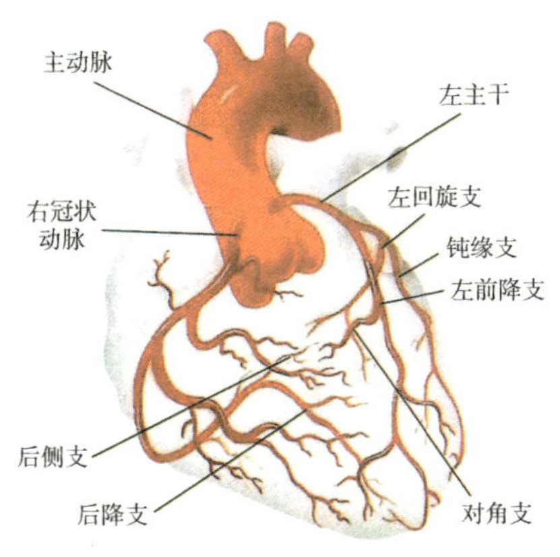

图1–1–3　冠状动脉解剖示意图

（1）左冠状动脉

①左主干：起源于主动脉根部左冠窦，然后分为左前降支和左回旋支，有时亦发出第三支血管，即中间支。

②左前降支：沿肺动脉前行至前室间沟，下行至心尖或绕过心尖。其主要分支包括间隔支和对角支。

③左回旋支：绕向后于左心耳下到达左房室沟。其主要分支为钝缘支。

（2）右冠状动脉：右冠状动脉大部分起源于主动脉根部右冠窦。下行至右房室沟，绝大多数延续至后室间沟。其分支包括：圆锥支、窦房结动脉和锐缘支，远端分为后降支和左室后支。

二、心脏的生理

1. 心肌动作电位

心肌动作电位分为：

（1）除极过程（0相）：0相是心室除极过程，膜电位由原来的静息电位变成了动作电位，由静息状态时的–90 mV上升到–20 mV ～+30 mV。膜两侧由原来的极化状态转变为反极化状态，构成了动作电位的上升支，此期又称为0相。

（2）复极过程

1期（快速复极初期）：心肌细胞膜电位在除极达到顶峰后，由原来的+30 mV迅速下降至0 mV，与0期除极构成了峰电位。

2期（平台期）：膜电位复极缓慢，电位接近于0 mV水平，故成为平台期。平台期是心肌特有的时期。此期复极过程很缓慢，基本停滞于接近零的等电位状态。

3期（快速复极末期）：膜内电位由0 mV逐渐下降到–90 mV，完成复极化过程。

4期（静息期）：此期是膜复极化完毕后和膜电位恢复并稳定在–90 mV的时期。

2. 压力容积曲线变化

通过对心房、心室、主动脉压力和容积曲线的认识可以很好地理解整个收缩舒张过程（图1–1–4）。

（1）心室收缩期

①等容收缩期：室内压大幅度升高，心室容积不变。

②快速射血期：由于大量血液进入主动脉，主动脉压相应增高。约占总射血量的70%，心室容积迅速缩小。

③减慢射血期：心室内压和主动脉压都相应由峰值逐步下降。约占总射血量的30%，心室容积继续缩小。

（2）心室舒张期

①等容舒张期：心室内压急剧下降，心室容积不变。

②快速充盈期：血液由心房快速流入心室，心室容积增大。

③减慢充盈期：血液充盈速度减慢，心室容积进一步增大。

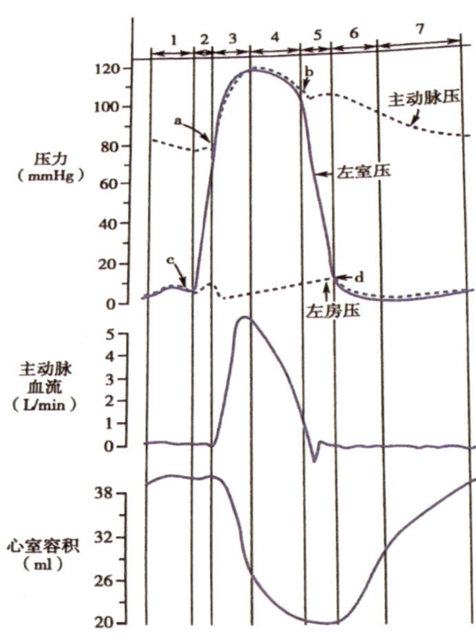

图1–1–4　心房、心室、主动脉压力和容积变化曲线

a. 主动脉瓣开放；b. 主动脉瓣关闭；c. 二尖瓣关闭；d. 二尖瓣开放

三、血　管

血管分动脉、毛细血管和静脉三类。动脉的主要功能为输送血液到器官组织，其管壁有平滑肌和弹力纤维，能在各种血管活性物质的作用下收缩和舒张，影响局部血流，改变血流阻力，故又称“阻力血管”。毛细血管是人体进行物质及气体交换的场所，故称其为“功能血管”。静脉管壁薄，弹性小，主要功能是汇集从毛细血管来的血液，将血液送回心脏，其容量大，又称“容量血管”。阻力血管（后负荷）与容量血管（前负荷），对维持和调节心功能有重要作用。

四、血液循环的神经体液调节

1. 神经调节

调节循环系统的神经主要包括交感神经和副交感神经。当交感神经兴奋时，通过肾上腺素能 α 和 β_1受体，使心率加快，心肌收缩力增强，外周血管收缩，血管阻力增加，血压升高；当副交感神经兴奋时，通过乙酰胆碱能受体，使心率减慢，心脏收缩力减弱，外周血管扩张，血管阻力减少，血压下降。

2. 体液调节

循环系统受肾素–血管紧张素–醛固酮系统、血管内皮因子、某些激素和代谢产物等的调节。其中，肾素–血管紧张素–醛固酮系统是调节钠钾平衡、血容量和血压的重要因素。血管内皮细胞会生成内皮素、血管收缩因子等缩血管物质，亦会生成前列环素、一氧化氮等扩血管物质，这两类物质的平衡对维持正常的循环功能起重要作用。

第二节　心内科疾病一般护理常规

【入院常规】

1. 接诊患者，核对身份，及时安排床位，协助患者安全转运至病床。

2. 准确评估患者病情、意识及自理能力，测量生命体征。无行为能力者（如身体残疾、沟通困难、意识障碍和精神病患者），应明确监护负责人，通知主管医生。

3. 进行入院宣教，包括病室环境、医务人员和病房管理制度等。

4. 病区内禁止吸烟、饮酒，向患者讲解烟、酒的危害性，帮助其戒烟戒酒。

5. 掌握患者日常用药情况及药物过敏史，如有相关注射药物（如胰岛素注射液等）及时收回统一管理。

6. 完成患者入院评估及风险评估，结合评估结果进行安全教育。高龄、躁动、抑郁等患者，积极采取预防措施，严防跌倒、坠床、烫伤、管路脱出和自我伤害等意外事件发生。

7. 根据医嘱，结合疾病特点，制定护理计划和目标。

8. 介绍各项检查、检验项目的注意事项，并协助按时完成，保证转运安全。

9. 根据医嘱实施正确的治疗和护理，包括体位、饮食和静脉治疗等。

【日常护理】

1. 保持病室温度18～22 ℃，湿度50% ～60%，每日进行晨晚间护理，早晚开窗通风30分钟，病室安静，床单位整洁，设施安全。

2. 根据患者自理能力和身体耐受情况，指导和协助患者取舒适体位或治疗体位，并进行生活护理，如刷牙、漱口、清洁皮肤和大小便。口腔疾患、意识不清者由护士每日进行口腔护理2次。

3. 吸氧患者，根据医嘱将氧流量表调至合适参数后，再将鼻导管小心插入患者鼻孔内，每0.5～1小时更换鼻导管插管鼻孔1次，湿化瓶每周更换2次。吸氧期间严密观察脉搏、血压、面色、肤色、精神状态情况，巡视病房时主动询问患者的呼吸质量。患者呼吸困难症状基本缓解，遵医嘱停止吸氧时应先取下鼻导管，而后关闭氧流量阀，最后拔除湿化瓶。保持外阴清洁，留置导尿管的患者，由护士每日进行尿道口护理2次。

4. 病情观察：观察患者有无发绀、心源性呼吸困难、胸痛、心悸、心源性水肿、头痛等症状及血压和心电监测情况，若有异常，及时通知医师，对症处理。根据分级护理制度进行巡视和病情观察。掌握患者病情及治疗效果，及时发现病情变化、及时汇报和及时处理。

5. 用药护理：患者一般心肺功能差，如无特殊情况，输液滴数应控制在

20～30滴/分。特殊患者（如病情危重、意识不清、无陪侍、抑郁和存在压力性损伤等）重点交接班，保证每班护士均掌握患者情况。

6. 禁止患者及家属自行使用热水袋、冷敷器、膏药和火罐等物品进行治疗。如有医嘱，需在医生和护士指导下进行，以免造成皮肤损伤和感染。

7. 治疗、护理过程中，遵守相应操作规程、院感管理及消毒隔离制度，保证患者安全。

8. 按照临床护理路径执行护理计划。

参考文献

[1]葛均波, 徐永健, 王辰. 内科学[M]. 第9版. 北京: 人民卫生出版社, 2018.

[2]尤黎明, 吴瑛. 内科护理学[M]. 第6版. 北京: 人民卫生出版社, 2017.

[3]约瑟夫森, 郭继鸿. 临床心脏电生理学 [M]. 第4版. 天津: 天津外语音像出版社, 2011.

第二章 常见症状及护理

第一节 发 绀

【概述】

发绀是指血液中还原血红蛋白增多，使皮肤、黏膜呈青紫色的现象，也可称紫绀。这种改变常发生在皮肤较薄、色素较少和毛细血管较丰富的部位，如口唇、甲床（图2–1–1）等。

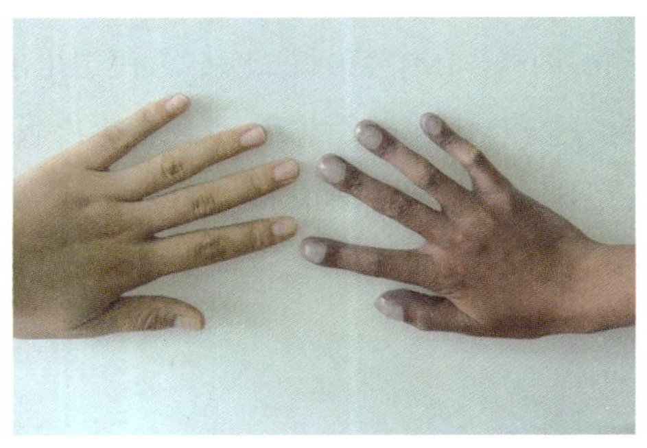

图2–1–1 杵状指并发绀

【临床表现】

1. 中心性发绀

中心性发绀由动脉血氧饱和度降低引起，发绀的特点是全身性的，除四肢和面颊外，也见于黏膜（包括舌和口腔黏膜）与躯干的皮肤，但皮肤温暖。常见于各种严重的呼吸系统疾病，如肺栓塞、急性呼吸窘迫综合征及先天性心脏病，如法洛四联症、Eisenmenger（左向右分流）综合征等。

2. 周围性发绀

周围性发绀由周围循环血流障碍所致，发绀的特点是常见于肢体末端和下垂部位，如肢端、耳垂与鼻尖，这些部位的皮肤发凉，若按摩或加温使之温暖，发绀即可消失。常见于右心衰竭、缩窄性心包炎、血栓性静脉炎和心源性休克等。

3. 混合性发绀

混合性发绀即中心性发绀和周围性发绀并存，可见于心力衰竭，因肺淤血使血液在肺内氧合不足以及周围血流缓慢，毛细血管内脱氧过多所致。

【辅助检查】

1. 血常规、尿常规和动脉血气。
2. 血高铁血红蛋白、硫化血红蛋白、冷凝集素蛋白和冷凝素等检测。
3. 常规胸片、心电图。
4. 胸部CT或MRI检查。
5. 肺通气、灌注放射性核素扫描或肺动脉造影检查。
6. 超声心动图及彩色多普勒超声检查。
7. 肢体血管多普勒超声检查。

【护理评估】

1. 病史评估

（1）评估与发绀相关的疾病病史及使用的药物。有无呼吸系统、心血管系统疾病病史，有无严重休克、血栓闭塞性脉管炎等疾病病史，有无大量进食变质蔬菜，有无服用含硫药物等。

（2）发绀的特点及严重程度。

（3）发绀的伴随症状。

（4）发绀对人体功能性健康形态的影响。

2. 身心状况

评估患者的生命体征及意识状况，患者有无焦虑心理。

【护理常规】

1. 卧床休息，严重呼吸困难时取半卧位或端坐位。
2. 吸氧：根据缺氧的情况选择合理的给氧浓度。
3. 密切观察病情变化，必要时遵医嘱给予心电监护。
4. 饮食：少量多餐，清淡、易消化。对于充血性心力衰竭患者应注意控制钠的摄入，以免加重心力衰竭。

5. 注意保暖：忌用热水袋直接给患者取暖，以免烫伤。

6. 心理护理：保持乐观的情绪，避免情绪激动。

7. 做好出院指导，定期复查，如有不适随时就诊。

【健康指导】

1. 保持生活规律，保证充足的睡眠。

2. 根据病情合理选择运动方式，避免激烈运动。

3. 保持良好的生活习惯，保暖，戒烟酒。

4. 合理饮食，保持大便通畅。

5. 保持稳定乐观的情绪。

6. 按时服药，定期复查，有不适随时就诊。

第二节　心源性呼吸困难

【概述】

心源性呼吸困难指由于各种心血管疾病引起病人呼吸时自觉呼吸量不足或者是呼吸费力，客观上表现为用力呼吸，张口耸肩，严重时出现鼻翼发干，端坐呼吸或点头呼吸，主要由左心衰竭和（或）右心衰竭引起，二者发生机制不同，左心衰竭时呼吸困难更为严重。左心衰竭引起呼吸困难的主要原因包括：（1）肺淤血，使气体弥散功能降低；（2）肺泡张力增高，通过迷走神经反射兴奋呼吸中枢；（3）肺泡弹性减退，使肺活量减少；（4）肺循环压力增高，导致反射性呼吸中枢兴奋性增高。右心衰竭严重时，也可起呼吸困难，但程度比左心衰竭轻，右心衰竭引起呼吸困难的主要原因包括：（1）右心房和上腔静脉压升高，刺激压力感受器反射性兴奋呼吸中枢；（2）体循环淤血导致血氧含量减少，乳酸、丙酮酸等代谢产物增加，刺激呼吸中枢；（3）瘀血性肝大，腹水和胸水使呼吸运动受限，肺交换面积减少；（4）继发于左心衰引起的呼吸困难。

【临床表现】

1.左心衰竭

左心衰竭引起的呼吸困难多见于高血压性心脏病、冠心病、风湿性心瓣膜病、心肌炎及心肌呼吸病等。特点是活动时出现或加重，休息时减轻或缓解，仰卧加重，坐位减轻，典型者表现为端坐呼吸。急性左心衰竭多在夜间睡眠中发生，或称夜间阵发性呼吸困难，表现为夜间睡眠中突感胸闷气急，被迫坐起，惊恐不安。轻者数分钟至数十分钟后症状逐渐减轻、消失；重者可见端坐呼吸、面色发绀、大汗及有哮鸣音，咳浆液性粉红色泡沫痰，两肺底有较多湿性啰音，心率加快，可有奔马律。此种呼吸困难称“心源性哮喘”。

2.右心衰竭

右心衰竭引起的呼吸困难临床上主要见于慢性肺心病、渗出性或缩窄性心包炎、心包积液、或由左心衰发展而来。单纯的右心衰竭，呼吸困难程度没有左心衰竭明显。如果是在左心衰竭的基础上或者是二尖瓣狭窄所引发右心衰竭时，会引起呼吸困难。通常右心衰引发的呼吸困难是在出现消化道症状之后。

【辅助检查】

1.血常规、尿常规、心肺四项、心肌酶、肾功、离子和动脉血气分析。

2.胸部X片。

3.血糖、尿酮体及二氧化碳结合力。

4.心电图。

5.胸部CT或头颅CT检查。

6.纤维支气管镜检查。

7.肺血管造影及肺放射性核素扫描。

【护理评估】

1.病史评估

询问呼吸困难发生的时间、特点，评估呼吸困难的类型，了解引起呼吸困难的体力活动类型，有无咳嗽、咳痰等伴随症状，以及痰液的性状和量。既往有无类似症状，有无其他疾病。

2. 身心状况

观察患者呼吸的频率、节律及深度；皮肤黏膜有无水肿、发绀；颈静脉充盈程度；体位、营养状况等；注意有无三凹征及哮鸣音；注意观察患者面色及表情，评估患者是否有恐惧或焦虑心理。

【护理常规】

1. 体位

宜采取半卧位或坐位，尤其夜间睡眠应保持半卧位，以减少回心血量，改善呼吸。发生左心衰竭时，应迅速保持其两腿下垂坐位及给予其他对症措施；避免臂、肩、骶、膝部受压或滑脱，可用枕或软垫支托。可让患者伏于床旁桌上保持半卧位。

2. 氧疗

吸氧可增加血氧浓度，改善组织缺氧，减轻呼吸困难。给予氧气间断或持续吸入，根据缺氧程度调节氧流量，根据病情在湿化液中加入适量的乙醇。

3. 活动与休息

患者应尽量减少活动和不必要的谈话，以减少耗氧量，从而减轻呼吸困难。病室环境干净整洁、空气流通、温湿度适宜。患者衣服宽松，盖被松软，减轻憋闷感。呼吸困难加重时，加强生活护理，注意口腔护理，协助大、小便等，以减轻心脏负荷。

4. 心理护理

多巡视、关心患者，经常和患者接触，了解其心理动态。鼓励患者充分表达自己的感受。告知患者通过避免诱因，合理用药可以控制病情，缓解症状；相反，焦虑不利于呼吸困难的改善，甚至加重病情。安慰和疏导患者，稳定患者情绪，降低其交感神经的兴奋性，使患者心率减慢、心肌耗氧量减少而减轻呼吸困难。

5. 密切观察病情

如观察呼吸困难有无改善，皮肤发绀是否减轻，血气分析结果是否正常。准确记录出入量，了解体液平衡情况。及时发现病情变化，尤其需加强夜间巡视和床旁安全监护。

6. 遵医嘱用药

如给予抗心衰、抗感染等药物治疗，观察药物的不良反应。静脉输液时严格控制滴速，防止诱发急性肺水肿。

【健康指导】

1. 指导患者清淡易消化饮食，如小米粥、汤面、蔬菜汁和鱼肉等。

2. 指导患者日常生活起居规律，室内空气新鲜，定时通风，注意防寒保暖。

3. 与患者及家属一起制定活动目标和计划，循序渐进增加活动量，逐步提高患者的活动耐力。

4. 指导患者保持良好心态，了解自我的病情及应对措施，树立战胜疾病的信心。

5. 指导患者按时服药，学会自我监测，定期复查，不适随诊。

第三节　胸　痛

【概述】

胸痛是指各种化学因素或物理因素刺激支配心脏、主动脉或肋间神经的感觉纤维引起的心前区或胸骨后疼痛（图2-3-1）。循环系统多种疾病均可导致胸痛，常见病因包括急性冠脉综合征、急性主动脉夹层、急性心包炎、肺栓塞和心血管神经症等。

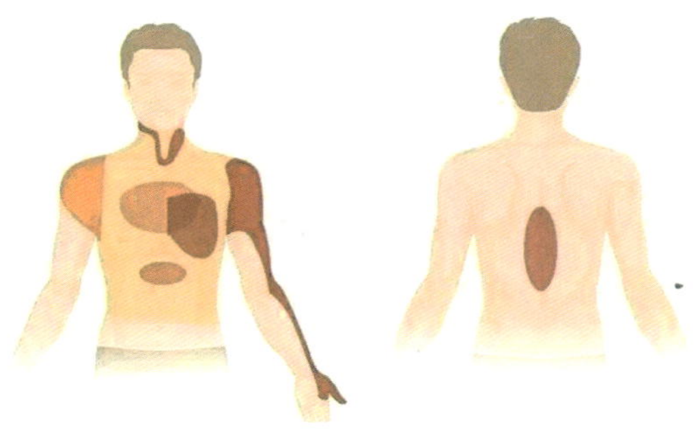

图2-3-1　胸痛发作位置

【常见胸痛特点】

表2-3-1 常见胸痛特点

疾 病	部 位	性 质	特 征
心绞痛	胸骨体中段或者上段及心前区	压迫、发闷或紧缩感	发作时间短，休息或含服硝酸甘油后缓解
急性心肌梗死	胸骨后和心前区或剑突下	压迫、发闷或紧缩感	持续时间长含服硝酸甘油多不能缓解
急性主动脉夹层	胸骨后或心前区	撕裂样剧痛或烧灼感	多为突发，急起，可向后背、下腹、腰部和双下肢放射
急性心包炎	胸骨后或心前区	尖锐痛、压榨样	持续时间长，因呼吸、咳嗽而加剧
心血管神经症	多为心前区	针刺样、牵扯样或刀割样痛	持续时间长短不等，含服硝酸甘油不能缓解

【辅助检查】

1. 血常规、血沉、血清心肌酶谱、心肌损伤标志物及D–二聚体。

2. 心电图检查、胸部X射线、CT或MRI检查。

3. 超声心动图检查。

4. 心脏负荷试验。

5. 必要时冠状动脉造影检查。

【护理评估】

1. 评估胸痛的危险因素，发作前有无诱因，了解发作时的部位、性质、程度、持续时间、伴随症状和体征等。

2. 注意观察患者生命体征、意识及精神状况，注意患者是否因剧烈疼痛而感到恐惧。

【护理常规】

1. 胸痛发作时，嘱患者立即停止活动，协助取舒适体位。

2. 持续吸氧2 L/分。

3. 观察胸痛的部位、性质和持续时间，与体位活动的关系。注意有无形态及节律变化。

4. 遵医嘱使用扩血管、缓解疼痛等药物对症治疗，观察药物的疗效及不良反应。

5. 必要时行冠状动脉造影检查。

6. 护士应与家属及病人及时沟通，讲解病情，避免引起疾病的诱发因素，根据病情可参加适当的体力劳动和锻炼，注意劳逸结合。

【健康指导】

1. 疾病知识指导

告知患者和家属胸痛的诱发因素有过度劳累、情绪激动、饱餐和寒冷刺激等，尽量避免。

2. 生活起居指导

告知患者根据病情可适当参加体力劳动和锻炼，以不出现胸痛为标准。

3. 情绪调控指导

告知患者情绪与胸痛的关系，指导患者逐渐改变急躁易怒的性格，尽量保持平和的心态。

4. 饮食调养指导

低盐低脂、低热量和高纤维饮食，保持大便通畅，戒烟戒酒，控制体重。

5. 药物知识指导

坚持按医嘱服药，不可随意加减药物，并自我监测药物不良反应。外出时，要随身携带硝酸甘油以备急救。此外，硝酸甘油见光易分解，应放在棕色瓶中，6个月更换1次，以防药物受潮、变质而失效。

6. 病情监测指导

定期进行心电图、血糖和血脂检查，积极治疗高血压、高血糖和高脂血症等。定期门诊随访，如若胸痛发作频繁、程度较重和时间较长，含服硝酸甘油不易缓解、出冷汗等提示急性心血管事件发生，应及时由家属护送到医院就诊或拨打120援助。

第四节 心 悸

【概述】

心悸（图2–4–1）是一种自觉心脏跳动的不适感。常见的病因有：心律失常，如心动过速、心动过缓、期前收缩、心房扑动或颤动等；心脏搏动增强，如各种器质性心血管病（如二尖瓣、主动脉瓣关闭不全）及全身性疾病（如甲亢、贫血）；心血管神经症。此外，生理性因素，如健康人剧烈运动、精神紧张或情绪激动、过量吸烟、饮酒、饮浓茶或咖啡，应用某些药物，如肾上腺素、阿托品和氨茶碱等，可引起心率加快、心肌收缩力增强而致心悸。心悸严重程度并不一定与病情成正比。

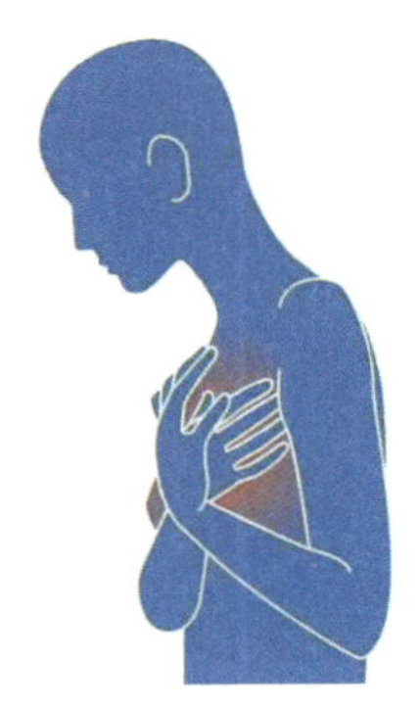

图2–4–1 心悸的表现

【临床表现】

初次、突发的心律失常，心悸多较明显；慢性心律失常者，因逐渐适应可无明显心悸；紧张、焦虑及注意力集中时心悸更明显。心悸一般无危险性，但少数由严重心律失常所致者可发生猝死，因此需要对其原因和潜在危险性作出判断。

冠状动脉粥样硬化性心脏病、心肌炎、心包炎和心脏神经官能症的患者可伴有心前区疼痛；急性传染病、风湿热、心肌炎、心包炎和感染性心内膜炎的患者可伴有发热；窦性停搏、高度房室传导阻滞、阵发性室性心动过速和病态窦房结综合征的患者伴有晕厥或抽搐；各种原因引起的急性失血会伴有贫血；急性心肌梗死、心肌炎和心包炎的患者可伴有呼吸困难；甲状腺功能亢进症的患者会伴有消瘦及出汗。

【辅助检查】

1. 血常规、血沉、血糖、电解质和甲状腺功能测定。

2. 心肌酶谱、抗链“O”试验、C-反应蛋白和病毒抗体。

3. 血浆儿茶酚胺测定。

4. 心电图和胸片。

5. 超声心动图、运动试验和动态心电图。

6. 临床电生理检查。

【护理评估】

1. 病史评估

对心悸发作的患者，应评估下列情况：①发作时间，是初发还是复发；②发作性质，是阵发性还是持续性，持续时间长短；发作时心率快慢，节律是否整齐；③是否有呼吸困难、心绞痛、意识障碍和血压波动等伴随症状及体征；④是否与体力活动、情绪激动及烟酒等刺激性食物有关；⑤是否应用肾上腺素、阿托品等药物。了解患者既往健康状况及生活习惯。

2. 身心状况

主要评估患者的生命体征及意识状况，特别是心律、心率和脉搏情况，了解患者有无焦虑心理。

3. 辅助检查

常规心电图检查或24小时动态心电图监测可帮助确定产生心悸的心律失常类型。

【护理常规】

1. 休息

原则上根据心悸原发病的轻重、心功能不全的程度，决定如何休息。严重心律失常者应卧床休息，直到心悸好转后再逐渐起床活动。心功能3级及以上者，应以绝对卧床休息为主。

2. 体位

心悸明显者卧床时应避免左侧卧位，器质性心脏病伴心功能不全者，为减少回心血量和减轻心悸，宜取半坐卧位。衣服宜宽松，以免患者因衣服的束缚而使心悸加重。

3. 吸氧

对心律失常尤其是严重心律失常者，或器质性心脏病引起的心悸伴气急、不能平卧发绀者，可行面罩或鼻导管吸氧，以增加重要脏器的氧供，提高血氧浓度，改善患者的自觉症状。

4. 病情观察

注意心悸发生的时间、性质、程度、诱发或使其减轻的因素，以及呼吸困难、胸痛和晕厥等伴随症状的变化，重点观察心脏的体征，尤其是心率、心律的变化。监测心电图的变化及各相关检查的结果。

5. 药物治疗

抗心律失常药、强心药、利尿药、扩血管药、降血压药、肾上腺糖皮质激素、抗生素和抗甲状腺药等被用于治疗不同原因的心悸患者。护士正确指导并观察药物疗效和不良反应。

6. 特殊治疗

对做心电监护、床旁血流动力学监测、电复律和人工心脏起搏等特殊检查和治疗的患者，必须做好相应的护理。

7. 饮食、排便

应给予少盐、易消化饮食，少量多餐，以减轻水肿及心脏前负荷；多食富含维生素的水果、蔬菜，以利于心肌代谢，防止低钾；控制总热量，以降低新陈代谢，减轻心脏负担；避免饱餐。养成良好的排便习惯，防止便秘发生，必要时给予缓泻剂。

8. 心理护理

了解患者的心理状态和心理需求，给予患者必要的精神安慰，解除紧张、焦虑的情绪，增强安全感和治疗的信心。

【健康指导】

1. 饮食护理

合理的膳食，低盐低脂，多食清淡之品，多食用含维生素C的食物，如蔬菜、水果、豆类和黑木耳。少吃甜食，不吸烟，不饮酒，少喝咖啡或浓茶。

2. 生活护理

生活有规律，注意防寒保暖，及时增减衣服，衣着柔软宽松。保证充足睡眠，饭后不要立即就寝，夜间不要独居一室。

3. 运动护理

避免剧烈活动，可进行散步，打太极，运动时以不出现新的心律失常为原则，要做到力所能及，动中有静。

4. 心理护理

本病必须高度重视情绪调节，要开朗，乐观，与医生积极配合，避免过度紧张、劳累及情绪激动，保持心理平衡。

5. 康复指导

向患者说明心悸的原因和发生机制，避免过度劳累、精神刺激、情绪激动、饮酒、饮用咖啡和浓茶等可能诱发或加重心悸的因素；心悸发作时取高枕卧位或半卧位，尽量避免左侧卧位，以减轻心脏负担。

6. 遵照医嘱用药，定期门诊随访。

第五节　心源性水肿

【概述】

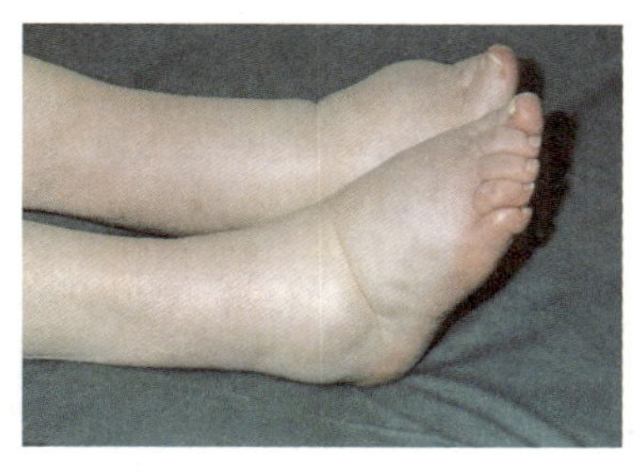

图2-5-1　足部水肿

水肿是指液体在组织间隙过多积聚，如图2-5-1为足部水肿表现。心源性水肿最常见的病因是右心衰竭，主要是有效循环血量不足，肾血流量减少，肾小球滤过率降低，继发性醛固酮增多，肾小管重吸收钠增加，引起水钠潴留以及静脉压增高，导致毛细血管静水压增高，组织液回收减少。心源性与肾源性水肿的鉴别见表2-5-1。

表2-5-1 心源性与肾源性水肿鉴别表

鉴别点	心源性水肿	肾源性水肿
开始部位	从足部开始，延及全身	眼睑、颜面开始，延至全身
发展速度	缓　慢	迅　速
水肿性质	质硬，移动性较小	质软，移动性大
伴随病状	伴有心功能不全病征： 如心脏增大、心脏杂音、肝肿大和静脉压升高等	高血压、蛋白尿、血尿和管型尿
超声检查	心脏扩大或心包病变， 下腔静脉增宽	肾脏大小改变

【临床表现】

水肿首先出现在身体最低垂部位，如卧床病人的背骶部、会阴或阴囊部，非卧床病人的足踝部和胫前。常伴有右心衰竭的其他表现，如颈静脉曲张、肝大和静脉压升高，严重时可出现胸腔积液和腹水。

【辅助检查】

1. 血常规、尿常规、肝肾功能、血浆蛋白、甲状腺功能测定、血浆皮质醇、醛固酮水平和免疫学检测等。

2. 心电图、胸片、腹部B超（包括肾脏）和肢体血管多普勒超声检查。

【护理评估】

1. 评估患者水肿出现的时间、部位、发展速度和程度，评估患者的饮食情况、饮水量、摄盐量和尿量等。

2. 检查水肿的程度、范围，评估患者是否因水肿影响日常生活及引起躯体不适而产生焦虑、烦躁等不良心理。

3. 血液生化检验了解有无低蛋白血症及电解质紊乱。

【护理常规】

1. 卧床休息，抬高下肢。伴胸腔积液或腹水等水肿严重者宜采取半卧位；以下肢水肿为主者，间歇抬高下肢，利于静脉回流，以减轻肢体的肿胀不适。

2. 给予低钠、高蛋白和易消化饮食，做好饮食指导。讲解钠盐和水肿的关系，告知患者及家属不宜食用的高钠食物种类，强调限钠及加强营养的重要性。

3. 定期测量体重、血压和腹围，记录24小时出入量，必要时遵医嘱限制入量。

4. 遵医嘱给予利尿剂，通常在日间或早晨使用，避免夜间频繁排尿使患者的睡眠受到影响。观察用药后疗效及副作用。尤其注意观察尿量，防止出现电解质紊乱。

5. 保持皮肤清洁，观察水肿及受压部位的皮肤有无发红、破溃等现象。保持床单元整洁，做好皮肤护理，以防压力性损伤的发生。翻身或使用便器时动作轻柔以防擦破皮肤。

6. 做好健康宣教及用药指导。定期复查，不适随诊。

【健康指导】

1. 劳逸结合，注意保暖，防止受凉感冒。

2. 饮食的首要原则是少食多餐，低盐低脂、易消化及限制水钠摄入。

3. 向患者详细介绍药物的名称、剂量、给药时间和方法，教会患者观察药物疗效和不良反应。

4. 教育患者皮肤护理的意义和方法。

5. 定期复查，如有不适随时就诊。

第六节 晕 厥

【概述】

晕厥是短暂的意识丧失状态，是由于大脑一过性广泛性供血不足所致，一般为突然发作。心源性晕厥系因心排血量骤减、中断或严重低血压而引起脑供血骤然减少或停止而出现的短暂意识丧失，常伴有肌张力丧失而跌倒的临床征象。常见病因包括严重心律失常（如病窦综合征、房室传导阻滞及室性心动过速）和器质性心脏病（如严重主动脉瓣狭窄、梗阻性肥厚型心肌病、急性心肌梗死、急性主动脉夹层及心脏压塞）。

【临床表现】

晕厥发作时表现为突然发生的、历时数秒至数分钟的短暂意识丧失状态，多无手足抽搐及大小便失禁。意识恢复后无特殊不适，或仅有短暂而轻微的头晕、乏力、肢软等症状。

心源性晕厥常在卧位时发作，多伴有呼吸困难、发绀、胸闷和胸痛、低血压等症状，并常有异常心音和（或）心律不齐。

【辅助检查】

1. 血常规、尿常规、粪便常规、血糖、电解质和血气分析等。

2. 24小时动态心电图、超声心动图检查和24小时血压监测。

3. 脑电图、脑血流图、脑部CT和（或）MRI。

4. 脑血管造影。

5. 颈动脉窦压迫试验。

6. 倾斜试验。

【护理评估】

1. 病史评估

由于晕厥可由多种病因引起，有心源性、血管神经性、药物性、代谢性和脑血管病等，而心源性晕厥又可由多种原因产生。所以，询问病史时应全面、系统，并掌握各种晕厥的特点。

对心源性晕厥患者的评估应注意以下几点：（1）晕厥的特点为意识丧失时间短，多在1～2分钟内恢复；（2）了解发作前有无先兆症状及诱因；（3）了解既往有无类似情况发作，是否有心脏病或其他疾病。

2. 身心状况

观察生命体征及意识状况，注意发作时有无抽搐、口吐白沫和大小便失禁等情况；注意监测心律、心率和血压等变化。评估患者有无焦虑或恐惧心理。

3. 辅助检查

常规心电图或24小时动态心电图检查，发作频繁者进行持续心电监测可了解发作时的心电情况。血液生化检查测定血钾及血糖情况，可帮助寻找病因。

【护理常规】

1. 卧床休息，解开衣领及领带，保持呼吸道通畅。

2. 伴抽搐者，将压舌板包纱布置入患者口腔中，防止舌咬伤；拉起床边护栏，以免患者坠床；应有专人守护在患者身边。

3. 立即心电监护，并准备好抢救药品和器械。

4. 迅速建立静脉通道。

5. 严密观察患者生命体征及意识状况。

6. 做好患者及家属的安抚工作，以消除紧张恐惧心理。

7. 积极治疗原发疾病，消除诱因。

【健康指导】

1. 有晕厥史的病人避免从事驾驶、高空作业等危险工种。

2. 做好疾病知识指导，如病人安置起搏器，随身携带起搏器卡，避免去强磁场和高电压的场所。

3. 劳逸结合，生活规律，保证睡眠。

4. 戒烟酒，保持大便通畅。

5. 保持情绪稳定，避免激烈运动。

6. 定期复查，不适随诊。

第七节　头　痛

【概述】

头痛为临床常见症状，可见于多种疾病，大多无特异性，高血压常可引起头痛，精神紧张、过度疲劳也可有头痛。但反复发作或持续的头痛，可能是某些器质性疾病的信号，应认真检查，明确诊断，及时治疗。

【临床表现】

1. 青壮年高血压引起的头痛多类似于偏头痛，中老年高血压头痛多为前额、后枕部痛，也可为全头痛，低头或屏气用力可使头痛加剧。

2. 晨醒时头痛较重，起床活动后常能减轻。

3. 常伴有头晕、眼花、耳鸣、失眠、健忘和易激动等症状。

【辅助检查】

1. 血常规、血沉和C反应蛋白。

2. 脑电图和脑血管彩超。

3. 头颅CT、头部及颈部核磁共振。

【护理评估】

1. 询问患者头痛发生的性质、程度、部位和时间，了解引起头痛的诱因，有无伴随症状。

2. 既往有无类似症状，有无其他疾病。

3. 观察患者的神志、瞳孔及生命体征变化。

4. 评估患者是否有恐惧或焦虑心理及家庭社会支持情况。

5. 评估患者对疼痛的耐受程度。

【护理常规】

1. 避免诱因，减少探视，保持病房安静。

2. 头痛时嘱病人卧床休息，抬高床头，改变体位的动作要慢。

3. 做好心理疏导。

4. 严密观察生命体征，监测血压的动态变化。

5. 遵医嘱给予口服药或静脉给药，密切观察药物疗效及不良反应。

【健康指导】

1. 劳逸结合，睡眠充足，加强锻炼。

2. 保持病室安静整洁，空气清新。

3. 低盐、低脂、低胆固醇饮食，多吃新鲜蔬菜、水果，戒烟限酒。

4. 保持情绪稳定。

5. 遵医嘱服药，不可以随意增减药量。

6. 定期复查，不适随诊。

参考文献

[1]王翠英, 盛楚乔, 俞曙星, 等. 以发绀为首发表现的肺动静脉瘘一例报道[J]. 中国小儿急救医学, 2019, 26(11): 871–874.

[2]施林微, 吕芳芳, 李丰, 等. 第142例——肥胖2年, 活动后气促、发绀1年[J]. 中华儿科杂志, 2016, 54(10): 773–775.

[3]孙晓蕾, 潘建. 呼吸内科重症患者采用护理干预措施的临床应用效果[J]. 中国药物与临床, 2020, 20(1): 141–143.

[4]葛均波, 徐永健. 内科学[M]. 第8版. 北京: 人民卫生出版社, 2016.

[5]尤黎明, 吴瑛. 内科护理学[M]. 第6版. 北京: 人民卫生出版社, 2017.

[6]丁淑贞, 姜秋红. 心血管内科临床护理[M]. 北京: 中国协和医科大学出版社, 2016.

[7]秦建锐, 郑蓉. 现代护理管理与护理实践[M]. 江西: 江西科学技术出版, 2019.

[8]万学红, 卢雪峰. 诊断学[M]. 第8版. 北京: 人民卫生出版社, 2013.

[9]李冬, 李春香, 谢桂珍, 等. 心源性水肿患者的护理体会[J]. 中国实用医药, 2015, 10(18): 238–239.

[10]吕探云, 孙玉梅. 健康评估[M]. 第3版. 北京: 人民卫生出版社, 2012.

[11]韩宏伟. 头痛护理精要[J]. 全科口腔医学电子杂志, 2020, 7(1): 124–125.

[12]杨丞玮, 孟昭阳. 头痛浅谈[J]. 世界最新医学信息文摘, 2019, 19(6): 297–298.

[13]韩宏伟. 头痛护理精要[J]. 全科口腔医学电子杂志, 2020, 7(1): 124–125.

[14]马勇, 孙建钧, 黄明, 等. 门诊头痛患者临床特征调查研究[J]. 人民军医, 2020, 63(2): 182–184.

[15]石勇, 石一农. 以头痛为首发表现的急性心肌梗死1例[J]. 中国临床医生杂志, 2019, 47(11): 1383–1384.

[16]刘国荣, 张聘年. 头痛证治规律分析[J]. 临床合理用药杂志, 2019, 12(20): 101–102.

[17]苏善英. 紧张性头痛心理护理的进展分析[J]. 临床医药文献电子杂志, 2018, 5(28): 183–185.

[18]沈翠珍, 沈勤. 内外科护理学[M]. 浙江: 浙江科学技术出版社, 2012.

第三章　常见介入诊疗技术及护理

第一节　冠状动脉造影术

【概述】

冠状动脉造影术（CAG）是指经皮穿刺外周动脉将冠状动脉造影管送至主动脉根部或左、右冠状动脉口，推注造影剂，用X射线机连续摄像，用胶片或者光盘记录下来供医生进行诊疗分析。一般认为管腔直径减少70%～75%以上会严重影响血供，50%～70%者也有一定意义（图3-1-1）。

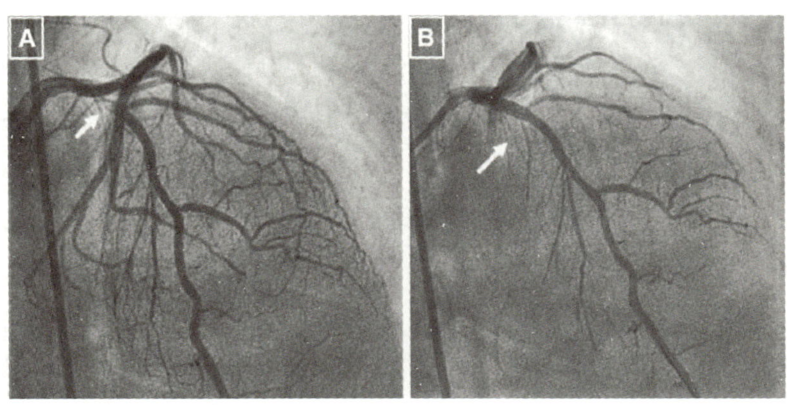

图3-1-1　冠状动脉造影记录管腔直径对比

【适应证】

1.以诊断为主要目的

（1）不明原因的胸痛，无创性检查不能确诊，临床怀疑冠心病。

（2）不明原因的心律失常，如顽固的室性心律失常或新发传导阻滞，有时需冠状动脉造影除外冠心病。

（3）不明原因的左心功能不全，主要见于扩张型心肌病或缺血性心肌病，两者鉴别往往需要行冠状动脉造影。

（4）经皮冠状动脉介入治疗（PCI）或冠状动脉旁路移植术后复发心绞痛。

（5）先天性心脏病和瓣膜病等重大手术前，年龄>50岁，其易合并有冠状动脉畸形或动脉粥样硬化，可在手术时进行干预。

（6）无症状但疑有冠心病，在高危职业如：飞行员、汽车司机、警察、运动员及消防队员等或医疗保险需要。

2.以治疗为主要目的

临床冠心病诊断明确，行冠状动脉造影可进一步明确冠状动脉病变的范围、程度，选择治疗方案。

（1）稳定型心绞痛或陈旧心肌梗死，内科治疗效果不佳。

（2）对于高危的不稳定型心绞痛患者，以自发性为主，伴有明显的心电图ST段改变及梗死后心绞痛，也可直接行冠状动脉造影。

（3）高度怀疑AMI而不能确诊，特别是伴有左束支传导阻滞、肺栓塞、主动脉夹层、心包炎的患者，可直接行冠状动脉造影明确诊断。

（4）无症状性冠心病，其中对运动试验阳性、伴有明显的危险因素的患者，应行冠状动脉造影。

（5）CT等影像学检查发现或高度怀疑冠状动脉中度以上狭窄或存在不稳定斑块。

（6）原发性心脏骤停复苏成功、左主干病变或前降支近段病变的可能性较大的均属高危人群，应早期进行血管病变干预治疗，需要评价冠状动脉。

（7）冠状动脉旁路移植术后或PCI术后，心绞痛复发，往往需要再行冠状动脉病变评价。

【禁忌证】

1. 不明原因的发热及未被控制的感染。
2. 主要脏器衰竭。
3. 严重贫血或出血性疾病者。
4. 精神病患者及不能配合手术者。

5. 严重过敏反应的患者。

【操作方法】

1. 患者取平卧位，消毒铺巾。

2. 局麻下穿刺，置入导丝。

3. 沿导丝送入鞘管，拔出导丝和鞘心，经动脉注入肝素、硝酸甘油，依次行左右冠脉造影；

4. 术后立即拔管止血。

【护理常规】

1. 术前护理

（1）心理护理，充分了解患者的心理状态，向患者及家属讲解CAG检查的目的、必要性和简要的操作过程、注意事项等，解除患者及家属的恐惧心理。

（2）完善各项检查，如血常规、凝血、心肺四项、生化、心电图、心脏超声、正侧位X线胸片等。

（3）详细询问患者有无碘或其他药物过敏史，既往冠脉造影、介人治疗或旁路移植病史。

（4）术前备皮，检查穿刺部位的搏动情况，动脉搏动最强处做标记。建立静脉通路。

（5）手术当天可正常进食，但不宜过饱，不进食难消化、生冷食物。

（6）术前口服波立维、拜阿司匹林负荷量各300mg。心力衰竭患者去导管室前应静脉注射毛花苷C、呋塞米等药物，使心率≤80次/分，高血压患者血压应控制在≤160/100mmHg。糖尿病患者若肾功能正常，术前不必停服二甲双胍类药物；肾功能异常者术前48小时须暂停二甲双胍，之后还须停药48～72小时，复查肾功能正常后才可恢复用药。

2. 术后护理

（1）严密心电监护

术后常规心电监护，注意观察心电图波形并实时记录，有异常及时通知医师处理。对血压不稳定者应15～20分钟测量一次直至稳定改为1小时一次。

（2）穿刺局部的护理

穿刺局部盐袋或加压带压迫4～6小时。经股动脉途径的患者取平卧位，穿刺术肢自然伸直或微外展制动12小时。护士应每半小时巡视患者，重点观察穿刺部位有无渗血、周围皮肤有无瘀斑（重点观察股内侧皮肤，因此处皮下组织疏松，瘀斑最先出现在此处）、盐袋有无滑落等，同时注意观察局部伤口有无明显发凉皮温过低现象、皮肤颜色是否紫绀、有无局部疼痛麻木及动脉搏动情况。

（3）术后并发症的护理

①假性动脉瘤　常见症状为局部疼痛，有时较剧烈，瘤体过大时也可产生周围神经血管压迫症状。注意症状观察，及时处理。

②股动静脉瘘　大部分无明显症状，许多小的动静脉瘘可自行愈合；少数情况下可导致静脉扩张、曲张。注意询问患者主诉，及早发现与处理。

③腹膜后出血　起病隐匿，有明显症状时，如低血压，常已有严重出血，如诊断处理不及时，可致死。主要症状及体征是贫血、低血压、腹部紧张、下腹部疼痛及出汗等，护理过程中应注意：A. 立即停用抗凝药物。B. 使用血管活性药物升压，输血、输液，快速补充血容量。C. 严密监测血压、心率，定时复查血象，判断有无继续出血，并给予针对性治疗，患者应绝对卧床。D. 不能有效止血者应尽早介入封堵或外科治疗。

④前臂血肿和前臂骨筋膜室综合征　前臂血肿主要表现为前臂疼痛，张力高。大部分前臂血肿有自限性，可使用弹力绷带包扎前臂，但应注意包扎力度。如果出血量大，可致前臂骨筋膜室综合征，主要症状有疼痛、活动障碍、感觉障碍、被动牵拉痛、肢体肿胀、血管搏动减弱或消失及骨筋膜室内压力增高等。护理过程中注意观察有无此类症状，一旦确诊要及时（6小时内）切开深筋膜，彻底减压。

⑤颈部及纵隔血肿　是经桡动脉介入治疗的特有并发症，主要表现为相应部位疼痛、低血压等。如出血自限，预后良好。如有气管压迫，常有呼吸困难，表现凶险，应及时通知主管医师行气管插管。

⑥血管迷走反射　冠造术后，受伤口及疼痛等刺激，在按压止血及拔除鞘管后30分钟左右，易反射性引起血管迷走神经兴奋，使心率减慢、血压下降。一旦发生，立即将患者头部放平或头低足高位；心率明显减慢的，

立即静脉快速补液并注射阿托品0.5～1 mg，阻断迷走神经1～2分钟无变化，可追加0.5～1 mg，血压明显降低时，可静推多巴胺10～20 mg，250 mL生理盐水+多巴胺100 mg持续静滴，直至血压稳定。

⑦心包填塞　偶尔在有阻力情况下用力推进钢丝引起血管穿孔破裂而导致心包填塞。常表现为：精神焦虑不安、多需坐位、呼吸困难（以浅快多见）、皮肤湿冷、脉压减少、血压下降、心率增快等。应立即给予高流量吸氧，立即报告医生，配合医生进行心包穿刺，准确记录心包引流液的量、色、质，经常询问有无不适，引流期间要保持引流管固定、通畅、无菌，暂时中断引流时，要正压封管，防止导管堵塞；按医嘱给予升压药，同时每5～10分钟测量血压1次，密切观察心率、心律的变化；同时做好心理护理，嘱患者尽量放松。

（4）适量补充液体

术后根据造影剂剂量，适当补液，鼓励患者饮水以促进造影剂的排出，术后24h内尿量达1000～2000ml，防止继发性肾损害。如患者出现尿潴留，在按摩、热敷、诱导排尿无效后，可遵医嘱给予导尿。

（5）加强基础护理

①经股动脉造影患者术后给予舒适卧位，床头可抬高20°～30°，术侧下肢自然伸直或外展。为防止下肢静脉血栓形成，可做下肢活动操。经桡动脉路径，术后无需严格卧床，术侧手臂自然放置，腕部垫高30°，适当做手指活动，但切忌用力过大。

②适当进食，促进胃蠕动以减少胃扩张引起的呕吐。食物宜清淡易消化，忌油腻与胀气食物（如牛奶与甜食）。

③因卧床造成消化功能减退而排便困难及不习惯床上排便者，术后可给予缓泻药。急性心肌梗死患者排便时护士要在床旁观察心率、血压的变化，还要为患者创造一个安静、舒适、隐蔽的排便环境。

【健康指导】

1. 保持穿刺部位清洁、干燥，穿刺点愈合前禁止洗澡。

2. 告知患者不可过早移动穿刺侧肢体或将盐袋移位。解除制动后，逐渐增加活动量，起床下蹲时动作应缓慢，不要突然用力，术后一周内避免抬重物防止穿刺部位出血，一周后恢复日常生活和轻体力活动。

3. 根据冠造的结果正确指导患者选择恰当的治疗，如介入治疗、手术治疗。

4. 冠脉造影后正常饮食，不可过饱。

5. 一周内应避免拎重物、从事重体力劳动或剧烈运动。

6. 如穿刺侧肢体出现发冷、发麻、刺痛感等症状时，应立即来院复诊。

第二节　经皮冠状动脉腔内成形术

【概述】

经皮冠状动脉腔内成形术（PTCA）是采用经皮穿刺外周动脉的方法将球囊导管沿主动脉逆行送入冠状动脉病变部位，利用加压充盈球囊的机械作用，直接扩张狭窄的冠状动脉，从而增加血管内径，改善心肌供血，达到缓解症状和减少心肌梗死发生的目的，是目前冠心病的主要治疗技术之一，示意图见图3-2-1。

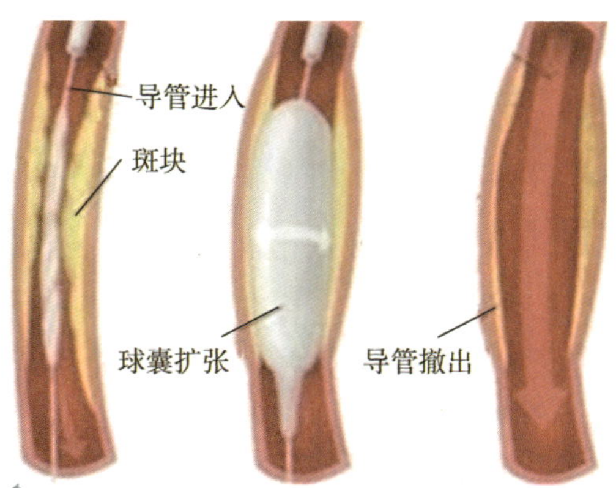

图3-2-1　PTCA操作示意图

【适应证】

1. 多支或单支多发冠状动脉病变。

2. 新近完全阻塞（<6个月），经核医学证实有存活心肌，冠状动脉造影显示远端血管侧支循环充盈或病变等。

3．稳定型和不稳定型心绞痛。

4．急性心肌梗死早期（<6小时）。

5．冠状动脉旁路手术后吻合口或旁路血管狭窄。

6．PTCA或支架术后再狭窄。

【禁忌证】

1. 严重心肾功能不全、存在尚未控制的感染，有凝血机制障碍。

2. 冠状动脉多支广泛性弥漫性病变。

3. 冠状动脉完全阻塞伴严重钙化的病变。

4. 病变狭窄程度≤50%或仅有痉挛者。

5. 未被保护的左主干病变。

6. 狭窄段邻近有明显的扩张性病变或动脉瘤。

【操作方法】

1. 消毒铺巾，局麻下穿刺，直入鞘管。

2. 预备导丝及导管。

3. 插入导丝，球囊充盈。

4. 效果评价。

5. 拔管止血。

【护理常规】

1. 术前护理

（1）向患者说明介入治疗的必要性、简单过程及手术成功后的获益等，帮助患者保持稳定的情绪，增强信心。

（2）进行床上排尿、排便训练，避免术后因卧位不习惯而引起排便困难。

（3）术前口服抗血小板聚集药物3天。

（4）拟行桡动脉穿刺者，术前行 Allen试验。

（5）其余同冠脉造影术前护理第2～6项。

2.术后护理

（1）即刻做12导联心电图，与术前对比，有症状时再复查。

（2）术后易发生低血压、窦性心动过缓或突发的室颤等再灌注心律失常，应常规进行心电、血压监护，注意观察血压下降的表现（如：穿刺部位血肿、血尿、血便等）及心电图中P波与R波的形态变化。

（3）术后易发生出血：包括穿刺部位出血、消化道出血，甚至脑出血。术后须加强抗凝治疗，常用药有阿司匹林、波立维、低分子肝素，注意有无出血现象。

（4）其余同本章第一节冠脉造影术后护理。

【健康指导】

1. 同本章第一节冠脉造影健康指导。

2. 避免冠心病的易发因素，戒烟酒，避免寒冷、情绪激动、饱餐、过度劳累等。

3. 自我保健，随身携带急救药品如硝酸甘油、速效救心丸，就近就医。

4. 养成定时排便的习惯，保持大便通畅。

5. 适当的早期活动能改善外周代谢，增加运动耐量，改善患者生活质量。告知患者避免屏气用力及高强度的运动如游泳、爬山等，以免增加心脏负荷。

6. 遵医嘱服药，教会患者识别药物不良反应，如长期服用抗凝药易引起出血，告知患者出现皮肤黏膜出血点、流鼻血、呕血、血尿、血便等出血表现时要及时就医。

7. 合理控制血压、血糖、血脂。

8. 定期复查，不适随诊。

第三节　经皮冠状动脉介入治疗

【概述】

经皮冠状动脉介入治疗（PCI），是指经心导管技术疏通狭窄甚至闭塞的冠状动脉管腔，从而改善心肌的血流灌注的治疗方法。因其治疗效果比药物可靠且较理想，又比心外科冠状动脉旁路移植术安全、创伤小，可重复性好而成为当今冠心病的主要治疗技术之一（见图3–3–1），在临床上广泛使用。

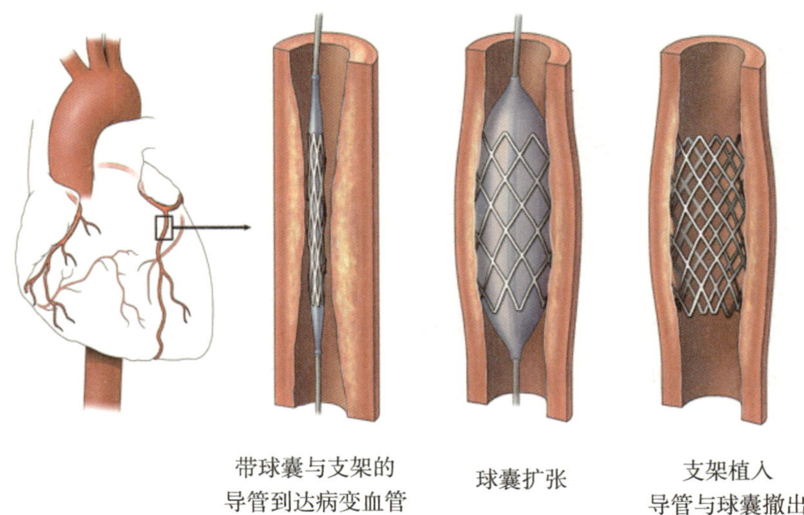

图3-3-1　经皮冠状动脉介入治疗操作示意图

【适应证】

1. 适于各型冠心病，如：稳定型心绞痛、不稳定型心绞痛、心肌梗死等，造影证实冠脉管腔狭窄程度＞50～70%、长度＜15mm的一处或数处病变者。

2. 经皮冠状动脉腔内成形术后残余狭窄仍大于30%。

3. 经皮冠状动脉腔内成形术中出现严重的内膜撕裂或急性血管堵塞。

【禁忌证】

1. 出血性疾病。

2. 造影剂过敏、抗血小板类药物或支架材料过敏。

3. 单纯的冠状动脉痉挛。靶血管直径<2.25mm。

4. 严重钙化病变预扩张不充分。

5. 如血流动力学稳定，急诊PCI时不应对非梗死相关血管PCI治疗。

6. 合并高并发症高死亡率的疾病。

7. 其他不适合置入冠状动脉支架的情况。

【操作方法】

1. 冠状动脉造影。

2. 在经皮冠状动脉腔内血管成形术的基础上经皮穿刺股动脉或桡动脉。

3. 用一根特殊的导管将支架送至冠状动脉狭窄处并且使其扩张。

4. 导管撤出，支架留在血管内，血管再通。

【护理常规】

1. 术前护理

（1）指导患者术前用药：阿司匹林：术前3～5天开始服用，每天100～300mg。氯吡格雷：术前4～6天每天75mg或术前6小时负荷300mg。

（2）同本章第二节PTCA术前护理。

2. 术后护理

（1）体位

绝对卧床休息24～48小时。

（2）穿刺局部护理

穿刺侧肢体需制动24小时，护理人员每2小时按摩制动肢体及腰背部，防止压疮的发生。余护理同本章第一节冠脉造影穿刺局部护理。

（3）用药指导

阿司匹林：每天100mg，长期服。氯吡格雷：每天75mg，维持1个月到1年不等。

（4）术后并发症的护理

①支架内血栓形成：定时服用抗血小板药物，每4～6 小时监测APTT值，根据APTT值调整药物剂量。术后注意观察动脉搏动情况，皮肤颜色、温度、感觉的改变。经股动脉穿刺者，观察患者下床活动后肢体有无疼痛或跛行等，发现异常及时通知医生。

②支架脱落：告知患者卧床期间不能屈曲或用力移动。

③感染性动脉内膜炎：冠脉支架感染发生率低，但死亡率高达50%，表现多为发热、胸痛等，多出现在术后的第2～28天。故术后应及时给予静脉抗生素治疗，护理人员应密切观察患者体温的变化、血培养结果及影像学检查情况，必要时可行外科清创或支架取出术。

④肺栓塞：表现为首次下床活动时，突发性呼吸困难、发绀、血氧饱和度降低，心悸、气短或晕厥。护理措施：发现后，立即通知医生采取抢救措施，给予吸氧、心电监护，建立静脉通路，紧急溶栓治疗，必要时气管插管，进行呼吸机辅助呼吸；密切观察面色、生命体征、血氧饱和度、神志变化。

⑤心脏骤停：一旦发生，立即采取抢救措施：迅速准备好心电监护仪、除颤仪、临时起搏器、一次性使用中心静脉导管包、吸氧及吸痰装置、简易呼吸器、气管插管等抢救物品，推抢救车，备好抢救药物，如阿托品、多巴胺、硝酸甘油、利多卡因、胺碘酮、维拉帕米、肾上腺素、异丙肾上腺素等，除颤仪要处于充电状态，以最快速度除颤，积极配合医生抢救，迅速建立静脉通路，保持输液通畅，联系麻醉科进行气管插管，连接呼吸机进行辅助呼吸，同时行心肺复苏。

（5）其余同本章第二节PTCA术后护理。

【健康指导】

1. 告知患者卧床期间不能屈曲术肢、用力移动、自行下床活动或排便。

2. 坚持定期门诊随访：出院后半个月、1个月、2个月，4-6个月、1年，其后每半年随访一次，遇有特殊或紧急情况随时与医生联系。

3. 其余同本章第二节PTCA健康指导。

第四节　多排螺旋CT冠状动脉造影

【概述】

多排螺旋CT冠状动脉造影（CTA）是指通过静脉注射适当造影剂后，利用多排螺旋CT对冠状动脉进行扫描，从而了解冠状动脉病变的情况。

CTA是一种简单有效而无创的冠状动脉早期疾病诊断和预测方法，对于测量冠脉钙化斑块负荷、了解冠脉管壁及冠脉外情况、检查先天性冠脉发育异常、冠心病支架置入术后和冠脉旁路移植术后的随访有一定的优势。

【适应证】

1. 原因不明的胸痛或劳累后心绞痛。
2. 静息心电图ST–T改变，考虑有心肌缺血者。
3. 临床上无症状而心电图有改变，负荷试验阳性或可疑阳性者。
4. CT平扫发现冠脉钙化，钙化积分超过年龄组预计分值者。
5. 疑似冠心病但拒绝行冠状动脉造影检查的患者。
6. 冠状动脉造影术后并发症的诊断与复查。
7. 支架置入术后或冠脉旁路移植术后随访。
8. 急性胸痛患者的鉴别诊断。

【禁忌证】

1. 无法屏气者。
2. 对含碘造影剂过敏者。
3. Ⅱ～Ⅲ度房室传导阻滞，失代偿性心功能不全。
4. 严重心律不齐。
5. 显著心动过速病史。
6. 心源性休克。
7. 严重肝、肾功能不良。
8. 部分植入式心脏起搏器患者。
9. 妊娠期女性。
10. 因神经或精神类疾病不能配合指令者。

【操作方法】

1. 监测生命体征

监测血压、脉搏、呼吸、心律、心率并记录，观察患者生命体征是否平稳，能否进行检查。

2. 了解患者心电图，调整和制定患者的扫描方法和方案

（1）碘过敏试验：多数情况下不在检查前做碘过敏试验，但对有过敏体质的患者应该在检查前行碘过敏试验。1 mL造影剂稀释30%进行预注射，观察20 分钟，记录试验结果。

（2）建立静脉通路：选择右侧肘静脉等较直、粗大和弹性好的血管，

优先用留置针。

（3）心率控制：心率控制在70次/分钟以内，心率快者检查前30分钟，舌下含服美托洛尔25 mg。

（4）受检者取仰卧位，舒适放松，前臂举头上，体轴中心线左偏，使心脏位于扫描区中心。正确摆位也是成功的关键，水平位激光灯亮线以腋前线与腋中线中点为基线（而不是常规摆位的腋中线）。

（5）连接心电门控：正确放置电极，接触良好，检查机架上的心电图显示为绿色，R波明显且幅度高（如心电图显示为白色或有很多杂波，多为接触不良，应更换电极片，或用生理盐水对电极接触部位皮肤进行擦拭；R波幅度低，可在Ⅰ、Ⅱ和Ⅲ导联间进行切换）。

（6）控制呼吸：要达到吸气时间短，吸气动作幅度小，屏气时无胸廓和腹部的自主运动，在得到可以呼吸的指令后才能正常呼吸。

（7）定位相扫描确定扫描范围：上界气管隆突水平以下，下界心膈面下1 cm，左右各大于心缘两侧1～2 cm。选层通过观察位于钙化积分图像，选择左肺动脉干平面。

（8）造影剂启动：双筒高压注射，根据患者的血流动力学特点调整对比剂流速（4～6 mL/s）、剂量（75～120 mL），盐水50 mL，同速注射。有心衰或心功能降低者，应增大注射流速，有心内支架时，也应加大注射流速。

（9）图像处理，分析诊断，书写报告。

【护理常规】

1. 检查前的护理

（1）询问相关病史：治疗史及药物过敏史，明确患者有无检查禁忌证，了解临床检查目的。对于特殊人群又必须使用造影剂的患者，可考虑预防性用药，如用地塞米松、苯海拉明等。

（2）做好常规检查药品及物品准备外，还应备有各种抢救药品，如肾上腺素、异丙肾上腺素、尼可刹米、利多卡因和硝酸甘油等；同时，备好心肺复苏设备并处于待用状态。

（3）向患者讲解检查方法、检查过程中如何配合及常见的正常反应

（造影剂注入时全身发热，穿刺针局部疼痛等）等，消除其顾虑，避免患者因紧张、体动而影响图像质量。

（4）签署知情同意告知书：让其知道大多数人使用造影剂是比较安全的，但有少数人因个体差异可发生不同程度的过敏反应，如喉头及颜面水肿、呼吸困难、休克和心脏骤停等，详见告知书。应用造影剂前需要患者委托家属或患者本人在同意书上签字后方能使用。

（5）检查前记录患者的身高及体重。

（6）呼吸训练：呼吸控制是检查成功与否的关键，告诉患者整个检查过程需要屏气5次。屏好气是训练的关键，要点为迅速深吸一口气后屏气5～15 s，将手掌置于患者胸、上腹正中，屏气时以不鼓起腹部、胸部不颤动为佳，并嘱患者得到呼吸指令后才可正常呼吸。

（7）建立静脉通路。

2. 检查中的护理

（1）协助患者摆好体位。进行CT扫描时，告知患者身体保持不动。

（2）检查中告知患者按医生要求做吸气、呼气、屏气动作。

（3）注意观察患者的生命体征。

（4）观察药液输注是否顺利，造影剂渗出血管外，进入周围组织间隙，可引起水肿、疼痛，极少数严重者可致局部坏死。

（5）观察患者有无造影剂过敏反应，及时发现异常并处理。

①轻度反应：全身热感与发痒、结膜充血，少数患者有红疹、头疼、头晕、喷嚏、咳嗽、恶心和呕吐等表现。

②中度反应：全身出现荨麻疹，眼睑、面颊、耳部红肿，胸闷、气紧、呼吸困难、声音嘶哑和肢体抖动等。

③重度反应：面色苍白、四肢青紫、肌肉痉挛、呼吸困难、大小便失禁、血压骤降、意识丧失、休克和呼吸骤停等。

3. 检查后的护理

（1）严密心电监护。

（2）拔除检查时所用留置针。

（3）观察患者有无头晕、胸闷和出冷汗等迟发过敏反应，及时通知医师处理。

【健康指导】

1. 检查前做好患者的心理护理，减轻患者的焦虑。

2. 糖尿病患者需停用二甲双胍48 小时，检查完后48 小时继续服用。

3. 嘱患者检查前空腹6 小时，检查前12 小时禁饮咖啡、酒。

4. 嘱患者提前到达检查室静坐，减少运动，稳定心率并测量静息状态下心率。

5. 嘱患者检查时去除外衣、紧身内衣和扫描区的金属物品。

6. 告知患者检查中尽量保持身体不动，如若移动身体，可能导致图像不清晰而影响诊断。

7. 检查后可按原饮食习惯进食。鼓励患者多饮水，促进造影剂的排出，减少继发肾损害。

8. 告知患者如出现头晕、胸闷和皮疹等不适，及时告知医护人员。

第五节　心脏电生理检查

【概述】

心脏电生理检查是以整体心脏或心脏的一部分为对象，记录心内心电图、标测心电图和应用各种特定的电脉冲刺激，借以诊断和研究心律失常的一种方法。对于窦房结、房室结功能评价，预激综合征旁路定位，室上性心动过速和室性心动过速的机制研究以及筛选抗心律失常药物和拟定最佳治疗方案，均有实际重要意义。对埋藏式心脏起搏器、植入型自动心律转复除颤器（ICD）和抗心动过速起搏器适应证的选择及临床功能参数的选定也是必不可少的，对导管射频消融治疗心动过速更是必需的。

【适应证】

1. 确定房室传导阻滞的精确部位。

2. 鉴别异位激动的起源（如室上性激动与室性激动的鉴别）。

3. 对预激综合征进行精确分型。

4. 检查窦房结功能。

5. 明确某些异位性心动过速的折返机制。

6. 对某些复杂的心律失常揭示发病的特殊机制及某些特殊电生理现象（如隐匿性传导、空隙现象等）。

【禁忌证】

1. 全身感染、局部化脓和细菌性心内膜炎。
2. 严重心功能障碍。
3. 不具备心电生理检查条件。
4. 出血性疾病和严重出血倾向。
5. 严重肝肾功能障碍、电解质紊乱和恶病质。
6. 经食管调搏心脏电生理检查禁忌证。
7. 严重肝肾功能不全。
8. 严重心功能不全。
9. 心梗和不稳定心绞痛而无房室传导阻滞需起搏者。
10. 食管病变，如食管静脉曲张、食管狭窄和食管灼伤等。

【操作方法】

常采用的心脏电生理检查方法分为非创伤性和创伤性两种。

食管心脏电生理是一项无创心脏电生理检查和治疗的方法，该方法利用食管与心脏解剖关系密切的特点，将电极导管一端经鼻腔送入食管内，另一端与电生理仪连接，应用心脏刺激仪发放直流电脉冲，通过贴近心脏的食管电极对心房或心室进行调搏。

另一种检查方法是用心脏导管经外周静脉（通常选择股静脉）插入心腔进行的电生理检查，是一种创伤性检查。患者入院后首先进行系列常规检查，若生命体征、凝血功能、心率和血压等一般情况较好，可提前做好相应准备，次日到导管室进行检查。检查时，患者需平卧于DSA上，由医生通过外周静脉（通常选择股静脉）放置标测电极，放置后连接电生理仪，通过给予相应刺激，确定心脏传导通路是否畅通。通过系列检查后，可明确诊断病情，确定具体障碍通路，指导后续临床治疗。

【护理常规】

1. 术前准备

（1）检查前应向患者及家属解释检查的理由、目的，说明检查过程中可能出现的情况，以消除顾虑，取得患者的合作并签署知情同意书。

（2）协助医生完善血液检验、心电图、动态心电图和心脏彩超等检查，了解心脏基本功能状态，了解肝肾功能。

（3）检查前停用血管活性药物3天或4～6个半衰期。

（4）穿刺部位清洁备皮，包括双侧腹股沟备皮及双侧颈部备皮。

（5）抗生素过敏试验。

（6）检查前一晚禁止进食进水，如下午做电生理检查，可进食早饭。

（7）检查前排便排尿。

（8）建立静脉通路以便用药。

2. 术后护理

（1）持续24小时心电监护，严密观察患者生命体征变化。

（2）经股静脉穿刺者伤口压迫4小时，制动6小时；经股动脉穿刺者伤口压迫6小时，制动8小时。

（3）观察伤口有无出血、渗出，局部有无血肿及下肢皮肤温度、颜色的变化，观察足背动脉搏动情况。

（4）指导患者做踝泵运动，预防下肢血栓的形成。

（5）低盐低脂、清淡饮食，避免易产气的食物。

【健康指导】

1. 注意是否有心悸、胸闷和喘息等不适感，如有，及时告知医护人员，以便得到及时处理。

2. 出院后注意休息，避免受凉，情绪刺激以及劳累，低盐低脂、高蛋白饮食。

第六节　心脏射频消融术

【概述】

心脏射频消融术是一种新的介入性治疗技术，它是经外周血管插管，将射频消融导管送至心脏内的特定部位，在局部产生阻抗性热效应，使局部心肌细胞干燥性坏死，从而达到治疗各种快速性心律失常的目的。随着导管技术的不断进步，射频消融的应用范围日益扩大，是目前最常见、最安全、最有效和最理想的心律失常根治方法，特别是在治疗室上性心动过速方面取得了令人满意的成效。

【适应证】

1.旁路消融的适应证

（1）症状伴有房室折返性心动过速，经药物治疗无效或对药物不能耐受。

（2）心房颤动伴有预激综合征者且不能耐受药物治疗。

2.房室结折返性心动过速的消融适应证

（1）伴有症状的房室结折返性心动过速。

（2）电生理检查发现房室结呈双通道生理特征。

3.快速性房性心律失常的消融适应证

（1）伴有房性心动过速、心房扑动和心房颤动。

（2）控制心室率不理想或不能耐受控制其心室率药物的快速心房扑动、心房颤动。

4.其他适应证

（1）窦房结折返性心动过速。

（2）频率过快的窦性心动过速。

（3）伴有症状的非阵发性交界区心动过速，且患者不能接受药物治疗。

（4）室性心动过速。

【禁忌证】

1.患有严重出血性疾病。

2.外周静脉血栓性静脉炎。

3.严重肝肾功能不全。

【操作方法】

1.患者取平卧位，消毒双侧腹股沟上至脐部，下至大腿中部，左右至两大腿侧面包括会阴。

2.局麻下穿刺，放置电极导管。

3.进行电生理检查。

4.标测定位、确定异位靶点后进行消融。

5.再次电生理检查，确定不能诱发，拔除鞘管，压迫止血。

【护理常规】

1.术前

（1）心理准备：向患者及家属讲解手术的目的、手术过程、时间、麻醉方法、注意事项及可能的并发症，消除恐惧心理。

（2）完善相关检查包括经食道超声心动图及肺静脉增强CT。

（3）术前备皮：术前1天备皮，备皮范围上至脐部，下至大腿中部，左右至两侧大腿侧面包括会阴部。

（4）术前用药：

①术前停用抗心律失常药物，并完善相关检查。

②针对房颤患者：不管食道超声前是否抗凝，食道超声证实心耳无血栓后，给予低分子肝素或者利伐沙班15 mg ~ 20 mg抗凝，或达比加群150 mg bid抗凝（NOAC无禁忌患者）。如服用华法林的患者，如INR在2 ~ 3，则不用给肝素；如INR<2，则给低分子肝素。

③术前备药：阵发房颤，备芬太尼500 μg（5支）。持续房颤，备芬太尼1000 μg（10支），咪达唑仑10 mg（1支）。

④手术当日停用低分子肝素或者利伐沙班。助手术中测ACT。

（5）建立静脉通路。

（6）告知患者练习床上大小便，术前排空膀胱。

（7）饮食指导：早晨8：00第一台手术患者，前1天午夜12点后禁饮食，早饭不吃。下午手术者早饭少量，午饭不吃。

（8）术前用物准备：备盐4袋，术后压迫止血用。手术当日护送病人，手术结束前将床备在导管室门口，不要因为病人下手术没床等待出现感冒等，注意病人的感受。

2. 术后护理

（1）密切观察生命体征并做好记录。术后2小时内每15分钟记录1次，之后每1小时1次，密切观察有无心脏压塞及心律失常的发生。

（2）术后给予心电图检查。

（3）饮食指导：术后2小时如无胃肠道不适可进软食，2周左右禁止食用发硬、发烫的食物。

（4）术后体位指导

①房颤射频消融：术后平躺沙袋加压伤口6小时，制动8小时。8小时解包扎确认血管无并发症后给予低分子肝素1次。

②室上速、室早射频消融术：术后平躺沙袋加压伤口4小时，制动6小时。如穿刺动脉手术医生会特殊交代沙袋加压8小时，制动10小时。

（5）术后用药：针对房颤射频消融后

①抗凝药物（重要），利伐沙班或达比加群、或华法林，口服3个月。

②抗心律失常药物，评价窦房结功能和房室结功能后，给予胺碘酮、心律平或索他洛尔，口服3个月。

③PPI类药物，泮托拉唑等用药1个月。

（6）术后预防血栓：平卧期间进行踝泵运动的指导，解除制动后尽早下地活动。注意观察伤口有无出血，如再出血，立即停止活动，取平卧休息，再次给予伤口加压止血。

（7）术后第1天再次行心电图检查。

【健康指导】

1. 告知患者注意劳逸结合，术后1个月内避免剧烈运动。

2. 出院后伤口局部保持干燥，在伤口长好以前尽量避免沾水，如果伤口出现红、肿、热，提示发生了感染，应及时就医。

3. 术后3个月内，每月复查动态心电图、肝肾功能，按时复诊。

第七节　左心耳封堵术

【概述】

心房颤动可致左心耳（left atrial appendage，LAA）内血栓形成，而血栓脱落可致血栓栓塞性疾病。长期口服抗凝药物是预防栓塞的主要方法，但因其存在一定的出血风险，受药物、食物等因素影响较多，患者长期服药依从性较差，临床应用受限。左心耳封堵术作为治疗房颤的一种微创介入手术，是把左心耳产生血栓的部位封堵住，术后房颤患者不需要长期口服抗凝药物，也能减少房颤引起血栓栓塞事件。

【适应证】

左心耳封堵术适用于CHA2DS2-VASc评分≥2分的非瓣膜性AF患者，同时具有以下情况之一：

1. 不适合长期规范抗凝治疗。
2. 长期规范抗凝治疗的基础上仍发生卒中或栓塞。
3. HAS-BLED评分≥3分。
4. 需要合并应用抗血小板药物治疗。
5. 不愿意长期服用抗凝治疗。

【禁忌证】

1. 左心房内径＞65 mm。
2. 经食道超声发现LAA内血栓或重度自发显影。
3. 严重的二尖瓣瓣膜疾病或中大量心包积液。
4. 低危卒中风险（CHA2DS2-VASc评分≤1分）。
5. 凝血功能障碍。
6. 近期活动性出血患者。
7. 除AF外同时合并其他需要继续华法林抗凝的疾病的患者。
8. 需要接受外科开胸手术者。

【操作方法】

1. 患者取平卧位，消毒双侧腹股沟上至脐部，下至大腿中部，左右至两大腿侧面包括会阴。

2. 局麻下进行房间隔穿刺。

3. 导引鞘管定位。

4. 术中LAA的观察与测量。

Watchman 封堵器

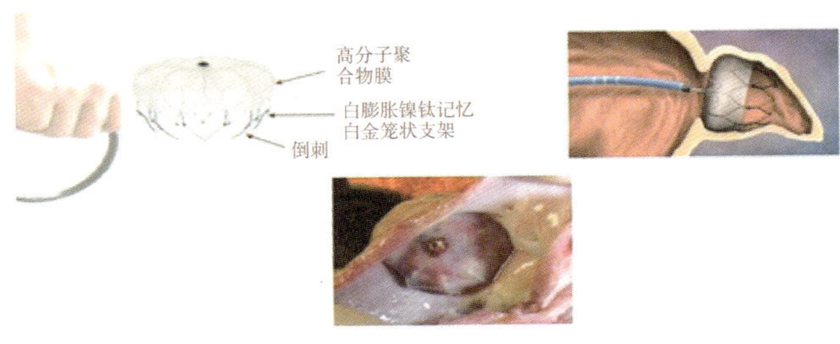

左心耳封堵术原理

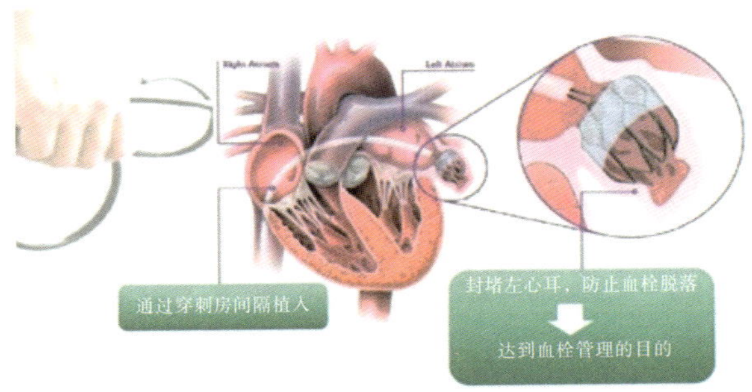

图3–7–1　封堵器的装载

5. 封堵器的装载与封堵器的释放（图3–7–1）。

6. 拔除鞘管，压迫止血。

【护理常规】

1. 术　前

（1）心理准备：向患者及家属讲解手术的目的、手术过程、时间、麻醉方法、注意事项及可能的并发症，消除恐惧心理。

（2）完善相关检查包括经食道超声心动图及肺静脉增强CT。

（3）术前备皮：术前1天备皮，备皮范围上至脐部，下至大腿中部，左右至两侧大腿侧面，包括会阴部。检查两侧足背动脉搏动情况并标记。

（4）术前用药

①患者入院后建议确保抗凝桥接，如果术前已接受规范化抗凝（包括新型口服抗凝药、低分子肝素等），建议规范抗凝至术前1天，手术当日早上停服。对于长期口服华法林的患者，术前应调整华法林剂量，使国际标准化比值INR＜2.0。

②若有抗凝禁忌等原因，可考虑入院后采用双联抗血小板治疗（若无禁忌则建议阿司匹林、氯吡格雷，若不能服用阿司匹林者，可改为吲哚布芬或西洛他唑）至术前1天，手术当日早上停服。

（5）同本章第六节心脏射频消融术的术前护理第5～8项。

2. 术后护理

（1）密切观察生命体征并做好记录。术后2小时内每15分钟记录1次，之后每1小时1次，密切观察有无心脏压塞及心律失常的发生。

（2）术后饮食指导：术后2小时如无胃肠道不适可进软食，2周左右禁止食用烫的和硬的食物。

（3）术后体位指导：术后平躺沙袋加压伤口6小时，制动8小时。

（4）术后用药。

①建议术后予华法林抗凝，同时给予低分子肝素协同抗凝，直至INR达2.0。服用华法林至少45天，维持INR值2～3。术后45天经TEE评估封堵成功（完全封堵或残余分流＜5 mm）时，停用华法林，改用双联抗血小板治疗（阿司匹林＋氯吡格雷）至6个月后停用氯吡格雷，长期服用阿司匹林治疗；如果术后45天随访时，封堵不成功时，继续服用华法林。

②对于不耐受口服抗凝药的患者，术后予双联抗血小板治疗（阿司匹林+氯吡格雷）6个月，之后长期服用阿司匹林。

（5）术后预防血栓：平卧期间进行踝泵运动的指导，制动后尽早下地活动；并注意观察伤口有无出血，如再出出血，立即停止活动，取平卧休息，再次给予伤口加压止血。

【健康指导】

1. 出现全身皮肤大片瘀斑、牙龈持续出血、大小便颜色加深、头痛、头晕、恶心呕吐、肢体偏瘫或感知觉障碍等情况应立即就诊。

2. 其余同本章第六节心脏射频消融术的健康指导。

第八节　永久性心脏起搏器植入术

【概述】

1. 起搏器的定义

心脏起博器是通过发放一定形式的电脉冲，刺激心脏，使之激动和收缩，即模拟正常心脏的冲动形成和传导，以治疗某些心律失常所致的心脏功能障碍。

2. 起搏治疗的目的

起搏治疗的目的是提高患者的生存质量，减少病死率。

3. 心脏起搏器的组成

心脏起搏器包括脉冲发生系统（起搏器），能量传输系统（电极）。

电极由电插头和螺旋导线，电极头组成。

电极头尖端有翼状，锚状和可旋入心肌的螺旋电极。

4. 起搏器的种类（见图3–8–1至图3–8–4）

根据应用时间可分为：临时起搏器，永久起搏器。

根据植入部位可分为：心肌起搏，心内膜起搏，心外膜起搏。

按导线数量或植入部位：单腔、双腔及三腔和四腔心脏起搏器。

单腔起搏器用一根电极导线起搏右心房或右心室。

双腔起搏器同时起搏右心房和右心室，需要两根电极导线。

三腔起搏器要三根电极分别起搏右房、右室及左室，同步收缩房室，治疗心衰。

按功能：心室、心房、右房和右室、双房＋右室、双室＋右房以及双房和双室。

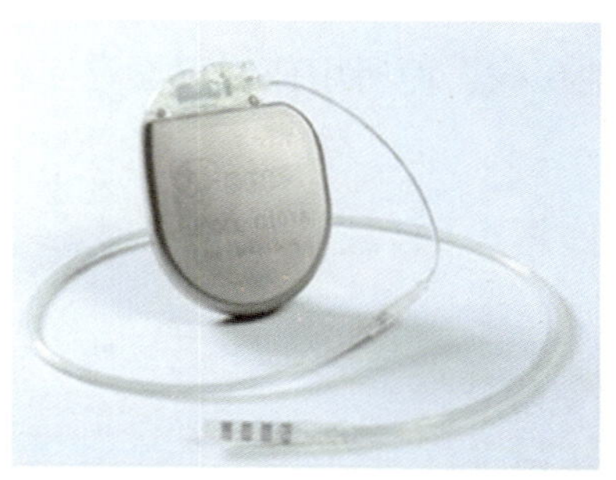

图3-8-1　单腔起搏器

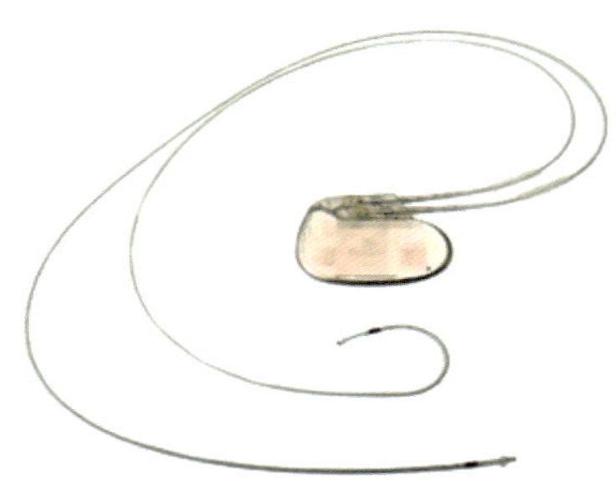

图3-8-2　双腔起搏器

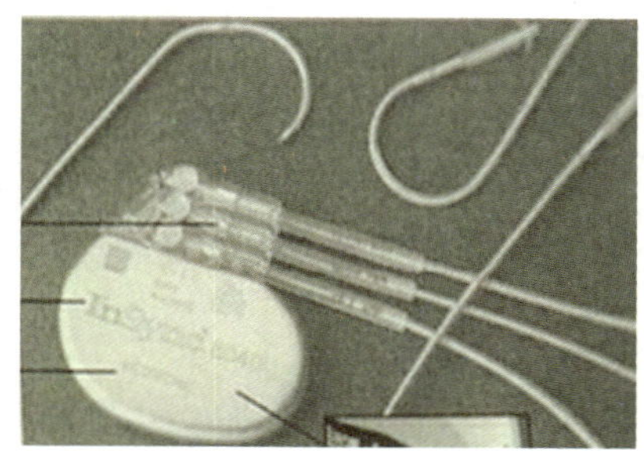

图3-8-3　三腔起搏器

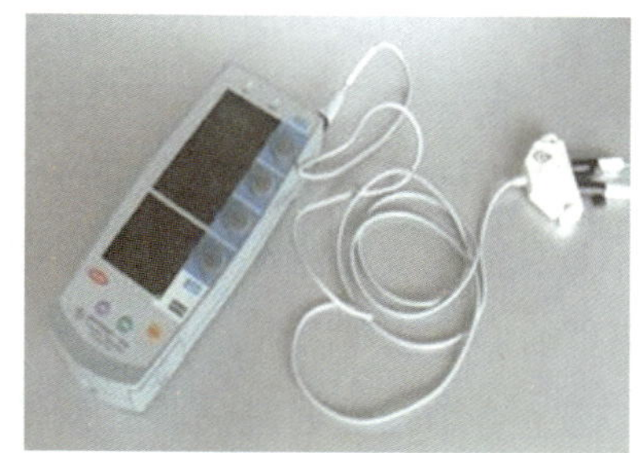

图3-8-4　临时起搏器

5.起搏器的适应证

（1）缓慢性起搏器适应证

①病态窦房结综合征：表现为症状性心动过缓，或必须使用某些类型和剂量的药物进行治疗，而这些药物又可引起或加重心动过缓并产生症状者。

②因窦房结变时性不良而引起症状者。

③任何阻滞部位的三度和高度房室阻滞伴下列情况之一者：

A.任何阻滞部位和类型的二度房室阻滞产生的症状性心动过缓。

B.双分支或三分支阻滞伴二度Ⅱ型房室阻滞。

C.双分支或三分支阻滞伴间歇性三度房室阻滞。

D.交替性双侧束支阻滞。

E.反复发作的颈动脉窦刺激导致的晕厥，或在未使用任何可能抑制窦房结或房室传导药物的前提下，轻微按压颈动脉窦即可导致超过3秒的心室停搏者。

④有下列情况的慢心率：

A.有房室阻滞所致的症状性心动过缓（包括心力衰竭）。

B.需要药物治疗其他心律失常或其他疾病，而所用药物可导致症状性心动过缓。

C.虽无临床症状，但已证实心室停搏＝3秒或清醒状态时心率＝40次/分。

D.射频消融房室交界区导致的三度房室阻滞。

E.心脏外科手术后发生的不可逆性房室阻滞。

（2）CRT（三腔起搏器）的适应证

NYHA心功能III至IV级经过最佳药物治疗之后，EF≤35%且QRS时间≥0.12秒，且为窦性心律，但伴房颤，需进行心室停搏者，应接受CRT治疗。

（3）ICD（除颤起搏器）的适应证

①因室颤或血流动力学不稳定的持续性室速所至猝死成功复苏后，无可纠正的可逆性病因者。

②患有结构性心脏病与自发性持续性室速者，无论其血流动力学是否稳定。

③不明原因晕厥者，心脏电生理检查诱发出有血流动力学意义的持续性室速或室颤者。

④发生心肌梗死≥40天、NYHA心功能II至III级，EF＜35%者。

⑤NYHA心功能II至III级且EF≤35%的非缺血性扩张型心肌病者。

⑥发生心肌梗死≥40天，NYHA心功能I级但EF＜30%者。

⑦心肌梗死后发生非持续性室速、EF＜40%，且心脏电生理检查中可诱发出室颤或持续性室速者。

6.起搏器的工作模式

第一个英文字母代表起搏心腔；

第二个英文字母代表感知心腔；

第三个英文字母代表反应方式；

第四个编码代表程控功能；

第五个编码代表抗心动过速功能。

NBG编码（表3–8–1）。

表3-8-1　NBG编码

起博心腔	感知心腔	感知后反应	程控功能/频率应答	抗快速心律失常功能
V=心室	V=心室	T=触发	P=程控频率及（或）输出	P=抗心动过速起搏
A=心房	A=心房	I=抑制	M=多项参数监控	S=电击
D=双腔	D=双腔	D=T+I	C=通讯	D=P+S
O=无	O=无	O=无	R=频率适应	O=无
			O=无	

7. 起搏器模式及相应心电图

单腔起搏心电图：心室起搏VOO，VVI，VVT。

心房起搏AOO，AAI，AAT。

双腔起搏心电图：VAT，VDD，DVI，DDI，DDD。

（1）VOO心室起搏，不感知（图3-8-5）。

不管有没有QRS波，都是按时发出电脉冲，容易室颤。

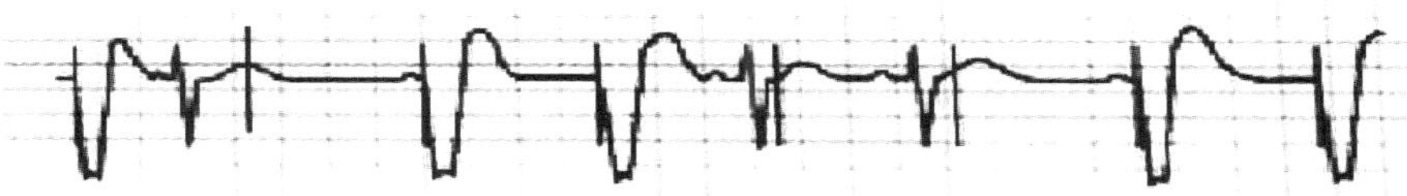

图3-8-5　VOO

（2）VVT心室起搏，心室感知，电脉冲触发（图3-8-6）。

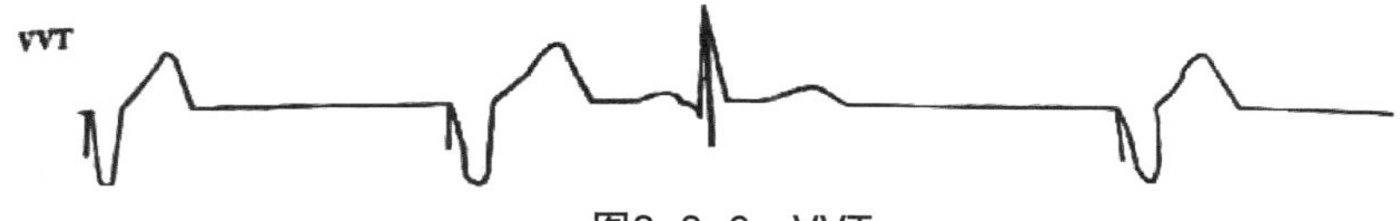

图3-8-6　VVT

（3）VVI心室起搏，心室感知，电脉冲抑制（图3-8-7）。

感知到自身的QRS波后，不管是早搏还是正常的QRS波，会抑制一次电脉冲。

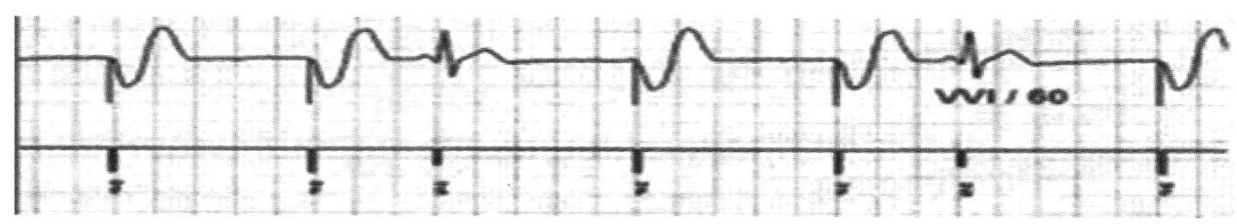

图3-8-7　VVI

（4）AAI 心房感知，心房起搏，电抑制，自身P波可以抑制电脉冲的发出（图3-8-8）。

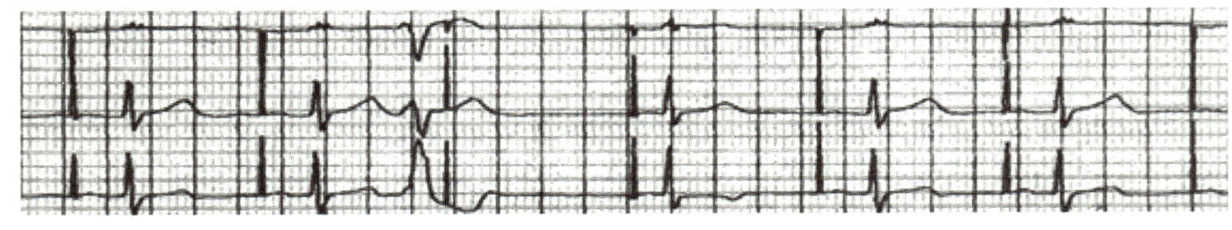

图3-8-8 AAI

（5）AAT.心房感知，心房起搏，电触发，每个自身P波都可见到脉冲（图3-8-9）。

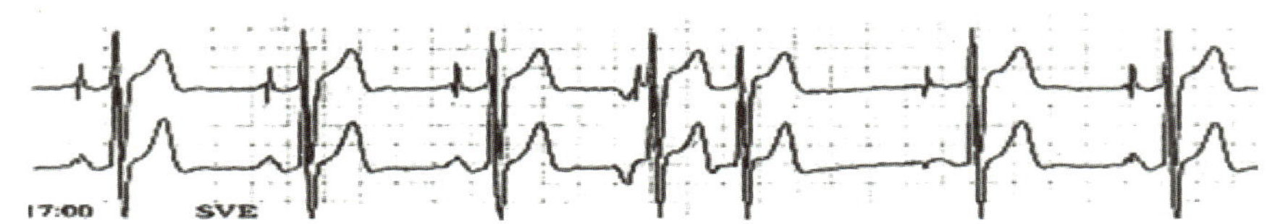

图3-8-9 AAT

（6）VAT心房感知，心室起搏，电脉冲触发（图3-8-10）。

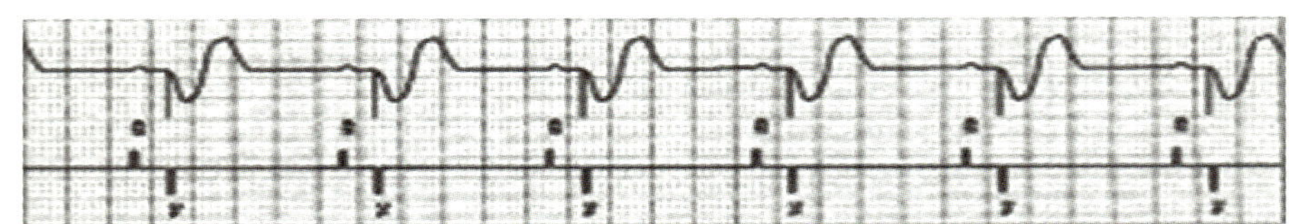

图3-8-10 VAT

（7）VDD=VVI＋VAT：心室起搏，房室均感知，可抑制，可触发电脉冲（图3-8-11）。

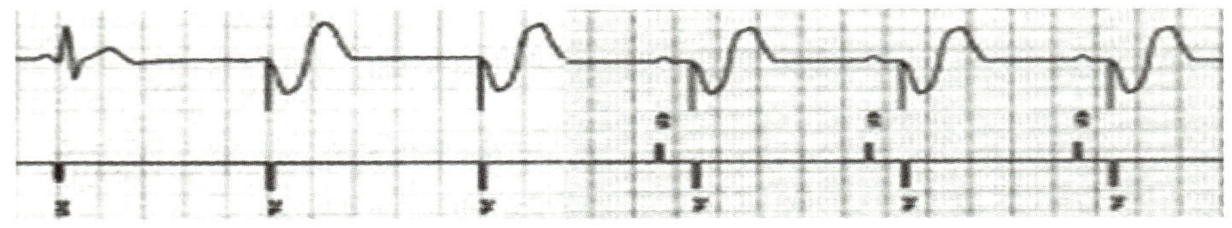

图3-8-11 VDD

（8）DDD万能起搏器，房室均可感知，均可起搏，均可触发抑制，视患者自身情况转换（图3-8-12）。

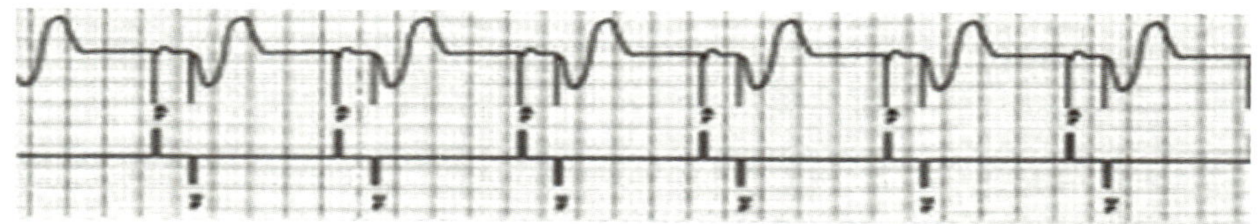

图3-8-12　DDD

【护理常规】

1. 术前护理

（1）清洗局部皮肤。

（2）建立静脉通路，遵医嘱预防性使用抗生素，不能使用抗凝药。

（3）指导患者床上训练大小便，在术前排空大小便。

（4）术前安静休息，必要时使用镇静剂。

（5）术日可以进食，清淡易消化，不能过饥过饱过油腻。

（6）术前测量生命体征并记录，在非手术侧肢体建立静脉通道。

（7）床边准备好急救药品和物品，如心电监护仪、心电图。

2. 术后护理

（1）使用螺旋形电极的患者，术后须绝对卧床一天。

（2）伤口盐袋压迫止血6～12个小时，依据患者出血，凝血及皮肤状况而定。

（3）观察伤口，有无出血红肿等反应，测体温4次/天，观察患者体温有无升高。

（4）伤口疼痛时，遵医嘱给予止痛药。

（5）回房后做12导联心电图，并心电监护，查看起搏器的功能，发现异常及时告知医师。

（6）隔一天换一次药，严格无菌操作，如出血、感染时天天更换敷料。

（7）做好生活护理，床单位清洁、干燥，预防压力性损伤。

（8）术侧肢体不能外展，不能用力，必要时给予约束。

（9）活动指导：

制动期间，为避免静脉血栓的发生，鼓励患者行双下肢、手术侧前臂及非手术侧上肢活动。术侧肢体不得抬高或者外展，避免电极脱落。

制动解除后，由于长时间的平卧，患者在体位突然改变时，会出现直立性低血压，易发生跌倒、坠床。因此在患者起床前需帮助患者将床头抬高20°～30°，如患者无不适可在床边取坐位20分钟后，再协助其下床活动。

（10）嘱患者尽量避免用力咳嗽，咳嗽时注意用手按压伤口，防止电极脱位，如咳嗽较严重，遵医嘱给予镇咳药物。

（11）饮食宜营养丰富，清淡易消化，不能食用煮熟的鸡蛋，牛奶，豆浆，红薯等产气的食物，避免腹胀。

（12）术后并发症的预防和护理：

①囊袋感染：是起搏器植入术后严重的并发症，表现为囊袋局部红肿疼痛、有脓血样物质流出。其预防与处理方法：

A. 术后严格按照无菌操作原则给予伤口换药，定期观察伤口有无囊袋局部红肿、疼痛等。

B. 一旦发生感染应立即遵医嘱给予抗生素治疗。

C. 由于伤口感染而导致起搏器及导线外露的患者，应立即给予外科彻底清创治疗，对起搏器依赖患者，术前应给予安置临时心脏起博器进行保护治疗。

D. 定期监测患者生命体征的变化，每日测量体温4次。

②电极移位：包括电极导线明显的移位和X线影像下不能识别的微脱位，继而出现心电图上起搏与感知功能障碍。其预防与处理方法：

A. 持续心电监护，定期监测心电图，辨别体表心电图。

B. 可先采用体外程控的方法，如提高起搏电压、调节感知灵敏度。

C. 若体外程控无效，应重新进行电极复位。

③囊袋血肿：常在术前应用抗凝药或抗血小板药的患者中出现。预防与处理方法：

A. 定期观察起搏器伤口有无出血、皮下淤血及局部皮肤张力增高等情况发生。

B. 根据患者凝血功能等情况，遵医嘱术前停用抗凝药或抗血小板聚集药，或待凝血酶原时间至接近正常，再实施手术。如果血肿情况不严重或没有继续出血，遵医嘱给予沙袋压迫止血，无菌换药，尽量避免抽吸或放置引流，以减少感染的危险。

C. 若必须清除血肿以缓解局部疼痛或防止血肿扩大崩开切口，应严格无菌操作。

④血气胸：常在进行锁骨下静脉穿刺时发生。其预防与处理方法：

A. 观察患者有无胸痛，不敢深呼吸及无法解释的低血压现象。

B. 测量患者生命体征，行床旁X线影像检查，评估肺压缩状况。排除了肺部原发疾病等特殊原因的患者，原则上若肺压缩不超过30%，症状不严重，可不做特殊处理，但应动态观察，如不继续发展，气体可在术后1 ~ 2周内逐渐吸收。如肺压缩大于30%，患者出现气促、呼吸窘迫等症状，或症状进行性加重，应立即进行穿刺抽气，或放置胸腔闭式引流。

⑤起搏阈值增高，先后出现组织水肿，纤维包揽电极头。

⑥起搏综合征，植入单腔永久起搏器术后出现心房心室收缩不同步，继而出现水肿，喘憋等心衰表现的综合征。

【健康指导】

1. 告知患者起搏器的年限，起搏卡随身携带。

2. 定期复查，刚出院时，每月一次，之后每三个月一次，再之后半年一次。

3. 术侧肢体半年内不能提重物。

4. 教患者自己要学会查看脉搏，如果出现头晕黑朦等，及时就医。

5. 观察伤口有无出血、红肿热痛等情况，避免用力揉搓。

6. 告知患者远离磁场，如核磁共振或高压线强电场。

第九节　临时心脏起搏器安置术

【概述】

临时心脏起搏器（图3–9–1）为非永久性置入起搏电极的一种起搏方法，是治疗严重心律失常的一种应急和有效的措施，也是心肺复苏的急救手段。

临时起搏器导管放置时间一般为1–2周，最长不超过1个月，脉冲发生器均放置于体外，达到诊断或治疗的目的后退出起搏电极。如仍需起搏治疗，则应植入永久性起搏器。

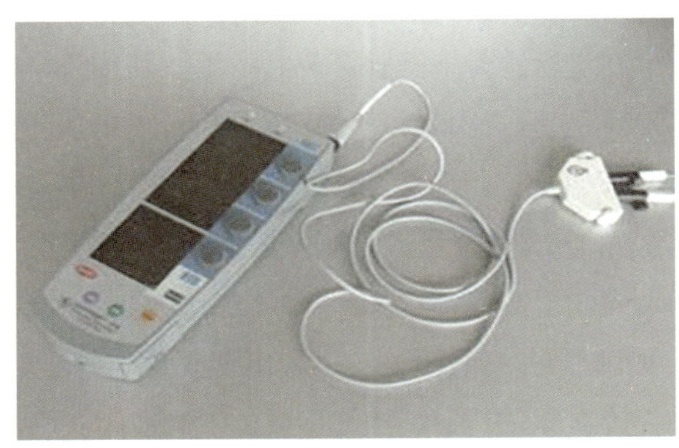

图3-9-1　临时起搏器

【适应证】

1. 各种原因引起的窦缓、窦停、房室传导阻滞、伴有阿-斯综合征或类似晕厥发作。

2. 电生理检查、射频消融治疗及冠脉介入治疗。

3. 各种大手术或分娩者，危重患者过渡性临时起搏器。

【禁忌证】

临时性起搏器一般用于抢救，故无绝对禁忌证。若不在抢救时应用，禁忌证主要是尚未控制的感染。

【并发症】

1. 导管移位：最常见的并发症。

2. 心律失常：室速和室颤。

3. 导管断裂、电极导管在心腔内打结。

4. 穿刺并发症：血栓形成、皮下血肿、气胸、血胸等。

5. 心脏外刺激。

【操作方法】

1. 术前准备

（1）所需物品：

①药品：消毒用碘伏或碘酒，70%乙醇。局部麻醉药：1%利多卡因或1%

普鲁卡因。抢救药：抗心律失常药、升压药、抗过敏药等。

②穿刺针及静脉穿刺鞘、双极临时起搏导管、临时起搏器。

③心电监护仪、心脏电复律除颤器、氧气、气管插管和吸痰器等。

（2）向患者说明手术中需与医师配合的事项，签署手术知情同意书。

（3）备皮，建立静脉通道。

2. 手术方法

（1）采用经皮股静脉或锁骨下静脉穿刺的方法，在X线透视下，将起搏导管置入右心室心尖部。

（2）确认电极导管接触右心室后，测定起搏阈值小于1V，将导管的尾部与起搏器连接，以增大3倍阈值电压或更大电压按需起搏。

（3）将静脉鞘退出皮肤外，穿刺处缝一针或以消毒胶布固定导管，加压包扎。

【护理常规】

1. 执行心内科疾病一般护理常规。

2. 置入前向患者解释操作过程，必要时可给予镇静药以减轻焦虑、不安。

3. 置入后密切监测心电图和生命体征及血电解质的变化。监测12导联心电图及胸部X线片，确定电极位置，心电图或心电监护仪监测起搏和感知功能。

4. 术后患肢保持制动，术后平卧24小时，经股静脉置入临时起搏器者，需绝对卧床休息，在床上大小便，避免术侧肢体屈曲和过度活动，防止电极移位、脱落或刺破右心室。术侧肢体应进行踝泵运动，促进血液循环，防止静脉血栓的发生。

5. 观察穿刺部位，适时更换敷料。

6. 预防性应用抗生素，如为紧急状况可不使用。

7. 妥善放置临时起搏器终端，每日查看电池情况，随时更换备好备用电池，注意临时起搏器低电压报警，及时更换。

8. 交接班内容：设置参数、起搏效果、置入途径、穿刺部位、其他特殊问题。

9. 起搏阈值太高，说明电极与心内膜接触不良，此时应改变电极位置。

10. 观察有无出现呃逆或腹肌抽动现象。

【健康指导】

1. 进食易消化清淡饮食，避免便秘。

2. 术后平卧24小时，经股静脉置入临时起搏器者，需绝对卧床体息，避免术侧肢体屈曲和过度活动，防止电极移位、脱落或刺破右心室。

3. 术侧肢体应进行踝泵运动，促进血液循环，防止静脉血栓的发生。

4. 给患者做好术后指导，告知其床上大小便，注意保暖。

第十节　心包穿刺、引流术

【概述】

心包穿刺术是指用心包穿刺针经体表穿入心包腔和（或）留置导管置入心包腔（图3–10–1），抽吸心包积液用于诊断和治疗的方法。经X线透视下发现心包积液的患者可通过心包穿刺化验心包腔中的液体，对心包液进行常规、生化、细菌及细胞学检查，了解心包积液的性质，并根据心包积液的性质来查明心包炎的病因，也通过心包腔内给药或引流心包积液来治疗心包疾病。

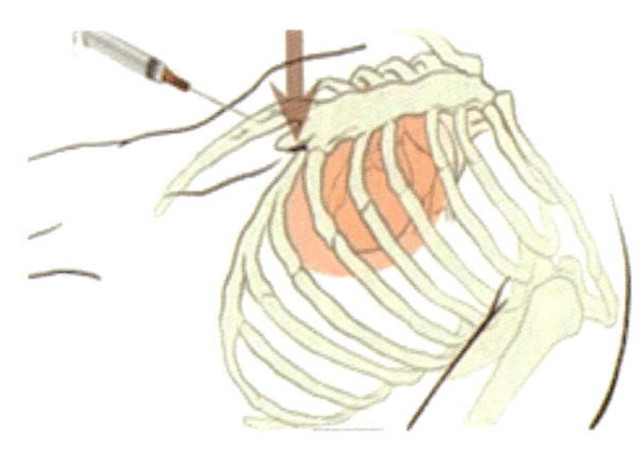

图3–10–1　心包穿刺

【适应证】

1. 大量心包积液出现心脏压塞症状者，穿刺抽液以解除压迫症状。

2. 抽取心包积液协助诊断，确定病因。

3.心包腔内给药治疗。

【禁忌证】

1.超声心动图证实积液位于后心包腔，无穿刺窗口，粘连性、局限性心包积液或心包积液过少。

2.原有心肺功能减退，年龄>50岁的患者，应待心肺功能改善后再行穿刺（紧急情况例外）。

3.有严重出血倾向或凝血功能障碍者应慎重考虑利弊。

【操作方法】

患者坐位或半卧位，前胸皮肤消毒后，用利多卡因浸润麻醉，用心包穿刺针刺入心包腔，抽吸积液。

【护理常规】

1.术前护理

（1）备齐物品，向病人和家属说明手术意义和必要性，解除其思想顾虑。

（2）术前取半卧位前常规行心脏彩超，确定积液量和穿刺部位，并对最佳穿刺点做好标记。

（3）询问病人是否有咳嗽，必要时给予可待因镇咳治疗。

（4）操作前开通静脉通路，备好抢救药品。

（5）进行心电、血压监测。

2.术中配合

（1）嘱病人勿剧烈咳嗽或深呼吸，穿刺过程中有任何不适应立即告知医护人员。

（2）严格无菌操作，抽液过程中随时夹闭胶管，防止空气进入心包腔。

（3）抽液要缓慢，第一次抽液量不超过300 mL；若抽出新鲜血液，应立即停止抽吸，密切观察有无心脏压塞症状。

（4）记录抽液量、性质，按要求及时送检。密切观察病人的反应，如面色、呼吸、血压、脉搏、心电等变化，如有异常，及时协助医生处理。

3. 术后护理

（1）拔除穿刺针后，穿刺部位覆盖无菌纱布，胶布固定。

（2）穿刺后2小时内绝对卧床休息，严密观察病情变化，面色、神态，如有面色苍白则应提高警惕，以防休克发生。

（3）如有心包引流管时，应做好管路固定及风险评估，做好宣教以防管路脱出。

（4）记录引流液的量、色和性状。

（5）术后心脏舒缩功能改善，组织液及静脉血回心，心脏负担加重，因此要控制输液速度，必要时用输液泵控制，以防心衰。

（6）引流液＜25 mL/d时拔除导管。

【健康指导】

1. 告知患者保持心包引流管通畅，防止下床活动或翻身时引流管牵拉、扭曲，若发生脱管，立即告知医护人员做紧急处理。

2. 留置心包引流管期间，若有不适，立即告知医护人员。

3. 拔管后穿刺部位覆盖无菌纱布并用胶布固定。

4. 嘱患者遵医嘱服药，注意保暖，避免感冒，预防感染。

5. 指导患者配合医生，积极治疗原发病。

6. 拔管后嘱患者若出现心悸、发热、胸闷、气短、不能平卧等，及时联系医生。

第十一节　心导管检查术

【概述】

心导管检查术是通过心导管插管术进行心脏各腔室、瓣膜与血管的构造及功能的检查，包括左、右心导管检查（图3–11–1）与选择性左、右心造影（图3–11–2）等，是一种非常有价值的诊断方法。其目的是明确诊断心脏和大血管病变的部位与性质、病变是否引起了血流动力学改变及其程度，为采用介入性治疗或外科手术提供依据。

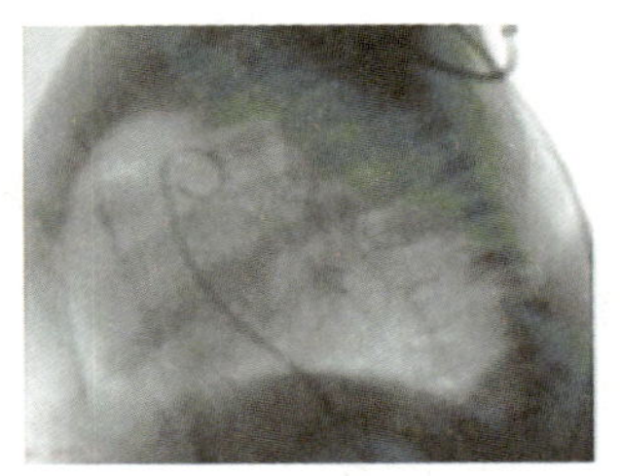

图3-11-1　心导管检查

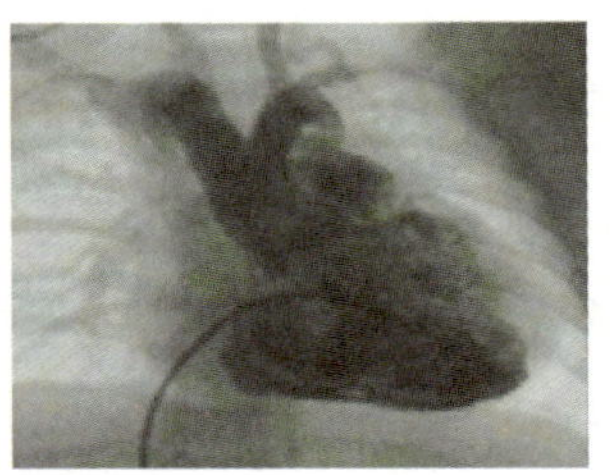

图3-11-2　心脏造影检查

【适应证】

1. 需作血流动力学检测者，从静脉置入漂浮导管至右心及肺静脉。

2. 先天性心脏病，特别是有心内分流的先心病诊断。

3. 心内电生理检查。

4. 室壁瘤需了解瘤体大小与位置，决定手术指征。

5. 静脉及肺动脉造影。

6. 选择性冠状动脉造影术。

7. 心肌活检术。

【禁忌证】

1. 感染性疾病，如感染性心内膜炎、败血症及肺部感染等。

2. 严重心律失常及严重的高血压未加控制者。

3. 电解质紊乱，洋地黄中毒。

4. 有出血倾向者，现有出血性疾病或正在进行抗凝治疗者。

5. 外周静脉血栓性静脉炎者。

6. 严重肝肾损害者。

【操作方法】

一般采用Seldinger经皮穿刺法，局麻后自股静脉、上肢贵要静脉或锁骨下静脉（右心导管术）或股动脉（左心导管术）插入导管到达相应部位，连续测量并记录压力，必要时采血行血气分析。插入造影导管至相应部位，注入造影剂，进行造影。

【护理常规】

1. 术前准备

（1）向患者及家属介绍手术的方法和意义、手术的必要性和安全性，以解除思顾虑和精神紧张，必要时手术前晚遵医嘱给予口服镇静剂，保证充足睡眠。

（2）指导患者完成必要的实验室检查（血尿常规、血型、凝血时间、血电解质、肝肾功能）、胸部X线，超声心动图等。

（3）根据需要双侧腹股沟及会阴部或上肢、锁骨下静脉穿刺术区备皮及清洁皮肤。

（4）穿刺股动脉者检查两侧足背动脉搏动情况并标记，以便于术中、术后对照观察。

（5）穿刺股动脉者术前进行床上排尿训练。

（6）指导患者衣着舒适，术前排空膀胱。

（7）告知患者术前不需禁食，但不宜过饱，不宜进食牛奶、海鲜和油腻食物，以免术后卧床出现腹胀或腹泻。

（8）术前询问患者有无碘过敏史，严重碘过敏者，不应做血管造影检查。

（9）造影前给予负荷量（300 mg阿司匹林2小时以上，300 mg氯吡格雷2小时以上或180 mg替格瑞洛30分钟以上），同时停用低分子肝素。注意肝素化时间（48 ~ 72小时），以免引起出血性疾病。

（10）备齐抢救药品、物品和器械，以供急需。

2. 术后护理

（1）卧床休息，做好生活护理。

（2）密切观察患者伤口出血情况。静脉穿刺者肢体制动6小时，动脉穿刺者压迫止血15 ~ 20分钟后加压包扎，以1 kg盐袋加压伤口6 ~ 8小时，肢体制动24小时。观察动静脉穿刺点有无出血与血肿，如有异常立即通知医生。检查足背动脉搏动情况，比较两侧肢端的颜色、温度、感觉与运动功能情况。桡/尺动脉穿刺者术后加压器加压包扎，置入支架者加压包扎4小时松解，6小时去除；未置入支架者加压包扎3小时松解，6小时去除。

（3）监测患者的一般状态及生命体征。观察术后并发症，如心律失常、空气栓塞、出血、感染、热原反应、心脏压塞及心脏壁穿孔等。嘱患者多饮水，利于造影剂排出。

【健康指导】

1. 向患者及家属交代穿刺侧部位制动时间，不要随意活动。

2. 制动期间指导患者进行踝泵运动，预防深静脉血栓。

3. 鼓励患者多饮水，以利造影剂的排泄。

4. 保暖，预防感冒。

5. 出院后，患者可正常进行一般日常活动。但是体育和健身运动要暂时停止，直到伤口完全复原。伤口周边青紫色瘀伤约在两周左右消散。

6. 如果伤口或下肢有肿胀、有疼痛的现象，立即来院复诊。

7. 引导患者养成良好的生活习惯，保持心情愉快，戒烟戒酒，少食多餐，勿暴饮暴食，保持大小便通畅。

第十二节　主动脉内球囊反搏术

【概述】

主动脉内球囊反搏（IABP）是一种以左心室功能辅助为主的循环辅助方式。通过放置在胸主动脉内的充气气囊，使动脉压在舒张期获得增益，增加心肌血流灌注；在下一个心动周期，心脏排血前，气囊放气形成负压，使左心室排血阻力（后负荷）降低，排血更充分，进而降低左心室收缩末期容量（前负荷）。

IABP已经成为公认的抢救心力衰竭的重要方法之一，广泛应用于心功能不全等危重病患者的抢救和治疗。它可以使低心排血量导致的心肌低灌注和心脏负荷、心肌供氧以及氧耗的失衡得以纠正，心功能得以恢复。

【适应证】

1. 心脏外科直视手术后发生低心排综合征经常规治疗效果不佳者。

2. 急性心肌梗死合并下列情况者。

（1）合并心源性休克：纠正了心律失常，试用内科常规治疗1小时后，收缩压低于13.3 kPa（100 mmHg），周围循环很差，尿量<25 mL/h，有左心房或右心房压力增高（肺淤血、肺水肿）者。

（2）合并严重左心功能不全：LVEF<0.3，左心室舒张末压>2.7 kPa（20 mmHg）。

（3）合并室间隔穿孔：乳头肌或腱索断裂引起急性二尖瓣关闭不全或室壁瘤形成，拟行紧急修补术和CABG。

（4）持续缺血性胸痛，梗死范围继续扩大。

3. 心脏术前心功能差，血流动力学不稳定，心功能Ⅳ级，左室射血分数<30%者。

4. 多支、广泛的冠脉狭窄合并心瓣膜病拟行换瓣术的围手术期辅助循环。

5. 难治性心力衰竭。

6. 严重不稳定型心绞痛。

【禁忌证】

1. 绝对禁忌证

（1）主动脉瓣关闭不全。

（2）主动脉夹层动脉瘤或主动脉窦瘤，包括已做过手术或有主动脉损伤者。

（3）主动脉或股动脉有严重病理变化，如严重的动脉粥样硬化或钙化狭窄者。

（4）严重的凝血功能障碍者。

（5）脑出血急性期及不可逆的脑损伤。

（6）严重周围血管病使气囊插入困难者。

2. 相对禁忌证

（1）心率过快>160次/分或期前收缩频发者，宜先纠正心律失常。

（2）血压过高者，宜先控制血压然后反搏。

（3）严重贫血，血红蛋白<80 g/L，血小板<50×10^9/L。

（4）双侧股动脉旁路移植术后。

【操作方法】

1. 连接心电及动脉压监测系统，将信号输入反搏机。启动反搏机，使其处于反搏状态。

2. 经股动脉穿刺置入IABP导管。动脉穿刺成功后，扩张装置对穿刺部位进行预扩张。然后沿钢丝置入IABP鞘管或直接沿钢丝送入LABP气囊，在X线透视下，使IABP气囊远端标记达左锁骨下动脉开口远端1～2 cm的胸降主动脉内。

3. 将气囊系统连接管内空气以抽负压方式吸出，连接反搏仪。

4. 触发反搏，采用心电触发模式，应使用气囊在R波高突，T波低平的导联，也可选择压力触发模式，但当脉压<2.7 kPa（20 mmHg）时，不能触发反搏系统。

5. 调整反搏时相，采用心电触发，应使球囊在T波后充气，Q波前放气。采用压力触发，应使球囊在舒张期，相当于主动脉重波切迹处充气，使冠状动脉血流增加，改善心肌的供血和供氧。在左心室收缩期气囊放气，主动脉内压力骤降，使左心室射血阻力降低，减轻左心室的后负荷，减少心脏做功，从而改善心室功能。

6. 依据大小适量充气，以免影响辅助效果。

【护理常规】

1. 术前护理

（1）掌握患者心理状况，做好解释，介绍治疗目的、配合方法，使其安心接受治疗。

（2）观察双侧股动脉及足背动脉搏动状态，听诊股动脉区有无血管杂音。

（3）清洁穿刺部位周围皮肤并备皮。

（4）遵医嘱应用镇静、镇痛、局麻药物等，观察用药后反应，并记录。

2. 术后护理

（1）体位的护理：应用IABP治疗的病人要绝对卧床，取平卧位或半卧位小于30度，铺气垫床。穿刺侧下肢伸直，避免屈膝、屈髋，踝关节处用约束带固定，避免导管打折。预防压疮的发生。

（2）观察反搏效果：反搏有效的征兆包括循环改善（皮肤、面色可见红润，鼻尖、额头及肢体末端转暖），中心静脉压、肺动脉压下降，尿量增多，以及心泵有力，包括舒张压及收缩压回升。因此，准确观察动脉收缩压、舒张压、平均压，反搏压与波型。动脉收缩峰压和舒张末期压反搏后都较反搏前降低，而平均压上升，这说明反搏有效。

（3）心电图监测：持续严密观察心率、心律及QRS波变化。根据心率、心律的变化适当调整放气期限（Sytem98以后的机型已能够完全自动感知各种心律失常，无需手动调整）。正常辅助时反搏频率1∶1最好，在心率太快时（>150次分）临床应尝试降心率，以保证更佳地IABP反搏效果。

（4）抗凝治疗的监测：2～4小时监测活血凝血时间（AcT）1次，使ACT维持在180～200 s或APTT延长1.5倍。

（5）肝素钠100 mg加入50 mL生理盐水中用微量泵匀速缓慢推注，速度为2 ～4 mL/h。根据患者有无出血倾向，及时调整肝素用量，达到既能抗凝又不出血的目的。

（6）足背动脉监测：确定足背动脉搏动处，并在皮肤上作标记，每小时记录足背动脉搏动次数、强弱、足背皮肤温度、颜色1次，并与对侧肢体足背动脉作对比。必要时可经皮氧饱和度监测以及早发现下肢缺血情况。一旦发现及时报告医生处理（可用IABP机器配备的超声多普勒下肢血流监测装置，辅助监测下肢血流状况）。

（7）导管穿刺处的护理：IABP导管植入本身就易成为细菌进入人体的通道，若护理不当极易引起全身感染。每天在严格的无菌操作下更换鞘管插管处的敷料，更换敷料时要防止鞘管移位，影响反搏效果。观察穿刺部位有无渗血、血肿，发红现象。

（8）球囊反搏导管的护理：连接好心电监护系统，每小时记录IABP动力学参数数值，并观察是否与心率同步，反搏图形是否正常及规律。掌握反搏泵各项报警系统，观察IABP外固定导管内有无血迹，防止导管移位、打折，断开。

（9）拔管的护理：反搏至循环稳定后可拔除导管。经股动脉拔除IABP反搏气囊导管及鞘管后用手指按压穿刺点上方1 cm处1小时，再用纱布、弹力绷带包扎，穿刺点处放置1 kg盐袋压迫8小时，制动体位24小时后撤除。

拔管后局部无出血、血肿，足背动脉搏动良好，皮肤温度、颜色正常，血流动力学稳定，说明拔管成功。

【健康指导】

1. 告知患者避免原发病的诱发因素，如感染、过度劳累，情绪激动等。

2. 绝对卧床，插管一侧肢体保持伸直位，严格制动，并告知患者卧床可能产生的并发症，配合护士定时进行翻身，预防压疮和坠积性肺炎的发生。

3. 将呼叫器及常用物品放置于患者伸手可及的地方，并教会其使用。

4. 进行肢体被动活动，指导患者进行踝泵运动以减少血栓的发生。

第十三节　体外反搏术

【概述】

体外反搏是一种通过体外无创性按压下半身的方法，减轻和消除心绞痛症状，改善机体重要脏器的缺氧缺血状态，同时也是一种用于防治心脑血管疾病的医疗设备，图3-13-1为体外反搏充排气一个周期示意图。

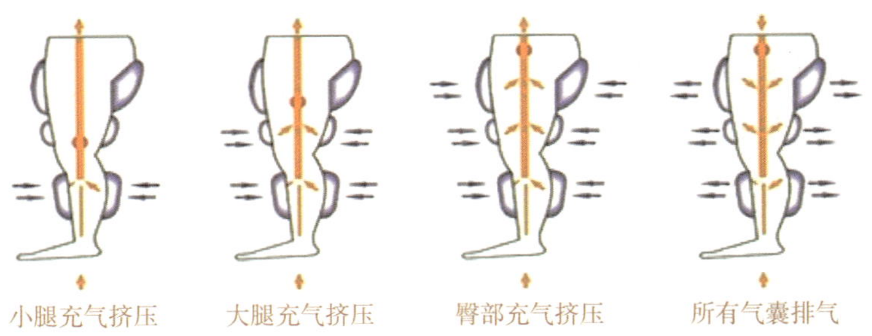

图3-13-1　体外反搏充排气示意图

【适应证】

1. 心血管疾病

（1）稳定型心绞痛。

（2）不稳定型心绞痛。

（3）无症状性心肌缺血。

（4）陈旧性心肌梗死伴有心肌缺血。

（5）心内直视手术后低心排血量综合征。

（6）冠状动脉搭桥术后。

（7）经皮腔内动脉成形术（PTCA）后。

（8）慢性充血性心力衰竭（心功能I ~ III级）。

2. 缺血性脑血管病

（1）脑动脉硬化症。

（2）短暂性脑缺血发作（TIA）。

（3）脑血栓形成。

（4）脑梗死。

（5）椎-基底动脉供血不足（包括椎动脉型颈椎病）。

（6）眩晕综合征（脑源性和颈源性）。

（7）老年性痴呆、血管性痴呆。

（8）血管性头痛。

3. 缺血性眼病

（1）视网膜中央动脉栓塞。

（2）中心性浆液性视网膜脉络膜病变。

（3）缺血性视神经病变。

4. 缺血性耳疾病；突发性耳聋

5. 缺血性肢体疾病

（1）动脉硬化性血管闭塞。

（2）血栓闭塞性脉管炎。

（3）末梢循环障碍。

6. 缺血性肾脏疾病

7. 有高血压、糖尿病、高脂血症、肥胖、早发心血管病家族史、吸烟、缺乏体力活动等心血管危险因素者可防治心脑血管疾病

8. 预防疲劳，亚健康人群和老年人的保健

9. 能治疗以下失眠症

（1）对脑缺血所致失眠有效。

（2）对植物神经功能紊乱引起失眠有效。

（3）对部分原因不明顽固性失眠有效。

【禁忌证】

1. 中至重度的主动脉瓣关闭不全。

2. 夹层动脉瘤。

3. 显著的肺动脉高压。

4. 各种出血性疾病或出血倾向，或用抗凝剂，INR>2.0。

5. 各种心瓣膜病或先天性心脏病并伴有心功能不全。

6. 活动性静脉炎、静脉血栓形成。

7. 反搏肢体有感染灶。

8. 未控制的过高血压（>170/110 mmHg）。

9. 未控制的心律失常，包括频发早搏，但房颤患者仍可获益。

10. 严重的左心衰竭。

11. 严重的下肢动脉闭塞性病变。

12. 妊娠。

【操作方法】

1. 上机

按顺序开启主机，摆放好囊套位置（图3-13-2），让患者坐在囊套之上，尾骨对着囊套的中心点，然后平躺在治疗床上。这样囊套就不会偏左或偏右，上下也正合适。

2. 贴电极

心电电极的贴放需要遵循以下原则：

（1）保证心电波形R波主波向上。

（2）心电波不发生或少发生漏/误触发。

（3）不影响包扎气囊。

（4）选择不受振动或少受振动处。

（5）不增加患者痛苦。

（6）红、白电极彼此不要靠近。

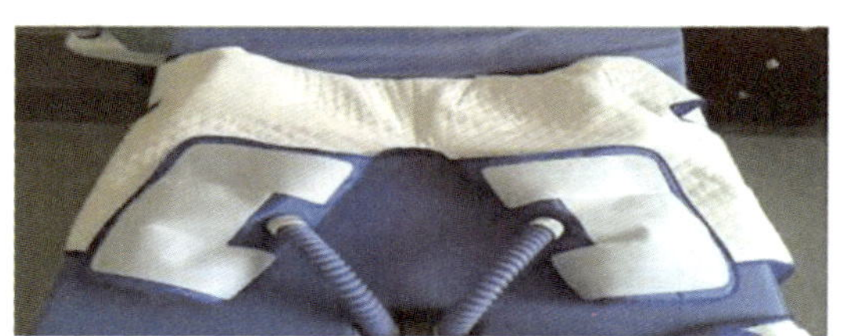

图3-13-2 体外反搏囊套摆放位置

3. 包扎气囊

体外反搏的气囊包扎是获得满意临床疗效的关键。必须遵循的总体原则是：气囊要尽量往躯干方向包扎，先大腿后小腿再臀部，稍紧勿松，囊套表面无皱褶，气囊连接管无扭曲。

4. 充、排气时间点与压力的调节

（1）调节充、排气时间点：

囊套包扎好后，取好心电信号，然后将充气信号置于心电图T波（呈直立时）的顶峰；若T波呈倒置时，则将充气信号置于倒置T波的最低点；若T波呈正负或负正双向时，则将充气信号置于T波正负或负正双向的中点。将排气信号置于心电图P波顶峰或P波之前。

（2）调节压力：

将压力调至0.030 MPa，最后开启电磁阀及气泵。待患者能适应反搏治疗压力后再逐渐加大压力。常规反搏治疗的压力一般在0.03 ~ 0.045 MPa之间（正压反搏一般在0.04 ~ 0.06 MPa），视患者的耐受能力和反搏波形而定。应将新患者刚刚开始反搏治疗时的压力也调节到0.030 MPa，而且最好不要低于0.025（正压反搏0.030）MPa。

5. 观察与监护

（1）反搏治疗过程中观察血氧指数（SPO_2）：随着治疗时间的延长和次数的增加，一般血氧指数保持不变或有所增加，如血氧指数逐渐下降（或下降至90%以下）应停止反搏治疗，查找原因，例如检查其有无左心衰竭、右心衰竭及肺水肿等症状发生。

（2）反搏治疗过程中观察心率过快时，如HR＞100次/分，应用药物控制患者心率＜100次/分或采用1：2触发治疗。

（3）反搏治疗过程中观察心率过缓时（HR＜50次/分），气囊充气时间过长可能导致患者不适，可调整减少充气时间或临床用药调整后再行反搏治疗。

（4）对患有心房颤动的患者，心室率控制在50～90次/分，大多数患者能耐受反搏治疗，不规则的充气可能会导致部分患者轻度焦虑，但不会影响治疗效果。

（5）对患有心律失常的患者，如有偶发房性早搏、室性早搏的患者，应在加强监护的情况下进行反搏治疗，并不会影响反搏治疗效果。如出现频发房性早搏、室性早搏等，需临床用药物控制后再行反搏治疗。

【护理常规】

1. 治疗前

（1）做好解释工作，详细询问病史，评估患者是否存在治疗禁忌证。

（2）做好告知工作：告知患者治疗前30分钟勿进食和饮水；治疗前排尿；建议患者穿较薄的棉质长裤。

（3）患有高血压的患者，反搏治疗前要测量血压。血压控制在收缩压160 mmHg以下，舒张压在90 mmHg以下方可进行反搏治疗。

2. 治疗中

（1）正确选择充气压力，提高反搏效果。

（2）密切观察患者生命体征及示波屏上的各项数据。

（3）反搏过程同时进行输液时，应适当减慢输液速度。

（4）反搏治疗时可用纱布和海绵垫衬皮肤，以防皮肤破损。

（5）一旦患者发生胸闷、心律失常等现象需立即停止治疗，同时测血压，做心电图，通知医生，及时处理。

3. 治疗后

（1）初次治疗的患者应当防止患者出现下肢麻木或体位性低血压而发生跌倒。治疗结束应常规休息15分钟左右且无不良反应后方可离开治疗室。

（2）治疗后如果发现患者局部皮肤起疱或磨损，可进行如下处理：小磨损或小水疱，可涂新洁尔灭酊；如水疱较大，可先刺破水疱排水后涂新洁尔灭酊，并保持干燥（不必包扎）。

（3）认真填写护理记录及操作记录单。

（4）及时评估总结，根据病情，建议患者接受较长时间的治疗。

【健康指导】

1. 做好患者的心理护理，提前10～15分钟准备，以稳定情绪。

2. 要求患者自带一条紧身、富有弹性的长裤（棉质的最好，或健美裤、袜裤也可；紧身裤可防皮肤起疱），要处理好衣服，袋里的物件要取出，以防皮肤磨损。

3. 反搏治疗前禁茶、烟、酒、咖啡等容易引起兴奋的食物，因兴奋易诱发早搏；不要大量喝水并提醒患者提前去洗手间排尿，因反搏治疗时容易导致膀胱充盈，治疗过程中容易产生尿急，使反搏治疗过程中断。

4. 反搏治疗过程中尽可能放松、入睡，如出现胸闷、胸痛、气紧及头晕等不适需及时告知医护人员。

5. 反搏治疗过程中遇有尿急等紧急情况，如工作人员不在，可按床边红色按钮，暂时停止反搏治疗。

第十四节　胸腔穿刺、引流术

【概述】

胸腔闭式引流术是将胸膜腔内的渗液、血液及气体引出，促进肺复张，消除术后残腔，重建胸膜腔内负压，维持纵隔的正常位置。从引流的情况也可推断有无出血及肺漏气等。引流物性质不同，置管部位也不同（表3-14-1）。为了保持胸腔闭式引流的密闭性和通畅性，防止发生逆行感染，引流瓶必须低于胸腔引流口平面60～100 cm，水封瓶长管没入无菌生理盐水中3～4 cm，瓶体需保持直立，可垂直悬挂于床旁或者打开支架直立于地面，见图3-14-1。

表3-14-1　引流管位置

目的	部位	管径
排液	腋中/腋后线6～8肋间	1.5～2cm
排气	锁骨中线第二肋间	1～3.4cm
排脓	脓腔的最低点	1.5～2cm

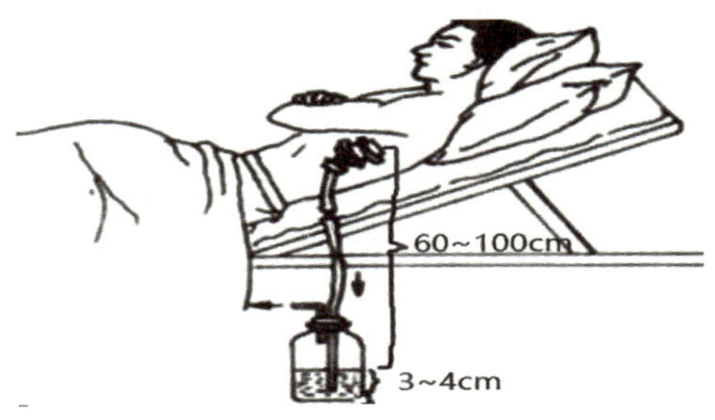

图3-14-1　置管后高度

【适应证】

1. 各种类型的气胸，经胸穿抽气不能复张者。

2. 血胸。

3. 脓胸或支气管胸膜瘘。

4. 乳糜胸。

5. 开胸术后。

6. 用于胸腔排气、排液、排血、排脓及胸内术后预防胸腔积液或感染。

【禁忌证】

1. 凝血功能障碍，有出血倾向者。

2. 肝性胸水，持续引流可导致大量蛋白质和电解质流失。

3. 结核性脓胸。

【护理常规】

1.术前护理

（1）做好疾病和手术健康教育，解释置管的必要性和重要性，教会患者配合手术，应对不适和疼痛的具体方法，如做深呼吸、腹式呼吸、有效咳痰和体位改变等，使患者对整个手术过程有较充分的思想准备。

（2）指导患者进行有效的呼吸功能锻炼，防止肺部感染、促进肺复张。

（3）根据病情为患者吸氧，建立静脉通路。

2.术中护理要点

（1）穿刺体位：按病情为患者取坐位、半卧位或侧卧位。

（2）配合医师进行穿刺，严格无菌操作。

（3）穿刺过程中严密观察患者意识，警惕胸膜刺激征出现。

3.术后护理要点

（1）术后体位指导：

以斜坡（床头抬高45°～60°，床尾抬高10°）卧位为宜，利于胸腔内积液流出、呼吸及循环功能恢复，减轻切口张力。

（2）指导患者咳嗽咳痰：

鼓励患者深呼吸和主动咳嗽，以利于排出气管深部的痰液和胸腔内积气、积液，使肺复张。咳嗽排痰时，可扶患者坐起叩背，嘱其深吸气，然后用力咳嗽。咳痰时轻轻提起引流管，减少管道摩擦引起的疼痛而导致咳痰无效。对无力咳嗽的老年患者，护士可一手手指张开按压引流口周围，另一手中指按压其胸骨上窝处，刺激气管，诱发咳嗽反射，帮助患者有效咳痰。

（3）保持引流管通畅：

①观察水柱波动情况以判断引流管是否通畅，水柱正常波动范围为4～6 cm，若波动过大，可能存在肺不张；若无波动则表示引流管不畅或肺已完全扩张。

②要经常挤压引流管，以免纤维素性物质沉着于引流管内壁堵塞管腔，方法是捏紧引流管远端，向胸腔方向挤压，再轻轻松开，以防倒吸引流瓶中液体。

③发现引流液突然减少，先嘱患者变换体位，确定引流管是否通畅，如为管腔阻塞，及时通知医生查找原因，调整引流管位置。

（4）保持引流装置密闭无菌，预防感染：

①保持引流瓶装置密闭，观察引流管在液面下的深度，接口是否松动及固定缝线松紧等。

②引流瓶内无菌生理盐水24小时更换，每周更换引流装置，脓胸患者每日更换引流装置，严格无菌操作，防止逆行感染。

③保持伤口敷料干燥，有渗液及时更换。

④每天定期检查置管部位有无红、肿、热、痛或分泌物等感染迹象。

（5）防止引流管脱出：

①将插管与皮肤接触处做好标记，观察是否有引流管脱出。

②在引流管上贴有醒目标识，提示患者注意防止管路脱出。

③发现引流管完全脱出时，立即通知医生，并用凡士林纱布覆盖穿刺口，用纱布棉垫封闭引流管口。

（6）拔管的护理：

①拔管过早会影响疗效，过晚易造成感染，选择合适时机拔管十分重要。

②一般胸部手术后，如患者体温正常，引流液明显减少（＜100 mL/24小时），胸腔引流管未见气体引出，经胸透或X线平片证实肺复张良好，则先夹管24小时，若仍无异常，即可拔管。拔管24小时内，密切观察患者的呼吸情况。

③血胸、脓胸行胸腔闭式引流后，应达到胸腔内出血停止、脓液充分引流干净、脓腔容量＜10 mL，引流液3次细菌培养阴性等要求，方可拔管。拔管后，患者取健侧卧位，注意观察局部有无渗血、漏气和皮下气肿等。如有异常，及时通知医生给予处理。

4.常见并发症，原因及处理

（1）引流管阻塞

①原因：主要是由于引流管扭曲、折叠、受压或未定时挤捏，管腔被血凝块或脓块堵塞所致。

②处理：术后随时观察水封瓶内玻璃管水柱是否随呼吸上下波动。水柱不波动，引流液＜50 m1/24 h，夹管24小时无异常，X线示胸腔内无积液、积气，可考虑拔管。若水柱不波动，患者有胸闷，气急等表现，可能是引流管阻塞，应及时检查引流管有无扭曲受压，如有，给予排除；如无，通过挤捏引流管或适当调整引流管方向，并用50 m1无菌注射器抽吸，排除阻塞，无效给予重新插管。

（2）皮下气肿

①原因：多由于切口大于引流管直径，引流管不通畅或滑出胸腔，患者剧烈咳嗽致胸腔内压急剧增高，使胸腔内空气沿引流管进入皮下。

②处理：局限性皮下气肿，一般几天后会自行吸收，可不做特殊处理。若为广泛性皮下气肿，患者出现疼痛、呼吸困难，应立即通知医生行皮下

切开引流，排出气体，减轻症状。为避免此并发症的发生，引流管的粗细要适宜，切口大小要适当，妥善固定引流管，并留有足够长度，以防翻身活动时脱出胸腔，嘱咐患者勿剧烈咳嗽，必要时用镇咳药。

（3）疼痛

①原因：引流管与胸膜摩擦或压迫肋间神经等引起。

②处理：可经适当调整引流管位置或应用止痛药后好转，如上述处理仍不能解除疼痛，可局部封闭以减轻疼痛。

（4）肺不张

①原因：患者术后未做有效咳嗽、咳痰或引流不畅所致。

②处理：做好术前教育，告知患者咳嗽咳痰对肺扩张的重要性。一般术后生命体征平稳后取半卧位，鼓励患者有效咳嗽咳痰，避免剧烈咳嗽，定时翻身拍背；也可鼓励患者做吹气球动作，利于肺扩张。若X线示明显肺不张，可给予吸痰，必要时行气管切开，以利于引流液的排出及肺扩张。

（5）胸腔感染

①原因：长时间留置引流管、引流液倒流入胸腔或切口处污染均可引起。

②处理：A. 如为引流液倒流入胸腔引起，患者出现发热、胸痛等感染症状时，应遵医嘱用大剂量抗生素，并给予支持疗法使感染得已控制。B. 为避免引流液倒流，引流瓶位置应低于胸腔60 cm，尤其是搬动患者时，切勿将引流瓶提至高于引流管的胸腔出口水平面，最好先夹闭，搬动完毕再松开。C. 更换引流瓶时应严格无菌操作，伤口敷料应1～2天更换一次，脱落或污染时及时更换。D. 引流管一旦脱落，禁止将原引流管再插入，以免感染。E. 密切观察患者体温变化，一旦出现体温升高，胸痛加剧等应及时报告医生，应用抗生素等治疗。

（6）血胸

①原因：多由于引流管固定不牢、患者躁动不安、频繁变换体位，管道摩擦血管引起。

②处理：如为患者躁动不安所致，引流量突然增多，且为血性，患者出现冷汗、脉细，应立即建立静脉通路，进行止血、扩容、抗感染处理。

为防此并发症发生，在引流过程中应密切观察引流液的色、质和量。

（7）纵隔摆动

①原因：胸腔闭式引流术最危重的并发症，多系大量胸腔积液、积气引流过快、过多或剧烈咳嗽使气体过快排出胸腔所致。

②处理：立即进行抢救。为防止此并发症发生，大量胸腔积气、积液时，应控制引流速度，一般引流500 mL后夹管5～10分钟，再引流500 mL后再夹管5～10分钟，避免一次性放气放液过多过快。另外应嘱患者勿过度用力咳嗽。

【健康指导】

1. 术前指导患者呼吸功能锻炼的方法：缓慢吸气直到肺扩张，然后缓慢呼气，10次/分，6～8次/日，以患者能耐受为宜。

2. 术后嘱咐病情允许的患者尽量取半坐卧位，可适当改变体位，以助于引流。

3. 指导患者有效咳嗽、咳痰，促进肺复张。

4. 告知患者如发现置管处有红、肿、热、痛或分泌物等感染迹象时，及时告知医护人员。

5. 告知患者在休息、活动时，引流瓶应低于引流管胸腔出口平面60～100 cm。

6. 指导患者可在床上进行翻身和肢体活动，但需注意引流管的保护，以免引流管受压甚至脱落。患者可根据自身体质缓慢增加运动量，活动过程中始终保持引流瓶直立位，不能倾斜，避免引流瓶中长管露出液面，始终保持引流瓶液面低于引流口60 cm以上，防止引流液逆流入胸腔，造成胸腔感染。

7. 告知患者和家属不可自行将引流管与引流瓶分开，如发现引流管与引流瓶分开，应立即夹紧上段引流管，通知护理人员重新连接引流装置。

8. 术后早期指导患者在病情允许且能耐受的限度内每日做数次手臂和肩的全范围关节活动，防止肩关节粘连。

9. 告知患者气胸痊愈1个月内，不宜参加剧烈活动，鼓励恢复期患者进行深呼吸、吹气球等改善肺功能的训练。

参考文献

[1]尤黎明, 吴瑛. 内科护理学. 第6版. 北京: 人民卫生出版社, 2017.

[2]葛均波, 徐永健. 内科学. 第9版. 北京: 人民卫生出版社, 2018.

[3]李雪, 郭广阔, 冉启胜, 等. 规范化心率准备技术在冠状动脉CT血管造影中的应用[J]. 解放军护理杂志, 2014, 31(14): 50-53.

[4]李中华, 陈震, 张晓华. 高压注射器应用于双源CT增强扫描的护理体会[J]. 中国伤残医学, 2014, 22(04): 258-259.

[5]杨蓉. 64排螺旋CT冠状动脉血管造影的护理[J]. 检验医学与临床, 2012, 9(02): 240-241.

[6]李峥, 张欣红, 孙磊. 多排螺旋CT冠状动脉造影患者的护理[J]. 护理研究(下旬版), 2005(21): 1947-1948.

[7]中国经导管左心耳封堵术临床路径专家共识[J]. 中国介入心脏病学杂志, 2019, 27(12): 661-672.

[8]金芳. 临时心脏起搏器在心脏介入治疗中的保护性应用及护理观察[J]. 中国医药指南, 2020, 1805: 235-236.

[9]邢琳娜. 临时心脏起搏器在心脏介入治疗中的保护性应用及护理观察[J]. 中世界最新医学信息文摘, 2019, 19(65): 301-303.

[10]丁淑贞, 姜秋红. 心血管内科临床护理[M]. 北京: 中国协和医科大学出版社, 2016.

[11]胡金玲. 临时起搏器安置术患者的临床护理分析[J]. 世界最新医学信息文摘, 2018, 18(84): 243.

[12]杨东涛, 汪国宏, 任文超, 等. 我院120例心脏临时起搏器置入心得体会[J]. 中西医结合心血管病杂志, 2018, 6(09): 48-49.

[13]郭月. 特发性肺动脉高压患者心导管检查围术期护理[J]. 护理研究, 2016, 30(18): 2299-2300.

[14]李少枝, 王文会. 食管心脏电生理检查的护理体会[J]. 护理实践与研究, 2008(11): 32-33.

[15]张禹. 侵入性心脏电生理检查在快速心律失常诊断中的应用价值研究[J]. 基层医学论坛, 2019, 23(32): 4730-4731.

[16]蔡卢铭, 毛鑫祥. 分析侵入性心脏电生理检查在心律失常诊断中的应用体会[J]. 心血管病防治知识(学术版), 2015(07): 74-75.

[17]梁桂琤. 心腔内超声辅助心脏介入诊疗的应用研究[C]. 中华医学会、中华医学会心电生理和起搏分会. 中华医学会心电生理和起搏分会第十次全国学术年会会议汇编. 中华医学会、中华医学会心电生理和起搏分会: 中华医学会, 2012: 27-28.

[18]吴凯, 何贵新, 任加以, 等. 血管内超声在冠脉介入诊疗中的应用研究[J]. 微创医学, 2019, 14(03): 259-263.

[19]董杰, 王莺, 蔡文晓. 67例心包穿刺术护理体会[J]. 中国老年保健医学, 2011, 9(04): 79.

[20]张伟, 潘迪光. 心包穿刺术及其进展[J]. 华夏医学, 2004(02): 283-286.

[21]周彤, 刘进军. 急性心肌梗死伴心源性休克患者使用IABP的护理[J]. 中华全科医学, 2014, 12(04): 633-637.

[22]李莹, 张丽君. 急性心肌梗死合并心源性休克患者应用主动脉内球囊反搏(IABP)的综合性护理效果[J]. 医疗装备, 2017, 30(24): 163-164.

[23]廖金女, 林永俭. 分析急性心肌梗死伴心源性休克患者使用IABP护理对策[J]. 实用临床护理学电子杂志, 2019, 4(05): 78.

[24]潘萌, 张新霞. 体外反搏在心脏康复中的应用进展[J]. 中国心血管杂志, 2016, 21(2): 158-161.

[25]李蓉梅. 体外反搏治疗操作中的观察与护理[J]医药与保健, 2015(3). 104.

[26]王肖群. 体外反搏治疗冠心病的观察和护理[J]全科护理, 2011, 7(9): 1892-1893.

[27]伍贵富, 杜志民. 增强型体外反搏——理论与实践. 北京: 人民卫生出版社, 2013.

[28]曾娟琴, 周燕红, 高露, 等. 实施集束化护理对降低胸腔闭式引流并发症的效果观察[J]. 护理研究, 2017, 31(07): 861-863.

[29]牛宏. 经皮冠状动脉介入治疗(PCI)的护理进展[J]. 航空航天医学杂志, 2016, 27(08): 1040-1042.

第四章　专科护理操作技术

第一节　心电图机的使用

【典型病例】

患者×××，男性，65岁，入院诊断“冠心病、急性下壁心肌梗死”，为严密监测患者病情，遵医嘱给予心电图检查。

【操作步骤】

心电图机的使用操作流程

程序	步骤	序号	图示
仪表	仪表端庄、着装整洁、符合职业要求	1	
核对	双人核对医嘱单与检查单	1	
评估	患者：病情、年龄、意识、生命体征、用药、检查前活动和进食情况	1	
	操作部位：皮肤完整性，有无破损、炎症等，肢体活动度	2	
	仪器：性能是否良好	3	
	心理状态：情绪反应、心理需求	4	
	合作程度：患者和（或）家属对此项操作的认识及配合程度	5	
	环境：安静、整洁、光线充足、温度适宜，用屏风或帷幔遮挡	6	
操作前准备	护士：洗手、戴口罩	1	
	用物 治疗车上层：检查单、记录单、心电图机（FX-8322型）、导电糊、纱布数块、快速手消毒剂 治疗车下层：医用废物收集袋、生活废物收集袋 必要时备备皮包	2	图4-1-1
	患者：根据病情取合适体位	3	

（续表）

<table>
<tr><th>程序</th><th colspan="2">步骤</th><th>序号</th><th>图示</th></tr>
<tr><td rowspan="18">操作过程</td><td colspan="2">携用物至床旁，查对患者及腕带信息（2个以上查对点），告知患者，取得合作</td><td>1</td><td></td></tr>
<tr><td colspan="2">去除金属物品（手机、手表等）</td><td>2</td><td></td></tr>
<tr><td colspan="2">接心电图机地线</td><td>3</td><td></td></tr>
<tr><td colspan="2">接通电源，打开开关</td><td>4</td><td></td></tr>
<tr><td colspan="2">录入姓名、性别、年龄、住院号、诊断</td><td>5</td><td></td></tr>
<tr><td colspan="2">设置参数：走纸速度为25mm/s，定标电压为1mv</td><td>6</td><td></td></tr>
<tr><td colspan="2">协助患者取仰卧位，暴露胸部、双腕部及双踝部</td><td>7</td><td></td></tr>
<tr><td colspan="2">受检者胸部、双腕及双踝上涂导电糊，连接电极</td><td>8</td><td></td></tr>
<tr><td rowspan="2">正确连接各导联线</td><td>1. 肢体导联电极位置
（1）红：右腕关节上3cm处；
（2）黄：左腕关节上3cm处；
（3）绿：左踝关节上3cm处；
（4）黑：右踝关节上3cm处；</td><td>9</td><td>图4-1-2</td></tr>
<tr><td>2. 胸部导联电极位置
（1）V_1导联：胸骨右缘第4肋间；
（2）V_2导联：胸骨左缘第4肋间；
（3）V_3导联：V_2与V_4连线的中点；
（4）V_4导联：左锁骨中线平第5肋间；
（5）V_5导联：左腋前线与V_4同一水平处；
（6）V_6导联：左腋中线与V_4同一水平处；</td><td>10</td><td>图4-1-3</td></tr>
<tr><td colspan="2">口述：临床诊断后壁心梗，需加做V_7–V_9导联，临床判断右室心梗，需加做V_{3R}–V_{5R}导联
（1）V_7导联：左腋后线V_4水平处；
（2）V_8导联：左肩胛线V_4水平处；
（3）V_9导联：右脊椎旁线V_4水平处；
（4）V_{3R}导联：右胸部V_3对称处；
（5）V_{4R}导联：右锁骨中线平第5肋间；
（6）V_{5R}导联：右腋中线与V_{4R}同一水平处；</td><td>11</td><td>图4-1-4</td></tr>
<tr><td colspan="2">描记心电图：观察基线，如果稳定开始进行描记</td><td>12</td><td></td></tr>
<tr><td colspan="2">描记完毕，将导联线取下</td><td>13</td><td></td></tr>
<tr><td colspan="2">关闭开关，拔除电源</td><td>14</td><td></td></tr>
<tr><td colspan="2">再次核对检查单、患者及腕带信息（2个以上查对点）</td><td>15</td><td></td></tr>
<tr><td colspan="2">用纱布擦净患者电极连接处皮肤</td><td>16</td><td></td></tr>
<tr><td colspan="2">协助患者穿好衣服，整理床单位，取合适体位</td><td>17</td><td></td></tr>
<tr><td colspan="2">心电图机清洁、擦拭后备用</td><td>18</td><td></td></tr>
</table>

（续表）

<table>
<tr><th>程序</th><th colspan="2">步骤</th><th>序号</th><th>图示</th></tr>
<tr><td rowspan="4">操作后处理</td><td colspan="2">用物：依据《消毒技术规范》和《医疗废物管理条例》做相应处理</td><td>1</td><td></td></tr>
<tr><td colspan="2">护士：洗手</td><td>2</td><td></td></tr>
<tr><td rowspan="2">记录</td><td>必要时在记录单上记录心电图心率及心律，签全名</td><td rowspan="2">3</td><td rowspan="2"></td></tr>
<tr><td>如系危重患者，在危重护理记录单上按要求记录</td></tr>
<tr><td rowspan="7">效果评价</td><td colspan="2">正确查对无误</td><td>1</td><td></td></tr>
<tr><td colspan="2">导联连接正确</td><td>2</td><td></td></tr>
<tr><td colspan="2">各参数波形清晰，记录图形无干扰</td><td>3</td><td></td></tr>
<tr><td colspan="2">操作规范熟练，安全有效</td><td>4</td><td></td></tr>
<tr><td colspan="2">及时发现病情变化</td><td>5</td><td></td></tr>
<tr><td colspan="2">沟通良好，体现人文关怀</td><td>6</td><td></td></tr>
<tr><td colspan="2">建议时间 15分钟</td><td>7</td><td></td></tr>
</table>

【图示流程】

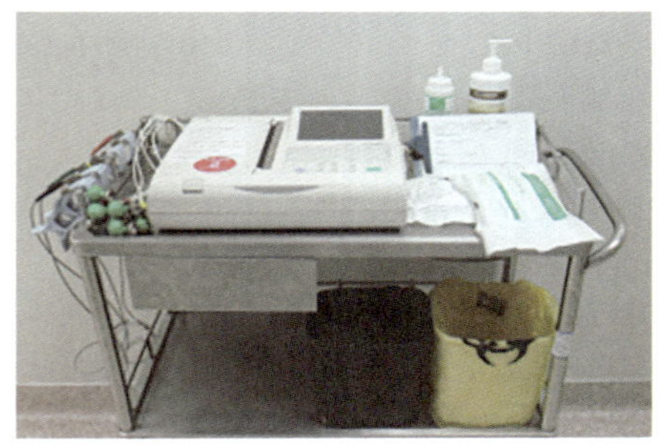

图4-1-1　准备用物

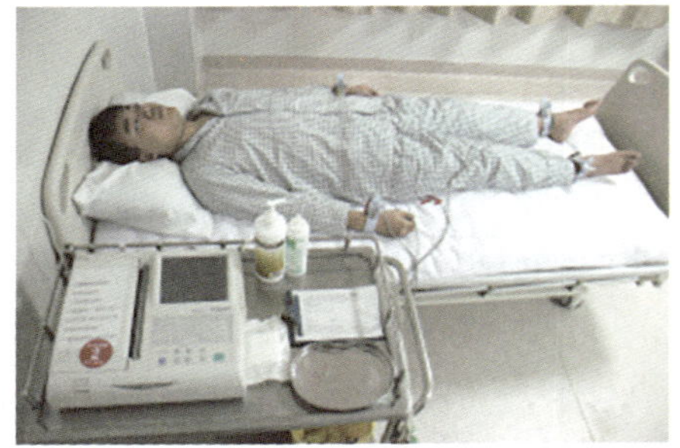

图4-1-2　连接肢体导联

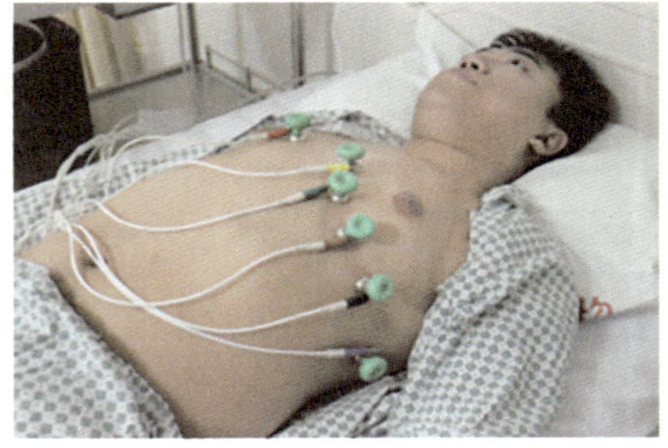

图4-1-3　连接胸导联（十二导联）

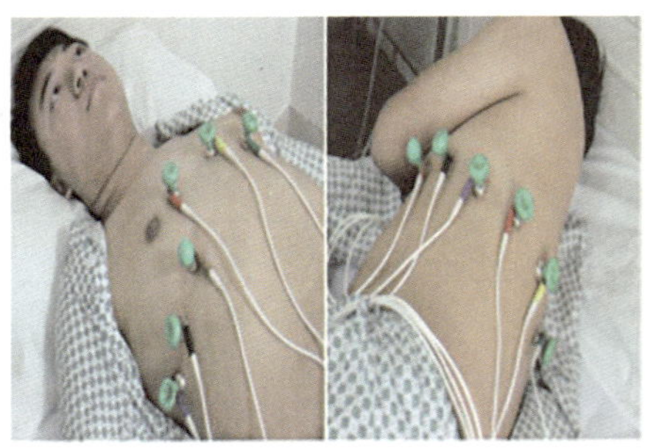

图4-1-4　连接胸导联（十八导联）

【相关知识】

1. 概念

心电图是利用心电图机从体表记录心脏每一心动周期所产生的电活动变化图形的技术。

2. 目的

（1）用于观察和诊断各种心律失常、心肌病及冠状动脉供血情况。

（2）了解某些药物作用、电解质紊乱对心肌的影响。

（3）指导临床治疗。

3. 适应证

（1）记录人体正常心脏的电活动。

（2）帮助诊断心律失常。

（3）帮助诊断心肌缺血、心肌梗死，判断心肌梗死的部位。

（4）诊断心脏扩大及肥厚。

（5）判断药物或电解质情况对心脏的影响。

（6）判断人工心脏起搏状况。

4. 禁忌证

心电图无绝对禁忌证。

5. 注意事项

（1）心电图机应放于稳固的平面，在移动时避免剧烈震动。

（2）确认各导联与肢体连接正确及性能良好。

（3）做心电图时，如出现振幅超出心电图纸范围和心率过慢过快时及时调整电压至合理范围。设定走纸速度为25 mm/s，设定电压一般定标电压为1 mV。

（4）如使用除颤时，应注意除颤电极不要直接碰到心电图机的电极，防止产生火花烧坏设备，灼伤患者。

（5）心电图机及导联线应与外界电流隔绝。

（6）使用导电糊时应注意保持导联线吸球及电极的清洁。

（7）躁动患者做心电图时，由助手协助，改用手动模式进行描记。

（8）各导联必须安置准确。

（9）如为三项插座则不必准备地线。

6. 维护及保养

（1）心电图机定期清洁。

清洁步骤：

①关闭电源，并断开电源线。

②使用柔软的棉球，吸附适量的清洁剂，擦拭心电图机显示屏。

③使用柔软的布，吸附适量的清洁剂，擦拭心电图机表面。

④如为感染患者，使用75%乙醇擦拭心电图机。

⑤将心电图机放置在通风阴凉的环境下风干。

（2）如果导线上有胶布等残留物，应使用胶带去污剂擦拭；导线勿反折，受压，用后将导线整理妥善放置并保持清洁、整齐。

（3）切勿对心电图机及附件进行高温、高压及浸泡消毒，避免接触酸碱等腐蚀性气体和液体。

（4）处于备用状态的心电图机应放在通风干燥处，避免潮湿，应定期充电，一般每周一次，由专人负责保管。

（5）避免频繁开关仪器。

（6）工作人员操作前修剪指甲，以免损坏触摸按键及荧光屏。

第二节　多功能除颤仪（体外自动除颤AED）的使用

【典型病例】

患者×××，男性，66岁，入院诊断“冠心病、急性下壁心肌梗死”，在巡视病房过程中发现患者突然意识丧失，面色苍白，心电监护示室颤，需立即给予体外自动除颤。

【操作步骤】

多功能除颤仪（体外自动除颤AED）的使用操作流程

程序	步骤	序号	图示
仪表	仪表端庄、着装整洁、符合职业要求	1	
评估	患者：病情、年龄、意识、生命体征、用药史、心电示波为室颤、室扑	1	
	操作部位：胸部皮肤有无破损、炎症等，有无心脏起搏器	2	
	仪器：性能是否良好	3	
	合作程度：家属对操作的认识及配合程度	4	
	环境：安静、整洁、光线充足	5	
操作前准备	用物 治疗车上层：多功能除颤仪（PHILIPSM3725A）、心电电极片3片、多功能电极片2片、生理盐水、纱布数块、快速手消毒剂 治疗车下层：医用废物收集袋、生活废物收集袋 必要时备抢救用物、备皮包、屏风	1	图4-2-1 图4-2-2
	患者：根据病情取合适体位	2	
操作过程	巡视病房过程中发现患者心电监护示室颤	1	
	看表计时，立即将患者去枕平卧于硬板床，按呼叫器请求支援	2	
	支援者推多功能除颤仪至床旁，连接电源，开机	3	
	边操作边口述：如有活动假牙应取下	4	
	解开患者衣扣，暴露胸部，松解腰带	5	
	检查并去除金属及导电物质	6	
	口述：胸部多毛者给予备皮	7	
	用生理盐水纱布清洁除颤部位皮肤，并擦干	8	
	将心电监护导联更换为多功能除颤仪监护导联	9	
	调节“旋转功能”旋钮至“AED”	10	
	根据语音提示：插上电极接线	11	
	根据语音提示：接上电极，检查接线	12	
	粘贴多功能电极片：主电极：右上胸锁骨下贴近胸骨右缘 侧电极：左下胸电极片的中心点平腋中线	13	图4-2-3
	边操作边口述：两多功能电极片之间距离应＞10cm，避免电弧烧伤	14	

（续表）

程序	步骤	序号	图示
操作过程	语音提示：仪器正在分析，不要碰触患者	15	
	语音提示：不需除颤，自动暂停AED模式；建议除颤，建议电击，正在充电，清场	16	图4-2-4
	屏幕显示“充电完成”，按下“3号键”放电	17	
	口述：立即行5组CPR，再判断除颤结果；无效时可重复，电击除颤不超过3次	18	
	口述：除颤成功后，密切观察病情变化，配合他人继续进行抢救	19	
	调节“旋转功能”旋钮至监护状态，密切观察病情变化	20	
	整理床单位，根据病情协助患者取合适体位	21	
操作后处理	用物：依据《消毒技术规范》和《医疗废物管理条例》做相应处理	1	
	护士：洗手	2	
	记录：在危重护理记录单上记录除颤时间、能量、次数、效果、签全名	3	
效果评价	正确查对无误	1	
	动作迅速准确、及时有效，整个过程体现急救紧迫性、连续性	2	
	多功能电极片位置正确	3	
	及时发现病情变化	4	
	体现人文关怀	5	
	建议时间 6分钟	6	

【图示流程】

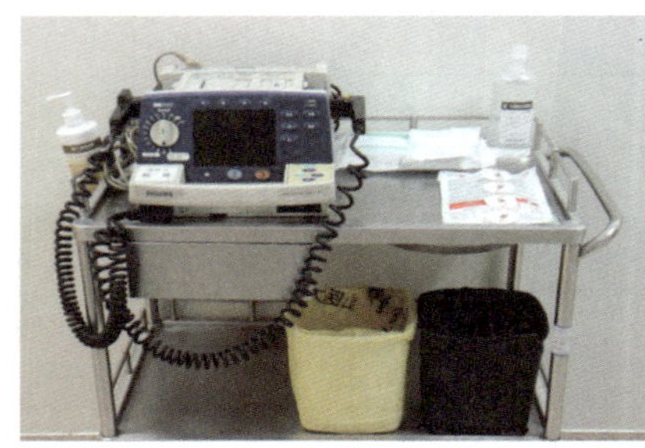

图4-2-1　准备用物

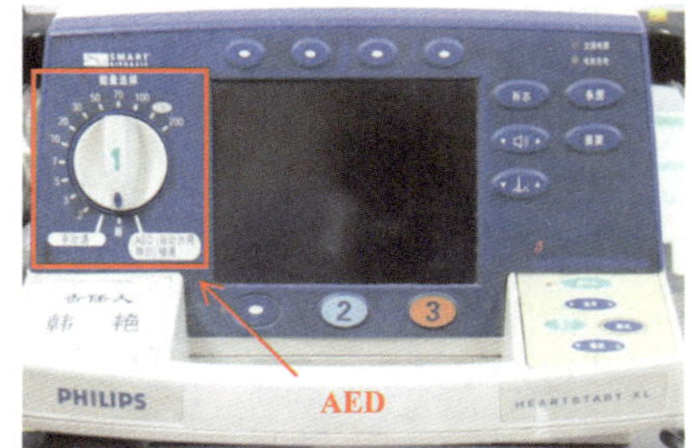

图4-2-2　多功能除颤仪（PHILIPSM4735A）

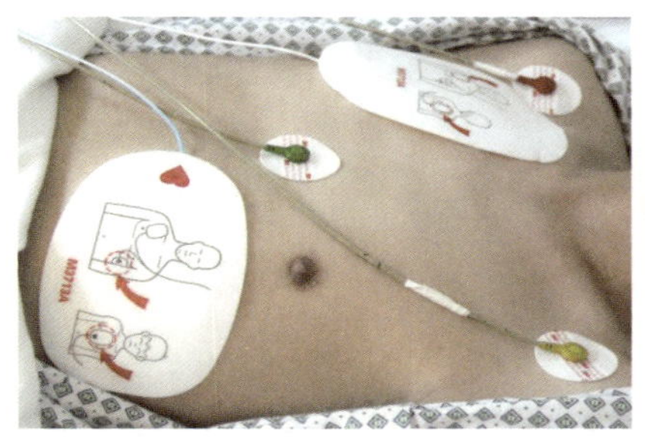

图4-2-3　主电极：右上胸锁骨下贴近胸骨右缘；侧电极：左下胸电极片的中心点平腋中线

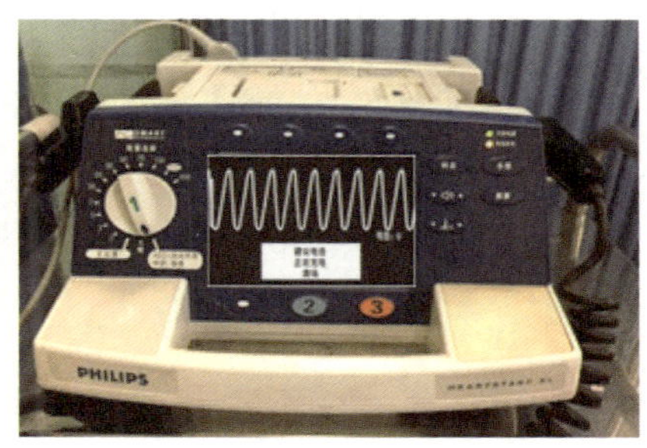

图4-2-4　心电示波为室颤，语音提示：建议电击，正在充电，清场

【相关知识】

1. 概念

（1）多功能除颤仪（PHILPSM4735A）主要功能包括监护、手动除颤、起搏和AED。

（2）自动体外除颤仪，它可以诊断特定的心律失常，并且给予电击除颤可以经内置电脑分析和确定发病者是否需要予以电除颤。除颤过程中，AED的语音提示和屏幕显示使操作更为简单易行。

2. 目的

自动迅速诊断心律失常，自动迅速治疗以及自动同步语音提示进行除颤，纠正心律失常，挽救患者生命，提高患者的生存质量，减少病死率。

3. 原理

采用调制区方程（MDF）鉴别室性与室上性心律失常，具有自动识别、分析心电节律、自动充放电及自检功能。

4. 适应证

（1）心脏性猝死。

（2）心室颤动。

（3）心室扑动。

（4）急性心梗后电风暴。

5. 并发症

（1）心律失常。

（2）皮肤灼伤。

（3）心肌损伤。

（4）急性肺水肿。

（5）低血压。

（6）栓塞。

6. 注意事项

（1）立即协助患者去枕平卧于硬板床上，去除导电物质。

（2）向家属解释操作目的及注意事项，消除紧张恐惧情绪，并取得配合。

（3）如为细颤应遵医嘱给予1%肾上腺素1 mg使之转为粗颤后再行除颤。

（4）粘贴多功能电极片前用生理盐水清洁患者皮肤，如有胸毛者给予备皮，使电极片能够与患者胸部皮肤紧密贴合，保证除颤有效性。

（5）粘贴多功能电极片后AED可自行识别患者心率，如需除颤根据语音提示进行操作。除颤完毕立即给予5个循环CPR再观察除颤效果。

（6）密切观察患者病情变化，除颤越早效果越好；备齐抢救用物，做好随时抢救准备。

（7）除颤结束应检查心脏植入物的功能。

（8）儿童能量选择：初始能量2–4 J/kg，后续能量不超过10 J/kg。

（9）两电极片之间的距离＞10 cm，使电流能够通过两个心室。

7. 维护及保养

（1）设备定期清洁（清洁剂可用75%酒精），使用后清洁消毒。清洁步骤：

①关闭电源，并断开电源线。

②使用柔软的棉球，吸附适量的清洁剂，擦拭显示屏。

③使用柔软的布，吸附适量的清洁剂后，擦拭设备的表面。

④必要时，使用干布擦去多余的清洁剂。

⑤若有患者分泌物污染可先用含氯消毒液擦拭，再用清水擦拭晾干。

⑥将设备放置在通风阴凉的环境下风干。

（2）导联线上有胶布等的残留物使用胶带去污剂擦拭效果较好，用后将导线妥善放置好。

（3）勿对多功能除颤仪及附件进行高温、高压及浸泡消毒，避免接触酸碱等腐蚀性气体和液体。

（4）备用状态的多功能除颤仪应放在通风干燥处，避免潮湿，并应定期充电，一般每周一次，由专人负责保管。

（5）专人管理，定期检查、清洁、消毒及保养。

第三节　多功能除颤仪（体外无创经胸起搏NTP）的使用

【典型病例】

病例一：

患者×××，男性，66岁，入院诊断“冠心病、陈旧下壁心肌梗死、Ⅲ°房室传导阻滞”，心电图示心率<40次/分，遵医嘱给予体外无创经胸起搏。

病例二：

患者×××，男性，50岁，入院诊断“心动过缓”，心电图示心率<40次/分，遵医嘱给予体外无创经胸起搏。

【操作步骤】

多功能除颤仪（体外无创经胸起搏NTP）的使用操作流程

程序	步骤	序号	图示
仪表	仪表端庄、着装整洁、符合职业要求	1	
评估	患者：病情、年龄、意识、生命体征、是否胸憋、发绀、心悸、心电图示心率<40次/分	1	
	操作部位：胸部皮肤有无破损、炎症等	2	
	仪器：性能是否良好	3	
	心理状态：情绪反应、心理需求	4	
	合作程度：患者和（或）家属对此项操作的认识及配合程度	5	
	环境：安静、整洁、光线充足	6	

（续表）

<table>
<tr><th>程序</th><th colspan="2">步骤</th><th>序号</th><th>图示</th></tr>
<tr><td rowspan="3">操作前准备</td><td colspan="2">护士：洗手、戴口罩</td><td>1</td><td></td></tr>
<tr><td colspan="2">用物
治疗车上层：多功能除颤仪（PHILIPSM3725A）、心电电极片3片、多功能电极片2片、生理盐水、纱布数块、快速手消毒剂
治疗车下层：医用废物收集袋、生活废物收集袋
必要时备抢救用物、备皮包、屏风</td><td>2</td><td>图4-3-1
图4-3-2</td></tr>
<tr><td colspan="2">患者：根据病情取合适体位</td><td>3</td><td></td></tr>
<tr><td rowspan="14">操作过程</td><td colspan="2">携用物至床旁，查对患者及腕带信息（2个以上查对点），告知患者及家属，取得合作</td><td>1</td><td></td></tr>
<tr><td colspan="2">协助患者平卧于硬板床上</td><td>2</td><td></td></tr>
<tr><td colspan="2">将仪器妥善放置，固定导线，连接电源</td><td>3</td><td></td></tr>
<tr><td colspan="2">按“开机键”开机</td><td>4</td><td></td></tr>
<tr><td colspan="2">边操作边口述：如有活动假牙应取下</td><td>5</td><td></td></tr>
<tr><td colspan="2">解开患者衣扣，暴露胸部，松解腰带</td><td>6</td><td></td></tr>
<tr><td colspan="2">检查并去除金属及导电物质</td><td>7</td><td></td></tr>
<tr><td colspan="2">口述：胸部多毛者给予备皮</td><td>8</td><td></td></tr>
<tr><td colspan="2">用生理盐水纱布清洁除颤部位皮肤，并擦干</td><td>9</td><td></td></tr>
<tr><td colspan="2">粘贴3片心电电极片，连接心电监护</td><td>10</td><td></td></tr>
<tr><td colspan="2">更换电极接线，接上电极</td><td>11</td><td></td></tr>
<tr><td rowspan="2">粘贴多功能电极片</td><td>主电极：右上胸锁骨下贴近胸骨右缘</td><td rowspan="2">12</td><td rowspan="2"></td></tr>
<tr><td>侧电极：左下胸电极片的中心点平腋中线</td></tr>
<tr><td colspan="2">边操作边口述：两多功能电极片间距应>10 cm</td><td>13</td><td></td></tr>
<tr><td rowspan="8">操作过程</td><td colspan="2">按下“起搏器”键</td><td>14</td><td></td></tr>
<tr><td colspan="2">多功能除颤仪自动识别异常心率</td><td>15</td><td></td></tr>
<tr><td colspan="2">调节频率为60～70次/分</td><td>16</td><td></td></tr>
<tr><td colspan="2">边操作边口述：调节电流从40 mA开始，以5～10 mA递增1直至出现心室夺获，再增加5 mA以保证有效恒定的起搏</td><td>17</td><td></td></tr>
<tr><td colspan="2">选择“起搏”模式（一般为按需模式）</td><td>18</td><td></td></tr>
<tr><td colspan="2">按下“起搏启动”键，记录开始时间</td><td>19</td><td></td></tr>
<tr><td colspan="2">边操作边口述：起搏成功后心电监护可见起搏信号，描记心电图</td><td>20</td><td>图4-3-3</td></tr>
<tr><td colspan="2">监测心率同时测量脉搏</td><td>21</td><td>图4-3-4</td></tr>
</table>

（续表）

程序	步骤	序号	图示
操作过程	边操作边口述：起搏成功后记录起搏模式、频率、电流，每5分钟记录一次生命体征	22	
	整理床单位，根据病情协助患者取合适体位	23	
	口述：密切观察病情变化，配合医生给予进一步治疗	24	
	将仪器带回，清洁擦拭，充电备用	25	
操作后处理	用物：依据《消毒技术规范》和《医疗废物管理条例》做相应处理	1	
	护士：洗手	2	
	记录：在危重护理记录单上记录起搏时间、频率、电流、模式、签全名	3	
效果评价	正确查对无误	1	
	动作迅速准确、及时、有效，整个过程体现急救的紧迫性、连续性	2	
	多功能电极片位置正确	3	
	及时发现病情变化	4	
	沟通良好，体现人文关怀	5	
	建议时间6分钟	6	

【图示流程】

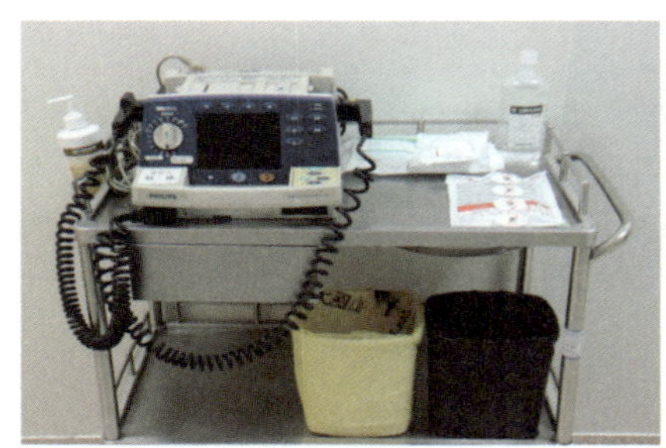

图4-3-1　准备用物

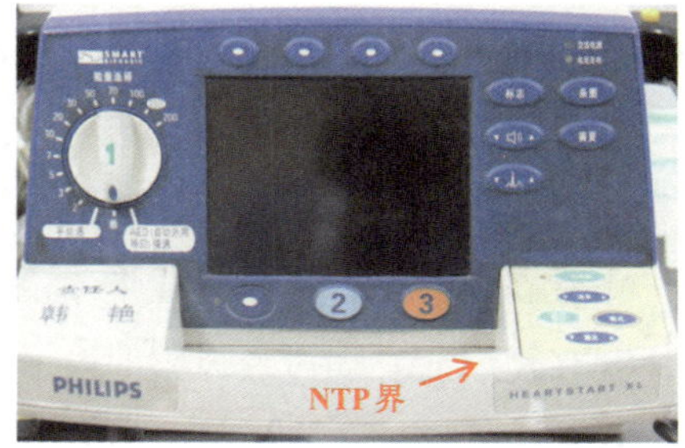

图4-3-2　多功能除颤仪（PHILIPSM4735A）

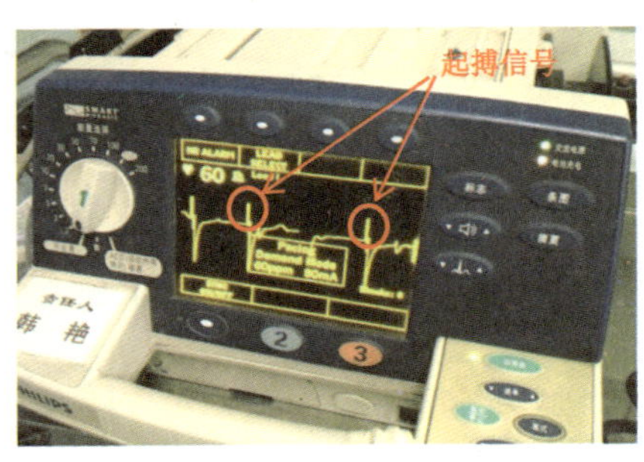

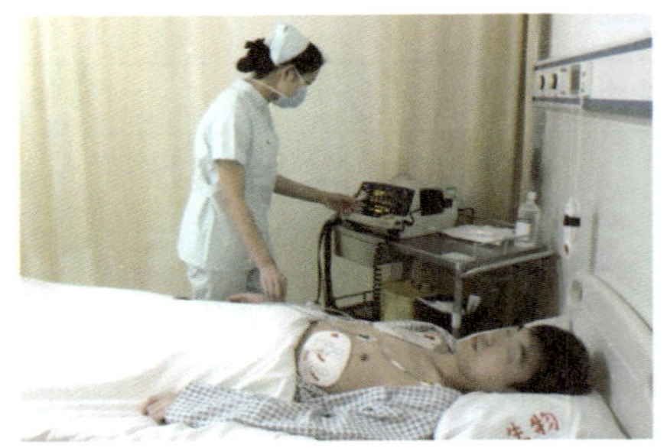

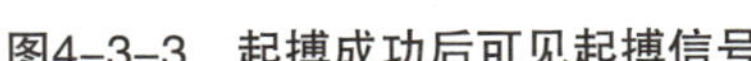
图4-3-3　起搏成功后可见起搏信号　　图4-3-4　监测心率同时测量脉搏

【相关知识】

1. 概念

体外无创经胸起搏（NTP）主要是通过胸外电极片传递电流以期引起心肌去极化及心肌收缩的技术。

2. 目的

（1）NTP发出有规律的电脉冲，能使心脏保持跳动。

（2）心脏的电信号使它跳动。运行时，心脏跳动加速；睡眠时，心脏跳动减慢。

3. 适应证

（1）血流动力学不稳定的心动过缓。

（2）急性心梗可能存在以下情况：有症状的窦性心动过缓、莫氏2型二度房室传导阻滞、三度房室传导阻滞、新发左·右或交替性束支传导阻滞或双束支阻滞。

（3）需待机床旁备用：

①心梗患者出现早期心脏传导阻滞。

②等待心脏手术患者。

③放置永久起搏器，更换电池导线。

④行心导管手术或血管成形术。

⑤有复律后心动过缓风险时。

⑥永久起搏器电量不足。

（4）儿童适用NTP的情况：

①外科手术导致的AVB。

②先天性AVB。

③病毒性心肌炎。

④中毒性或药物过量导致的心脏阻滞。

⑤永久起搏器电量不足。

4.禁忌证

（1）严重低温患者，心脏对电刺激无反应。

（2）躁动不安、出汗太多患者，不能保证电极片在正确位置；电刺激可能会加重患者的躁动。

5.并发症

（1）疼痛。

（2）心律失常。

6.注意事项

（1）协助患者平卧位休息，盖被保暖，并加床档。

（2）向患者及家属做好解释工作消除紧张恐惧情绪，并取得配合。

（3）操作前保证皮肤清洁干燥，有胸毛者给予备皮，贴电极板位置无瘢痕无破损，起搏过程中密切观察黏贴电极片部位皮肤，对于持续使用者每隔8小时更换电极片一次。

（4）必要时遵医嘱给予苯二氮卓类药物10–20 mg镇静镇痛，用药期间一定要观察患者的呼吸。备齐抢救用物，做好随时抢救的准备。

（5）救治期间密切监测患者生命体征变化，起初每5分钟测量1次，病情稳定后每15分钟测量1次，测量结果变化较大时进行复测。

（6）随时评估患者的心电示波，选择最小有效电流进行起搏，以减轻患者疼痛感。必要时遵医嘱给予镇痛药物。

（7）起搏成功后，记录起搏模式，频率，电流。每5分钟记录生命体征一次。监测心率同时测量患者的脉搏，描记心电图。

7.维护及保养

（1）设备定期清洁（清洁剂可用75%酒精），使用后清洁消毒。清洁步骤：

①关闭电源，并断开电源线。

②使用柔软的棉球，吸附适量的清洁剂，擦拭显示屏。

③使用柔软的布，吸附适量的清洁剂后，擦拭设备的表面。

④必要时，使用干布擦去多余的清洁剂。

⑤若有患者分泌物污染可先用含氯消毒液擦拭再用清水擦拭晾干。

⑥将设备放置在通风阴凉的环境下风干。

（2）导联线上有胶布等的残留物使用胶带去污剂擦拭效果较好，用后将导线妥善放置。

（3）勿对多功能除颤仪及附件进行高温、高压及浸泡消毒，避免接触酸碱等腐蚀性气体和液体。

（4）备用状态的多功能除颤仪应放在通风干燥处，避免潮湿，并应定期充电，一般每周一次，由专人负责保管。

（5）专人管理，定期检查、清洁、消毒和保养。

第四节　非同步电复律

【典型病例】

患者×××，男性，65岁，入院诊断“急性广泛前壁心肌梗死”，患者突然出现意识丧失、面色苍白，心电监护示室颤，需立即为其进行非同步电复律。

【操作步骤】

非同步电复律操作流程

程序	步骤	序号	图示
仪表	仪表端庄、服装整洁、符合职业要求	1	
评估	患者：评估心电示波为室颤、室扑	1	
	用物：除颤仪的类型、性能	2	
	环境：安全、肃静，无关人员回避	3	
操作前准备	用物 治疗车上层：除颤仪，导电膏、弯盘内置干纱布数块、快速手消毒液 治疗车下层：医用废物收集袋，生活废物收集袋	1	图4-4-1
	患者：家属知情同意	2	

（续表）

程序	步骤	序号	图示
操作过程	巡视病房时发现患者心电监护示室颤	1	
	看表计时，立即将患者去枕平卧于硬板床上	2	
	查看并取出活动义齿，松解衣裤，暴露胸部检查并去除金属及导电物质	3	
	将仪器妥善放置，连接电源线，开电源开关 口述：必要时连接心电监测导联线，注意避开除颤位置	4	
	口述：如为细颤应静脉推注肾上腺素使细颤变为粗颤后再行除颤	5	
	口述：必要时对除颤部位进行清洁处理	6	
	握住手柄，将电极板从支架上取下	7	
	一手持两电极板 另一手在两电极板上Z字形涂抹导电膏	8	图4-4-2
	口述：遵医嘱选择能量为单相波360J或双相波120-200J	9	图4-4-3
	一手持心底（STERNUM）电极板置于右锁骨中线第2肋间 另一手持心尖（APEX）电极板置于左腋中线第5肋间	10	图4-4-4
	保持两电极板之间距离＞10cm	11	
	原位左右旋转两电极板使导电膏均匀涂抹，增加患者皮肤与电极板之间的黏合	12	
操作过程	按下手柄上充电按钮	13	图4-4-5
	待听到充电完成提示音后大声口述： 所有人请离床	14	
	再次确认心电示波为室颤	15	图4-4-6
	两电极板紧贴胸壁，用力按压	16	
	两拇指同时按下两手柄上的放电按钮，稍做停留以达到充分放电	17	图4-4-7
	将两电极板置于除颤仪上方备用	18	
	口述：立即行5个循环CPR，再判断除颤结果	19	
	口述：无效时可重复，再次电击除颤不超过3次，除颤不成功时，继续进行其他有效的生命支持	20	
	口述：除颤成功后，密切观察病情变化，配合他人继续抢救	21	
	用纱布擦净接触电极板部位的皮肤	22	
	整理床单位，穿好衣服，取合适卧位，嘱患者休息	23	图4-4-8
	整理用物	24	

（续表）

程序	步骤		序号	图示
操作后处理	依据《医疗废物管理条例》和《消毒技术规范》对用物作相应处理		1	
	口述：除颤仪清洁消毒后充电备用		2	
	洗手		3	
	记录	除颤时间、能量、效果、签全名	4	
		如系危重患者还需按照危重患者护理记录单要求记录		
效果评价	动作迅速准确、及时有效、整个过程体现急救的紧迫性、连续性		1	
	操作规范熟练		2	
	体现人文关怀		3	
	建议时间 6分钟		4	

【图示流程】

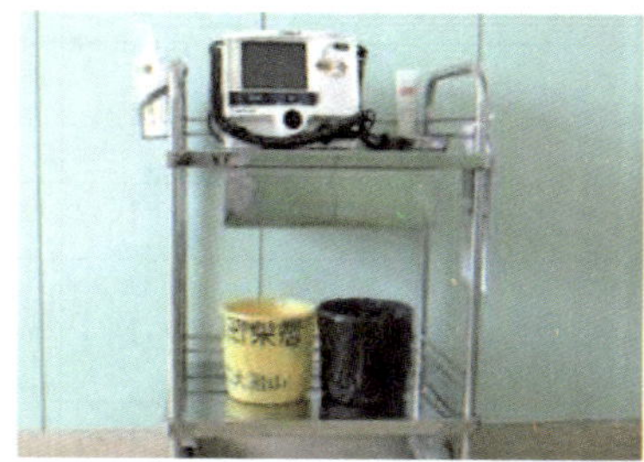

图4-4-1　准备用物

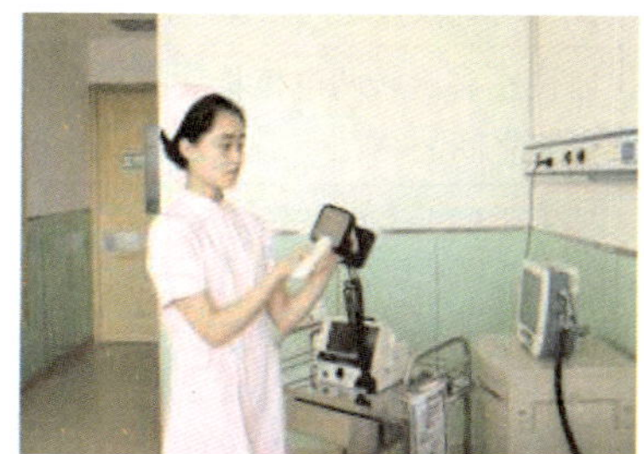

图4-4-2　打开电源开关，检查除颤仪性能，背对背Z字形涂抹导电糊

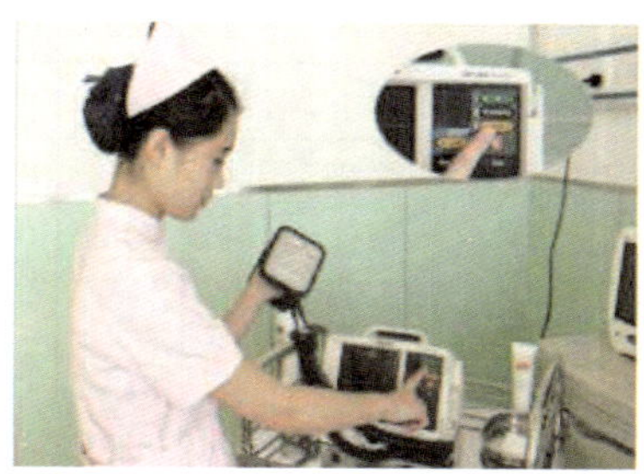

图4-4-3　选择能量

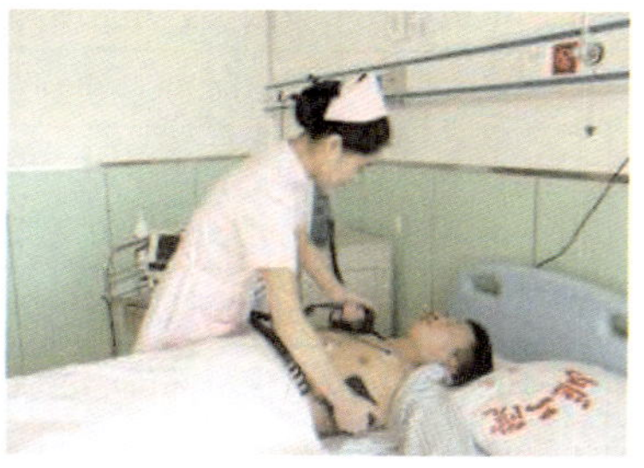

图4-4-4　放置电极板

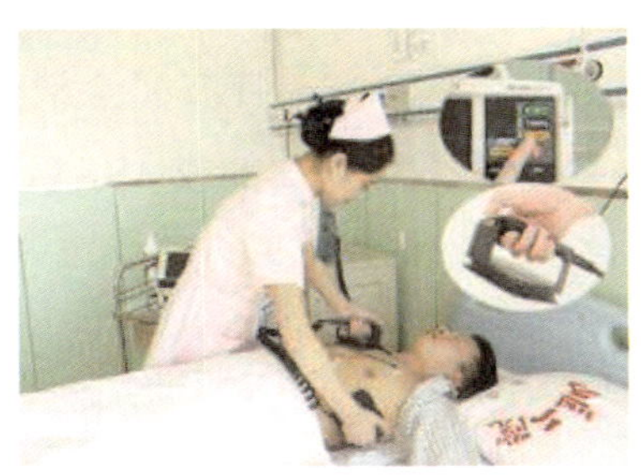

图4-4-5　充电

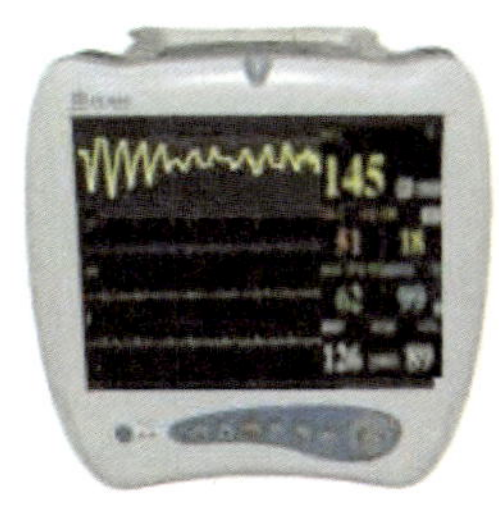

图4-4-6　再次确认为室颤

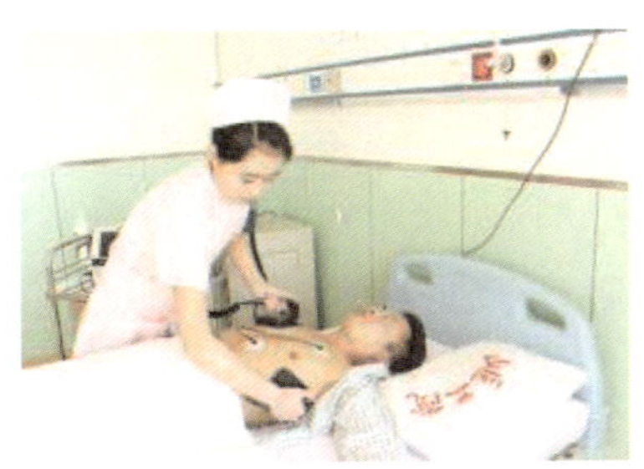

图4-4-7　两电极板紧贴胸壁，两拇指同时放电

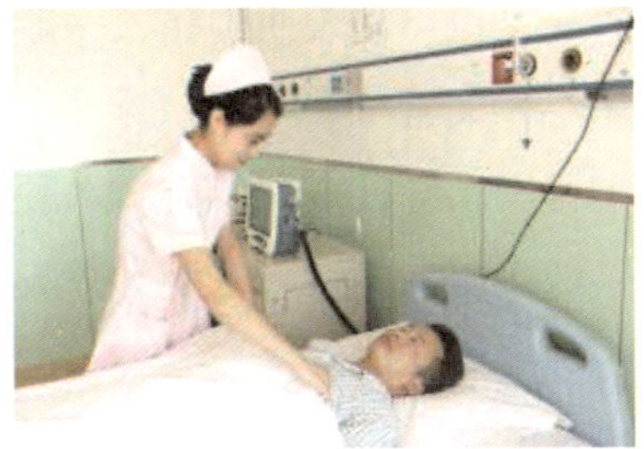

图4-4-8　整理床铺，穿好衣服，取合适卧位

【相关知识】

1. 概念

非同步触发装置可在任何时间放电，用于转复心室颤动，称为非同步电复律。

2. 目的

用电来治疗异位性快速心律失常，使之转复为窦性心律。

3. 基本原理

除颤仪在某些严重快速性心律失常时产生通过心脏的高能量电流脉冲使全部（或大部分）心肌细胞在瞬间同时除极，造成心脏电活动暂时停止，然后由最高自律性起搏点重新主导心脏节律。

4. 适应证

（1）同步电复律适用于房颤、房扑、室上速、室速等快速心律失常。

（2）非同步电复律适用于室颤、室扑。

室颤临床表现：意识丧失、抽搐、呼吸停顿甚至死亡，听诊心音消失，大动脉搏动摸不到，血压测不到。心电图表现：QRS-T波完全消失。出现大小不等、极不匀齐（形状、宽度、频率均不规则）的或大（粗）或小（细）的低小波形，频率200～500次/分。

5.禁忌证

非同步电复律无严格禁忌证。

6.并发症

（1）局部皮肤灼伤：最常见的并发症，表现为除颤部位皮肤出现轻度红斑、疼痛，也可出现肌肉痛，一般3～5天可自行缓解。

（2）心律失常。

（3）周围动脉栓塞，偶有肺水肿。

（4）低血压、急性肺水肿、呼吸抑制及心肌损伤。

（5）乳头肌功能锻炼及心脏破裂等。

7.注意事项

（1）涂擦导电膏时，禁止两电极板相互摩擦，涂擦应均匀，防止灼伤皮肤。

（2）保持皮肤清洁干燥，避免在皮肤表面形成放电通路。

（3）如患者安有植入性起搏器，电极板放置位置应注意避开起搏器至少10 cm。

（4）儿童能量选择：初始能量2～4 J/kg，后续能量不超过10 J/kg。

（5）超声耦合剂与导电膏性状相近，但性质不同，建议使用专用导电膏。

（6）保持除颤仪处于完好备用状态，定点放置，专人管理。

第五节　使用简易呼吸器心肺复苏技术

【典型病例】

病例一：

巡视病房时，发现601-1床患者××，男性，48岁，突然出现异常，护士立即进行施救。

病例二：

心内科门诊等候室，一位中年女性患者突然晕倒，立即进行施救。

【操作步骤】

使用简易呼吸器心肺复苏的操作流程

程序	步骤	序号	图示
仪表	仪表端庄、服装整洁、符合职业要求	1	
评估	患者：确认患者无意识，无运动、无呼吸（终末叹气应看作无呼吸）	1	
	设施：就地抢救，地面或硬板床	2	
	环境：确认现场环境安全	3	
操作前准备	用物 治疗车上层：简易呼吸器、笔、抢救记录单、瞳孔笔、快速手消毒液 治疗车下层：医用废物收集袋、生活废物收集袋 必要时：睡软床时准备一块长木板	1	图4-5-1
	患者：卧位有利于抢救	2	
	环境：安静、安全、有利于抢救	3	
操作过程	巡视病房，与**床病人正在沟通时，患者突然出现意识丧失，立即轻拍双肩，分别在两侧耳旁大声呼唤：XX，你怎么了？ 口述：患者意识丧失	1	
	按呼叫器："**床病人需要抢救，通知医生，推抢救车、拿监护仪、除颤仪"	2	
	看表计时：报具体时间	3	
	去枕，充分暴露胸部，松解腰带	4	
	触摸颈动脉（建议近侧）同时目视胸部有无起伏：时间不超过10秒	5	图4-5-2
	口述：颈动脉无搏动，无自主呼吸	6	
	评估床铺为硬板床 口述：如为软床应垫背板，除颤仪就绪，直接除颤	7	
	胸外按压部位：胸部正中乳头连线水平中点处	8	

（续表）

程序	步骤	序号	图示
操作过程	按压方法：一手重叠于另一手上，双手指交叉、翘起，掌根部放在按压部位上	9	图4-5-3
	肘关节伸直，垂直向下用力（双臂直立不能弯曲，身体要尽量靠近患者）	10	
	胸外心脏按压：按压30次 深度：5～6厘米 频率：100～120次/分	11	
	按压与放松时间1：1	12	
	按压时注意观察病人有无复苏的迹象	13	
	边操作边口述：检查口腔（注意手法，保护颈椎），取下活动的义齿，如有异物及分泌物，应立即清除	14	图4-5-4
	后撤床单位，操作者位于床头，卸掉床头护栏	15	
	仰头举颏法：一手小鱼际肌压于病人前额发际，另一手三指放于下颌骨上，使头后仰	16	
	取出并连接简易呼吸器与氧气，调节氧流量8–10L/分	17	图4-5-5
	充分开放气道	18	图4-5-6
	CE手法固定好面罩，手捏球囊通气两次，并观察胸廓起伏情况	19	图4-5-7
	如此胸外按压与辅助呼吸交替进行，共做5个循环	20	
	复苏效果评价 呼吸检查：目视胸廓再次检查呼吸，时间不超过10秒	21	
	循环检查：触摸颈动脉搏动，时间不超过10秒	22	
	观察双侧瞳孔、口唇、面色	23	
	触摸肢端温度 观察甲床颜色	24	
	复苏成功看表计时，报出具体时间	25	
	口述：复苏成功，遵医嘱改为鼻导管吸氧	26	
	调节氧流量为4–6升/分	27	
	检查吸氧管是否通畅	28	
	为患者吸氧并妥善固定吸氧管	29	
	整理衣裤，为患者取复苏体位	30	
	安装床头护栏	31	
	洗手	32	
	口述：再次观察病情变化，观察生命体征	33	
	记录抢救时间、抢救过程、护理措施、生命体征、签全名	34	

（续表）

程序	步骤	序号	图示
操作后处理	口述：密切观察病情变化，配合医师给予进一步生命支持，抢救记录于6小时内补记	1	
效果评价	动作迅速、及时有效，整个过程体现急救的紧迫性、连续性	1	
	操作规范熟练	2	
	抢救记录于6小时内补记，正确填写抢救记录单（包括：楣栏、日期、时间、抢救记录、签全名）	3	
	建议时间　6分钟	4	

【图示流程】

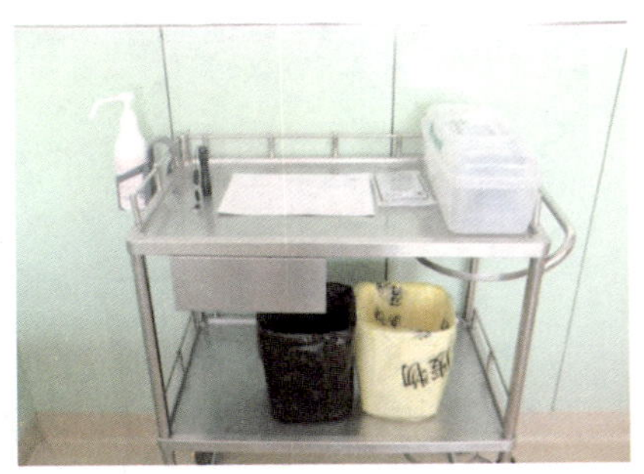

图4-5-1　准备用物

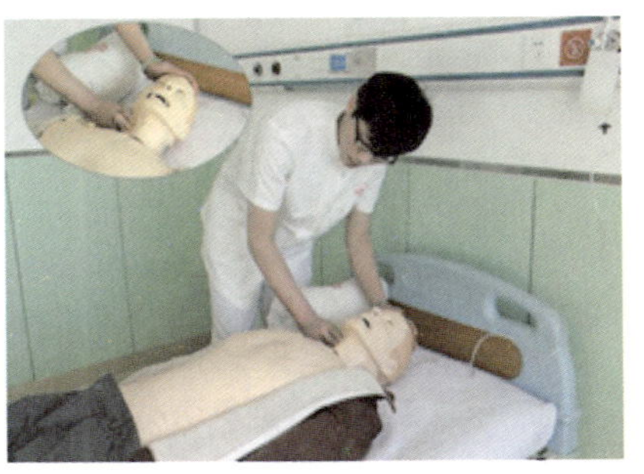

图4-5-2　触摸近侧颈动脉，同时目视胸部有无起伏

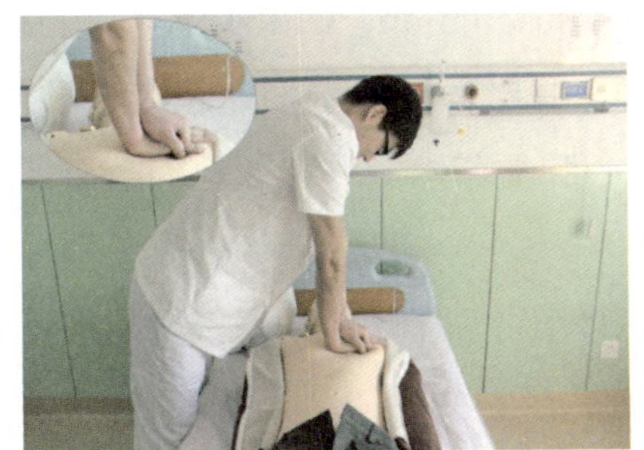

图4-5-3　进行胸外按压

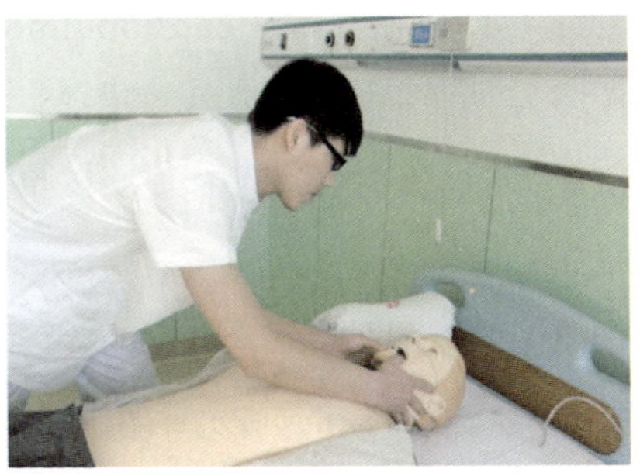

图4-5-4　检查口腔

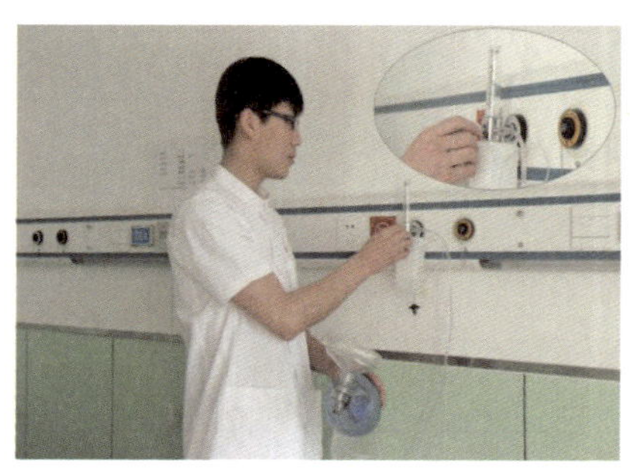

图4-5-5　取出并连接简易呼吸器与氧气，调节氧流量8-10 L/分

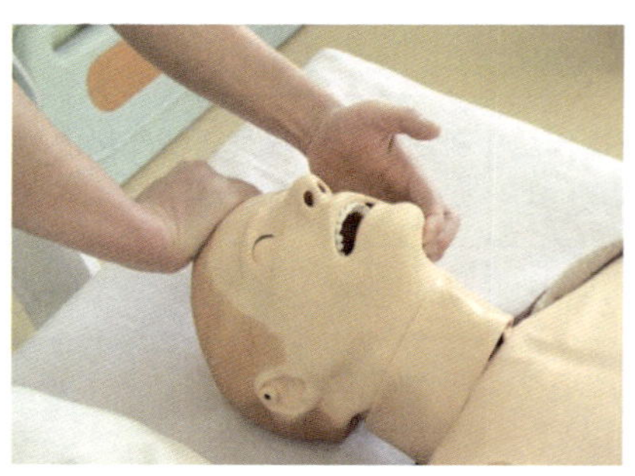

图4-5-6　开放气道

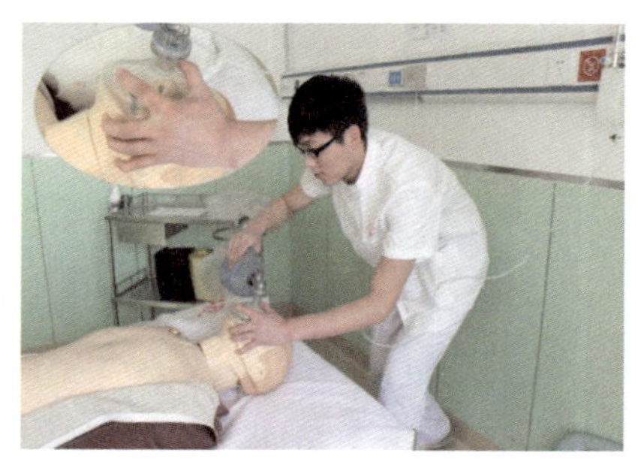

图4-5-7　CE手法固定好面罩，手捏球囊通气两次

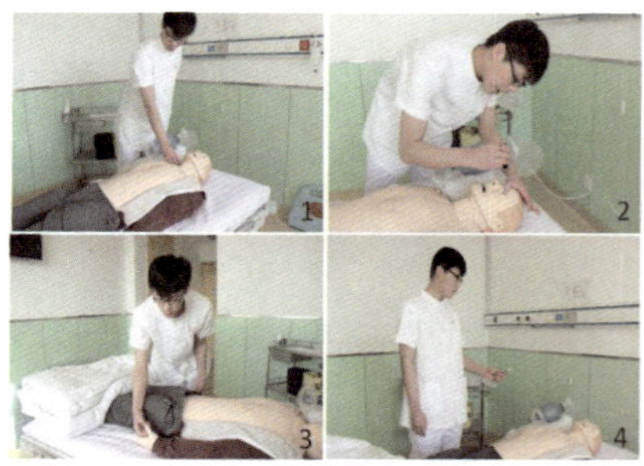

图4-5-8　复苏效果评价：呼吸、循环、瞳孔、末梢温度、甲床情况

【相关知识】

1. 概念

（1）心肺复苏术（cardiopulmonary resuscitation，CPR）就是对心跳、呼吸骤停所采用的最初急救措施。心跳、呼吸骤停大多发生在意外场合，抢救复苏时，时间就是生命，尽早进行心肺复苏术能够有效地挽救患者的生命。

（2）简易呼吸器（simple rspirator）是维持和增加机体通气量、纠正威胁生命的低氧血症的简易工具。

2. 目的

（1）使用简易呼吸器，维持和增加机体通气量。

（2）纠正低氧血症。

（3）使用人工的方法使患者迅速建立有效的循环和呼吸，恢复全身血氧供应。防止加重脑缺氧，促进脑功能的恢复。

3.适应证

（1）呼吸骤停：很多原因可造成呼吸骤停，包括溺水、卒中、气道异物阻塞、吸入烟雾、会厌炎、药物过量、电击伤、窒息、创伤以及各种原因引起的昏迷。

（2）心搏骤停：除上述能引起呼吸骤停并进而引起心搏骤停的原因外，还包括急性心肌梗死、严重的心律失常（如室颤）、重型颅脑损伤、心脏或大血管破裂引起的大失血、药物或毒物中毒、严重的电解质紊乱（如高血钾或低血钾）等。

4.判断标准

（1）意识突然丧失或伴有短暂抽搐、面色死灰或发干，轻摇或轻拍并大声呼喊，观察患者是否有反应，如确无反应说明患者意识丧失。

（2）大动脉搏动消失：因颈动脉浅表且颈部易暴露，作为首选诊脉部位。

（3）心脏骤停还可出现其他表现，如喘息性呼吸或呼吸停止、胸廓运动消失、瞳孔散大、无对光反射、心音消失、伤口不出血等，具备意识丧失、大动脉搏动消失两项即可做出心搏骤停的诊断。

5.强调要点

（1）评估患者意识后，同时评估其呼吸和脉搏。

（2）AED和除颤仪获取和准备过程中仍需要CPR，一旦准备就绪，直接除颤。

（3）按压频率100～120次/分，深度为5～6 cm。

（4）每次按压间隙不能“倚靠”在患者胸部，手可以放在患者胸部，但是不能有任何压力。

（5）尽量减少按压中断，每次中断必须控制在10秒之内，一分钟内CPR过程中不得低于60%，也就是说100～120次要在36秒完成。

（6）简易呼吸器面罩需与面部完全贴合，CE手法中“C”手法保障面罩密闭、“E”手法保持气道通畅。面罩固定不紧密，每次通气小于1秒，两次用时小于5秒，时间过短、过长、胸廓无起伏为无效通气。

6. 注意事项

（1）抢救环境应安全。

（2）患者应躺在平地或硬床板上。

（3）按压的部位和方法要正确，如有失误不但使抢救失败，还可能发生骨折、气胸、内脏损伤及胃内容物反流。

（4）按压时注意肘关节伸直，按压放松时手掌根部不能离开原按压部位，一旦离开，必须重新定位。

（5）病人口腔、咽部有分泌物应及时清除，以免阻塞呼吸道。

（6）密切观察病情，保持呼吸道通畅。

（7）挤捏呼吸囊时压力不可过大，约挤捏呼吸囊1/3～1/2为宜，不可时大时小以免损伤肺组织，造成呼吸中枢紊乱，影响呼吸功能恢复。

7. 心肺复苏的有效指征

（1）能叩及颈动脉及股动脉搏动。

（2）收缩压60 mmHg以上。

（3）患者面色、口唇、甲床及皮肤等色泽转红。

（4）扩大的瞳孔缩小。

（5）呼吸改善，出现自主呼吸。

（6）昏迷变浅，出现反射或挣扎。

（7）心电图可见波形改善。

第六节　心肺复苏机的使用

【典型病例】

患者×××，女性，55岁，入院诊断“急性广泛前壁心肌梗死”，患者突发呼吸心搏骤停，立即徒手心肺复苏，现遵医嘱给予使用心肺复苏机继续抢救。

【操作步骤】

心肺复苏机的使用操作流程

<table>
<tr><th>程序</th><th>步骤</th><th>序号</th><th>图示</th></tr>
<tr><td>仪表</td><td>仪表端庄、着装整洁、符合职业要求</td><td>1</td><td></td></tr>
<tr><td rowspan="4">评估</td><td>患者：确认患者无意识、无运动、无呼吸（终末叹气应看作无呼吸）</td><td>1</td><td></td></tr>
<tr><td>设施：具备抢救条件</td><td>2</td><td></td></tr>
<tr><td>仪器：性能是否良好</td><td>3</td><td></td></tr>
<tr><td>环境：安静、整洁、宽敞、光线充足、便于抢救</td><td>4</td><td></td></tr>
<tr><td rowspan="2">操作前准备</td><td>用物
治疗车上层：心肺复苏机（MSCPR-1A）、
附带：输氧管、输氧面罩及四头带、一次性吸氧装置、纱布数块、瞳孔笔、抢救记录单、快速手消毒剂
治疗车下层：医用废物收集袋、生活废物收集袋
必要时备：睡软床时准备一块长木板</td><td>1</td><td>图4-6-1
图4-6-2</td></tr>
<tr><td>患者：平卧于硬板床</td><td>2</td><td></td></tr>
<tr><td rowspan="13">操作过程</td><td>携用物至床旁，连接心肺复苏机气源管道与中心供氧装置，并确定连接紧密</td><td>1</td><td></td></tr>
<tr><td>打开电源开关，确定心肺复苏机处于“暂停”状态</td><td>2</td><td></td></tr>
<tr><td>锁紧扳手</td><td>3</td><td></td></tr>
<tr><td>暂停人工胸外按压，助手配合将心肺复苏机背板垫于患者背部</td><td>4</td><td rowspan="3">图4-6-3</td></tr>
<tr><td>边操作边口述：放置背板时，保持患者仰面平卧并将头部放置在背板后斜处，后仰开放气道，注意保护颈椎</td><td>5</td></tr>
<tr><td>患者头、颈、躯干平直、双臂外展</td><td>6</td></tr>
<tr><td>将主机插入背板对应方孔中</td><td>7</td><td rowspan="2">图4-6-4</td></tr>
<tr><td>松开扳手，通过调节“升降杆”使按压头紧贴于患者胸骨中下1/3处（胸外按压的位置），锁紧扳手</td><td>8</td></tr>
<tr><td>设置控制面板上参数“通气比”为30∶2</td><td>9</td><td rowspan="3">图4-6-5</td></tr>
<tr><td>设置“按压频率”为100～120次/分</td><td>10</td></tr>
<tr><td>设置“按压深度”为5～6 cm</td><td>11</td></tr>
<tr><td>边操作边口述：用固定带将患者与背板紧密固定，防止按压中发生错位</td><td>12</td><td rowspan="2">图4-6-6</td></tr>
<tr><td>收回外展双臂</td><td>13</td></tr>
</table>

（续表）

程序	步骤	序号	图示
操作过程	按下控制面板上“运行”键，使心肺复苏机开始处于运行状态，按压头开始工作	14	
	边操作边口述：检查口腔（注意手法，保护颈椎），取下活动的义齿，如有异物和分泌物，应立即清除	15	
	开放气道可使用仰头举颌法：一手小鱼际压于前额发际，另一手三指托起下颌，使头后仰，充分开放气道	16	图4-6-7
	将输氧面罩戴于患者面部，并用四头带固定	17	图4-6-8
	口述：密切观察仪器工作情况、心电监护有无按压波形，及时调整参数，确保按压效果	18	
	心肺复苏机胸外按压与辅助呼吸交替工作5个循环后，按下“暂停”键	19	
	复苏效果评价		
	呼吸检查：目视胸廓再次检查呼吸，时间不超过10s	20	
	循环检查：触摸颈动脉搏动，时间不超过10s	21	
	观察双侧瞳孔、口唇、面色	22	
	触摸肢端温度，观察甲床颜色	23	
	边操作边口述：复苏成功看表计时，报出具体时间；如复苏不成功则继续进行下一轮CPR	24	
	口述：复苏成功，遵医嘱改为鼻导管吸氧	25	
	调节氧流量为4～6 L/分	26	
	检查吸氧管是否通畅	27	
	取下患者输氧面罩，给予鼻塞吸氧	28	
	撤下心肺复苏机，去除背板	29	
	为患者取复苏体位，整理床单位	30	
	口述：密切观察病情变化，配合医师给予进一步生命支持，抢救记录于6小时内补记	31	
操作后处理	用物：依据《消毒技术规范》和《医疗废物管理条例》做相应处理	1	
	护士：洗手	2	
	记录：在抢救记录单上记录抢救时间、抢救过程、护理措施、生命体征、签全名	3	

（续表）

程序	步骤	序号	图示
效果评价	动作迅速、及时有效，整个过程体现急救紧迫性、连续性	1	
	操作规范熟练、安全有效	2	
	抢救记录及时、真实、客观、全面	3	
	建议时间 8分钟	4	

【图示流程】

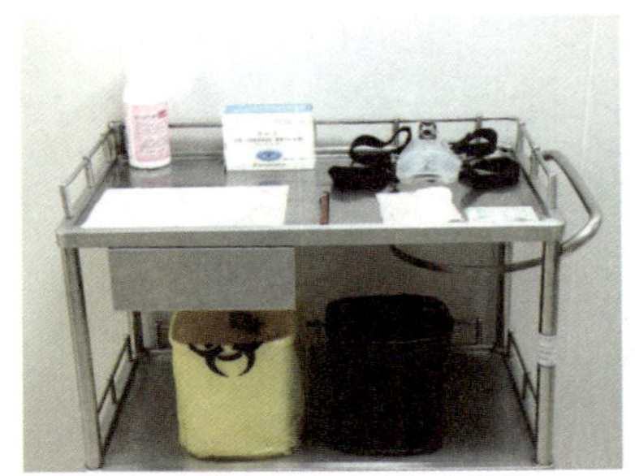

图4-6-1　准备用物

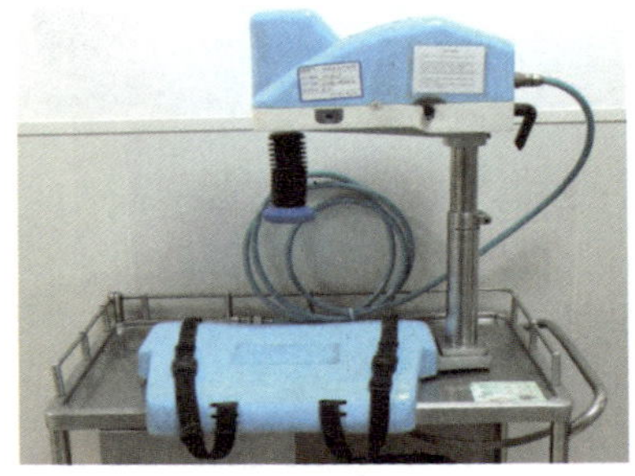

图4-6-2　心肺复苏机（MSCPR-1A）

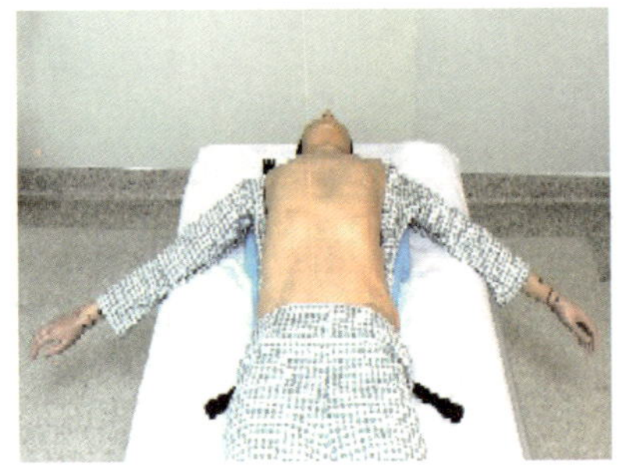

图4-6-3　放置心肺复苏机背板于患者背部，患者仰面并将头部放置在背板后斜处，背板上缘与肩部平齐，后仰开放气道，将双臂外展

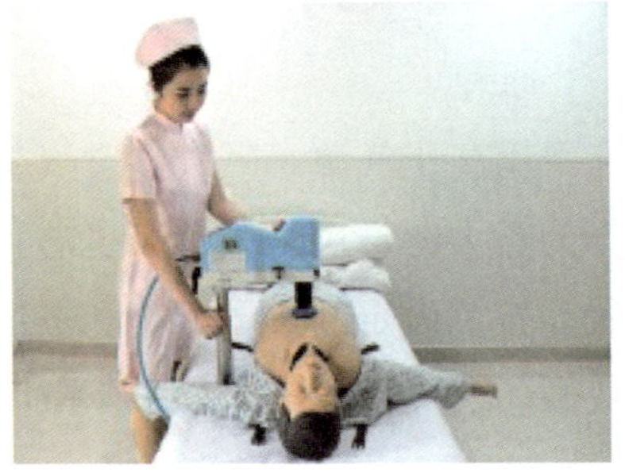

图4-6-4　将主机插入背板对应方孔中，调节“升降杆”使按压头紧贴于胸骨中下1/3处，并锁紧扳手

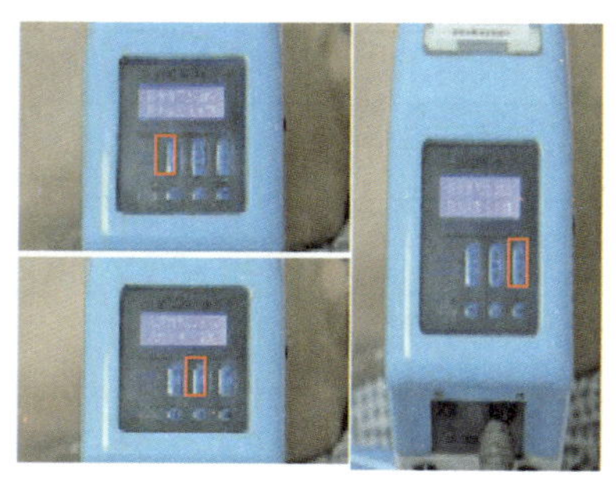

图4-6-5　设置参数通气比30：2；“按压频率”100～120次/分；“按压深度”5～6cm

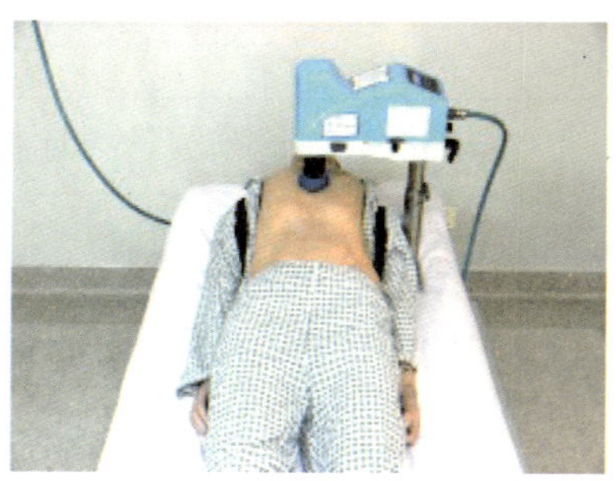

图4-6-6　用固定带将患者与背板紧密固定，收回外展双臂

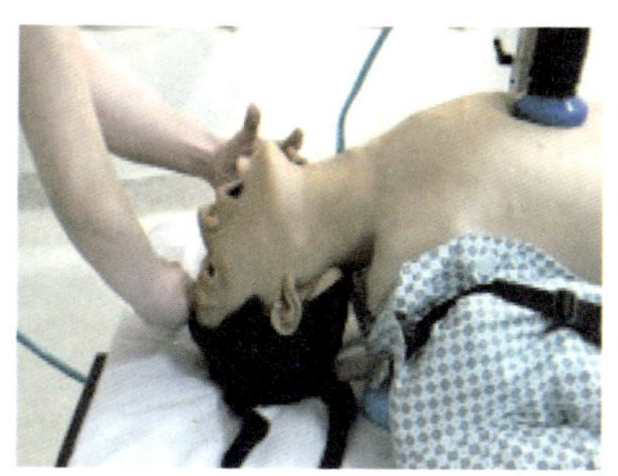

图4-6-7　开放气道

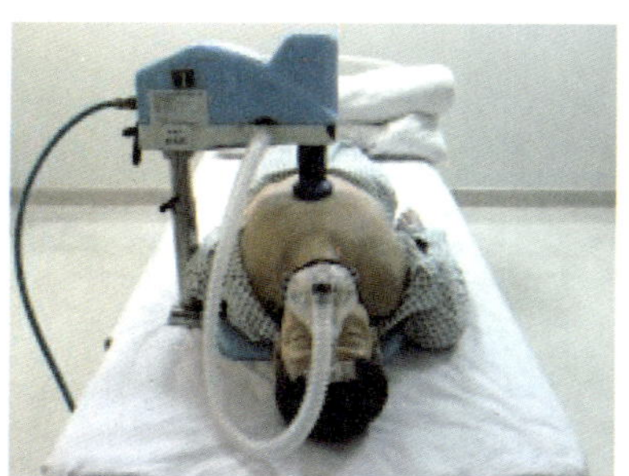

图4-6-8　将输氧面罩戴于患者面部，用四头带将其固定

【相关知识】

1. 原理

采用高压气源（氧气、空气）作为动力，按压装置在额定的安全气压下作为动力源，由微型计算机芯片通过电路实现控制按压装置和复苏充气装置。按照设定的按压频率和按压通气比进行复苏充气，使心脏和肺部的血液循环维持和恢复人体的基本生命体征，从而促使实现心肺复苏。

2. 目的

（1）用人工的方法使患者迅速建立有效的循环和呼吸，恢复全身血氧供应，防止加重脑缺氧，促进脑功能的恢复。

（2）对心肺复苏技术进行标准化，提高抢救成功率。

（3）消除施救者的疲劳。

（4）当救护人员有限时，可以腾出受过培训的人员实施高级生命维持措施。

（5）转运途中，当病人需要连续心肺复苏时，同时可确保按压的正确。

3. 适应证

（1）呼吸骤停：很多原因可造成呼吸骤停，包括溺水、卒中、气道异物阻塞、吸入烟雾、会厌炎、药物过量、电击伤、窒息、创伤以及各种原因引起的昏迷。

（2）心搏骤停：除上述能引起呼吸骤停进而引起心搏骤停的原因外，还包括急性心肌梗死、严重的心律失常（如室颤）、重型颅脑损伤、心脏或大血管破裂引起的大失血、药物或毒物中毒及严重电解质紊乱（如高血钾或低血钾）等。

4. 禁忌证

婴幼儿、儿童、骨质疏松者及胸部骨折者禁用。

5. 并发症

（1）肋骨骨折。

（2）损伤性出血、气胸。

（3）心脏损伤。

（4）内脏损伤。

（5）栓塞。

6. 注意事项

（1）按压部位要正确，如有失误不但抢救失败，还可能发生骨折、气胸、内脏损伤及胃内容物反流。

（2）检查各接口连接紧密无漏气现象，如有漏气严禁使用。

（3）按压位置必须在人体胸骨中下部1/3，调整时先松开扳手，调整到正确位置后，旋紧扳手，位置不正确时禁止使用。

（4）当患者发生心搏呼吸骤停时，应立即实施徒手心肺复苏，不要因等待机器而延误抢救时机。

（5）压力调节应由低至高，避免压力过高造成肋骨损伤。

（6）仪器连续使用中，可继续进行心电监护及除颤等操作。

（7）复苏成功后记录心电图变化，供日后参考。

（8）仪器使用过程中应有专人在床旁监护，保证有效运转，避免不必要的胸部损伤。

7. 维护及保养

（1）停用心肺复苏机后，做好清洁、消毒和保养，建立登记本，记录使用、消毒等情况，确保仪器性能良好，随时处于紧急备用状态。

（2）使用专用充电器连接220 V电源与主机充电接口给电池充电，建议充电时间6小时，电量不足时禁止使用。

（3）长时间不用时，每月必须对电池充电一次。

（4）若有患者分泌物污染可先用含氯消毒液（1000 mg/L）擦拭，再用清水擦拭晾干。

第七节　多参数生理监护仪的使用

【典型病例】

患者×××，男性，65岁，入院诊断“冠心病、急性下壁心肌梗死”，为严密监测病情变化，遵医嘱给予持续心电监护。

【操作步骤】

多参数监护仪使用操作流程（心电、血氧饱和度、血压监测）

程序	步骤	序号	图示
仪表	仪表端庄、着装整洁、符合职业要求	1	
核对	核对医嘱与治疗单	1	
评估	患者：病情、年龄、意识、生命体征；心肺肝肾功能；用药史、酒精过敏史	1	
	操作部位：皮肤有无破损、炎症等，有无心脏起搏器 、有无动静脉瘘，上肢活动度、末梢循环等情况	2	
	仪器：检查监护仪各性能是否良好、根据患者年龄选择合适的袖带	3	
	心理状态：情绪反应、心理需求	4	
	合作程度：患者和（或）家属对此项操作的认识及配合程度	5	
	环境：安静整洁、光线充足	6	

（续表）

<table>
<tr><th>程序</th><th colspan="2">步骤</th><th>序号</th><th>图示</th></tr>
<tr><td rowspan="3">操作前准备</td><td colspan="2">护士：洗手、戴口罩</td><td>1</td><td></td></tr>
<tr><td colspan="2">用物
治疗车上层：
治疗单、心电监护仪、电极片5–7个、75%乙醇或生理盐水、纱布数块、弯盘、笔、记录单、快速手消毒液
必要时备备皮包、屏风
治疗车下层：医用废物收集袋、生活废物收集袋</td><td>2</td><td>图4–7–1</td></tr>
<tr><td colspan="2">患者：根据病情取合适的体位</td><td>3</td><td></td></tr>
<tr><td rowspan="16">操作过程</td><td colspan="2">携用物至床旁，查对患者及腕带信息（2个以上查对点），告知患者，取得合作</td><td>1</td><td></td></tr>
<tr><td colspan="2">协助患者取舒适体位</td><td>2</td><td></td></tr>
<tr><td colspan="2">妥善固定导线，连接电源</td><td>3</td><td></td></tr>
<tr><td colspan="2">按开机键开机</td><td>4</td><td></td></tr>
<tr><td colspan="2">在电极片空白处标注“放置时间”</td><td>5</td><td>图4–7–2</td></tr>
<tr><td colspan="4">血氧饱和度监测</td></tr>
<tr><td colspan="2">血氧饱和度监测指套套在患者指端，确保指甲遮住探头光线（建议食指）</td><td>6</td><td>图4–7–3</td></tr>
<tr><td colspan="2">口述：不得在同一肢体行血压和血氧测量</td><td>7</td><td></td></tr>
<tr><td colspan="4">心电监测</td></tr>
<tr><td colspan="2">解开患者衣扣，暴露胸部</td><td>8</td><td></td></tr>
<tr><td colspan="2">口述：胸部多毛者给予备皮</td><td>9</td><td></td></tr>
<tr><td colspan="2">操作部位：用磨砂片（或用75%乙醇或生理盐水纱布）擦拭贴电极片部位皮肤</td><td>10</td><td>图4–7–4</td></tr>
<tr><td colspan="2">口述：电极片位置应避开除颤部位</td><td>11</td><td></td></tr>
<tr><td colspan="2">口述：长期应用者建议48小时更换电极片</td><td>12</td><td></td></tr>
<tr><td rowspan="2">导联连接</td><td>五导联
1. 右上（RA）：右锁骨中线第一肋间（或锁骨下靠近右肩）
2. 左上（LA）：左锁骨中线第一肋间（或锁骨下靠近左肩）
3. 右下（RL）：右锁骨中线剑突水平处（或右下腹）
4. 左下（LL）：左锁骨中线剑突水平处（左下腹）
5. 中间（C）：胸骨左缘第四肋间</td><td>13</td><td rowspan="2">图4–7–5
图4–7–6</td></tr>
<tr><td>三导联
1. 右上（RA）：右锁骨中线第一肋间
2. 左上（LA）：左锁骨中线第一肋间
3. 左锁骨中线剑突水平处</td><td>14</td></tr>
</table>

（续表）

<table>
<tr><th>程序</th><th colspan="2">步骤</th><th>序号</th><th>图示</th></tr>
<tr><td rowspan="20">操作过程</td><td colspan="4">血压监测</td></tr>
<tr><td colspan="2">血压计袖带缠绕于患者上臂中部，下缘距离肘窝2–3cm，袖带上动脉标识在肱动脉搏动处，以伸入一指为宜</td><td>15</td><td>图4–7–7</td></tr>
<tr><td>参数设置</td><td>正确设定监护导联，调节振幅</td><td>16</td><td></td></tr>
<tr><td colspan="2">边操作边口述：选择监护导联，一般选择Ⅱ导联进行监护</td><td>17</td><td></td></tr>
<tr><td rowspan="3">报警设置</td><td>根据患者实际监测数值及病情调整报警上下限</td><td>18</td><td rowspan="3"></td></tr>
<tr><td>口述：设置报警范围为当前值±20%</td><td>19</td></tr>
<tr><td>根据医嘱设置血压测定时间，并调整报警范围</td><td>20</td></tr>
<tr><td colspan="2">口述：监护过程中严密观察并记录心电监护各参数的变化，发现异常及时报告医生，观察局部皮肤情况及时处理</td><td>21</td><td></td></tr>
<tr><td colspan="2">整理固定导联线，观察生命体征，确认波形正确</td><td>22</td><td></td></tr>
<tr><td colspan="2">再次核对治疗单、患者及腕带信息（2个以上查对点）</td><td>23</td><td></td></tr>
<tr><td colspan="2">告知注意事项，进行健康指导</td><td>24</td><td></td></tr>
<tr><td colspan="2">洗手，记录</td><td>25</td><td></td></tr>
<tr><td colspan="4">停止监护</td></tr>
<tr><td colspan="2">携用物至床旁，查对患者及腕带信息（2个以上查对点），告知患者，取得合作</td><td>26</td><td></td></tr>
<tr><td colspan="2">进行测量，并记录停止监测时间及数值</td><td>27</td><td></td></tr>
<tr><td colspan="2">将各导联线连同电极片与患者分离</td><td>28</td><td>图4–7–8</td></tr>
<tr><td colspan="2">关闭监护仪开关，切断电源</td><td>29</td><td></td></tr>
<tr><td colspan="2">用生理盐水纱布擦净电极片处皮肤</td><td>30</td><td></td></tr>
<tr><td colspan="2">整理床单位，根据病情协助患者取合适体位</td><td>31</td><td></td></tr>
<tr><td colspan="2">将仪器带回，清洁擦拭，导线与仪器分离，充足电，袖带清洁备用</td><td>32</td><td></td></tr>
<tr><td rowspan="5">操作后处理</td><td colspan="2">用物：依据《消毒技术规范》和《医疗废物管理条例》做相应处理</td><td>1</td><td></td></tr>
<tr><td colspan="2">洗手</td><td>2</td><td></td></tr>
<tr><td rowspan="3">记录</td><td>在治疗单上打勾、记录时间、签全名</td><td rowspan="3">3</td><td></td></tr>
<tr><td>在记录单上记录监测时间、数值、签全名</td><td></td></tr>
<tr><td>如系危重患者则需在护理记录单上记录监测时间、心电波形、数值，局部皮肤情况，签全名</td><td></td></tr>
</table>

（续表）

程序	步骤	序号	图示
效果评价	正确查对无误	1	
	电极片位置正确，波形清楚，参数设置合理	2	
	操作熟练轻稳，及时发现病情变化	3	
	沟通良好，体现人文关怀	4	
	安全意识强	5	
	建议时间　9分钟	6	

【流程图示】

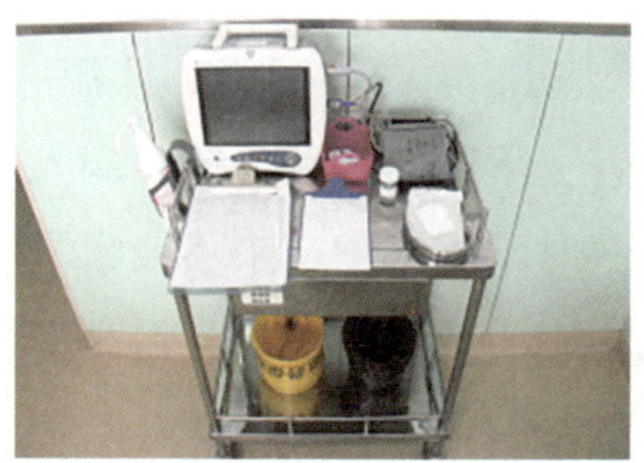

图4-7-1　准备用物

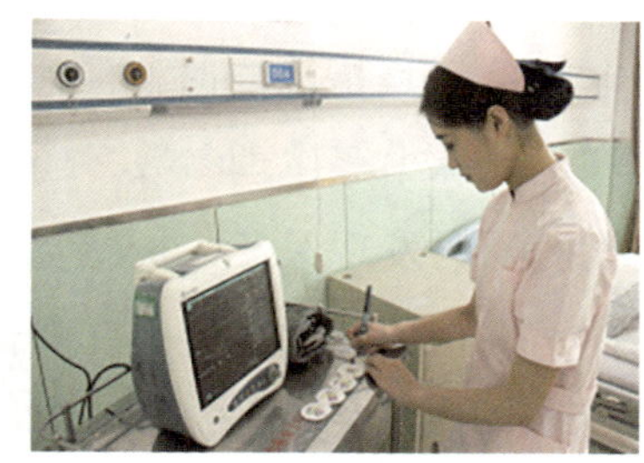

图4-7-2　在电极片空白处标注“放置时间”

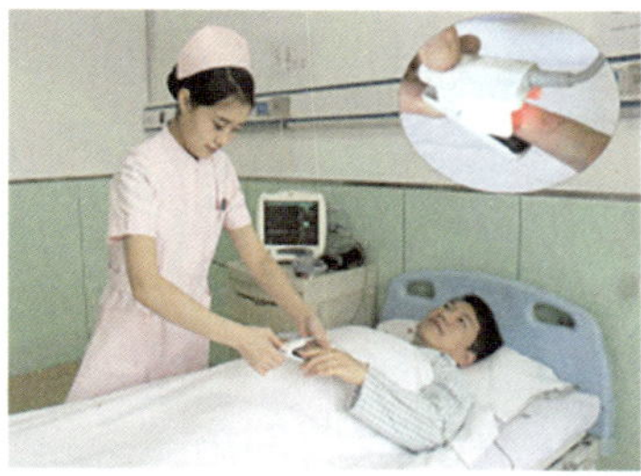

图4-7-3　连接血氧饱和度指套

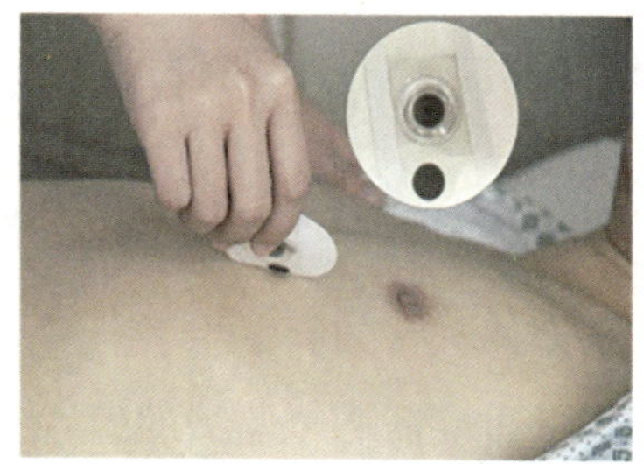

图4-7-4　磨砂片擦拭贴电极片部位皮肤

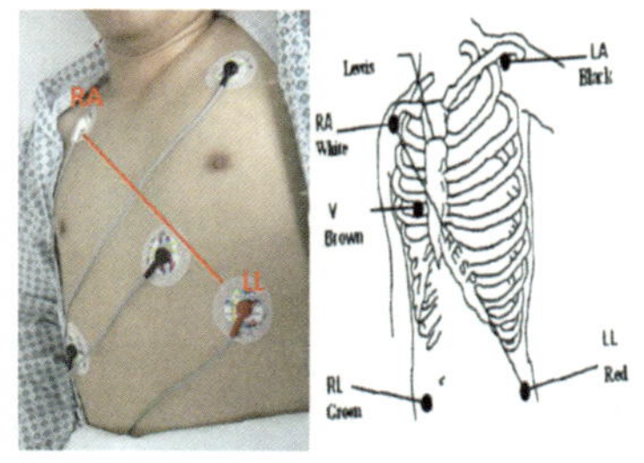

图4-7-5　正确连接心电导联（五导联）

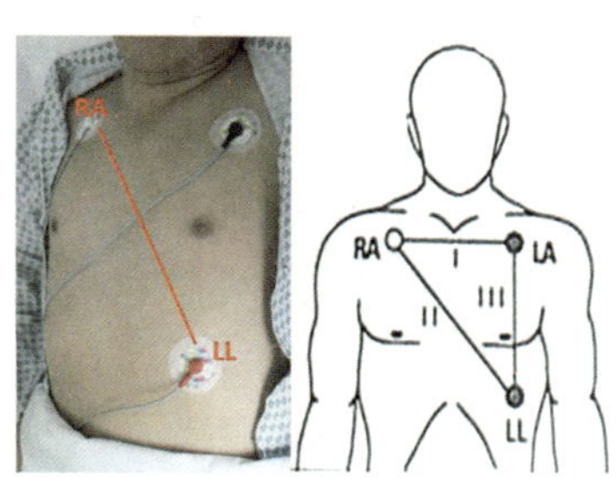

图4-7-6　正确连接心电导联（三导联）

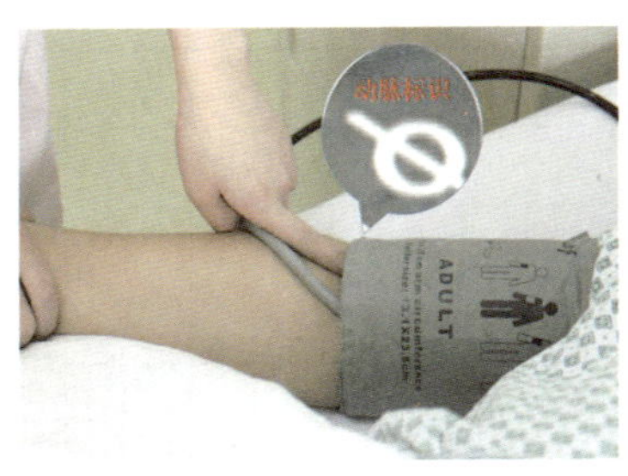

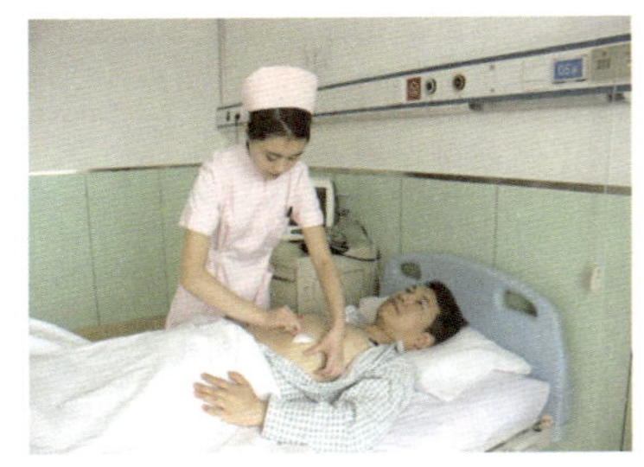

图4–7–7　正确连接连接血压袖带　图4–7–8　将各导联线连同电极片与患者分离

【相关知识】

1. 概念

心电监护仪是指能同时监测患者的动态心电图、呼吸、体温、血压、血氧饱和度、脉率等生理参数，还有报警上下限的设置。能对病人进行连续的监测，及时发现医务人员感觉器官一时不能察觉或来不及察觉的危急情况，使病人得到及时抢救，在降低死亡率、减少并发症、提高医疗护理质量上发挥了确切的功效。

2. 目的

实时监测患者生命体征了解生理状态，保障患者生命安全，根据监测数据采取应对措施，达到治疗和挽救患者生命的目的。

3. 适应证

（1）心肺复苏。

（2）心律失常的高危患者。

（3）危重症需心电监护的患者。

（4）需心电监护的某些诊断和治疗性操作。

4. 禁忌证

心电监护仪无绝对禁忌证。

5. 并发症

皮肤发红、破损。

6. 注意事项

（1）监测过程中，患者和医护人员不要拉扯电极线和导联线；监护仪附近避免电磁干扰。

（2）对酒精过敏者用盐水湿纱布代替，胸部多毛者，放置电极片处应剃毛。电极应与皮肤密切接触，48～72小时更换一次电极片，破损或出汗时随时更换，定期更换电极片的位置，防止皮肤过敏或破溃。

（3）导联部位准确一般选Ⅱ导联，放置电极时留出心前区，除颤时放置电极板。

（4）监测SPO_2过程中，患者指甲不能过长，不能有任何染色物、污垢或是灰指甲。如果监测时间过长，应更换手指。

（5）血氧探头放置位置应与测血压手臂分开，因为在测血压时，阻断血流，而此时测不出血氧，屏幕显示SPO_2数据不准确。

（6）对成人、儿童和新生儿的测量袖带是有区别的，必须使用不同规格的袖带，而且测压时应当注意：

①血压袖带专人专用，成人、儿童袖带分开。

②袖带展开后应缠绕在患者肘关节上2～3 cm处，松紧程度以能够插入1指为宜。

③手臂应和人的心脏保持平齐，袖带充气时应嘱患者不要讲话或活动肢体。

④测压手臂不宜同时用来测量体温，会影响体温数值的准确。

⑤不应静脉滴注或有恶性创伤，否则会造成血液回流或伤口出血。

⑥连续监测的患者，必须做到每班放松袖带1～2次。病情允许时，最好间隔6～8小时更换监测部位一次，防止连续监测同一部位，给患者造成不必要的皮肤损伤。

⑦躁动、肢体痉挛时有很大误差。严重休克、心率小于40次或大于200次时需与人工测量结果相比较。

（7）对角安放白色和红色电极以便获得最佳呼吸波。

7.维护保养

（1）设备定期清洁（清洁剂可用75%酒精），使用后清洁消毒。清洁步骤：

①关闭电源，并断开电源线。

②使用柔软的棉球，吸附适量的清洁剂，擦拭显示屏。

③使用柔软的布，吸附适量的清洁剂后，擦拭设备的表面。

④必要时，使用干布擦去多余的清洁剂。

⑤若有患者分泌物污染可先用含氯消毒液擦拭再用清水擦拭晾干。

⑥将设备放置在通风阴凉的环境下风干。

（2）如果导线上有胶布等的残留物使用胶带去污剂擦拭效果较好，用后将导线妥善放置好。血压袖带应拆卸下来之后用含氯消毒液浸泡15～20分钟，再用清水冲洗晾干备用。

（3）监护仪导线勿折叠，受压。过长的导线可弯成较大的圆圈扎起，妥善放置备用框内以保持清洁、整齐，便于使用。一次性使用的物品必须丢弃。

（4）切勿对心电监护仪及附件进行高温、高压及浸泡消毒，避免接触酸碱等腐蚀性气体和液体。

（5）处于备用状态的监护仪应放在通风干燥处，避免潮湿，并应定期充电，一般每周一次，由专人负责保管。

（6）避免频繁开关仪器，病人非长时间而只是暂停仪器时，待机即可，不必关机。

（7）工作人员操作前洗手，修剪指甲，以免损坏触摸按键或荧光屏。

（8）专人管理，定期检查、消毒、维修及保养。

第八节　输液泵的使用

【典型病例】

患者×××，男性，80岁，入院诊断“冠心病，不稳定型心绞痛”，入院后遵医嘱予5%葡萄糖注射液250 mL+注射用单硝酸异山梨酯20 mg+10%氯化钾注射液7 mL+25%硫酸镁注射液10 mL+胰岛素注射液2 IU，以30 mL/h输液泵泵入。

【操作步骤】

输液泵的使用操作流程（已建立静脉通路）

程序	步骤	序号	图示
仪表	仪表端庄、着装整洁、符合职业要求	1	
核对	双人核对医嘱单与治疗单	1	
评估	患者：病情、年龄、意识、生命体征、心肺肝肾功能、用药史、过敏史、用药效果及不良反应	1	
	操作部位：静脉通路及皮肤穿刺点部位情况	2	
	仪器：性能是否完好	3	
	心理状态：情绪反应、心理需求	4	
	合作程度：患者和（或家属）对此项操作的认识及配合程度	5	
	环境：安静、整洁、光线充足	6	
操作前准备	护士：洗手、戴口罩	1	
	用物： 治疗车上层：治疗单、输液泵（Fresenius Kabi）、基础治疗盘（内有复合碘消毒液、棉签）、泵入药物、输液泵管、酒精棉片、无菌治疗巾、输液瓶贴、快速手消毒剂 治疗车下层：医疗废物收集袋、生活废物收集袋、利器盒 另备输液架	2	图4-8-1
	患者：根据病情协助患者取舒适体位	3	
	双人核对治疗单与泵入药物	4	
操作过程	携用物至床旁，查对患者及腕带信息（2个以上查对点），告知患者，取得合作	1	
	输液泵固定于输液架或置于床旁合适位置	2	
	连接电源，打开开关，输液泵自检	3	
	再次确认静脉输液通路通畅	4	
	用力擦拭分隔膜接头至少15秒（横切面及外周），待干	5	
	将已备好的泵入药物与输液泵管连接排气，对光检查确认管路内无气泡，关闭调节器	6	
	正确连接滴数传感器	7	图4-8-2
	打开泵门，安装输液泵管于泵槽内的感应器处	8	图4-8-3
	打开调节器，按输液泵“START”键启动输液泵	9	

（续表）

程序	步骤	序号	图示
操作过程	再次排气：按“MODE”键，再按“BOLUS”键，直至有液体排出	10	
	根据医嘱设置输入总量（mL）、速度（mL/h）	11	图4-8-4
	输液泵管与静脉输液通路相连	12	
	按“START”键，开始泵入	13	
	确认输液泵运行正常	14	
	边操作边口述：若更改输液速度，按“STOP”键停止输液，再按“︽︾”键或“︿﹀”键重新设置后，再按“START”键改变输液速度	15	
	再次核对治疗单、患者及腕带信息（2个以上查对点）	16	
	整理床单位，根据病情协助患者取舒适体位	17	
	告知注意事项，进行健康指导	18	
	停止泵入		
	确认药物输注完毕	19	
	核对治疗单、患者及腕带信息（2个以上查对点）	20	
	按“STOP”键	21	
	分离输液泵管与液体	22	
	关机	23	
	用正确的方法取下输液泵管	24	
	整理床单位，根据病情协助患者取舒适体位	25	
	仪器清洁擦拭，充电备用	26	
操作后处理	用物：依据《消毒技术规范》和《医疗废物管理条例》做相应处理	1	
	护士：洗手	2	
	记录：在治疗单上打钩、记录时间、签全名；如系危重患者，在危重护理记录单上按要求记录	3	
效果评价	正确查对无误	1	
	无菌观念强	2	
	泵入药物剂量准确、治疗有效	3	
	操作规范熟练，动作轻稳	4	
	沟通良好，体现人文关怀	5	
	建议时间 10分钟	6	

【图示流程】

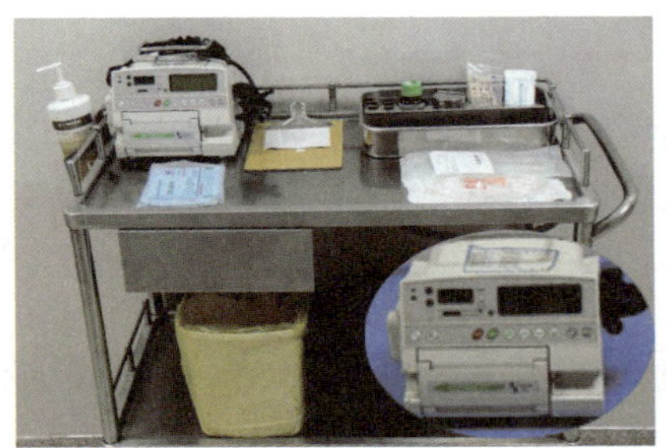

图4-8-1　用物准备

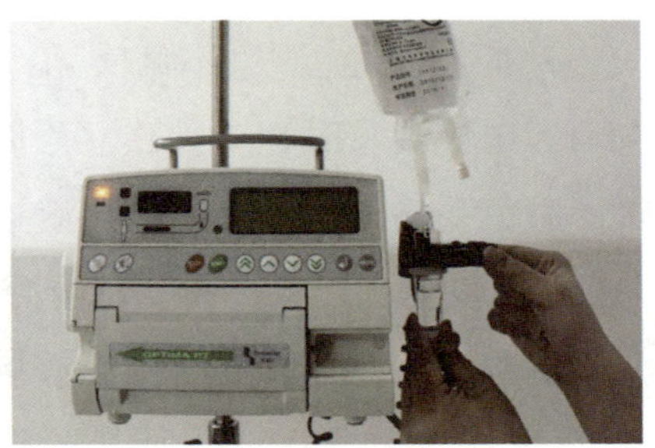

图4-8-2　正确连接滴数传感器

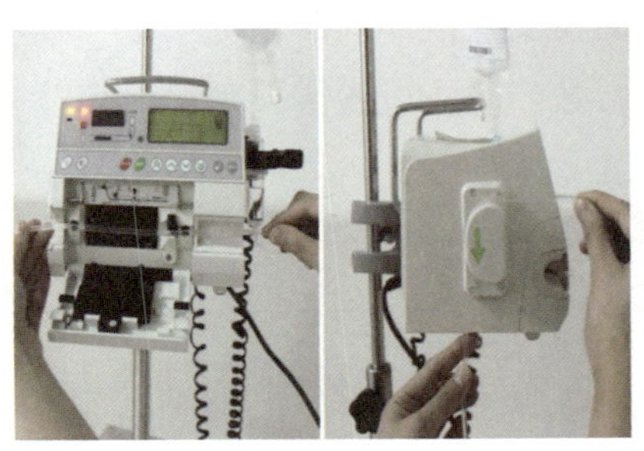

图4-8-3　打开泵门，安装输液泵管于泵槽内的感应器处

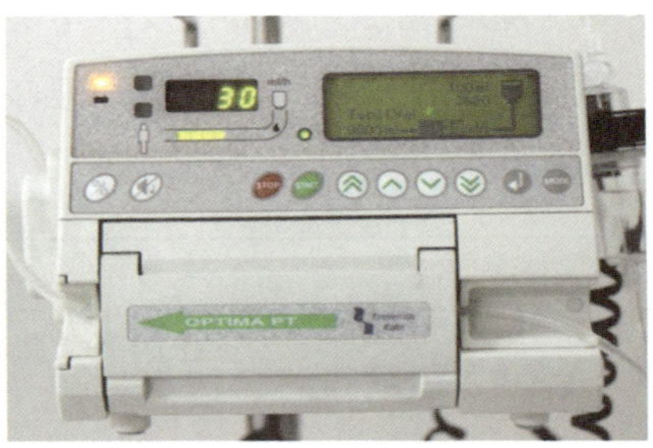

图4-8-4　根据医嘱设置输入总量、速度泵槽内的感应器处图

【相关知识】

1. 概念

输液泵（infusion pump）是通过机械或电子控制装置，准确控制输液滴数或输液流速，保证药物速度均匀、药量准确且安全地进入患者体内的一种仪器。

2. 目的

（1）严密精确控制药物进入人体内的速度。

（2）匀速、持续输入药物。

3. 适应证

（1）常用于需要严格控制输液量和药量的情况，如在应用升压药物、抗心律失常药物，婴幼儿静脉输液或静脉麻醉时。

（2）输注静脉营养液。

（3）需快速定时输注的液体。

4. 注意事项

（1）加强巡视，观察不良反应。

（2）用输液泵时宜单独建立静脉通路，勿在同一静脉通路上输入其他液体，避免受输液速度、压力影响或因推药等其他操作影响液体的持续泵入，血药浓度受到影响，而引起病情变化，出现不良反应。

（3）血管活性药物要从中心静脉导管单独泵入，因病情需要调整输液泵速度后会导致血压改变，所以要注意观察血压变化。

（4）更换输液泵管时，要严格无菌操作。输液泵管使用24小时后需更换。

（5）随时观察穿刺部位皮肤情况，防止发生液体外渗。

（6）正确设置输液速度及其他必需参数，防止设置错误延误治疗。

5. 常见报警原因及处理

报警原因	意义	处理措施
AIR（空气）	AIR闪亮，提示输液泵管中有空气	将输液泵管取出重新排气
DOOR（门）	DOOR闪亮，提示输液泵门开启	关闭泵门
LOWBATT（低电量）	提示输液泵电池电量低	立刻接交流电
EMPTY（空的）	提示输液瓶/袋已空	需更换液体或停止输液
OCCLUSION（堵塞）	报警提示管道受阻，及时查明原因。	

堵塞原因	处理措施
针头堵塞	确认堵塞，可试抽回血，甚至重新建立静脉通路
管道堵塞、受压反折、三通开关放置错误、一路静脉使用多路泵	针对原因解除故障、另开静脉通路
针头脱出血管外	立即停止用药，重建静脉通路
输液泵本身故障	重新更换微量泵，故障仪器及时维修
蓄电池能源耗尽	立即接通外电源
药液外渗（只有外渗达到一定程度产生一定阻力，才会发生报警）	更换穿刺部位

6. 维护及保养

（1）运行中的输液泵应每日由专人用75%乙醇擦拭。

（2）输液泵用后应清洁除尘，每次用75%乙醇擦拭，有胶布污渍用汽油擦净，特别是输液泵管道槽，以免影响输液泵速度的准确性。

（3）定期请工程技术人员监测输液泵的速度是否准确。

7. 健康教育

（1）告知患者使用输液泵的目的，输注药物的名称及输注速度。

（2）告知患者输液肢体不要进行剧烈活动，以防止药液外渗。

（3）告知患者或家属不要随意调节输液泵速度，以保证用药安全。

（4）告知患者有不适感觉或者发现输液泵报警，及时通知医务人员。

第九节　微量注射泵的使用

【典型病例】

患者×××，男性，50岁，入院诊断“高血压3级（极高危）、冠心病”，于8：00测血压185/90 mmHg，口服硝苯地平缓释片20 mg，10：00测血压为180/90 mmHg，遵医嘱给予5%葡萄糖50 mL+硝普钠50 mg 以0.5 mL/h微量泵泵入。

【操作步骤】

微量注射泵的使用操作流程

程序	步骤	序号	图示
仪表	仪表端庄、着装整洁、符合职业要求	1	
核对	双人核对医嘱单与治疗单	1	
评估	患者：病情、年龄、意识、生命体征、心肺肝肾功能、用药史、过敏史、用药效果及不良反应	1	
	操作部位：静脉通路及皮肤穿刺点部位情况	2	
	仪器：性能是否完好	3	
	心理状态：情绪反应、心理需求	4	
	合作程度：患者和（或家属）对此项操作的认识及配合程度	5	
	环境：安静、整洁、光线充足	6	

（续表）

程序	步骤	序号	图示
操作前准备	护士：洗手、戴口罩	1	
	用物： 治疗车上层：治疗单、微量注射泵（WZ-50C6）、基础治疗盘（内有复合碘消毒液、棉签）、20 mL或50 mL注射器、一次性延长管、泵入药物、酒精棉片、无菌治疗巾、快速手消毒剂 治疗车下层：医疗废物收集袋、生活废物收集袋、利器盒 另备输液架	2	图4-9-1 图4-9-2
	患者：根据病情协助患者取舒适体位	3	
	双人核对治疗单与泵入药物	4	
操作过程	遵医嘱抽吸药物，在注射器上贴好药物标识	1	
	口述：药液应现用现配	2	
	携用物至床旁，查对患者及腕带信息（2个以上查对点），告知患者，取得合作	3	
	微量注射泵固定于输液架或置于床旁合适位置	4	
	接通电源，打开开关，微量泵自检	5	
	再次确认静脉输液通路通畅	6	
	用力擦拭分隔膜接头至少15秒（横切面及外周），待干	7	图4-9-3
	连接注射器与延长管	8	图4-9-4
	将注射器安装于微量泵上，确认匹配的注射器型号	9	
	排气：长按“快进”键直至有液体排出	10	图4-9-5
	根据医嘱设定药物输注速度（mL/h）	11	
	一次性延长管与静脉输液通路相连	12	图4-9-6
	按“启动”键，开始泵入	13	
	确认微量泵运行正常	14	
	边操作边口述：若更改输液速度，按“暂停”键停止输液，再按“︽︾”键或“︿﹀”键重新设置后再按“启动”键改变输液速度	15	
	口述：使用硝普钠等避光药物时应注意避光	16	
	口述：使用微量泵过程中，随时观察病情及药物输注情况，发现报警及时处理，以免影响治疗及微量注射泵的运行	17	
	再次核对治疗单、患者及腕带信息（2个以上查对点）	18	
	整理床单位，根据病情协助患者取合适体位	19	

（续表）

程序	步骤		序号	图示
操作过程	告知注意事项，进行健康指导		20	
	停止泵入			
	确认药物输注完毕		21	
	核对治疗单、患者及腕带信息（2个以上查对点）		22	
	按“暂停”键		23	
	分离延长管与液体		24	
	关机		25	
	将注射器从注射泵槽内取出，卡槽及注射器固定夹及时归位		26	
	整理床单位，根据病情协助患者取合适体位		27	
	仪器清洁擦拭，充电备用		28	
操作后处理	用物：依据《消毒技术规范》和《医疗废物管理条例》做相应处理		1	
	护士：洗手		2	
	记录	在治疗单上打钩、记录时间、签全名	3	
		如系危重患者，在危重护理记录单上按要求记录		
效果评价	正确查对无误		1	
	无菌观念强		2	
	泵入药物剂量准确、治疗有效		3	
	操作规范熟练，动作轻稳		4	
	沟通良好，体现人文关怀		5	
	建议时间 10分钟		6	

【图示流程】

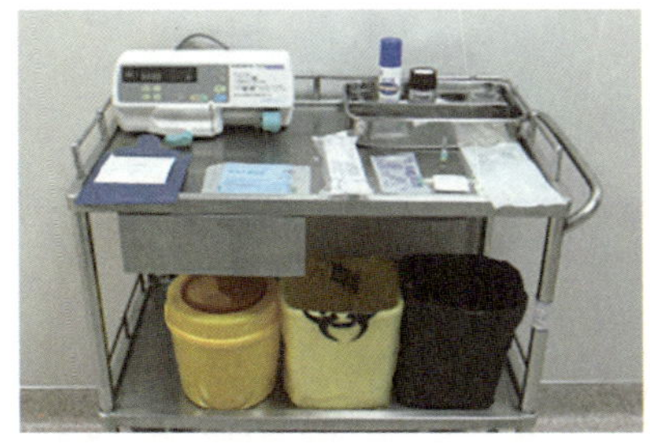

图4-9-1　准备用物

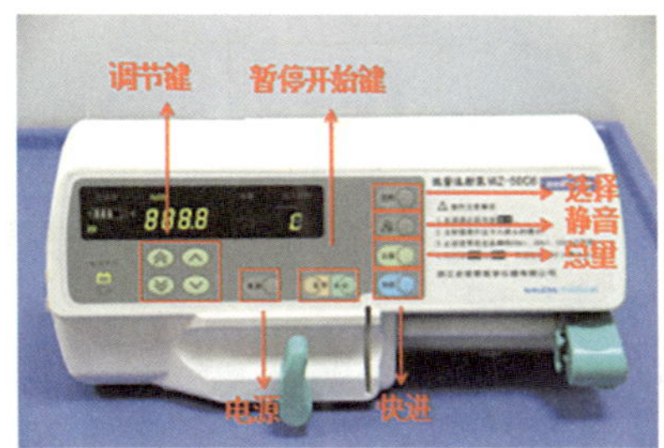

图4-9-2　微量注射泵（WZ-50C6）

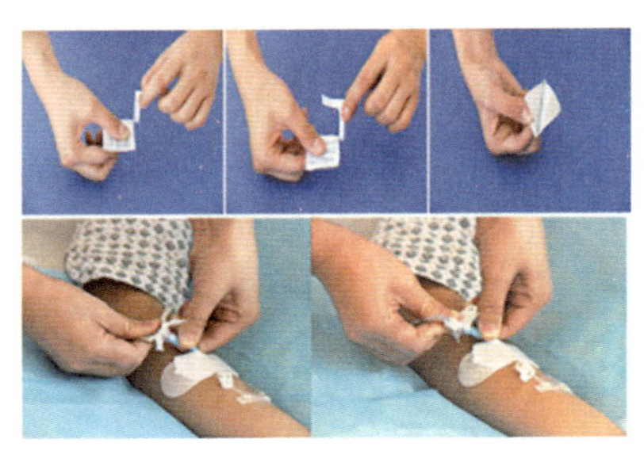
图4-9-3　用力擦拭分隔膜接头至少15秒（横切面及外周）

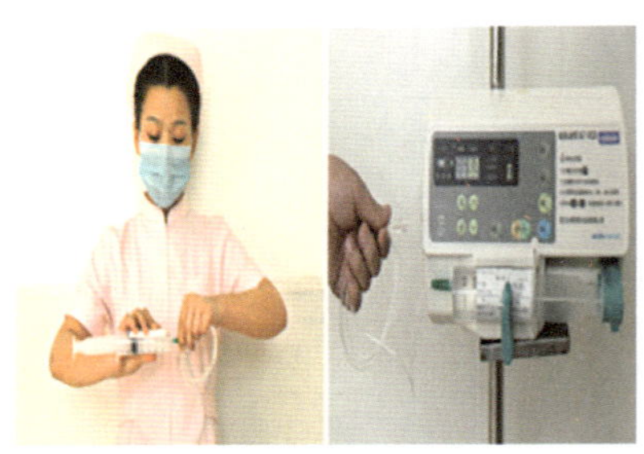
图4-9-4　连接注射器与延长管，并将注射器安装于微量注射泵上

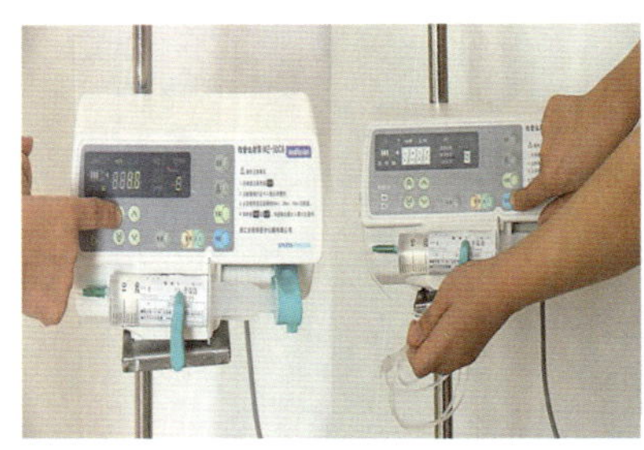
图4-9-5　排气，设定药物输注速度（mL/h）

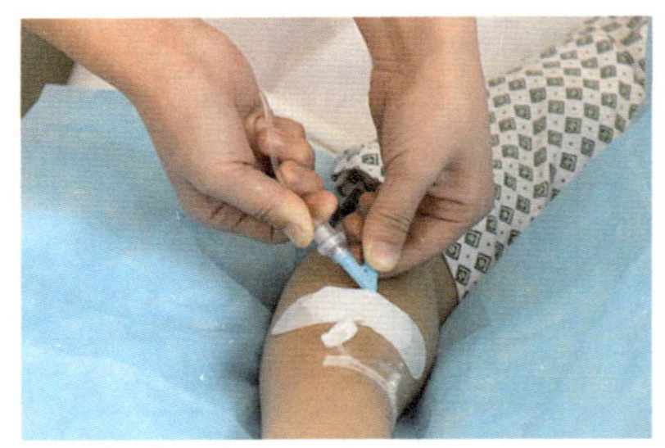
图4-9-6　一次性延长管与静脉输液通路相连

【相关知识】

1. 概念

微量注射泵（microinjector）是可以将少量药液精确、微量、匀速、持续泵入人体内，操作便捷、定时定量，能根据病情需要随时调整药物剂量，使药物在体内能保持有效血药浓度的泵力仪器。

2. 目的

（1）方便、准确地控制和调整药物剂量。

（2）按病情使药物速度均匀，用量准确并安全地进入人体内发生作用。

3. 适应证

（1）用于需要微量精确注射的患者，如重症监护病房（intensive care unit，ICU）或冠心病监护病室（coronary care unit，CCU）的液体药剂连续低流量注射。

（2）连续注射麻醉剂、抗癌剂或抗凝剂。

（3）早产儿或新生儿营养剂的连续注射，低流量注射或输血。

4. 注意事项

（1）使用注射泵的过程中，随时观察病情及药物输入情况。

（2）发现报警及时处理，以免影响治疗及注射泵的运行。

（3）注射硝普钠等避光药物时，使用专用避光注射器及延长管。

（4）注射泵泵入药物最好有载液，且用相对独立的静脉通路，可避免药物进入体内速度异常波动。

（5）血管活性药物（如多巴胺、肾上腺素、去甲肾上腺素等）要从中心静脉导管单独泵入。

（6）更换泵管、药液时，要严格无菌操作，使用24小时需更换注射器及注射泵管。

（7）需要更换药物及改变速率时应及时记录，并做好交接班。嘱患者勿随意调节微量泵速度，以免出现不良后果。

（8）使用微量泵时应加强巡视，观察输液部位有无肿胀、药液外渗、穿刺局部皮肤颜色和温度，血管走向有无条索状发红或异常等，若出现以上情况，应立即停止药物泵入，及时更换穿刺部位。

5. 常见报警原因及处理

<table>
<tr><th>报警原因</th><th colspan="2">意义</th><th>处理措施</th></tr>
<tr><td>NEARLY EMPTY（几乎空无）</td><td colspan="2">报警时注射器内还余1～2 mL药液，提示药液即将用完</td><td>按静音键即可，如果持续用药时，可及时配置药液，以保证药液在血液中持续维持有效浓度</td></tr>
<tr><td>EMPTY（空的）</td><td colspan="2">报警时提示完全用完</td><td>按停止键，更换已配置好的药液</td></tr>
<tr><td>OCCLUSION（堵塞）</td><td colspan="3">报警提示管道受阻，及时查明原因。</td></tr>
<tr><th colspan="2">堵塞原因</th><th colspan="2">处理措施</th></tr>
<tr><td colspan="2">针头堵塞</td><td colspan="2">确认堵塞，可试抽回血，甚至重新建立静脉通路</td></tr>
<tr><td colspan="2">管道堵塞、受压反折、三通开关放置错误、一路静脉使用多路微量泵</td><td colspan="2">针对原因解除故障、另开静脉通路</td></tr>
<tr><td colspan="2">针头脱出血管外</td><td colspan="2">立即停止用药，重建静脉通路</td></tr>
<tr><td colspan="2">微量泵本身故障</td><td colspan="2">重新更换微量泵，故障仪器及时维修</td></tr>
<tr><td colspan="2">蓄电池能源耗尽</td><td colspan="2">立即接通外电源</td></tr>
</table>

（续表）

堵塞原因	处理措施
药液外渗（只有外渗达到一定程度产生一定阻力，才会发生报警）	更换穿刺部位

6. 维护及保养

（1）运行中的微量泵应每日由专人用75%乙醇擦拭。

（2）微量泵使用后应清洁除尘，每次用75%乙醇擦拭，有胶布污渍用汽油擦净，特别是推进器和导轨摩擦处，以免影响微量泵速度的准确性。

（3）定期请工程技术人员监测微量泵速度是否准确。

7. 健康教育

（1）告知患者使用微量注射泵的目的，输注药物的名称和输注速度。

（2）告知患者输液肢体不要进行剧烈活动，以防止药液外渗。

（3）告知患者或家属不要随意调节微量注射泵速度，以保证用药安全。

（4）告知患者有不适感觉或者发现微量泵报警，及时通知医务人员。

第十节　呼吸机的使用

【典型病例】

患者×××，女性，75岁，入院诊断“重症肺炎”，患者出现呼吸困难，SpO_2下降，血气分析PaO_2为50 mmHg，行气管插管后遵医嘱给予有创呼吸机辅助通气。

【操作步骤】

呼吸机的使用操作流程

程序	步骤	序号	图示
仪表	仪表端庄、着装整洁、符合职业要求	1	
核对	双人核对医嘱单与治疗单	1	
评估	患者：病情、年龄、意识、生命体征、身高、体重、自主呼吸情况	1	
	操作部位：人工气道类型、型号、置入深度、固定情况、气囊压力及双肺呼吸音	2	

（续表）

程序	步骤	序号	图示
评估	仪器：性能是否良好，呼吸机氧源接头与中心供氧装置是否吻合，电源插座充足，负压吸引装置已备好	3	
	心理状态：情绪反应、心理需求	4	
	合作程度：告知患者和（或）家属此项操作的目的及配合要点	5	
	环境：安静、整洁、光线充足、宽敞	6	
操作前准备	护士：洗手、戴口罩	1	
	用物 治疗车上层：治疗单、消毒管路一套（包含管路5条、湿化罐1个、加热底盘1个、集水杯3个、Y型接头1个、湿化器连接接头2个）、无菌手套、无菌纱布数块、一次性使用延伸管、一次性输液器、灭菌注射用水500 mL、网套、一次性手套、弯盘（内盛酒精纱布数块）、听诊器、吸氧装置、快速手消毒剂 治疗车下层：医用废物收集袋、生活废物收集袋、利器盒 另备呼吸机（Drager Savina型）、湿化器、温度传感器、模拟肺、简易呼吸器、治疗车或治疗台面 必要时备接线板、输液架	2	图4-10-1 图4-10-2
	患者：已建立人工气道，根据病情取合适体位	3	
操作过程	**管路连接**		
	戴一次性手套，用酒精纱布擦拭呼吸机送气口、出气口及模拟肺连接口	1	
	使用后将酒精纱布直接弃置医疗废物收集袋，脱手套	2	
	在治疗车上打开呼吸机管路	3	图4-10-3
	戴无菌手套	4	
	正确安装湿化罐及加热底盘	5	
	正确连接呼吸机管路：用单根短管将呼吸机吸气口（INSP）与湿化器进气口连接，每两条长管之间连接一个集水杯，将四根长管分别与湿化罐出气口、呼吸机呼气口（EXP）相连接，Y型接口两端连接形成呼吸回路	6	图4-10-4 图4-10-5 图4-10-6
	将呼吸机Y型接口与模拟肺连接	7	
	将连接好的管路用机械架固定	8	
	携用物至床旁，查对患者及腕带信息（2个以上查对点），告知患者，取得合作	9	
	口述：烦躁、不配合患者，遵医嘱给予合理镇静及保护性约束措施	10	

（续表）

程序	步骤	序号	图示
操作过程	检查并打开灭菌注射用水，注明开瓶时间、签全名，套网套备用	11	
	检查并打开一次性输液器，连接灭菌注射用水并排气	12	
	分离一次性输液器与头皮针，将乳头端连接至湿化罐注水口，注水至水位线	13	
	呼吸机氧源线连接至中心供氧装置，接通主机及湿化器电源	14	
	打开主机开关及湿化器开关	15	
	遵医嘱调节湿化器档位	16	
	口述：开机自检，确认呼吸机性能完好	17	
	根据患者病情遵医嘱选择通气模式：IPPV、SIMV、CPAP、BIPAP。方法：按所需模式键（键上黄灯闪烁）→按下中央旋钮确认（键上黄灯亮）	18	
	根据患者病情及理想体重遵医嘱设置潮气量（VT）：一般成人8～12 mL/kg。方法：按所需参数键（键上黄灯亮）→旋中央旋钮至所需数值→按下中央旋钮确认（键上黄灯灭）	19	
	根据患者病情遵医嘱设置呼吸频率（f）：一般成人12～20次/分。设置方法同上	20	
	根据SPO_2及PaO_2遵医嘱设置吸入氧浓度（O_2）：一般成人＜60%。设置方法同上	21	
	根据呼吸频率和预期吸呼比（1：1.5～2）设置吸气时间（Tinsp）：一般成人0.8～1.2s。设置方法同上。吸呼比=Tinsp：（60/f–Tinsp） 设置吸气压力（Pinsp）：一般成人＜35～40	22	
	mbar（保证PaO_2满意的前提下，吸气压力越低越好）。设置方法同上	23	
	合理设置各参数报警限值	24	
	边操作边口述：观察呼吸机运行2～3分钟	25	
	再次检查人工气道位置无移位，固定妥当	26	
	断开模拟肺，打开一次性使用延伸管连接至呼吸机Y型接口	27	
	再与患者人工气道相连	28	
	调节机械架位置，使呼吸机管路斜行向下，集水杯保持直立并处于最低位置	29	图4-10-7
	再次检查管路连接正确及监测系统运行正常，出现报警及时处理	30	

（续表）

<table>
<tr><th>程序</th><th colspan="2">步骤</th><th>序号</th><th>图示</th></tr>
<tr><td rowspan="20">操作过程</td><td colspan="2">听诊两肺呼吸音，检查通气效果</td><td>31</td><td></td></tr>
<tr><td colspan="2">口述：严密观察患者病情变化及氧合状况，出现异常及时通知医生处理</td><td>32</td><td></td></tr>
<tr><td colspan="2">口述：机械通气15～30分钟后复查动脉血气分析，根据血气分析结果调整通气模式及参数</td><td>33</td><td></td></tr>
<tr><td colspan="2">再次核对治疗单、患者及腕带信息（2个以上查对点）</td><td>34</td><td></td></tr>
<tr><td colspan="2">告知注意事项</td><td>35</td><td></td></tr>
<tr><td colspan="2">整理床单位，洗手</td><td>36</td><td></td></tr>
<tr><td colspan="2">在治疗单上打钩、记录时间、签全名</td><td>37</td><td></td></tr>
<tr><td colspan="4">停机</td></tr>
<tr><td colspan="2">携用物至床旁，查对患者及腕带信息（2个以上查对点），告知患者，取得合作</td><td>38</td><td></td></tr>
<tr><td colspan="2">将呼吸机调至“待机”状态（先按“待机”键再按“报警复位”键），关闭湿化器开关，床旁备用</td><td>39</td><td rowspan="3">图4-10-8</td></tr>
<tr><td colspan="2">分离一次性使用延伸管与患者人工气道，用无菌纱布包裹Y型接口，妥善放置</td><td>40</td></tr>
<tr><td colspan="2">关闭湿化器开关，呼吸机床旁备用</td><td>41</td></tr>
<tr><td colspan="2">口述：根据患者病情选择吸氧方式</td><td>42</td><td></td></tr>
<tr><td colspan="2">口述：严密观察患者自主呼吸及氧合状况，停止机械通气30分钟复查动脉血气分析</td><td>43</td><td></td></tr>
<tr><td colspan="2">整理床单位，根据病情协助患者取合适体位</td><td>44</td><td></td></tr>
<tr><td colspan="2">边操作边口述：患者人工气道拔除后关闭呼吸机，切断氧源、电源</td><td>45</td><td></td></tr>
<tr><td rowspan="5">操作后处理</td><td colspan="2">用物：依据《消毒技术规范》和《医疗废物管理条例》做相应处理</td><td>1</td><td></td></tr>
<tr><td colspan="2">仪器：呼吸机管路、各部件拆卸分离后送供应室集中消毒处理，主机清洁消毒备用</td><td>2</td><td></td></tr>
<tr><td colspan="2">护士：洗手</td><td>3</td><td></td></tr>
<tr><td rowspan="2">记录</td><td>在治疗单上打钩、记录时间、签全名</td><td rowspan="2">4</td><td rowspan="2"></td></tr>
<tr><td>在危重护理记录单上记录：待机、停机时间、通气模式、参数、脱机后吸氧方式、氧流量、脱机前后自主呼吸及氧合状况、生命体征、血气分析结果等</td></tr>
</table>

（续表）

程序	步骤	序号	图示
效果评价	正确查对无误	1	
	无菌观念强	2	
	管路连接正确无漏气，模式参数设置合理	3	
	操作规范熟练、安全有效	4	
	与清醒患者做好非语言沟通，体现人文关怀	5	
	建议时间 15分钟	6	

【图示流程】

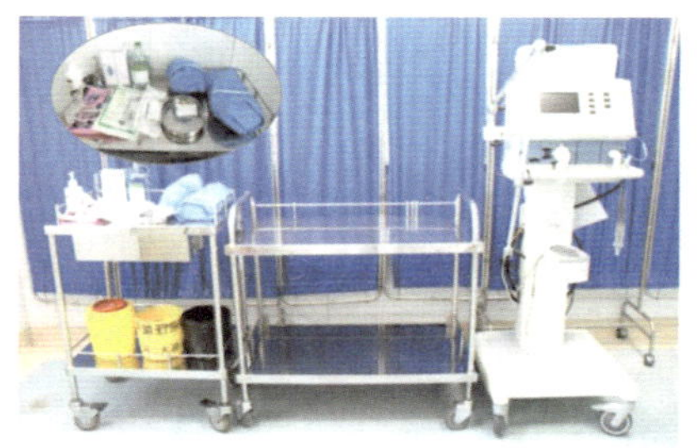

图4-10-1　准备用物

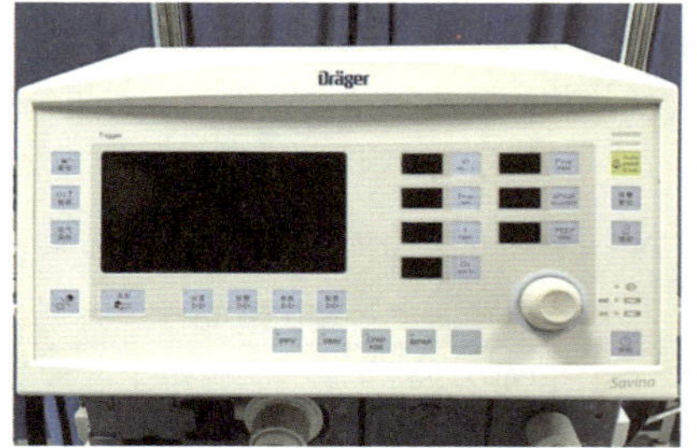

图4-10-2　呼吸机（Drager Savins 型）（1潮气量；2吸气时间；3频率；4吸入时间；5吸气压力；6压力支持；7呼气末正压；8暂停报警音2分钟）

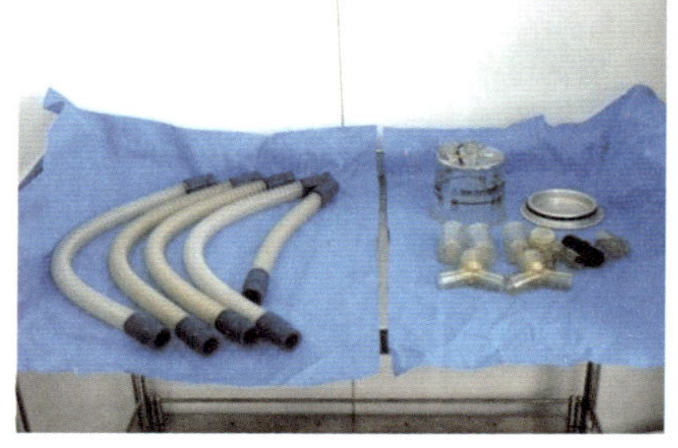

图4-10-3　在治疗车上打开消毒好的呼吸机管路

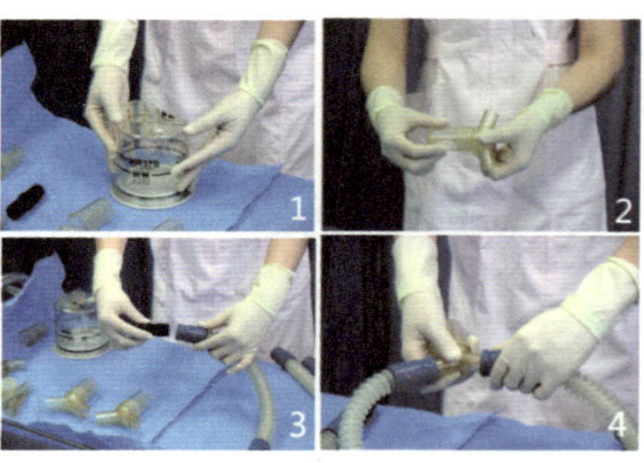

图4-10-4　正确连接呼吸机管路

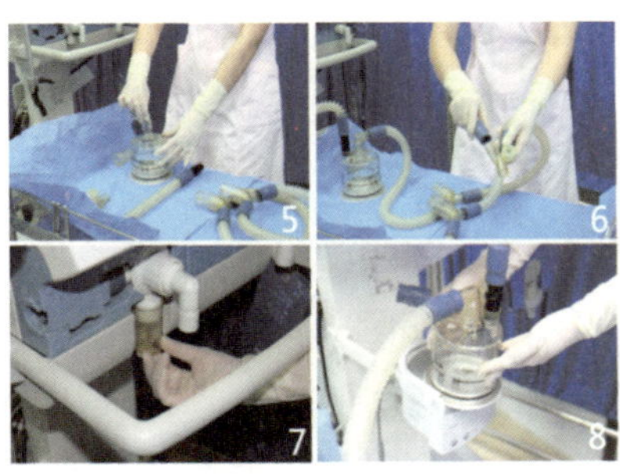

图4-10-5　正确连接呼吸机管路

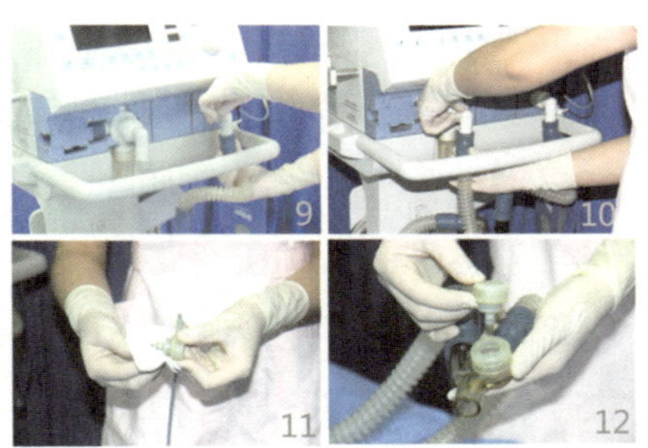

图4-10-6　正确连接呼吸机管路

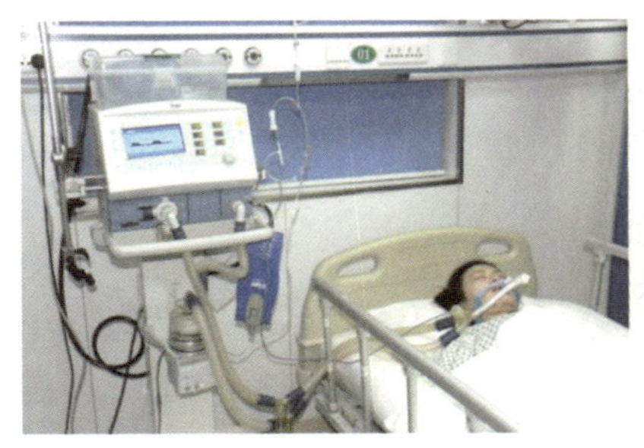

图4-10-7　调节机械架位置，使呼吸机管路斜行向下，集水杯保持直立并处于最低位置

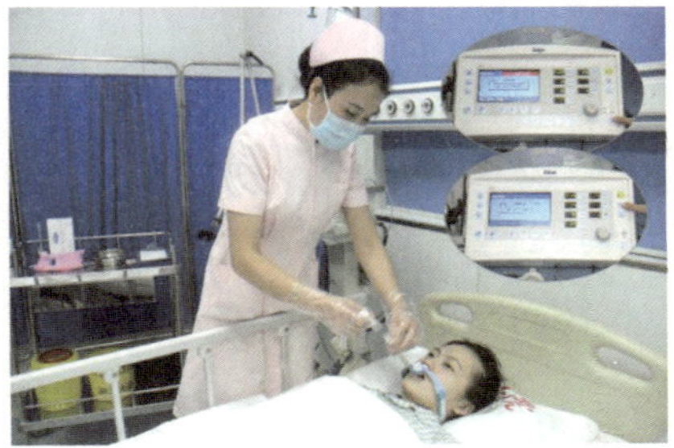

图4-10-8　脱机：分离延长管与人工气道，以无菌纱布包裹Y型接口，将呼吸机调至待机状态，床旁备用

【相关知识】

1. 概念

呼吸机是一种能代替、控制或改变人的正常生理呼吸，增加肺通气量，改善呼吸功能，减轻呼吸功能消耗，节约心脏储备能力的装置。

2. 目的

（1）维持和增加机体通气量。

（2）纠正威胁生命的低氧血症。

3. 原理

经呼吸道直接加压，在呼吸道开口（口腔、鼻腔、气管插管或气管切开）处，以气体直接施加正压力，超过肺泡压产生压力差，气体吸入肺即吸气；释去压力后肺泡压高于大气压，肺泡气排出体外即呼气。

4. 适应证

（1）多原因引起的急性呼吸衰竭及中枢性呼吸衰竭和呼吸机麻痹等。

（2）慢性呼吸衰竭急性加剧。

（3）外科术中术后通气支持。

（4）呼吸功能不全者纤维支气管镜检查，颈部和气管手术等。

（5）需强化气道管理者。

5.相对禁忌证

（1）气胸及纵隔气肿未行引流者。

（2）伴有肺大疱和肺脓肿的呼吸衰竭者。

（3）低血容量性休克未补充血容量者。

（4）严重肺出血。

（5）气管-食管瘘。

6. 注意事项

（1）使用呼吸机前必须检查电源、气源、外部管路等连接是否正确紧密，并试机运行，观察各项参数与显示参数是否一致，确保呼吸机运行良好。

（2）呼吸机管路的位置要低于人工气道，保持斜形向下，以免回路中的积水返流入人工气道；集水杯应垂直向下，处于管路最低位置，并及时倾倒冷凝水。

（3）使用呼吸机期间，床旁应备有简易呼吸器、吸引装置，且性能良好，同时应严密观察患者生命体征，加强气道及气囊管理，做好湿化工作，防止机械通气并发症的发生。

（4）使用呼吸机前检查，应严密观察患者生命体征及通气效果，在危重护理记录单上记录：待机/脱机时间、通气模式及参数、脱机后吸氧方式、氧流量、脱机前后自主呼吸及氧合状况、血气分析结果等。

（5）使用中的呼吸机管路建议每周更换一次，有污染则及时更换，特殊感染和传染病患者无须定期更换，并建议使用一次性管路。

（6）重视呼吸机报警信号，若发现报警，应及时查明原因并正确处理，如不了解呼吸机报警原因而盲目消除报警，可造成严重后果。在未查清报警原因时，可先断开呼吸机，使用简易呼吸器接高浓度氧进行人工呼吸，解除报警原因或检修呼吸机后重新连接呼吸机。

（7）做好呼吸机的日常使用记录。

7.维护及保养

（1）呼吸机应专人管理，保证仪器及管路处于完好备用状态，并悬挂“备用”标识。

（2）不同型号的呼吸机各部件应按呼吸机说明书的要求进行清洁和消毒。

（3）使用中的呼吸机应每日清洁呼吸机表面1～2次。

（4）呼吸机内置电池需定期充电；空气过滤网应定期清洗，避免环境中的粉尘积累而影响机器内部散热。

（5）定期请专业工程师检测呼吸机的功能，必要时更换呼吸机配置的消耗品，确保呼吸机的正常使用。

8.知识链接

（1）IPPV（Intermittent Positive Pressure Ventilation）间歇正压通气：适用于呼吸肌麻痹或无自主呼吸的患者。

优点：

可使呼吸肌完全休息，对于呼吸肌极度疲劳时有好处。

缺点：

①机械故障后的危险；

②如有自主呼吸则对抗；

③长期使用致呼吸肌萎缩、依赖；

④为了使用IPPV而用药抑制自主呼吸后也抑制了排痰，易致感染；

⑤出现呼酸或呼碱的机会大。

（2）SIMV（Synchronized Intermittent mandatory Ventilation）同步间歇指令通气：适用于恢复一定频率自主呼吸的患者。

优点：

①同步呼吸可改善病人的舒适性；

②可减少病人和呼吸机之间的对抗；

③可减少过度通气的发生；

④增加舒适感；

⑤改善V/Q比例。

缺点：

①可引起过度通气和呼吸性碱中毒；

②由于按需阀反应较迟钝及气体流速不能满足患者吸入气流速的需要，患者往往需要额外做功，使呼吸功明显增加；

③COPD患者使用SIMV模式时，可使肺内气体陷闭加重。

（3）CPAP（Continuous Positive Airway Pressure）：持续气道正压通气。

呼吸机提供足够的气体使患者气道无论在呼气相还是吸气相均保持着一定的正压；气道呼吸频率和潮气量均由病人决定，机器仅在一定的吸入氧浓度和压力下送气。适用于自主呼吸完全恢复的患者，在脱机前使用。

优点：

①增加肺容积、促进塌陷的肺泡复张；

②减少呼吸功、改善氧合；

③抵消内源性PEEP或肺过度充气。

缺点：

①CPAP压力水平过高可能会引起肺过度充气；

②当患者存在肺过度充气时，如患者不能耐受，则可明显增加吸气功。

（4）BIPAP（Biphasic Positive Airway Pressure）：双水平气道内正压通气。

优点：

①平均气道压力低，可防止气压伤发生；

②通过保持不同水平的气道压力，能更有效地促进塌陷肺泡复张，改善氧合；

③由于双向压力水平和吸呼比可随意调整，具有更大的使用范围；

④可保留自主呼吸，对循环干扰小，并能减少镇静剂和肌松剂的使用；

⑤病人自主呼吸轻松做功小，几乎适合各种病人。

（5）PEEP（Positive End-Expiratory pressure）：呼气末正压。

呼气终末借助于装在呼气端的限制气流活瓣等装置，使气道压力高于大气压。主要作用：

①减少肺泡萎陷，增加FRC，防止肺不张；

②使肺泡内压增高，FiO2不变的情况，增加肺泡-动脉血氧分压差，同时肺泡始终保持膨胀状态，增加弥散面积；

③改善肺泡充气，增加肺顺应性，同时减少呼吸功。

参考文献

[1]郭锦丽, 王香莉. 基础护理操作流程及考核标准. 第1版, 北京: 科学技术文献出版社, 2016.

[2]郭锦丽, 王香莉. 专科护理操作流程及考核标准. 第1版, 北京: 科学技术文献出版社, 2018.

第五章　常见疾病的护理

第一节　冠状动脉粥样硬化性心脏病

【概述】

冠状动脉粥样硬化性心脏病（coronary atherosclerotic heart disease）指冠状动脉发生粥样硬化引起管腔狭窄或闭塞，导致心肌缺血缺氧或坏死而引起的心脏病，简称冠心病（coronary heantdisease，CHD），也称缺血性心脏病（ischemic heart disease）。

冠心病是动脉粥样硬化导致器官病变的最常见类型，严重危害人类健康。本病多发于 40 岁以上成人，男性发病早于女性，经济发达国家发病率较高；近年来发病呈年轻化趋势，已成为威胁人类健康的主要疾病之一。

【病因】

本病病因尚未完全明确，研究表明，是多种因素作用于不同环节所致的冠状动脉粥样硬化，主要危险因素包括：

1. 年龄、性别

本病多见于40岁以上人群，近年来发病年龄有年轻化趋势。与男性相比，女性发病率较低，在绝经期后发病率明显增加。

2. 血脂异常

脂质代谢异常是动脉粥样硬化最重要的危险因素。

3. 高血压

60% ~ 70% 的冠状动脉粥样硬化病人有高血压。高血压病人患本病的概率较血压正常者高3 ~ 4倍。

4. 吸烟

吸烟可造成动脉壁氧含量不足，促进动脉粥样硬化的形成。被动吸烟也是冠心病的危险因素之一。

5. 糖尿病和糖耐量异常

糖尿病病人心血管疾病风险增加2～5倍，且动脉粥样硬化进展迅速，未来10年发生心肌梗死的风险高达20%。

其他危险因素包括：①肥胖；②缺少体力活动；③进食过多的动物脂肪、胆固醇、糖和钠盐；④遗传因素；⑤A型性格等。

【分型】

由于病理解剖和病理生理变化的不同，冠心病有不同的临床表型。1979年世界卫生组织曾将之分为五型：1. 隐匿型或无症状性冠心病；2. 心绞痛；3. 心肌梗死；4. 缺血性心肌病；5. 猝死。近年趋向于根据发病特点和治疗原则不同分为两大类：1. 慢性冠脉疾病（chronic coronary artery disease，CAD），也称慢性心肌缺血综合征（chronic ischemic syndrome，CIS）；2. 急性冠状动脉综合征（ acute coronarysyndrome，ACS）。前者包括稳定型心绞痛、缺血性心肌病和隐匿性冠心病等；后者包括不稳定型心绞痛（unstable angina，UA），非ST段抬高型心肌梗死，（non-ST-segment elevation myocardial infarction，NSTEMI）和ST段抬高型心肌梗死（ST-segment elevation myocardial infarction，STEMI），也有将冠心病猝死包括在内。

一、稳定型心绞痛

【概述】

稳定型心绞痛（stable angina pectoris）亦称劳力型心绞痛，在冠状动脉狭窄的基础上，由于心肌负荷的增加而引起心肌急剧的、暂时的缺血与缺氧的临床综合征。

【临床表现】

发作性胸痛为主要临床表现，主要在胸骨体中上段之后，可放射至左肩、左臂内侧达无名指和小指，或至颈、咽或下颌部，常为压迫、憋闷或紧缩感，多发于劳力或激动时。持续数分钟，休息或用硝酸酯制剂后缓解。

【辅助检查】

1. 实验室检查

血糖和血脂，胸痛明显的病人需要查血清心肌损伤标志物。

2. 心电图

是发现心肌缺血、诊断心绞痛最常用的检查方法。

3. 多层螺旋CT

冠状动脉成像（CTA）有助于冠脉管壁钙化情况和管腔狭窄程度的判断。

4. 放射性核素检查

是目前估计心肌存活性最可靠的方法。

5. 冠状动脉造影

为有创性检查，是目前冠心病临床诊断的金指标。

【治疗要点】

1. 发作时的治疗

（1）休息：发作时应立即休息，一般病人停止活动后症状即可消除。

（2）药物治疗：宜选用作用较快的硝酸酯制剂，常用药物：

①硝酸甘油片：0.25 ~ 0.5 mg舌下含服，1 ~ 2分钟内显效，约30分钟后作用消失，每隔5分钟可重复1次，但一般连续服用不超过3次。主要的不良反应包括头痛、面色潮红、低血压，首次服用时应注意防止发生直立性低血压。

②硝酸异山梨酯片：5 ~ 10 mg舌下含化，2 ~ 5分钟见效，作用维持2 ~ 3小时。

2. 缓解期的治疗

缓解期一般不需卧床休息，应尽量避免各种明确的诱因。清淡饮食，戒烟限酒，减轻精神负担，保持适当的体力活动。

（1）药物治疗：

①改善心肌缺血及减轻症状的药物。

②预防心肌梗死和改善预后的药物。

（2）非药物治疗：

①运动疗法：建议每人每天有氧运动30分钟，每周运动不少于5天。

②血管重建：常用的方法：A.经皮冠状动脉介入治疗；B.冠状动脉旁路移植术。

③增强型体外反搏：一般每天1小时，12天为一个疗程，能使75%～80%的病人症状获得改善。

【护理常规】

1.心绞痛发作时停止一切活动，立即采取坐位或卧位休息，遵医嘱含服硝酸甘油或硝酸异山梨酯，观察疼痛的部位、性质、程度、持续时间及有无头痛、低血压、面色潮红、眩晕等伴随症状。

2.遵医嘱给予吸氧2～3 L/分，保证病人血氧饱和度在95%以上。

3.给予心电监护，做十八导联心电图，密切观察生命体征变化。

4.建立静脉通路，遵医嘱用药，预防低血压，密切监测转氨酶及肌酸激酶等生化指标，及时发现药物可能引起的肝损害和肌病。

5.关心患者，舒缓紧张情绪。

6.心绞痛缓解期：卧床休息，合理饮食，保持大便通畅，禁烟限酒，保持心境平和。

7.PCI护理：详见第三章第三节经皮冠状动脉介入治疗护理常规。

【健康指导】

1.避免过劳、情绪激动、饱餐、寒冷刺激等诱发因素。

2.合理膳食，少量多餐，戒烟限酒。

3.控制体重，进行适当的有氧运动。

4.遵医嘱服药，不要擅自增减药量。

5.教会病人及家属心绞痛发作时立即停止一切活动，就地休息，舌下含服硝酸酯类药物，仍不缓解立即拨打120，就诊。

6.保持规律生活和愉快情绪。

7.定期复查。

二、不稳定型心绞痛

【概述】

不稳定型心绞痛（unstable angina，UA）是除稳定型心绞痛以外的缺血性胸痛的统称。常表现为静息状态下发生心绞痛或原有稳定型心绞痛的恶化及加重。

【临床表现】

不稳定型心绞痛的胸痛部位、性质与稳定型心绞痛相似，但具有以下特点之一：

1. 原有稳定型心绞痛在1个月内疼痛发作的频率增加、程度加重、时限延长、诱因发生改变，硝酸酯类药物缓解作用减弱。

2. 1～2个月之内新发生的较轻负荷所诱发的心绞痛。

3. 休息状态下，夜间发作心绞痛或较轻微活动即可诱发，发作时表现为ST段抬高的变异型心绞痛。

【辅助检查】

1. 心电图

变异型心绞痛发作时有一过性ST段压低或抬高、T波低平或倒置。

2. 冠状动脉造影。

3. 其他检查

超声心动图和放射性核素等检查的结果与稳定型心绞痛相似，但阳性发现率更高。

【治疗要点】

1. 一般治疗：卧床休息，心电监护，观察生命体征的变化，尤其是心率、心律的变化。有呼吸困难、发绀者应给予吸氧，维持血氧饱和度达到95%以上。如有必要应重复检测心肌坏死标志物。

2. 建议每隔5分钟含化硝酸酯制剂1次，共用3次，再用硝酸甘油持续静脉滴注或微量泵输注，直至症状缓解，预防低血压的发生。

3. 抗凝（栓）治疗，以防止血栓形成，阻止病情进展为心肌梗死。

4. 冠状动脉血管重建治疗。

【护理常规】

1. 同本章第一节稳定性心绞痛的护理。

2. 在抗凝（栓）治疗过程中，严密观察有无出血等药物不良反应。

3. 备好抢救器械和药品，做好血管重建的准备，警惕急性心肌梗死的发生。

【健康指导】

同本章第一节稳定性心绞痛的健康指导。

三、急性心肌梗死

【概述】

急性心肌梗死（AMI）是指因持久而严重的心肌缺血所致的部分心肌急性坏死。临床表现常有持久的胸骨后剧烈疼痛、急性循环功能障碍、心律失常、心功能衰竭、发热、白细胞计数和血清心肌损伤标记酶的升高，以及心肌急性损伤与坏死的心电图进行性演变。

急性ST段抬高型心肌梗死发生后数小时所做的冠状动脉造影显示，90%以上的心肌梗死相关动脉发生完全闭塞。心肌供血完全停止后，所供区域心室壁心肌即发生透壁性坏死。

【临床表现】

心肌梗死的临床表现与梗死的部位、大小、侧支循环情况密切相关。

1. 先兆

50%～81%的病人在发病前数天有乏力、胸部不适、活动时心悸、气急、烦躁、心绞痛等前驱症状，以新发生心绞痛或原有心绞痛加重最为突出。及时发现、处理AMI先兆，可使部分病人避免发生AMI。

2. 症状

（1）疼痛：为最早最突出的症状，疼痛的性质和部位与心绞痛相似，但程度更剧烈，多伴有大汗、烦躁不安、恐惧及濒死感，持续时间可达数小时或数天，休息和服用硝酸甘油不缓解。部分病人疼痛可向上腹部放射而被误诊为急腹症或因疼痛向下颌、颈部、背部放射而误诊为其他疾病。少数病人无疼痛，一开始即表现为休克或急性心力衰竭。

（2）全身症状：一般在疼痛发生后24～48小时出现，表现为发热、心动过速、白细胞增高和血沉增快等，由坏死物质吸收所引起。体温可升高至38℃左右，很少超过 39℃，持续约1周。

（3）胃肠道症状：疼痛剧烈时常伴恶心、呕吐、上腹胀痛。

（4）心律失常：见于75% ～95% 的病人，多发生在起病1～2天，24小时内最多见。以室性心律失常最多，尤其是室性期前收缩，室颤是AMI早期，特别是病人入院前的主要死因。

（5）低血压和休克：病人表现为烦躁不安、面色苍白、皮肤湿冷、脉细而快、大汗淋漓，少尿、神志迟钝，甚至晕厥者则为休克表现。一般多发生在起病后数小时至1周内。

（6）心力衰竭：发生率约为32% ～48%，主要为急性左心衰竭，表现为呼吸困难、咳嗽、发绀、烦躁等症状，重者可发生肺水肿，随后可发生右心衰竭表现。根据有无心衰表现，按Killip分级法（表5–1–1）将急性心肌梗死的心功能分为Ⅳ级。

表5–1–1　急性心肌梗死后心衰的Killip分级

分级	表现
Ⅰ级	无明显心功能损害
Ⅱ级	轻中度心衰主要表现为肺底啰音（＜50%肺野）、第三心音及X线胸片上肺淤血的表现
Ⅲ级	重度心衰（肺水肿），啰音＞50%的肺野
Ⅳ级	心源性休克

3.并发症

（1）乳头肌功能失调或断裂。

（2）心脏破裂

少见，常在起病1周内出现。

（3）栓塞

发生率1% ~ 6%，见于起病后1 ~ 2周，如为左心室附壁血栓脱落所致，则引起脑、肾、脾或四肢等动脉栓塞。由下肢静脉血栓脱落所致，则产生肺动脉栓塞，可导致猝死。

（4）心室壁瘤

简称室壁瘤，主要见于左心室，发生率5% ~ 20%，室壁瘤可导致心力衰竭、栓塞和室性心律失常。

（5）心肌梗死后综合征

发生率为10%。于AMI后数周至数月内出现，表现为心包炎、胸膜炎或肺炎，有发热、胸痛等症状。

【辅助检查】

1. 心电图

特征性改变：STEMI 心电图表现特点为：

（1）面向坏死区周围心肌损伤的导联上出现ST 段抬高呈弓背向上形、面向透壁心肌坏死区的导联上出现宽而深的Q波（病理性Q波），面向损伤区周围心肌缺血区的导联上出现T波倒置，如图5–1–1为急性前壁心肌梗死心电图。

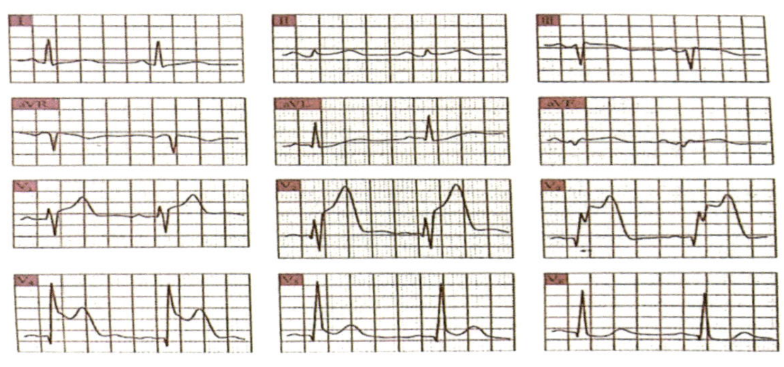

图5–1–1　急性前壁心肌梗死心电图

（2）在背向心肌坏死区的导联则出现相反的改变，则R波增高、ST段压低和T波直立并增高，如图5–1–2为急性下壁心肌梗死心电图。

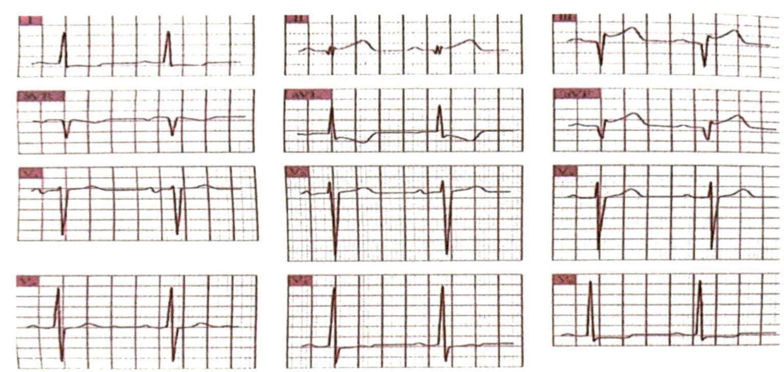

图5-1-2　急性下壁心肌梗死心电图

2. 超声心动图

有助于了解心室壁的运动和左心室功能，诊断室壁瘤和乳头肌功能失调等。

3. 放射性核素检查

可显示AMI 的部位与范围，有助于判定心室的功能、诊断梗死后造成的室壁运动失调和室壁瘤。

4. 实验室检查

（1）起病24～48小时后白细胞计数增高，中性粒细胞增多，嗜酸性粒细胞减少或消失，红细胞沉降率增快，C反应蛋白增高。

（2）血清心肌坏死标志物：

①心肌肌钙蛋白Ⅰ（CTnⅠ）或T（CInT）的增高是诊断心肌坏死最特异和敏感的首选指标。

②肌酸激酶同工酶（CK-MB），对判断心肌坏死的临床特异性较高。

③肌红蛋白，有助于早期诊断，但特异性较差。

【治疗要点】

1. 一般治疗；

2. 解除疼痛；

3. 再灌注心肌；

4. 消除心律失常；

5. 控制休克；

6.治疗心力衰竭。

【护理常规】

1.急性期绝对卧床休息12小时，缓解期给予床上被动活动，恢复期进行室内活动，10分钟/次，2次/天，遵循循序渐进的原则。

2.鼻导管吸氧2 L/分，给予心电、血压、血氧监测，48小时更换电极片及粘贴位置，避免影响监护效果，减少粘胶过敏发生。保持环境安静，限制探视。

3.建立静脉通路，密切观察药物不良反应，如发生及时通知医生。

4.解除疼痛：

（1）哌替啶（杜冷丁）50～100 mg肌注或吗啡2～4 mg皮下注射，必要时5～10分钟可重复使用，用药期间，注意防止呼吸功能抑制和血压降低等不良反应。（2）硝酸甘油0.25～0.5 mg或硝酸异山梨酯5～10 mg舌下含服，注意心率增快和血压降低。再灌注心肌疗法能有效解除疼痛。

5.急性期

（1）拟行冠状动脉介入治疗的患者，在患者病情允许的情况下，简明扼要地向患者及家属说明手术目的、穿刺麻醉方法、术中出现不适如何告知医生等，避免患者因手术引起进一步紧张、焦虑。

（2）接到导管室通知后，携带急救箱及监护设备，推床将患者转运至导管室。

（3）介入治疗后，如患者使用替罗非班等药物治疗，注意观察患者的皮肤、牙龈、鼻腔黏膜等是否有出血、瘀斑，穿刺点是否不易止血等，必要时通知医生，遵医嘱处理。

（4）溶栓患者应注意观察过敏反应、低血压、出血等，一旦发生，应紧急给予处理。

6.记录24小时出入量。出入量不平衡（入量＞出量500 mL）时，及时通知医师。

7.起病4～12小时内给予流质饮食，随后过渡到低盐、低脂肪、高纤维的流质或半流质饮食，少量多餐，避免辛辣、发酵食物。进食时嘱患者将头偏向一侧，防止发生误吸。

8. 保持大便通畅，避免用力排便，必要时口服缓泻剂或使用开塞露辅助通便。

9. 遵医嘱给予口服药物，做好用药指导，观察用药效果。

10. 做好基础护理和皮肤护理，预防压力性损伤。

11. 严密观察病情变化，预防心律失常、心源性休克、急性左心衰等并发症。备齐抢救器械和药品。

（1）猝死急性期：严密进行心电监护，及时发现心率及心律变化。尤其应警惕发生室颤或心脏骤停、心源性猝死，需立即通知医生并协助处理，同时遵医嘱监测电解质及酸碱平衡状况。

（2）心力衰竭：应严密观察患者有无呼吸困难、咳嗽、咳痰、少尿、低血压、心率加快等，严格记录出入量。嘱患者避免情绪激动、饱餐、用力排便。发生心力衰竭时，需立即通知医生并协助处理。

（3）心律失常：如患者有心衰、低血压、胸痛伴有多形性室速、持续性单形室速，应及时通知医生，并监测电解质变化。如发生室颤，应立即协助医生除颤。

（4）心源性休克：密切观察患者心电监护及血流动力学监测指标，定时记录数值，遵医嘱给予补液治疗及血管活性药物，并观察给药后效果、患者尿量、血气指标等变化。

12. 做好疾病相关知识宣教，关心患者，舒缓紧张及焦虑情绪。

【健康指导】

发生心肌梗死后，必须做好二级预防，以预防心肌梗死再发。嘱患者合理膳食，戒烟限酒，适度运动，保持心态平和，坚持服用抗血小板药物、β受体拮抗剂、他汀类调脂药及ACEI。控制高血压及糖尿病等危险因素，并定期复查。在日常生活中还要注意以下几点：

1. 避免过度劳累，逐步恢复日常活动，生活规律。

2. 放松精神，愉快生活。

3. 不要在饱餐或饥饿的情况下洗澡。洗澡时水温最好与体温相当，时间不宜过长，冠心病程度较严重的患者，洗澡时应在他人协助下进行。

4. 在严寒或强冷空气影响下，冠状动脉可发生痉挛而诱发急性心肌梗死，要注意保暖和适当防护。

5. 急性心肌梗死患者在排便时，屏气用力可使心肌耗氧量增加，加重心脏负担，易诱发心搏骤停或室颤，甚至致死，因此要保持大便通畅，防止便秘。

6. 要学会识别心肌梗死的先兆症状，并能正确处理。心肌梗死患者约70%有先兆症状，主要表现为：

（1）既往无心绞痛的患者突然发生心绞痛，或原有心绞痛的患者无诱因性发作，发作后症状突然明显加重。

（2）心绞痛性质较以往发生改变、时间延长，使用硝酸甘油不易缓解。

（3）疼痛伴有恶心、呕吐、大汗或明显心动过缓或过速。

（4）心绞痛发作时伴气短、呼吸困难。

（5）冠心病患者或老年人突然出现不明原因的心律失常、心力衰竭、休克或晕厥等情况时，都应想到心肌梗死的可能性。一旦发生，必须认真对待，患者首先应原地休息，保持安静，避免精神过度紧张，同时舌下含服硝酸甘油或吸入硝酸甘油喷雾剂，若20分钟胸痛不缓解或出现严重胸痛伴恶心、呕吐、呼吸困难、晕厥时，应拨打“120”。

7. 运动原则：有序、有度、有恒；运动形式：行走、慢跑、太极拳、游泳等有氧运动为主；运动强度及持续时间以不感到心悸、乏力为宜。

第二节　心律失常

【概述】

心律失常（cardiac arrhythmia）是指心脏冲动的频率、节律、起源部位、传导速度或激动次序的异常。按其发生原理，可分为冲动形成异常和冲动传导异常两大类。按照心律失常发生时心率的快慢，可分为快速性与缓慢性心律失常两大类。

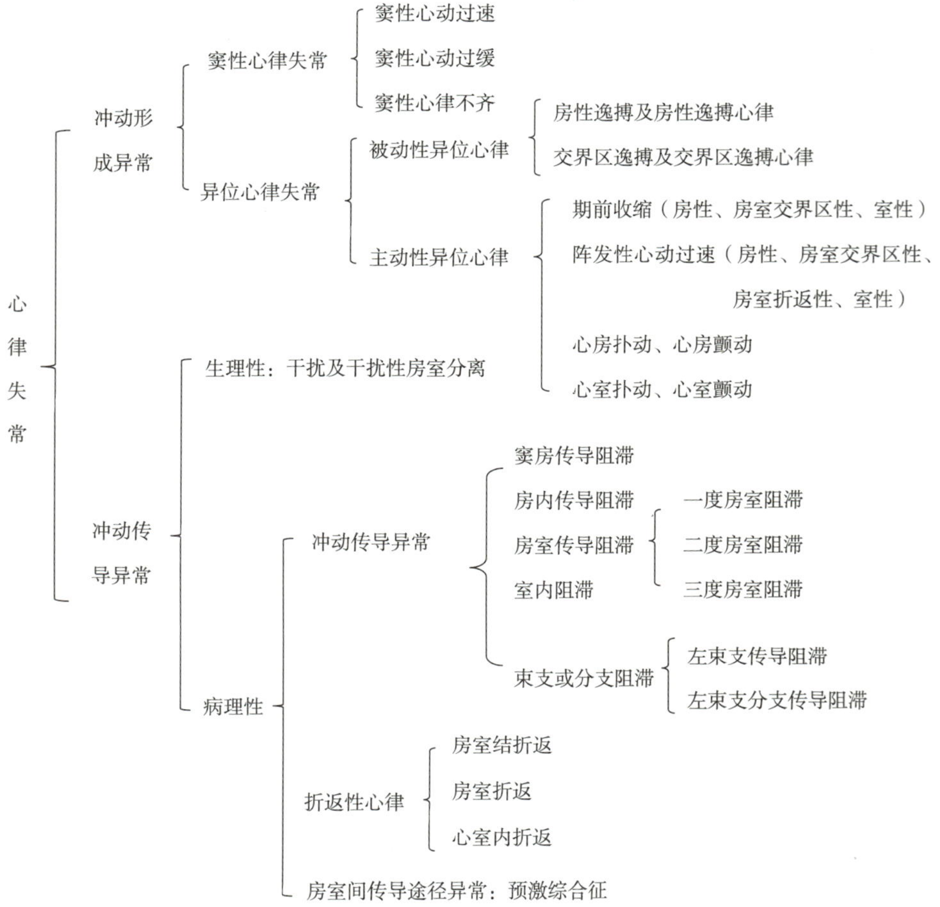

一、窦性心律失常

（一）窦性心动过速

窦性心动过速是指窦房结所控制的心律频率超过每分钟100次。

【病因】

1. 基本病因

（1）病理因素：发热、低血压、休克、脓毒症、贫血、缺氧、或部分疾病，如嗜铬细胞瘤、甲状腺功能亢进、肺栓塞、慢性肺疾病、急性心梗和失代偿性心力衰竭等，均可造成窦性心动过速。

（2）药物影响：使用兴奋类物质（尼古丁、咖啡因、苯丙胺类）、抗胆碱能药、停用β受体阻滞剂。

2. 诱发因素

剧烈活动、情绪激动、吸烟、饮酒、饮茶或咖啡等。

【心电图特点】

见图5–2–1

1. 频率多为100～150次/分，偶有高达200次/分；

2. 窦性P波规律出现；

3. PR间期0.12～0.20 s。

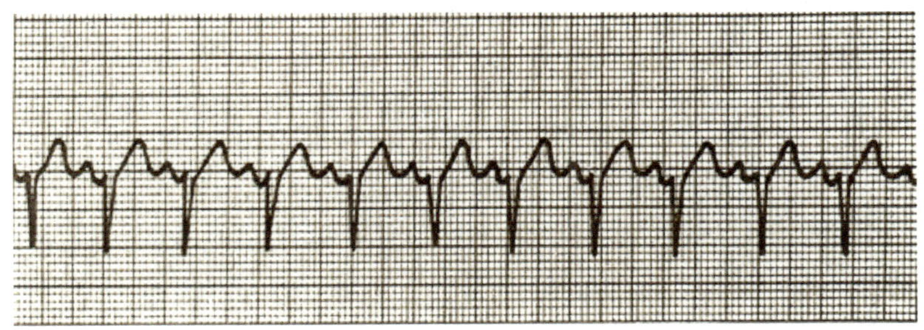

图5–2–1　窦性心动过速

【临床表现】

绝大多数患者的窦性心动过速本身并不直接引起症状，部分患者可出现心悸。

根据心率不同，可有不同的临床症状。轻者一般无明显症状。心率较快时可出现不同程度的胸闷、心悸、乏力等症状。

【治疗】

无症状的窦性心动过速一般无需治疗。有症状者应注意消除诱因和治疗原发病，控制心力衰竭、补充血容量、控制甲亢、治疗发热性疾病等，必要时可遵医嘱给予β受体阻滞剂或非二氢吡啶类钙通道阻滞剂。

【护理常规】

1. 消除诱因，配合医生治疗患者原发病。

2. 病情观察：定时巡视病房，观察病情变化，根据病情测量生命体征。

3. 服药护理：遵医嘱给予患者服用药物，观察疗效及不良反应，如有异常通知医师配合处理。

4. 心理护理：帮助患者解除紧张焦虑情绪，正确面对，积极治疗。

5. 饮食与排便护理：指导患者低盐低脂粗纤维饮食，戒烟戒酒，保持大便通畅。

【健康指导】

1. 生活规律，保证充足的睡眠。

2. 居住环境安静，避免喧闹。

3. 注意劳逸结合，根据自身的情况选择适合的体育锻炼，如散步、太极拳、气功等，预防感冒。

4. 注意饮食有节，定时适量，忌过饱或过饿。忌烟酒、浓茶、浓咖啡，辛辣刺激等食物。

5. 按医嘱服用抗心律失常药物，不可自行减慢或擅自换药，观察药物疗效及不良反应，有异常及时就诊。

（二）窦性心动过缓

窦性心动过缓是窦房结发放冲动的频率低于每分钟60次。

【病因】

1. 生理性

一般发生在安静或者睡眠时，常见于体育工作者、强体力劳动者，安静时心率可能在50次/分左右。

2. 病理性

一般为迷走神经张力过高导致，如颅内压升高、急性心肌梗死、甲状腺功能减退症等。

【心电图特点】

见图5–2–2。

1. 频率＜60次/分；

2. 窦性P波规律出现；

3. PR间期0.12 ~ 0.20 s。

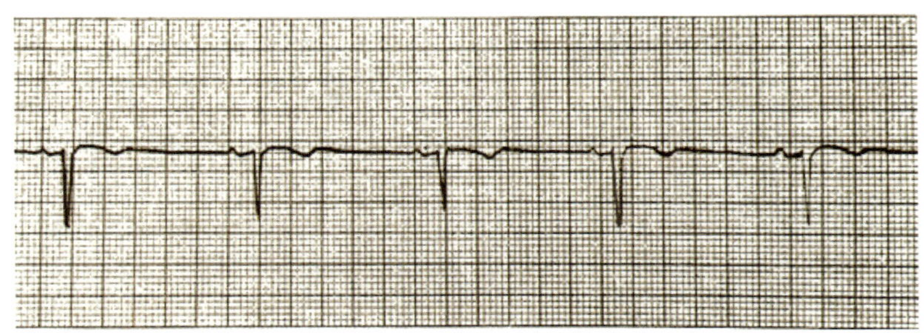

图5-2-2　窦性心动过缓

【临床表现】

心动过缓的患者偶有心悸，自觉心跳沉重感。可能会合并房性期前收缩或室性期前收缩。

多数窦性心动过缓，尤其是神经性因素所致者心率在40～60次/分。患者由于血流动力学改变不大，所以也无明显症状。当心率持续、显著减慢或合并严重器质性心脏病，心脏的每搏输出量不能增大时，每分钟的心排血量减少，冠状动脉、脑动脉及肾动脉的血流量减少，则可能会出现气短、乏力、疲劳、头晕、黑朦、胸闷等症状。严重时可出现晕厥或晕厥前兆，冠心病患者可能出现心绞痛。

【治疗】

无症状的窦性心动过缓无须治疗，部分患者去除可逆性病因诱因即可。该病治疗以药物治疗、植入起搏器为主。

1. 心动过缓：伴有胸闷气短者可给予吸氧治疗，改善症状。

2. 解除病因和诱因：由颅内压增高、药物、胆道阻塞、伤寒等所致的窦性心动过缓，应首先治疗，并结合心率减慢程度及是否引起心排血量减少，适当采用提高心率的药物。

3. 药物治疗：急性发作时，可使用阿托品、异丙肾上腺素和麻黄碱等药物提高心率。

4. 手术治疗：心脏起搏器治疗。

【护理常规】

1. 饮食指导：指导患者低热量低脂低胆固醇高纤维饮食。

2. 活动指导：合理的运动锻炼以避免发生心绞痛症状为度。

3. 观察患者用药时心率、心律的变化，根据患者病情变化遵医嘱调整剂量。

4. 心理护理：保持情绪稳定，充分的休息与睡眠。

5. 如患者一旦发生晕厥，应立即通知医生，将患者平卧，解开衣领，保持呼吸道通畅，行心电图检查，测血糖，给予氧气吸入，建立静脉通路，进行心电监护等急救措施。行起搏器植入者，见本书第三章中第八节、第九节永久起搏器植入与临时起搏器植入护理常规。

【健康指导】

1. 保证睡眠充足，不熬夜。

2. 保持心情开朗，情绪稳定，避免过度兴奋和忧伤。

3. 密切注意气候变化，避免寒风侵袭，勿到拥挤的公共场所。

4. 增强体质，在病情稳定的情况下，可适当参加太极拳锻炼。

5. 清淡易消化饮食，戒烟限酒，少喝浓茶及咖啡。

6. 告知如有不适及时就诊。

（三）窦性停搏

窦性停搏是指窦房结在一个或多个心动周期中不产生冲动，以致不能激动心房或整个心脏。

【病因】

1. 原发性窦性停搏

较多见，主要是窦房结本身的损害，多由器质性心脏病所致，例如冠心病、急性心肌炎、心肌病、病窦综合征、濒死性停搏，即为各种疾病晚期的临终前表现。

2. 继发性窦性停搏

（1）继发于各种快速性心律失常之后的短暂性窦性停搏（2～4s），最常见于室上性心动过速，经刺激迷走神经以及药物治疗或食管调搏术超速抑制后，室上性心动过速被突然纠正后而发生的窦性停搏，多为短暂发生。

（2）抗心律失常药物过量或中毒可致窦性停搏，如洋地黄、奎尼丁、利舍平及胺碘酮等。

（3）迷走神经张力增高对窦房结功能抑制作用致窦性停搏，例如压迫眼球、按摩颈动脉窦、刺激咽部及气管插管等，正常人有时也可发生。

（4）心脏外伤或心脏外科手术时损伤窦房结，可于手术中或手术后出现窦性停搏。冠状动脉造影等也可导致窦性停搏。

（5）高血钾、低血钾亦可引起窦性停搏。

【心电图特点】

见图5–2–3。

1. 较正常PP间期显著长的间期内无P波发生，或P波与QRS波均不出现。

2. 长的PP间期与窦性PP间期无倍数关系。

3. 长时间的窦停后下位的潜在起搏点，如房室交界处或心室，可发出单个逸搏或逸搏性心律控制心室。

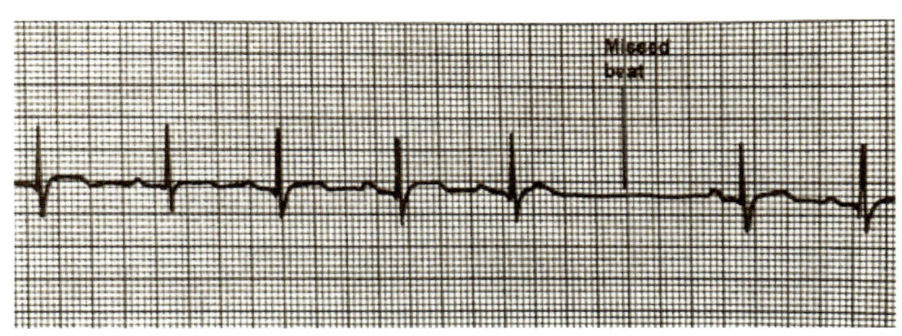

图5–2–3　窦性停搏

【临床表现】

典型症状：为一过性，持续时间很短，可无症状。过长时间的窦性停搏（>3 s）且无逸搏发生时，患者可出现晕眩、黑朦或短暂意识障碍，严重者可发生阿–斯综合征，甚至死亡。

【治疗】

主要针对病因治疗。对于频发的窦性停搏可试用药物治疗，对发作昏厥者可安装人工心脏起搏器。

1. 手术治疗

有适应证者安置人工心脏起搏器。

2. 药物治疗

可试用提高心率的药物如阿托品、异丙肾上腺素、麻黄碱等药物治疗。

【护理常规】

1. 病情观察：定时巡视病房，观察病情变化，根据病情测量生命体征。

2. 休息与活动：指导患者根据自身情况进行活动，以不引起症状为准。

3. 服药护理：遵医嘱给予患者服用药物，观察疗效及不良反应，如有异常通知医师配合处理。

4. 手术护理：详见本书第三章第八节、第九节起搏器植入护理常规。

5. 心理护理：帮助患者解除紧张焦虑情绪，积极配合治疗。

6. 饮食护理：指导患者低盐低脂粗纤维饮食，保持大便通畅。

7. 如患者一旦发生晕厥，应立即通知医生，将患者平卧，解开衣领，保持呼吸道通畅，行心电图检查，测血糖，给予氧气吸入，建立静脉通路，进行心电监护等急救措施。

8. 对心源性猝死的处理是立即进行有效的心肺复苏。

【健康指导】

1. 保持情绪乐观，积极配合治疗。

2. 劳逸结合，睡眠充足，可适当参加锻炼。

3. 饮食营养均衡，少食辛辣刺激性食物。

4. 定期监测心率，注意相关指标与自觉症状的变化，及时就医。

5. 起搏器植入术后的患者避免去磁场较强的场所，如发电厂，做核磁等相关检查时告知检查者有起搏器植入。随身携带起搏器卡，如有异常及时就诊。遵医嘱定期检测起搏器起搏及功能是否正常。

（四）病态窦房结综合征

病态窦房结综合征是由窦房结病变导致功能减退，产生多种心律失常的综合表现。

【病因】

常见病因为心肌病、冠心病、心肌炎，亦见于结缔组织病、代谢或浸润性疾病，不少病例病因不明。除窦房结及其邻近组织外，心脏传导系统其余部分，也可能受累，引起多处潜在起搏点和传导功能障碍。

【心电图特点】

见图5–2–4

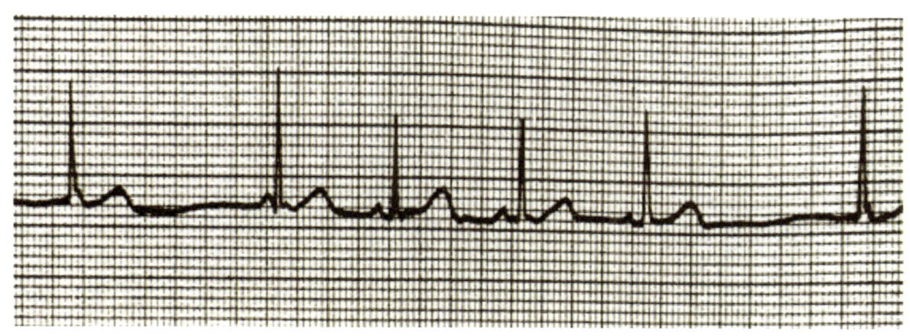

图5–2–4　病态窦房结综合征

1. 持续而显著的窦性心动过缓（50次/分以下）。
2. 窦性停搏与窦房传导阻滞。
3. 窦房传导阻滞与房室传导阻滞同时并存。
4. 心动过缓–心动过速综合征。

【临床表现】

病态窦房结综合征临床表现轻重不一，可呈间歇发作。多以心率缓慢所致的脑、心、肾等脏器供血不足引起的症状，尤其是脑供血不足引起的症状为主。轻者可出现乏力、头昏、眼花、失眠、记忆力差、反应迟钝或易激动等。严重者可引起短暂黑矇、先兆晕厥、晕厥或阿–斯综合征发作。部分患者合并短暂室上性快速性心律失常发作，又称慢–快综合征。当快速性心律失常发作时，心率可达100次/分以上，持续时间长短不一，而当心动过速突然中止后可有心脏暂停伴或不伴晕厥发作。

其他症状：严重心动过缓或心动过速除引起心悸外，还可加重原有心脏病症状，引起心力衰竭或心绞痛。除此，心排出量过低时还严重影响肾脏等的灌注而致尿少、消化不良。慢–快综合征还可能导致血管栓塞症状。

【治疗】

1. 积极查找病因，防止疾病进一步发展。

2. 药物治疗

（1）对于急性心肌炎，可用能量合剂、大剂量维生素C静脉滴注。

（2）对不伴快速性心律失常者：可试用阿托品、麻黄素或异丙肾上腺素，提高心率。治疗后可延缓疾病发展，改善症状。

3. 人工心脏起搏器植入术

对心率过缓者可植入人工心脏起搏器以维持正常生活及工作。选用心房起搏或频率应答型起搏器，在此基础上可加用抗心律失常药以控制快速性心律失常。

【护理常规】

1. 配合医师治疗原发病，避免诱因。

2. 病情监测

遵医嘱给予心电监护，观察心电图变化，记录症状发作的持续时间、频率和状态。

3. 用药护理

遵医嘱慎用或停用各种抑制窦房结功能的药物，如β-受体阻滞剂、维拉帕米、洋地黄类制剂等以及其他抗心律失常药物，使用抗心律失常药物时要观察效果及不良反应。

4. 手术护理

同第三章第八节永久性心脏起搏器植入术的护理常规。

5. 生活护理

协助患者完成日常生活，为患者提供安静的休息环境，保证充足睡眠。

6. 饮食护理

指导患者清淡、易消化、高维生素饮食，少量多餐。

7. 心理护理

指导患者保持乐观情绪，积极配合治疗。

8. 同窦性停搏护理常规第7项。

【健康指导】

同窦性停搏健康指导。

二、房性心律失常

（一）房性期前收缩

房性期前收缩是指心房某个部位的心肌兴奋，提前发出冲动信号，使心脏提前收缩。

【病因】

各种器质性心脏病均可发生房性期前收缩，并经常是快速性房性心律失常出现的先兆。

【心电图特点】

见图5–2–5。

1. P波提前发生，与窦性P波形态不同；
2. PR间期≥0.12 s；
3. QRS波形态通常正常，亦可出现宽大畸形的QRS波；
4. 代偿间歇不完全。

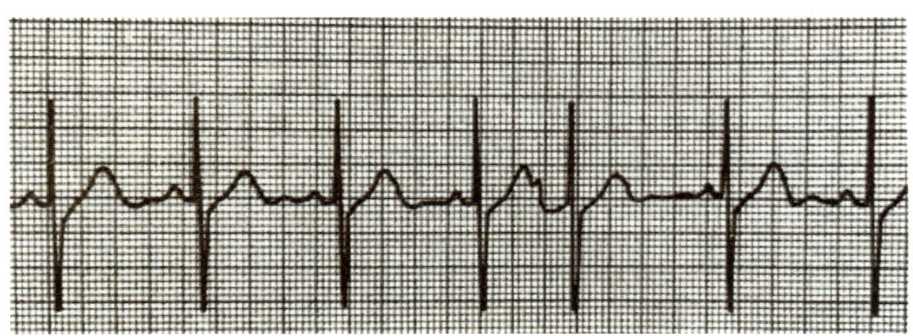

图5–2–5　房性期前收缩

【临床表现】

房性期前收缩主要表现为心悸、心脏“停跳”感，典型症状是心悸，部分患者可有胸闷、心前区不适、头昏、乏力、脉搏有间歇等表现，这与频发的房性期前收缩有一定的关系，但也有部分患者的症状是由于对房性期前收缩的不了解和焦虑、恐惧所致。亦有部分患者可无任何不适。

【治疗】

1. 偶发房性期前收缩或症状不明显者，通常不需要治疗；频繁发作，伴有明显症状者可适当给予治疗。

2. 一般治疗

充分休息，适当活动，避免精神紧张和情绪激动，避免过度吸烟、饮酒、浓茶和咖啡等。

3. 病因治疗

如果房性期前收缩由感染、甲状腺功能亢进症、器质性心脏病、肺部疾病等特定病因引起，需积极治疗原发病。

4. 药物治疗

积极控制诱因后仍存在明显症状者可考虑药物治疗，如β受体阻滞剂、普罗帕酮、胺碘酮等，需依据病情及有无禁忌证在医生指导下适当选用。

5. 手术治疗

症状严重或诱发了心房颤动等心律失常时，尤其是房性期前收缩频繁发作导致心肌病或药物治疗后仍有发作者，可以考虑行导管射频消融术。

【护理常规】

1. 休息与活动：为患者提供安静的环境，充分休息，适当活动。

2. 饮食护理：指导患者低盐低脂粗纤维饮食。

3. 服药护理：遵医嘱给予患者服用抗心律失常的药物，观察疗效及不良反应，如有异常通知医师并配合处理。

4. 手术护理：详见第三章第六节心脏射频消融术护理常规。

5. 心理护理：为患者解除焦虑情绪，避免精神紧张和情绪激动。

【健康指导】

1. 遵医嘱服药，不得随意减药或停药，观察疗效及不良反应，如有不适，及时就诊。

2. 保持心情舒畅，避免精神紧张或情绪激动。

3. 适当锻炼，增强心脏功能。

4. 饮食清淡易消化，避免辛辣刺激性食物，避免过量服用咖啡、浓茶等饮品，戒烟忌酒及酒精性饮品。

（二）房性心动过速

房性心动过速简称房速，指起源于心房，且无须房室结参与的心动过速。根据发生机制与心电图表现，可将其分为自律性房性心动过速、折返性房性心动过速、混乱性房性心动过速。

【病因】

1. 自律性房性心动过速

心肌梗死、慢性阻塞性肺疾病、大量饮酒、代谢障碍均可为致病原因。洋地黄中毒特别是在低血钾时易发生自律性房速。个别见于无器质性心脏病的儿童或青少年。

2. 折返性房性心动过速

较少见，常发生于手术瘢痕或解剖缺陷的邻近部位。

3. 混乱性房性心动过速（又称多源性房性心动过速）

常发生于慢性阻塞性肺疾病或慢性心力衰竭的老年人，亦见于洋地黄中毒及低钾血症者。

【心电图特点】

自律性房性心动过速，见图5–2–6。

1. 心房率通常为150～200次/分；

2. P波形态与窦性者不同；

3. 常出现二度Ⅰ型或Ⅱ型房室传导阻滞，呈现2∶1房室传导者常见；

4. P波之间的等电位线仍存在；

5. 刺激迷走神经不能终止心动过速，仅加重房室传导阻滞；

6. 发作时心率逐渐加速。

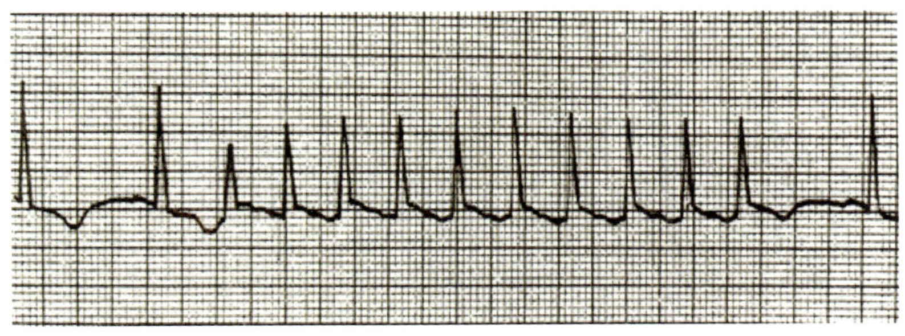

图5–2–6 房性心动过速

【临床表现】

典型症状为心脏跳动异常快速。

【治疗】

治疗主要取决于心室率的快慢及患者的血流动力学情况。

1. 积极寻找病因，针对病因治疗：如洋地黄引起者，需立即停用洋地黄，并纠正可能伴随的电解质紊乱，特别要警惕低钾血症，必要时可选用利多卡因、β受体拮抗剂。

2. 控制心室率：可选用洋地黄、β受体拮抗剂、非二氢吡啶类钙通道阻滞剂以减慢心室率。

3. 转复窦性心律：可加用ⅠA、ⅠC或Ⅲ类抗心律失常药；部分患者药物治疗效果不佳时，亦可考虑射频消融治疗。

【护理常规】

1. 休息与活动：为患者提供安静的环境，生活规律、起居有常。

2. 服药护理：遵医嘱给予患者抗心律失常的药物，观察疗效及不良反应，如有异常通知医师并配合处理。

3. 手术护理：详见第三章第六节心脏射频消融术护理常规。

4. 心理护理：为患者解除焦虑情绪，避免精神紧张和情绪激动。

5. 饮食护理：指导患者低盐低脂粗纤维饮食，保持大便通畅。

【健康指导】

同房性期前收缩健康指导。

（三）心房扑动

心房扑动是介于房速和房颤之间的快速性心律失常。当心房异位起搏点频率达到250～350次/分钟且呈规则时，引起心房快而协调的收缩称为心房扑动。

【病因】

多为器质性心脏病，常见于冠心病、高血压、肺心病、肺栓塞、病态窦房结等。

【心电图特点】

见图5–2–7。

1. P波消失，代之以规律的锯齿状扑动“F波”。扑动波之间的等电位线消失，心房率常为250～300次/分；

2. 心室率规则或不规则，取决于房室传导是否恒定；

3. QRS波形态正常，伴有室内差异传导或原有束支传导阻滞者QRS波群可增宽、形态异常。

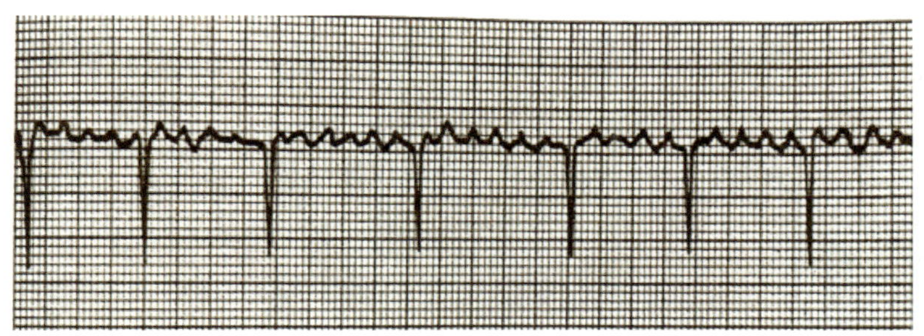

图5–2–7　心房扑动

【临床表现】

房扑的临床表现取决于心室率的快慢以及原发疾病的严重程度。房扑心室率不快时，病人可无症状；心室率快可引起心悸、胸闷、呼吸困难、头晕等症状。房扑伴极快的心室率可诱发心绞痛与心力衰竭。体格检查心室律可规则或不规则，颈静脉搏动次数常为心室率的倍数。按摩颈动脉窦时，心室律可突然减慢或不规则。

【治疗】

1. 针对原发病积极进行治疗。

2. 控制心室率。

3. 转复窦性心律，最有效的方法为同步直流电复律。

4. 射频消融治疗。

5. 预防血栓栓塞。

【护理常规】

1. 密切观察病情变化。

2. 休息与活动：初期绝对卧床休息，保持呼吸通畅。

3. 服药护理：遵医嘱给予患者服用抗心律失常的药物，观察疗效及不良反应，如有异常通知医师并配合处理。

4. 手术护理：详见第三章第六节心脏射频消融护理常规。

5. 心理护理：为患者解除焦虑情绪，避免精神紧张和情绪激动。

6. 饮食护理：指导患者低盐低脂粗纤维饮食，保持大便通畅。

【健康指导】

1. 积极治疗原发疾病。对慢性持续性房扑患者，口服抗凝药物预防血栓栓塞。

2. 生活起居有常，饮食均衡合理，坚持规律锻炼，劳逸结合，保证充足睡眠。

3. 教会患者自测心率，定期复诊复查心电图，如出现昏厥黑朦等症状，立即就医。

（四）心房颤动

心房颤动简称房颤，是指规则有序的心房电活动丧失，代之以快速无序的颤动波，是临床上最常见的心律失常。根据2012欧洲心脏病学会心房颤动诊疗指南，将房颤分为阵发性房颤、持续性房颤、长期持续性房颤和永久性房颤。

【病因】

1. 器质性心脏病，如：风湿性心脏病、冠心病、高血压性心脏病、甲状腺功能亢进、心肌病等。

2. 非器质性病变：洋地黄中毒、酗酒和吸烟、情绪激动等。

3. 家族性房颤：是基因突变所致，多在成年之后发生，一般预后较好。

4. 原因不明：健康人发生的特发性房颤，往往无器质性心脏病的依据。

【心电图特点】

见图5–2–8。

1. P波消失，代之以小而不规则的f波，频率约350 ~ 600次/分；

2. 心室率绝对不规则；

3. QRS波形态通常正常。

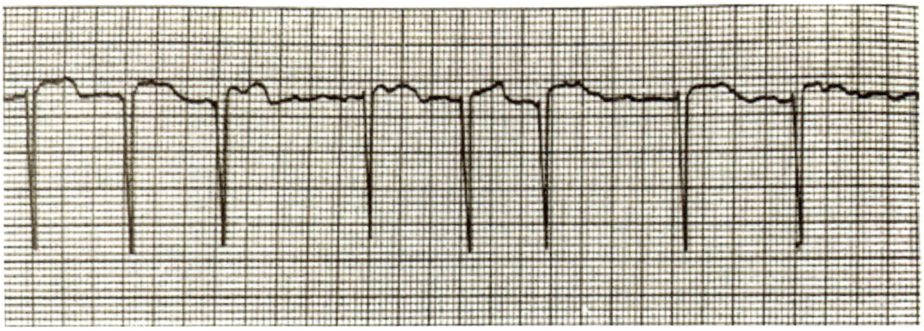

图5-2-8　心房颤动

【临床表现】

房颤症状的轻重受心室率快慢的影响。心室率不快时可无症状，但多数病人有心悸、胸闷、气短，心室率超过150次/分时可诱发心绞痛或心力衰竭。房颤并发体循环栓塞的危险性大，栓子来自左心房，多在左心耳部。当心室率快时可有脉搏短促。

【治疗】

积极寻找房颤的原发疾病和诱发因素，作出相应处理。

1. 防止血栓形成和脑卒中

房颤患者的栓塞发生率较高。合并瓣膜病者，需应用华法林抗凝。非瓣膜病患者，需使用CHADS2 评分法对患者进行危险分层。

2. 转复并维持窦性心律

将房颤转复为窦性心律的方法包括药物转复、电转复及导管消融治疗。胺碘酮致心律失常发生率最低，是目前常用的维持窦性心律药物，特别适用于合并器质性心脏病的患者。药物复律无效时，可改用电复律。此外，外科迷宫手术也可用于维持窦性心律，且具有较高的成功率。

3. 控制心室率

控制心室率的药物包括β受体拮抗剂、钙通道阻滞剂或地高辛，但应注意这些药物的禁忌证。对于房颤伴快速心室率、药物治疗无效者，可施行房室结阻断消融术，并同时安置心室双腔起搏器。对于心室率较慢的房颤患者，最长RR间歇＞5 s或症状显著者，可考虑植入起搏器治疗。

【护理常规】

1. 遵医嘱指导患者绝对卧床休息，保持呼吸通畅。

2. 服药护理：遵医嘱给予患者服用抗心律失常的药物，观察疗效及不良反应，如有异常通知医师并配合处理。

3. 电复律护理：观察患者电复律后心电图变化，观察皮肤有无灼伤，如有异常配合医师处理。

4. 手术护理：详见第三章第六、八、九节心脏射频消融与起搏器植入护理常规。

5. 心理护理：为患者解除焦虑情绪，避免精神紧张和情绪激动。

6. 饮食护理：指导患者低盐低脂粗纤维饮食，保持大便通畅。

7. 如患者发生急性肺栓塞，通知医师积极处理，详见第八章第六节急性肺栓塞的急救。

【健康指导】

1. 休息指导：应保持充足睡眠和休息，轻度患者应适当休息，避免劳累，有严重血流动力学障碍者应绝对卧床休息，避免左侧卧位。

2. 饮食指导：指导患者尽量不食用辣椒、浓茶、咖啡等刺激性食物，禁止食用刺激心跳加速的食物（如过烫、过硬的食物）。如伴有高血压、高血脂，应养成低盐低脂的饮食习惯，多食新鲜果蔬、菌类等，少食蛋黄，降低胆固醇。

3. 用药指导：服用华法林的患者最初需每周进行一次凝血功能检查，当凝血水平稳定后可每月进行一次监测；初次随访后，后期需每年至少随访一次。

4. 指导手术后的患者出院后应保持伤口局部干燥，在伤口长好以前尽量避免沾水，如果伤口出现红、肿、热、痛，提示发生了感染，应及时就医。

三、室性心律失常

（一）室性期前收缩

室性期前收缩是由希氏束分叉以下部位过早发生使心室肌除极的心搏。

【病因】

室性期前收缩可见于正常人，精神紧张、饮酒/浓茶/咖啡、过度疲劳等可导致。正常人发生室性期前收缩的机会会随着年龄的增长而增长。室性期前收缩更多见于患有高血压、冠心病、急性心肌梗死、心肌病、心肌炎、二尖瓣脱垂、洋地黄或奎尼丁中毒、低血钾等患者。

【心电图特点】

见图5-2-9。

1. 提前出现的QRS波前无相关P波；
2. QRS波群提前发生，时限通常超过0.12 s、形态宽大畸形；
3. ST段与T波的方向与QRS主波方向相反；
4. 常为完全性代偿间歇。

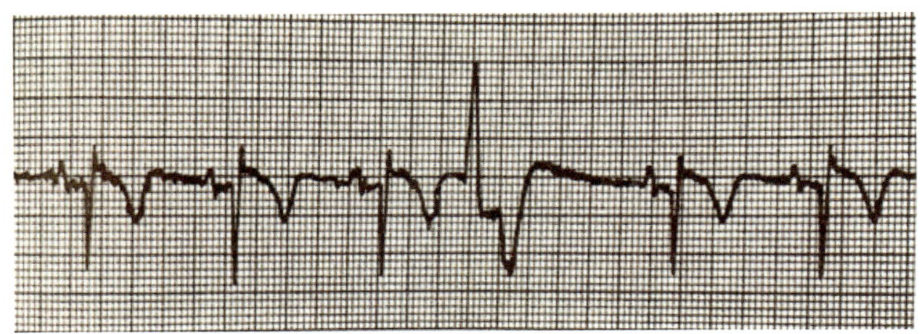

图5-2-9 室性期前收缩

【临床表现】

偶发的室性期前收缩通常无明显症状，或仅有原发疾病的症状。频发室性期前收缩，多表现为心悸、心慌、心前区不适、心跳暂停感、胸壁撞击感，感觉心跳到喉咙口等，或出现晕厥、出汗、低血压等。

【治疗】

1. 无器质性心脏病：对于无器质性心脏病的病人，室性期前收缩不会增加其发生心脏性死亡的危险性，不建议常规应用抗心律失常药物治疗，更不应该静脉应用抗心律失常药。部分无器质性心脏病的频发室性期前收缩病人可选择射频消融术治疗。

2. 急性心肌缺血：对于急性心肌梗死并发室性期前收缩者，目前不主张预防性应用利多卡因等抗心律失常药物，若病人发生窦性心动过速与室性期前收缩，在处理基础疾病和病因的前提下早期应用β受体阻断药可能减少心室颤动的危险。

3. 急性肺水肿或严重心力衰竭并发室性期前收缩，治疗应针对改善血流动力学障碍，同时注意有无洋地黄中毒或电解质紊乱（低钾、低镁）。

4. 慢性心脏病变：心肌梗死后或心肌病病人常伴室性期前收缩，应避免使用Ⅰ类抗心律失常药物，因其本身有致心律失常作用，虽能有效减少室性期前收缩，但总死亡率和猝死的风险反而增加。β受体阻断药对室性期前收缩的疗效不显著，但能降低心肌梗死后猝死发生率，再梗死率和总死亡率。

【护理常规】

1. 休息与活动：注意休息，避免过度劳累。

2. 病情观察：遵医嘱给予心电监护，有异常通知医师并配合处理。

3. 服药护理：遵医嘱给予患者服用抗心律失常的药物，观察疗效及不良反应，如有异常通知医师并配合处理。

4. 手术护理：详见第三章第六节心脏射频消融术护理常规。

5. 心理护理：对患者进行心理疏导，减轻焦虑与不安的情绪。

6. 饮食护理：清淡饮食，忌油腻，忌暴饮暴食，避免刺激性食物。

7. 注意避免诱发因素，如吸烟、咖啡、毒品摄入等。

【健康指导】

1. 积极治疗原发病，消除期前收缩的原因。

2. 告知患者生活中劳逸结合，避免过度劳累，避免剧烈运动。

3. 饮食宜清淡，低盐低脂，多吃粗纤维食物与果蔬，忌油腻食物，忌暴饮暴食，避免辛辣刺激性食物，如咖啡、浓茶、酒精等。

4. 避免情绪激动，降低压力。

5. 定期复查，行心电图检查。如反复或持续出现症状，如心悸、心慌甚至心脏偷停等感觉，需及时就诊。

（二）室性心动过速

室性心动过速是指起源于希氏束分支以下的特殊传导系统或者心室肌的连续3个或3个以上的异位心搏。

【病因】

室速常发生于各个器质性心脏病患者。最常见为冠心病，特别是曾有心肌梗死的患者，其次是心肌病、心力衰竭、二尖瓣脱垂、心瓣膜病等，其他病因包括代谢障碍、电解质紊乱、长QT综合征等。室速偶可发生在无器质性心脏病。

【心电图特点】

见图5-2-10。

1. 3个或以上的室性期前收缩连续出现；

2. QRS波群形态畸形，时限超过0.12 s，ST-T方向与QRS波群主波方向相反；

3. 心室率通常为100～250次/分，心律规则，也可轻度不规则；

4. P-R间期无固定关系；

5. 可有室性融合波。

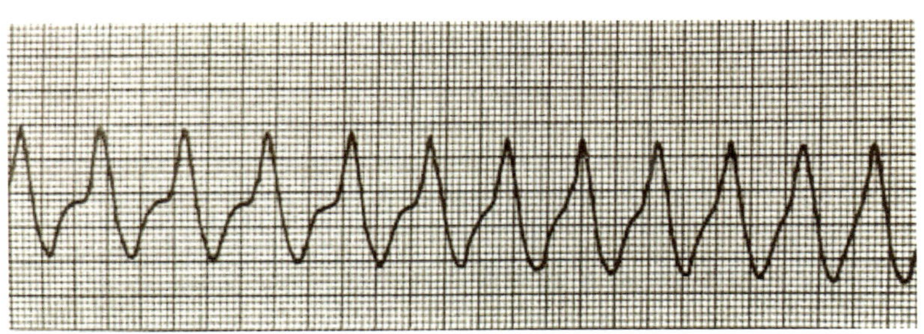

图5-2-10 室性心动过速

【临床表现】

室速的临床症状轻重视发作时心室率、持续时间、基础心脏病变和心功能状况不同而异。非持续性室速的患者通常无症状。持续性室速常伴有明显血流动力学障碍与心肌缺血。临床症状包括低血压、少尿、晕厥、气促及心绞痛等。

【治疗】

1. 室性心动过速的治疗首先应评估血流动力学情况，血流动力学不稳定的患者立即给予直流电复律，尽快终止室速。

2. 其他治疗原则包括

（1）消除诱发室速的因素；

（2）积极针对原发病进行治疗；

（3）预防室速再发；

（4）预防猝死；

（5）抗心律失常药物（利多卡因、美托洛尔、胺碘酮、维拉帕米等）治疗也是重要的治疗方法。

【护理常规】

1. 休息与活动：指导患者绝对卧床休息。

2. 氧气吸入：遵医嘱给予患者持续低流量吸氧。

3. 病情观察：遵医嘱给予患者心电监护，血氧监测，观察心电图变化，如有异常及时通知医师并配合处理。

4. 电复律护理：复律前向患者解释其作用，减轻焦虑情绪，复律后观察心电图变化、皮肤有无灼伤，如有异常配合医师处理。

5. 服药护理：遵医嘱给予患者服用抗心律失常的药物，观察疗效及不良反应，如有异常通知医师并配合处理。

6. 心理护理：为患者讲解疾病相关知识解除焦虑情绪，避免精神紧张和情绪激动。

7. 饮食护理：指导患者低盐低脂粗纤维饮食。

8. 生活护理：手术患者协助其完成洗漱、进食等，了解患者的需要，帮助患者解决问题。

9. 如发生猝死及阿–斯综合征时应立即进行心肺复苏。

【健康指导】

1. 心律失常发作时，尽量避免活动，立即休息，立即就医。

2. 有头晕黑矇或跌倒史者外出时应由家人陪同，避免单独活动，防止意外。

3. 按时作息，注意休息。

4. 避免劳累、熬夜及便秘等。

5. 保持情绪稳定，避免精神刺激或情绪激动。

6. 饮食清淡易消化，避免摄入咖啡、浓茶及酒精等。

（三）心室扑动

心室扑动是极为严重的心律失常，是心室快而规则的无效收缩。

【病因】

常见于缺血性心肌病。此外，抗心律失常药物，特别是引起Q–T间期延长与尖端扭转的药物，严重缺氧、缺血、预激综合征合并房颤与极快的心室率、电击伤亦可引起。

【心电图特点】

见图5–2–11。

1. QRS–T波不能分辨；

2. 频率200～250次/分，常在短时间内蜕变为室颤；

3. QRS波呈正弦波。

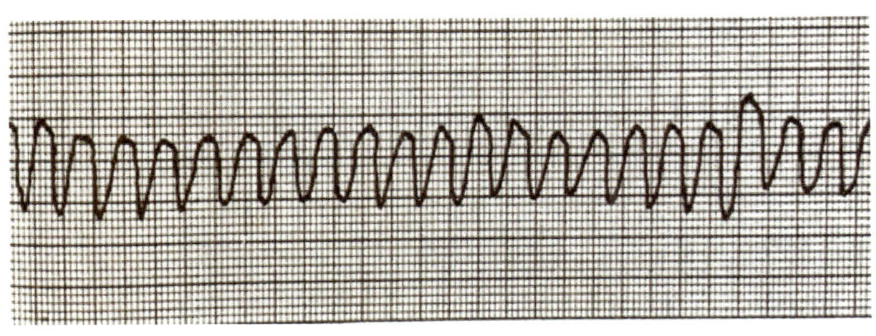

图5–2–11　心室扑动

【临床表现】

心室扑动的临床表现为意识丧失、抽搐、心音消失、脉搏消失、血压为零、呼吸停止，不能触及大动脉搏动，如不能得到及时有效的抢救即死亡。

【治疗】

1. 争取短时间内予以非同步直流电除颤。

2. 心肺复苏，注意保持气道通畅。

3. 肾上腺素是心肺复苏最重要的药物之一，可提高电复律的成功率。

4. 应注意纠正酸碱平衡失调和电解质紊乱。

5. 药物治疗：抗心律失常药物静脉注射。恢复自主心律者，可持续静脉滴注抗心律失常药物。

6. 复律后积极治疗原发病及诱发原因，必要时安装ICD。

【护理常规】

1. 电复律后严密观察病情变化，如有异常配合医师处理，观察皮肤有无灼伤。

2. 氧气吸入：遵医嘱给予持续吸氧，保持呼吸道通畅。

3. 服药护理：遵医嘱给予患者服用抗心律失常的药物，观察疗效及不良反应。

4. 心理护理：为患者讲解疾病相关知识，解除焦虑情绪，避免情绪激动。

5. 饮食护理：指导患者卧床期间低盐低脂粗纤维饮食，保持大便通畅。

6. 生活护理：协助患者完成洗漱、进食等，了解患者的需要，帮助患者解决问题。

7. 如发生心源性猝死详见第八章第四节猝死的应急预案处理。

【健康指导】

1. 保持健康的生活方式和适当的运动，多参加有益的社交活动，戒烟戒酒，避免过度劳累，保持情绪稳定。

2. 多进食蔬菜水果，保持大便通畅，不食辛辣刺激性的食物及浓茶、咖啡等。

3. 进行自我监测心率。

4. 遵医嘱服药，定期复诊，指导患者及家属掌握抗心律失常药物常见的不良反应，出现不良反应时应立即停药，及时就诊。

（四）心室颤动

心室颤动是极为严重的心律失常，是极快而不规则的、不同步的心室收缩。

【病因】

室颤是心源性猝死的常见原因，常见于缺血性心脏病。此外，抗心律失常药物，特别是引起QT间期延长与尖端扭转的药物，严重缺氧、缺血、预激综合征合并房颤与极快的心室率、电击伤等亦可引起。

【心电图特点】

见图5-2-12。

QRS-T波群完全消失，代之以形态不同、大小各异、间距极不匀齐的细小颤动波。

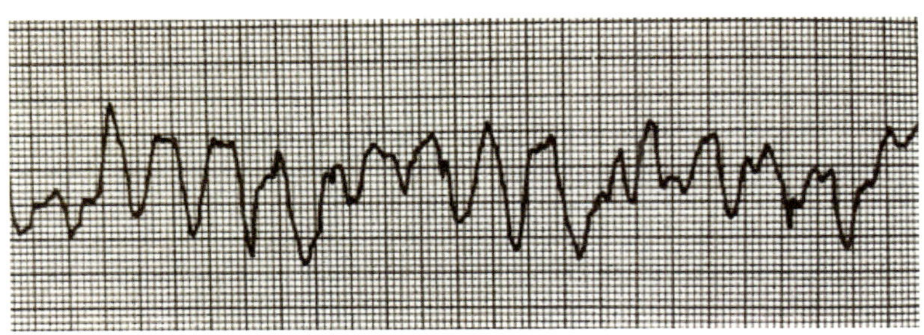

图5-2-12 心室颤动

【临床表现】

心室颤动的临床表现为意识丧失、抽搐、心音消失、脉搏消失、血压为零、呼吸停止，不能触及大动脉搏动，如不能得到及时有效的抢救即死亡。

【治疗】

1. 争取短时间内予以非同步直流电除颤。

2. 心肺复苏，注意保持气道通畅。

3. 肾上腺素是心肺复苏最重要的药物之一，可由细颤转为粗颤，从而提高电复律的成功率。

4. 应注意纠正酸碱平衡失调和电解质紊乱。

5. 药物治疗：抗心律失常药物静脉注射。若是洋地黄中毒引起室颤，应用苯妥英钠静脉注射。恢复自主心律者，可持续静脉滴注抗心律失常药物。

6. 复律后积极治疗原发病及诱发原因，必要时安装ICD。

【护理常规】

同室扑的护理常规。

【健康指导】

1. 教会家属心肺复苏术，如有异常及时联系120，并进行现场心肺复苏，直至120到场。

2. 保持健康的生活方式和适当的运动，多参加有益的社交活动，戒烟戒酒，避免过度劳累，保持情绪稳定。

3. 多进食蔬菜水果，保持大便通畅，不食辛辣刺激性的食物及浓茶、咖啡等。

4. 进行自我心律监测。

5. 遵医嘱服药，定期复诊，指导患者及家属掌握抗心律失常药物常见的不良反应，出现不良反应时应立即停药，及时就诊。

四、房室交界区性心律失常

（一）房室交界区性期前收缩

房室交界区性期前收缩简称交界性期前收缩，冲动起源于房室交界区，可前向传导激动心室或逆向传导激动心房。

【病因】

病因与房性期前收缩类似。既可见于正常健康人，也可见于器质性心脏病患者。

【心电图特点】

见图5–2–13。

1. 逆行P波可位于QRS波之前（PR间期<0.12 s）、之中或之后（PR间期<0.20 s）；

2. QRS波形态正常或因室内差传而变形，常为完全性代偿间歇；

3. 提前出现的QRS–T波，其前面无窦性P波。

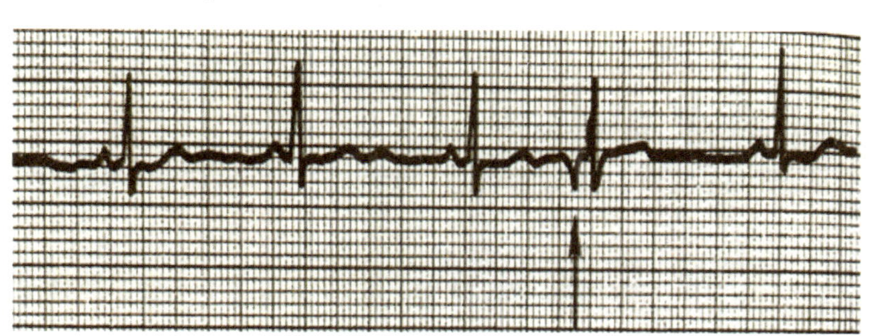

图5–2–13 房室交界区性期前收缩

【临床表现】

房室交界区性期前收缩主要表现为心悸、胸闷、恶心。期前收缩次数过多时，患者自觉心跳很乱，可出现头昏及乏力等。

【治疗】

治疗病因和去除诱因。

【护理常规】

1. 配合医师积极治疗原发病，消除诱因，如纠正电解质紊乱，预防感染、督促患者按时正确服药等。

2. 避免情绪激动，勿过劳，戒烟酒，减少诱发因素。

3. 积极进行体育锻炼、控制体重，强壮身体。

【健康指导】

1. 调整日常生活与工作量，有规律地进行活动和锻炼，避免劳累。

2. 忌辛辣刺激、易产气及油腻的食物，饮食不过饱，戒烟戒酒。

3. 避免精神紧张，保持乐观，情绪稳定，起居有常。

4. 积极进行体育锻炼，控制体重。

（二）房室交界区性逸搏与房室交界区性逸搏心律

当窦房结或心房内的激动，不能按时传到房室交界区，其间歇超过交界区组织内潜在起搏点自律周期的时限时，此潜在起搏点即发放冲动，由此引起的一次异位心搏，称为房室交界区性逸搏。连续3个或3个以上的交界区性逸搏即构成房室交界区性逸搏心律。

【病因】

（1）生理性改变：健康人可发生。

（2）器质性心脏病：如缺血性心肌病、扩张性心肌病、风湿性心肌炎等。

（3）心脏原因以外的疾病：如COPD、妊娠期高血压疾病、急性脑血管疾病、甲状腺功能亢进等。

（4）内环境紊乱：钾、钠等电解质紊乱和酸碱平衡紊乱。

（5）物理（中暑、点击等）、化学（农药、工业毒物等）、生物（蛇毒等）因素。

（6）医源性因素：如抗心律失常药物、介入治疗等。

【心电图特点】

见图5-2-14。

1. 在长于正常PP间期的间歇后出现一个正常的QRS波，P波缺失，或逆行P波位于QRS波之前或之后。

2. 频率为40～60次/分。

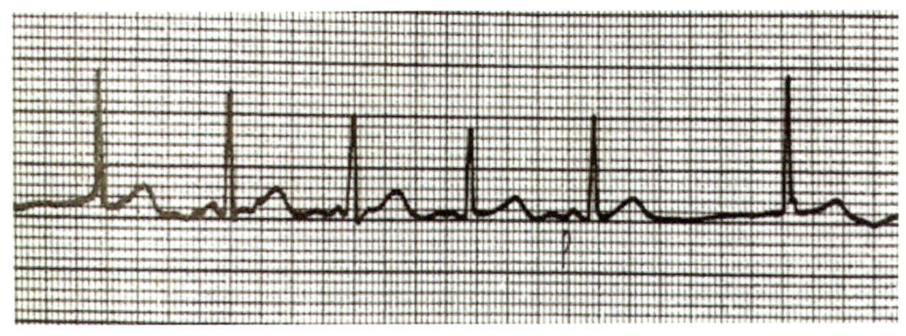

图5-2-14　房室交界区性逸搏心律

【临床表现】

1. 交接性逸搏的临床表现

多为基础心脏病及病态窦房结综合征、窦性心动过缓、窦房传导阻滞、窦性停搏、房室传导阻滞等所致的症状。逸搏本身无明显症状。

2. 交接性逸搏心律的临床表现

交接性心律本身不发生明显的血流动力学障碍。多数患者出现的症状系原发性心脏病所致。如心悸、气短等。体检心率为40～60次/分，第1心音强度无明显变化。如系过缓的交接性心律，心率＜40次/分，可有头晕、心悸、晕厥等症状发生。

【治疗】

1. 主要针对基础心脏病等，房室交接性逸搏心律本身无特殊治疗。

2. 过缓的逸搏心律可导致明显的血流动力学障碍，甚至可发生阿–斯综合征、晕厥等，并使心力衰竭难以控制。当逸搏心率过慢时，可用阿托品或异丙肾上腺素使心室率增快。

3. 药物中毒者应立即停药。

4. 如系三度房室传导阻滞治疗无效者，应安置心脏起搏器。

【护理常规】

1. 配合医师积极治疗原发病。

2. 忌食刺激、油腻食物。

3. 戒烟限酒。

4. 较长时间的房室交接性逸搏心律，心室率过缓时，可出现晕厥、低血压等并发症，应实时心电监护，密切观察病情变化，有异常及时处理。

【健康指导】

1. 告知患者交界区逸搏及交界区逸搏心律是一种生理性代偿机制，当出现时要积极寻找引起其发生的原发疾病，查明原因，积极治疗，是预防此种心律失常的根本措施。

2. 忌食刺激、油腻食物，多食有益于心脏的食物，如洋葱、糙米、燕麦、扁豆等。

3. 戒烟戒酒。

（三）预激综合征

预激是一种房室传导的异常现象，冲动经附加通道下传，提早兴奋心室的一部分或全部，引起部分心室肌提前激动，有预激现象者称为预激综合征或WPW（Wolf-Parkinson-White）综合征，常合并室上性阵发性心动过速发作。

【病因】

预激的病因是正常房室传导系统以外的先天性房室附加通道（简称旁路）存在。患者大多无器质性心脏病。也见于某些先天性心脏病和后天性心脏病，如三尖瓣下移、肥厚梗阻型心肌病等。

【心电图特点】

见图5–2–15。

房室旁路典型预激表现：

1. PR间期<0.12 s；

2. QRS波起始部分粗钝，称预激波或δ波；

3. ST–T波呈继发性改变，与QRS波主波方向相反。

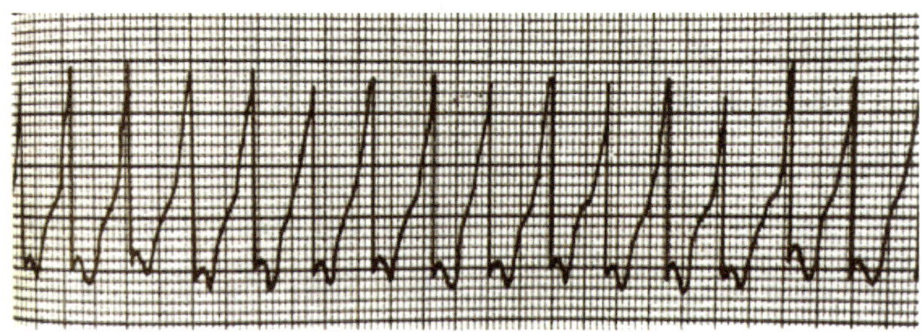

图5–2–15　预激综合征

【临床表现】

1. 单纯的预激综合征没有明显表现。

2. 合并心律失常时，患者自感心慌、心脏强烈的跳动感，突然发生、突然消失，常伴胸闷、头昏、出汗和面色苍白，严重者可发生心绞痛和晕厥。

3. 合并心功能不全时，可出现呼吸困难、血压下降及下肢水肿等表现。

【治疗】

1. 急性期治疗

预激综合征急性发作时，可采用刺激迷走神经的方式进行终止。具体方法如下：使用压舌板或手指刺激咽喉部位产生恶心、呕吐；深吸气后屏住呼吸；将脸浸入冰水中等。但需注意，并非所有的预激综合征急性发作都适合此方法，需医生首先判断患者疾病类型，进行指导或监督后使用。

2. 一般治疗

注意休息，适当运动，保持良好的心态，避免情绪激动及焦虑。合并高血压、高血脂、糖尿病者，需要服药控制并调节血压、血脂、血糖等。

3. 药物治疗

并发房室折返心动过速者，首选腺苷、非二氢吡啶类钙通道阻断剂转复心律。并发房扑或房颤者，如果无循环功能障碍、心力衰竭、心绞痛等，可予以普罗帕酮转复心律。

4. 射频消融治疗

射频消融是根治预激综合征的有效方法，适用于心动过速发作频繁、症状明显的患者。

【护理常规】

1. 病情监测

患者出现心悸、胸闷等症状，可以做心电图检查，心电图异常时，及时通知医师处理。

2. 心理护理

告知患者本病预后较好，可适当放松心情，避免过度紧张，对治疗要有信心。

3. 避免心律失常

积极配合医师治疗其他心脏疾病或其他基础疾病，避免引起窦性心动过速、室上性心动过速、房颤、室颤等心律失常。

4. 用药护理

督促患者按时服药，告知其不可擅自停药，并且做好相关检查，配合医生治疗。

5. 饮食护理

三餐规律，注意饮食均衡，多食用新鲜的瓜果、蔬菜，提高自身免疫力。

6. 手术护理

同第三章第六节心脏射频消融术护理。

【健康指导】

1. 告知患者规范作息，减少熬夜。

2. 平时多运动，增强体质，提高自身免疫力，运动量以不引起不适为宜。

3. 饮食注意三餐规律，多食新鲜的瓜果、蔬菜。

4. 日常情绪避免过度紧张，适当放松，劳逸结合。

5. 告知患者出现心悸、胸闷等症状时，及时就诊，避免发生更严重的情况。

6. 告知患者治愈后应按医嘱定期检查，监测心脏状况。

五、心脏传导阻滞

（一）房室传导阻滞

房室传导阻滞又称房室阻滞，是指房室交界区脱离了生理不应期后，心房冲动传导延迟或不能传导至心室。房室传导阻滞有3种常见的类型：一度、二度和三度房室阻滞。

1. 一度房室传导阻滞

【病因】

一度房室传导阻滞可见于正常人，与迷走神经张力增高有关，常发生在夜间。一度房室传导阻滞常见于风湿性心肌炎、急性或慢性缺血性心脏病，在急性心肌梗死患者其发生率为4%～15%，尤其多见于急性下壁心肌梗死患者。也见于心肌炎、甲状腺功能亢进或肾上腺皮质功能减低、先天性心脏病、心脏手术等。大多为暂时性的，可迅速消失或经过一段时间后消失。在老年人，原发性传导系统纤维化是较常见的原因，呈长期、渐进性传导阻滞。

【心电图特点】

见图5–2–16。

（1）窦性P波规律出现；

（2）PR间期延长（>0.20 s）；

（3）每个P波后均有QRS波，房室比为1∶1。

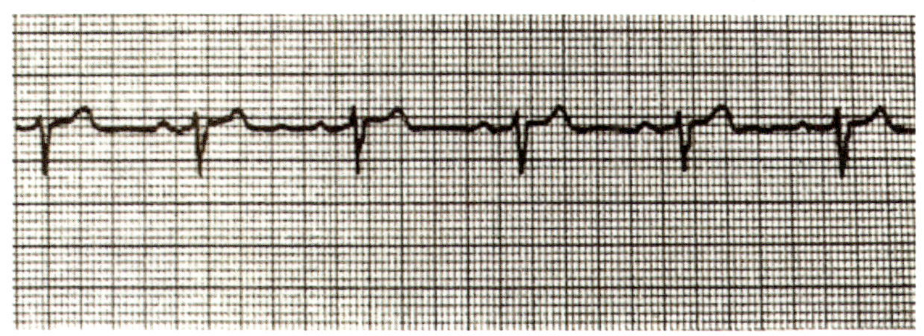

图5–2–16　一度房室传导阻滞

2. 二度房室传导阻滞

（1）二度Ⅰ型房室传导阻滞（文氏阻滞）

【病因】

大多数具有正常房室传导功能的人，当快速性心房起搏时，可以诱发文氏型房室传导阻滞。除此，很多药物可以延长房室结的有效不应期，如洋地黄类药物、β受体阻滞药、钙拮抗药及中枢和外周交感神经阻滞药，均可引起二度Ⅰ型房室传导阻滞。此外，急性心肌梗死患者、风湿热、心肌炎及心肌病也可引起。

【心电图特点】

见图5–2–17。

①P–R间期进行性延长，直至一个P波后QRS脱漏；

②相邻R–R间期进行性缩短，直至一个P波不能下传；

③包含受阻P波在内的RR间期小于正常窦性PP间期的两倍。

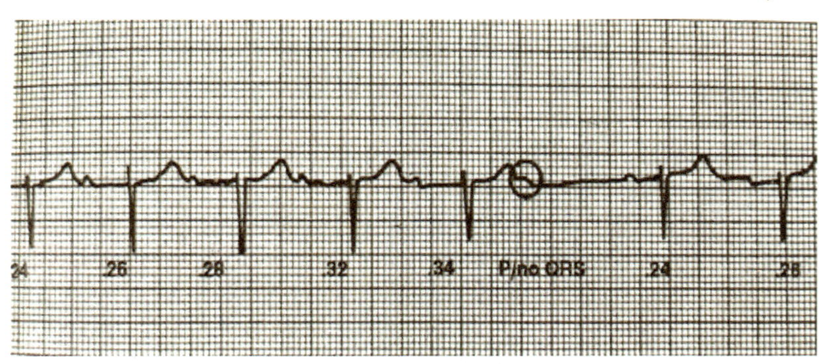

图5-2-17　二度Ⅰ型房室传导阻滞

（2）二度Ⅱ型房室传导阻滞（莫氏阻滞）

【病因】

抗心律失常药物的作用，如洋地黄、奎尼丁、普鲁卡因胺、普罗帕酮、美托洛尔等，均可引起二度Ⅱ型房室传导阻滞。此外，电解质紊乱中高血钾（血钾为10～13 mmol/L）、低血钾（血钾<2.8 mmol/L）也可引起各级房室传导阻滞。病毒性心肌炎，其他感染如柯萨奇B病毒感染、麻疹、腮腺炎、病毒性上呼吸道感染、传染性单核细胞增多症、病毒性肝炎、伤寒等可使传导系统广泛或局部受损，可发生房室传导阻滞。另外，冠心病、急性心肌梗死，扩张型心肌病也可引起二度房室传导阻滞者。

【心电图特点】

见图5-2-18。

①间歇性P波后QRS脱漏；

②P-R间期保持固定。

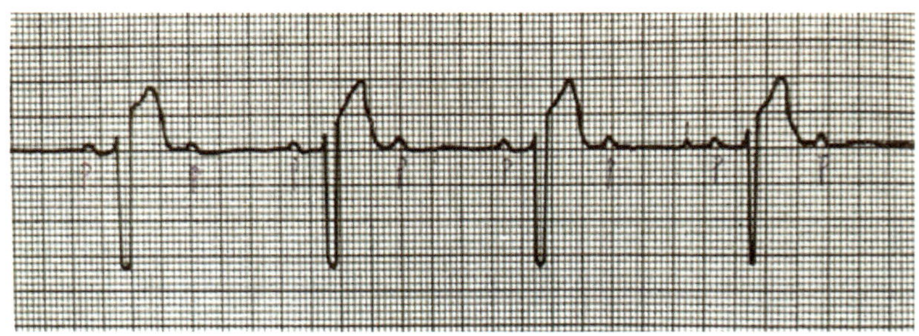

图5-2-18　二度Ⅱ型房室传导阻滞

（3）三度房室传导阻滞

【病因】

①先天性类型：单纯的传导异常（不合并结构性心脏病）、心脏结构异常如先天性大血管转位，或母系疾病如系统性红斑狼疮、Sjogren综合征或其他结缔组织病。

②获得性类型：在儿童三度房室传导阻滞中最主要的病因是心脏手术，成人三度房室传导阻滞常见于冠心病患者，特别是50岁以上的患者。

【心电图特点】

见图5-2-19。

①出现房室分离，P波与QRS波无关，各自有其规律性；

②P波频率快于QRS波频率；

③心室率通常很慢（<45次/分），但在先天性房室传导阻滞，心室率为40～60次/分。

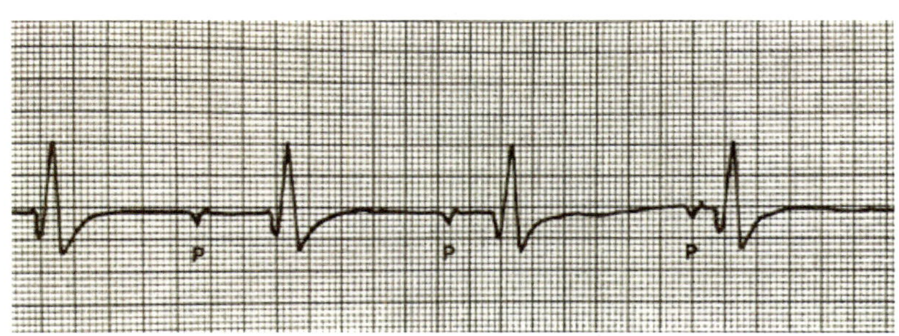

图5-2-19 三度房室传导阻滞

【临床表现】

1. 一度房室传导阻滞患者通常无症状。

2. 二度Ⅰ型房室传导阻滞病人可有心搏暂停感觉。二度Ⅱ型房室传导阻滞病人常有疲乏、头昏、昏厥、抽搐和心功能不全表现。

3. 三度房室传导阻滞取决于心室率的快慢，可能有疲倦、乏力、头晕等症状，具体表现如下：

（1）心悸：当完全性房室传导阻滞心率较慢，心脏射血不足时，心率代偿性增加，可导致心悸症状。

（2）头晕、乏力：当完全性房室传导阻滞心率较慢，心脏射血不足时，脑供血也减少，可导致头晕、乏力症状。

（3）胸闷、气短：当完全性房室传导阻滞心率较慢，心脏射血不足时，心率代偿性增加，可导致胸闷、气短。

（4）其他症状：完全性房室传导阻滞时，如心室率过于缓慢，尤其是心脏同时有明显的缺血或其他病变，或并发于急性广泛前壁心肌梗死或急性重症心肌炎者，则症状严重，可出现心力衰竭或休克。亦或因大脑供血不足而发生反应迟钝或神志模糊，进而发展为晕厥（发生率可达60%）、阿–斯综合征等。

【治疗】

1. 一度房室传导阻滞和二度I型房室传导阻滞心室率不太慢者，无需特殊治疗。积极治疗原发疾病。

2. 二度II型与三度房室传导阻滞如心室率显著缓慢，伴有明显症状或血流动力学障碍，应予以起搏治疗。

3. 无心脏起搏条件的应急情况，可使用阿托品、异丙肾上腺素提高心率，但急性心肌梗死的患者慎用异丙肾上腺素，防止发生严重的室性心律失常。

【护理常规】

1. 遵医嘱指导患者卧床休息，适当活动，避免过度劳累。

2. 病情观察：常规持续心电监护，按时巡视病房观察病情变化，询问患者有无不适主诉。

3. 心理护理：为患者解除焦虑情绪，避免精神紧张和情绪激动。

4. 饮食护理：指导患者低盐低脂粗纤维饮食，保持大便通畅。

5. 手术护理：参考第三章第八、九节永久性与临时性心脏起搏器植入术护理常规。

6. 当患者出现晕厥或持续性严重头晕时，通知医师，配合处理。

【健康指导】

1. 保持心情开朗、情绪稳定，避免过度兴奋或忧伤。

2. 保证充足睡眠，劳逸结合。注意气候变化，避免感冒。

3. 饮食清淡易消化，少食多餐，戒烟戒酒，忌浓茶咖啡。

4. 对于无明显症状的一度与二度Ⅰ型房室传导阻滞的患者，指导患者定期复查心电图，有不适症状立即就医。

5. 安装起搏器的患者参考第三章第八、九节永久性与临时性心脏起搏器植入术健康指导。

（二）室内传导阻滞

室内传导阻滞又称室内阻滞，是指希氏束分叉以下部位的传导阻滞。

1. 右束支阻滞

右束支阻滞是指心脏电冲动在房室束以下的右束支传导发生障碍，传导阻滞可为持久性或暂时性的，阻滞程度可为不完全或完全的。

【病因】

（1）右束支阻滞可见于正常人，但较少。

（2）右束支阻滞患者绝大多数有器质性心脏病，如冠心病、高血压性心脏病、风湿性心脏病、心肌病、肺源性心脏病、先天性心脏病、高钾血症或经过心脏直视手术等。

【心电图特点】

见图5–2–20。

（1）QRS波时限延长（≥0.12 s）;

（2）V_1导联QRS波呈rsR’型，R’波粗钝；

（3）左室导联和I导联有增宽的S波；

（4）T波与QRS主波方向相反。

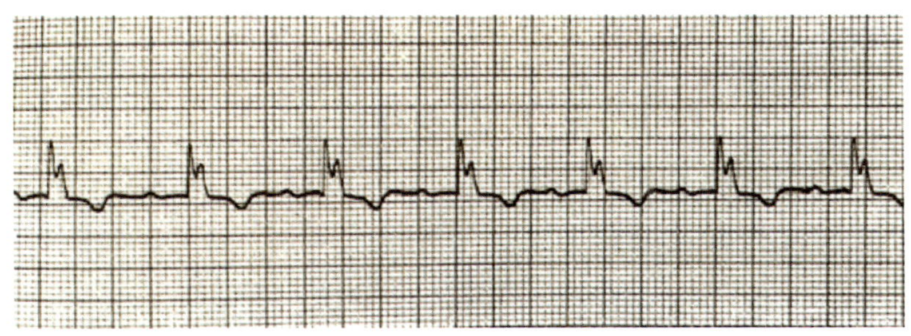

图5–2–20　右束支阻滞

【临床表现】

右束支传导阻滞一般不会引起不适症状，如果由冠心病引起，可伴有不同程度的心绞痛；由其他心脏疾病引起，则可伴有各种心功能不全症状，例如：胸闷、气短、呼吸困难、乏力、食欲降低等，活动后往往会加重。

【治疗】

右束支传导阻滞如无症状无需治疗，只需要治疗引起右束支传导阻滞的原发病。

（1）一般治疗：主要包括注意休息，避免劳累及情绪激动，监测血压、心率和心电图等。

（2）药物治疗：引起右束支传导阻滞的原发疾病种类众多，药物治疗需针对病因进行治疗，包括：应用利尿剂减轻心脏负荷；应用β受体阻滞剂或血管紧张素转换酶抑制剂和血管紧张素受体阻滞剂（ACEI/ARB）改善心肌重构等等。

（3）手术治疗：严重的冠脉病变需行介入手术，处理病变血管，再通后植入支架，或进行旁路移植，使狭窄、闭塞冠脉再通。

【护理常规】

（1）休息与活动：指导患者卧床休息，避免劳累。

（2）病情观察：遵医嘱心电监护，监测生命体征，尤其是心电图变化。

（3）用药护理：遵医嘱按时按量给患者服用药物，观察药物的效果和不良反应。

（4）饮食护理：低盐低脂饮食，忌辛辣刺激与油腻食物。

（5）配合医师积极治疗原发病。

（6）介入手术护理：参考第三章第三节经皮冠状动脉介入治疗护理常规。

【健康指导】

（1）养成良好的生活习惯，注意休息，避免劳累、熬夜等。

（2）保持心情舒畅，避免情绪激动及其他精神刺激。

（3）告知患者积极治疗原发病的重要性，以取得配合。

（4）介入手术者，参考第三章第三节经皮冠状动脉介入术健康指导。

（5）遵医嘱定时复诊，不适随诊。

2. 左束支阻滞

是指各种原因导致的左束支传导发生延迟或阻滞，激动由右心室经室间隔传入左心室，导致左心室激动明显延迟，包括左束支主干部阻滞及左前分支与左后分支双阻滞。

【病因】

左束支阻滞常发生于充血性心力衰竭、急性心肌梗死、急性感染、奎尼丁与普鲁卡因胺中毒、高血压性心脏病、风湿性心脏病、冠心病与梅毒性心脏病。

【心电图特点】

见图5-2-21。

（1）V_5、V_6导联出现R波增宽，其前无P波；

（2）V_1、V_2导联呈宽阔的QS波或rS波形；

（3）QRS波群时限≥0.12s；

（4）V_5、V_6导联T波与QRS主波方向相反。

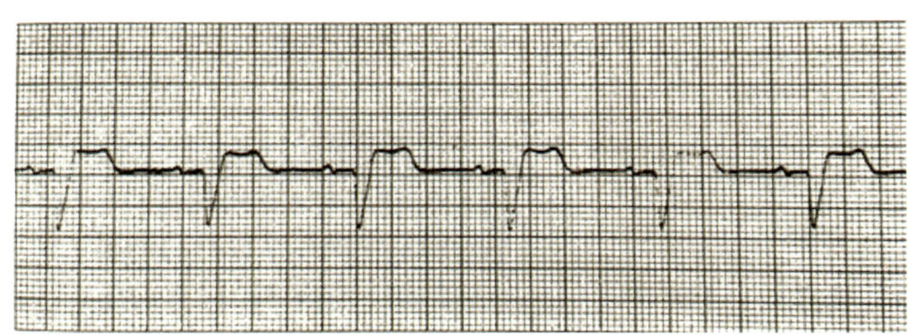

图5-2-21 左束支阻滞

【临床表现】

左束支阻滞通常无明显的血流动力学异常，所以一般无特异性症状与体征，其所出现的症状及体征多为原发疾病所致。

【治疗】

（1）病因治疗，积极治疗原发病。

（2）其他治疗：当阻滞严重影响房室传导功能，出现心脏功能恶化或相应临床症状时，可采用人工起搏器治疗。

【护理常规】

（1）休息与活动：适当参加体育锻炼，劳逸结合，按时起居。

（2）病情观察：遵医嘱监测生命体征，尤其是心电图变化。

（3）手术护理：参考第三章第八、九节永久性与临时性心脏起搏器植入术护理常规。

（4）用药护理：遵医嘱按时按量为患者服药，观察疗效与不良反应。

（5）饮食护理：饮食以清淡为主，注意卫生，合理搭配膳食。

（6）心理护理：为患者讲解相关疾病知识，消除紧张情绪。

【健康指导】

（1）手术患者参考第三章第八、九节永久性与临时性心脏起搏器植入术健康指导。

（2）保持心情开朗、情绪稳定，避免过度兴奋或忧伤。

（3）保证充足睡眠，劳逸结合。

第三节　高血压病

高血压（hypertension，HT）是一种以体循环动脉收缩期和（或）舒张期血压持续升高为主要特点的全身性疾病。2018年中国高血压防治指南推荐高血压的定义为：在未服用降血压药物的情况下，非同日3次测量诊室血压，收缩压≥140mmHg和（或）舒张压≥90mmHg。患者既往有高血压病史，目前正在使用降压药物治疗，血压虽然低于140/90mmHg，仍应诊断为高血压。

根据血压升高水平，将高血压分为1级、2级和3级，具体分级标准见表5-3-1。高血压及血压水平是影响心血管事件发生和预后的独立危险因素，因此必须对患者进行心血管风险的评估并分层，有利于确定启动降压治疗的时机，优化降压治疗方案。根据血压水平、心血管危险因素（表5–3–2）、靶器官损害（表5–3–3）、是否伴有临床疾患，高血压患者心血管风险分为低危、中危、高危和极高危四个层次，具体分层标准见表5–3–4。高血压可分为原发性高血压（essential hypertension）即高血压病和继发性高血压（secondary hypertension）即症状性高血压两大类，其中原发性高血压占高血压的90%以上。

表5–3–1　高血压分级

分类	收缩压（mmHg）		舒张压（mmHg）
正常高血压	＜120	和	＜80
正常高值	120～139	和/或	80～89
高血压	≥140	和/或	≥90
1级高血压（轻）	140～159	和/或	90～99
2级高血压（中）	160～179	和/或	100～109
3级高血压（重）	≥180	和/或	≥110
单纯收缩期高血压	≥140	和	＜90

备注：以上分类适用于18岁以上男、女性；如果收缩压和舒张压属于不同级别，应按较高的级别分类。

表5–3–2　高血压患者伴随的心血管危险因素

危险因素	表现
年龄	男性＞55岁，女性＞65岁
吸烟	主动或被动吸烟
血脂异常	总胆固醇（TC）高于正常值（≥6.2mmol/L）
	或（和）低密度脂蛋白胆固醇（LDL–C）高于正常值（＞3.6mmol/L）
	或（和）高密度脂蛋白胆固醇（HDL–C）低于正常值（＜1.0mmol/L）
家族史	直系亲属（父母、兄弟、姐妹）男性在45岁以前，女性在55岁以前发生冠心病或脑卒中
肥胖	腹型肥胖，腰围男性≥85cm；女性≥80cm，体重指数（BMI）≥28
缺乏体力活动	每日体力活动总量折合不足2000步的活动量

表5-3-3　高血压的靶器官损害（TOD）

靶器官损害	表现
心脏损害	心电图、X线及心脏超声提示左心室肥厚
动脉粥样硬化	颈部超声：颈动脉内膜中层厚度增厚或（和）检测到动脉粥样硬化斑块
	劲动脉内膜中层厚度（IMT）≥0.9mm或动脉粥样硬化性改变
肾脏的损害	血清肌酐轻度升高
	男115～133mmol/L（1.3～1.5mg/dl）
	女107～124mmol/L（1.2～1.4mg/dl）
微量清蛋白尿	尿清蛋白30～300mg/24h
	清蛋白/肌酐比升高：男≥22mg/g（2.5mg/mmol） 女≥31mg/g（3.5mg/mmol）

表5-3-4　高血压患者心血管风险水平分层

其他心血管危险因素和病史	血压（mmHg）			
	SBP 130–139 和（或） DPB 85–89	1级高血压 SBP 140–159 和（或） DPB 90–99	2级高血压 SBP 160–179 和（或） DBP 100–109	3级高血压 SBP≥180 和（或） DBP≥110
无		低危	中危	高危
1～2个其他危险因素	低危	中危	中危	很高危
≥3个其他危险因素，靶器官损害，或CKD3期，无并发症的糖尿病	中/高危	高危	高危	很高危
临床并发症或CKD≥4期，有并发症的糖尿病	高/很高危	很高危	很高危	很高危

一、原发性高血压

【概述】

不能发现导致血压升高的确切病因，称为原发性高血压。大多数原发性高血压见于中老年人，起病隐匿，病程可长达十多年至数十年。原发性高血压是由遗传基因和环境因素综合作用造成的。

1. 遗传和基因因素：高血压病有明显的遗传倾向，流行病学研究提示高血压发病有明显的家族聚集性。

2. 高钠、低钾膳食：钠盐（氯化钠）摄入量与血压水平和高血压患病率呈正相关，而钾盐摄入量与血压水平呈负相关。研究表明，我国人群膳食钠盐摄入量增加2 g/天，收缩压和舒张压分别增高2.0 mmHg和1.2 mmHg。高钠、低钾膳食是我国大多数高血压患者发病主要的危险因素之一。

3. 超重和肥胖：身体脂肪含量及人体的体重指数（BMI）与血压水平呈正相关。中国成年人超重和肥胖与高血压发病关系的随访研究结果发现，随着体质指数（BMI）的增加，超重组和肥胖组的高血压发病风险是体重正常组的1.16～1.28倍。

4. 过量饮酒：人群高血压患病率随饮酒量增加而升高。少量饮酒后短时间内血压会有所下降，但长期少量饮酒可使血压轻度升高；过量饮酒则可使血压明显升高。限制饮酒与血压下降显著相关，酒精摄入量平均减少67%，SBP下降3.31mmHg，DBP下降2.04mmHg。

5. 精神紧张：长期精神过度紧张也是高血压发病的危险因素，精神紧张可激活交感神经从而使血压升高。

6. 其他危险因素：高血压发病的其他危险因素包括年龄、缺乏体力活动、吸烟、血脂异常、糖尿病、肥胖等。近年来大气污染也备受关注。研究显示，暴露于PM2.5、PM10、SO_2和O_3等污染物中均伴随高血压的发生风险增加。

【临床表现】

1. 大多数患者早期症状不明显，约半数患者是在体检或就医检查过程中发现血压升高。最常见的症状有头晕、头痛、心悸、后颈部或颞部搏动感，有些患者可能会出现失眠、健忘、乏力、注意力不集中及耳鸣等症状。

2. 在疾病中、晚期可能会累及心脑血管、眼底、肾脏等靶器官，继而产生相应的并发症或症状：

（1）脑：可致脑小动脉痉挛，产生头痛、眩晕、眼花等症状，血压突然显著升高时可产生高血压脑病，出现剧烈头痛、呕吐、视力减退、抽搐、昏迷等脑水肿和颅内高压症状，若不及时抢救可致死。高血压脑部最主要的并发症是脑出血和脑梗死。脑出血时主要表现为突然晕倒、呕吐、意识障碍，出血部位不同可出现双侧瞳孔不等大、口角歪斜、偏瘫等表现。脑梗死多伴有脑动脉硬化，常在睡眠或安静时发生，部分患者发病前可有短暂性脑缺血发作，表现为一过性肢体麻木、无力和感觉障碍。

（2）心脏：血压持续升高，可加重左心室后负荷，导致心肌肥厚，继而引起心脏扩大和心衰，出现诸如心悸、呼吸困难等心功能不全症状。

（3）肾脏：肾脏损害主要与肾小球动脉硬化有关。早期可无泌尿系症状，随病情进展，出现夜尿增多伴尿电解质排泄增加，继而可出现管型尿、蛋白尿等尿液化验异常，严重者可出现恶心、呕吐、厌食、代谢性酸中毒等慢性肾衰症状。

（4）眼底：高血压影响到眼底血管可造成视力进行性减退。

【辅助检查】

1. 基本项目：血生化（血钾、钠、空腹血糖、血脂、尿酸和肌酐）、血常规、尿液分析（尿蛋白、尿糖和尿沉渣镜检）、心电图等。

2. 推荐项目：超声心动图、颈动脉超声、胸部X线摄片、眼底、脉搏波传导速度（PWV）以及踝臂血压指数（ABI）、口服葡萄糖耐量试验、糖化血红蛋白、血高敏C反应蛋白、尿白蛋白/肌酐比值、尿蛋白定量等。

3. 选择项目：血同型半胱氨酸。

4. 遗传学分析。

【治疗】

高血压病有效的治疗方式应是在患者耐受的情况下，逐步使血压降至正常水平，最大限度地降低心脑血管并发症的发生与死亡。

1. 非药物治疗

利用对不良生活方式的干预来预防或延迟高血压的发生，降低心血管风险。通过减轻精神压力、戒烟限酒、控制体重、控制钠盐摄入、增加钾盐摄入等方法降低血压，提高降压药物的疗效。

2. 药物治疗

（1）降压药适用范围：

①高危、很高危或3级高血压患者。

②确诊的2级高血压患者。

③1级高血压患者在生活方式干预数周后，血压仍≥140/90mmHg时。

（2）降压药分类：

常用的降压药物有以下5类：钙离子拮抗剂（CCB）、血管紧张素转换酶抑制剂（ACEI）、血管紧张素Ⅱ受体拮抗剂（ARB）、利尿剂和β受体拮抗剂。此外，α受体阻滞剂或其他类降压药亦可用于某些高血压人群。

（3）降压治疗用药应遵循以下4项原则：

①小剂量：从较小的有效治疗剂量开始，根据需要，逐步增加剂量。

②长效降压：尽可能使用有24小时持续降压作用的长效药，1次/天，有效控制夜间与晨峰血压，更有效预防心脑血管并发症发生。如使用中、短效制剂，则需每天给药2～3次，以平稳降压。

③联合用药：低剂量单药治疗疗效不满意时，可采用两种或多种降压药联合治疗，增加降压效果又不增加不良反应。

④个体化：根据患者病情和耐受性及个人意愿或长期承受能力，选择合适的降压药。

【护理常规】

1.一般护理

（1）出现症状时应嘱患者多休息，监测血压变化，遵医嘱给氧，开通静脉通路，及时准确给药。

（2）皮肤护理：出现水肿的患者，密切观察水肿的部位、严重程度及消退情况。双下肢水肿患者可抬高双下肢以促进静脉回流，保持皮肤清洁，床单位平整，避免皮肤破溃引发感染。

（3）合理膳食：减少钠盐摄入，增加钾的摄入。

（4）生活护理：控制体重，不吸烟，不饮或限制饮酒，进行中等强度运动（每周4～7次，每次持续30～60分钟）。

（5）心理护理：高血压患者常表现为紧张、易怒、情绪不稳，这些都是血压升高的诱因。嘱咐患者改变自己的行为方式，培养对自然环境和社会的良好适应能力，避免情绪激动及过度紧张、焦虑，遇事要冷静、沉着，当有较大的精神压力时向朋友、亲人倾诉，或参加轻松愉快的业余活动，从而达到维持稳定血压的目的。

2. 病情观察

密切监测血压变化，严密观察患者神志及意识状态，有无头痛、头晕、恶心及呕吐等症状。

3. 用药护理

高血压需要长期、终身服药，向患者讲解药物的种类、方法、剂量、服药时间及不良反应等。告知患者在服药期间，定时测量血压、脉搏，做好自我监测，不可擅自增减药量或停药。

4. 并发症护理

（1）高血压危象护理：患者应绝对卧床休息，立即遵医嘱给予吸氧、开放静脉通路、使用降压药物。用药过程中密切观察患者神志、生命体征及尿量的变化，发现异常时立即通知医生调整用药。硝普钠是治疗高血压危象的首选用药，静脉滴注过程中注意药物配伍禁忌，避光，现用现配，使用微量泵控制滴速。

（2）高血压脑病护理：严密观察患者生命体征、瞳孔、神志、尿量变化，观察患者是否出现头晕、头痛、恶心、呕吐等症状。用药过程中血压不宜降得过低、过快。对神志不清、烦躁的患者应加床档，防止坠床。抽搐的患者应于上下齿之间垫牙垫，以防咬伤舌头，并注意保持呼吸道通畅。

（3）主动脉夹层动脉瘤护理：密切观察患者生命体征及血氧饱和度变化，对疑似病例的患者应密切观察患者有无疼痛发作及部位、注意双侧肢体血压有无差异，发现异常及时协助患者卧床休息、给氧并遵医嘱处理。

【健康指导】

1. 活动指导

（1）嘱患者要劳逸结合，睡眠充足。

（2）为防止直立性低血压，指导患者做到“下床3步曲”：第一步将病床摇起，在床上坐半分钟；第二步将下肢垂在床旁，坐于床缘休息半分钟；第三步站立于床旁，扶稳，活动下肢半分钟，再缓慢移步。

（3）告知患者运动可降低安静时的血压，一次10分钟以上、中低强度运动的降压效果可以维持10～12小时，长期坚持规律运动，可以增强运动带来的减压效果。

（4）嘱患者根据血压情况合理安排休息和活动，每天应进行30分钟以上中等强度的有氧活动，每周至少进行3～5次，避免短跑、举重等短时间内剧烈使用肌肉和需要屏气的无氧运动，以免血压瞬间剧烈上升引发危险。安静时血压未能很好控制或超过180/110 mmHg的患者暂时禁止中度及以上的运动。

2. 饮食指导

（1）饮食以低盐（＜3 g/d）、低脂、低糖及清淡食物为原则。

（2）减少动物油和胆固醇的摄入，减少反式脂肪酸摄入，适量选用橄榄油，烹调油用量＜25 g/天。

（3）适量补充蛋白质，摄入量以1 g/Kg/天为宜，高血压合并肾功能不全时，限制蛋白质摄入。

（4）主张每天食用400～500 g新鲜蔬菜，1～2个水果，对伴有糖尿病的高血压患者，在血糖控制平稳的前提下，可选择低糖或中等含糖的水果，包括苹果、猕猴桃等。

（5）增加膳食钙摄入，保证奶类及其制品的摄入，即250～500 mL/天的脱脂或低脂牛奶。

3. 用药指导

告知患者需坚持长期服药，不能随意增减药物种类及剂量，避免血压波动太大。

4. 戒烟戒酒

告诫患者应做到绝对戒烟；每日酒精摄入量男性不应超过25 g，女性减半。

5. 控制体重

每减少1 kg体重，收缩压可降低2 mmHg，心血管危险也会降低。控制体重最有效的措施是控制能量摄入和增加体力活动。

6. 血压自我监测

教会患者及家属自我监测血压的方法，出院后定期测量血压，1～2周应至少测量1次。条件允许，可自备血压计，做到定时间、定部位、定体位、定血压计进行测量，并做好记录。

7. 延续护理

告知患者定期门诊复查。血压过高、过低、波动过大或出现头晕、头痛、恶心、呕吐、视物模糊、偏瘫、失语、意识障碍、呼吸困难、肢体乏力等异常情况要随时就医。

二、继发性高血压

【概述】

继发性高血压又称症状性高血压，是指继发于其他疾病或原因的高血压，占人群高血压的5%～10%。血压升高仅是这些疾病的一个临床表现。继发性高血压的临床表现、并发症和后果与原发性高血压相似。继发性高血压的原发病可以治愈，治愈之后血压症状也随之消失，而延误诊治又可产生各种严重并发症，故及时早期诊断、治疗对继发性高血压是非常重要的。引起继发性高血压的原因，有以下几种：

1. 肾脏疾病

肾脏疾病引起的高血压，是继发性高血压中最常见的一种，超过90%以上的慢性肾脏疾病（CKD）患者在其整个病程中出现高血压，称为肾性高血压。包括：

（1）肾实质性病变：如急性和慢性肾小球肾炎，慢性肾盂肾炎，妊娠高血压综合征，先天性肾脏病变（多囊肾、马蹄肾、肾发育不全），肾结核，肾结石，肾肿瘤，继发性肾脏病变（各种结缔组织疾病、糖尿病性肾脏病变、肾淀粉样变、放射性肾炎、创伤和泌尿道阻塞所致的肾脏病变）等。

（2）肾血管病变：如肾动脉和肾静脉狭窄阻塞（先天性畸形、动脉粥样硬化、炎症、血栓、肾蒂扭转）。

（3）肾周围病变：如炎症、脓肿、肿瘤、创伤及出血等。

2. 内分泌疾病

肾上腺皮质疾病，包括皮质醇增多症（库欣综合征）、原发性醛固酮增多症、伴有高血压的肾上腺性变态综合征和肾上腺髓质的嗜铬细胞瘤、肾上腺外的嗜铬细胞肿瘤都能引起症状性高血压。其内分泌性的症状性高血压包括腺垂体功能亢进（肢端肥大症）、甲状腺功能亢进或低下、甲状旁腺功能亢进（高血钙）、类癌和绝经期综合征等。

3. 血管病变

如主动脉狭窄、多发性大动脉炎等。主要引起上肢血压升高。

4. 使用导致血压增高的各种药物

包括：激素类、麻醉剂与毒品、影响交感神经系统的药物、抗抑郁药物及其他药物：如非甾体类消炎药、中草药等。

5. 阻塞性睡眠呼吸暂停低通气综合征

睡眠呼吸暂停综合征与高血压密切相关，不仅可作为血压正常个体将来发生高血压的预测因子，而且是顽固性高血压的常见原因。

6. 颅内疾病

颅内肿瘤、脑炎、颅脑创伤等引起颅内压增高者，均可引起高血压。

7. 其他

妊娠高血压综合征、红细胞增多症。

【临床表现】

继发性高血压的临床表现主要是有关原发病的症状和体征，高血压仅是其中的表现之一。

继发性高血压患者的血压特点可与高血压相类似，但又各有自身特点。

1. 肾脏疾病

肾脏疾病是肾实质性和肾动脉病变引起的高血压：（1）多见于30岁前或50岁后突然起病，女性多见；（2）长期高血压突然加剧或高血压突然出现，常大于26.7/14.7 kpa（200/100 mmHg），并持续增高；（3）病程短、进展快，一般不超过2年；（4）患者有全身动脉粥样硬化的表现，可在上腹部听到血管杂音，且上下肢的收缩压压差＞1.33 kpa（10 mmHg）。

2. 内分泌疾病

肾上腺皮质疾病引起的血压增高：（1）嗜铬细胞瘤患者的血压升高常为阵发性，伴有面色苍白或潮红、出汗、心悸等交感神经兴奋的症状，在发作期间血压可以正常，甚至因体位性低血压而发生晕厥，但是也可能表现为持续性高血压，并无血压骤升的现象；（2）原发性醛固酮增多症以长期高血压伴低血钾为特征，表现为四肢无力、周期性麻痹，常有心悸，可出现不同形式的心律失常；长期低血钾，可引起肾小管细胞变性，而影响肾小管功能，出现夜尿增多及口渴等症状；（3）皮质醇增多症也称库欣综合征（Cushing），其80%患者有高血压，同时伴向心性肥胖、满月脸、水牛背、皮肤紫纹、毛发增多及血糖增高的表现。

3.血管病变

（1）多发性大动脉炎是一种慢性、进行性、全层性、非特异性动脉炎性疾病，受累动脉壁增厚并可伴血栓形成，导致动脉管腔狭窄、闭塞或扩张，偶有瘤样改变。临床表现：①早期：有全身系统性疾病的非特异性表现，如：发热、心悸、盗汗、食欲缺乏、恶心、呕吐、体重减轻、关节酸痛等症状；②血管病变活动期：主要表现为动脉管腔狭窄、闭塞或扩张，因受累的动脉部位、程度不同，临床表现也不尽相同。

（2）主动脉狭窄多数为先天性，少数是多发性大动脉狭窄所致。临床表现：①上臂血压增高，而下肢血压不高或降低；②在肩胛区、胸骨旁、腋部有侧支循环的动脉搏动和杂音；③腹部听诊有血管杂音；④胸部X线检查可见肋骨受侧支动脉侵蚀造成的切迹。

【辅助检查】

1.实验室检查

（1）血常规、血生化（血钾、钠、血糖、血脂、尿酸和肌酐）、肾上腺四项、皮质醇（ALTE）及血尿儿茶酚胺等。

（2）测定血胆固醇及甘油三酯水平，了解心血管情况，从中发现动脉硬化和冠心病的易患因素。

（3）通过化验血肌酐、血尿素氮及尿蛋白、尿沉渣镜检等，了解肾功能。

（4）测定血糖、尿糖，进行糖耐量检验，了解患者是否并发糖尿病。

2.相关检查

（1）主动脉造影检查：可确定诊断主动脉缩窄。

（2）肾动脉超声检查：了解有无肾动脉狭窄。

（3）心电图检查：观察心脏跳动的频率和节律，了解心脏供血情况。

（4）超声心动图检查：了解心脏情况，判断心肌是否缺血，左心室是否肥厚。

（5）胸部X线正位片检查。

（6）脑血流图检查：了解脑动脉硬化情况及血液供血情况，有助于防止脑血管并发症的发生。

（7）动态血压监测。

【治疗】

1.继发性高血压的治疗，主要是针对其原发病。对原发病不能行根治手术或术后血压仍高者，除采用其他针对病因的治疗外，对高血压可按原发性高血压的方法进行降压。

2.肾实质性高血压的治疗是积极治疗肾脏原发病，联合用药治疗高血压。

3.肾血管性高血压的治疗是在采用手术或介入治疗后，仍需服用高血压药物。

4.嗜铬细胞瘤的治疗是切除肿瘤。

5.原发性醛固酮增高症可服用螺内酯类药物。

6.甲状腺或甲状旁腺疾病应以治疗原发病为主，降压药物只作为治疗原发病过程中的辅助用药。

7.主动脉狭窄患者应尽早手术治疗，部分患者可经介入治疗。

8.睡眠呼吸暂停综合征应针对其病因进行治疗，周围型睡眠呼吸暂停综合征可考虑手术解除呼吸道梗阻，如为中枢型或混合型，则可在夜间睡眠时使用呼吸机。另外控制体重和减轻肥胖也有助于血压的控制。

【护理常规】

1.一般护理

（1）病室环境：要保持病房的整洁、干净、安静，保持室内空气新鲜、畅通，保持适宜的温度、湿度。维持环境安全，活动场所光线不要太暗，避免房间地面湿滑、有障碍物、卫生间无扶手等危险因素。患者如厕或外出时，应有人陪伴。

（2）合理膳食：应给予低盐、低脂、低热量饮食，以减轻体重。鼓励患者多食水果、蔬菜，戒烟，控制饮酒、咖啡、浓茶等刺激性饮料。少吃胆固醇含量多的食物，对服用排钾利尿剂的患者应注意补充含钾高的食物如蘑菇、香蕉、橘子等。肥胖者应限制热量的摄入，控制体重在理想范围之内。

（3）运动与休息：早期高血压患者可参加工作，但不要过度劳累，坚持适当锻炼，如骑自行车、跑步、做体操及打太极拳等。要有充足的睡眠，保持心情舒畅，避免精神紧张和情绪激动，消除恐惧、焦虑、悲观等不良情绪。晚期血压持续增高，伴有心、肾、脑病时应卧床休息。要关心体贴患者，使其精神愉快，鼓励患者树立战胜疾病的信心。

（4）心理护理：高血压患者主要以老年人为主，因其缺乏对疾病的认识以及长期服药和忍受病痛的折磨，大多会产生恐惧、焦虑、抑郁、紧张、失望等悲观情绪。因此，护士应向患者讲解高血压疾病知识及健康保健知识。鼓励患者参加轻松愉快的业余活动，保持乐观、平和的心态，避免情绪激动或过度紧张造成的血压升高。

2. 病情观察及护理

（1）对血压持续增高的患者应每日测量血压2～3次，并做好记录，在血压急剧增高的同时，出现头痛、视物模糊、恶心、呕吐、抽搐等症状，应考虑高血压脑病的发生，应立即让患者卧床休息，并测量血压及脉搏、心率、心律，积极协助医师采取降压措施。

（2）如出现端坐呼吸、喘憋、发绀、咳粉红色泡沫痰等，应考虑急性左心衰竭的发生，应立即给予适当的半卧位，及时给予氧气吸入。遵医嘱应用洋地黄治疗。晚期高血压伴心肾衰竭时可出现水肿，要严格卧床休息，准确记录出入量，观察水肿情况，注意保持出入量平衡。

（3）患者由晚期高血压引起脑血管意外所致昏迷，瘫痪，应注意安全护理，防止患者坠床、窒息、烫伤或压疮等的发生。

3. 用药观察与护理

（1）遵医嘱应用降压药物，观察用药后的疗效和不良反应。

（2）告知患者常用降压药的服用方法、剂量、不良反应和注意事项，叮嘱患者坚持服药。

（3）强调长期药物治疗的重要性，用降压药物使血压降低至理想水平后应继续服用维持量，以保持血压相对稳定，无症状患者更应强调。

（4）不能擅自突然停药，经治疗血压得到满意控制后可以逐渐减少用量。

（5）应用降压药应遵循以下原则：①缓慢降压，从小剂量开始，根据需要逐步增加剂量；②优先选择长效制剂，以有效控制夜间血压与晨峰血压，更有效预防心脑血管并发症发生；③联合用药：对低剂量单药治疗疗效不满意时，可以采用两种或多种降压药物联合治疗；④老年患者服药期间改变体位应缓慢，以免发生意外，要合理联合用药。

（6）药物不良反应观察：使用噻嗪类和袢利尿剂时应注意血钾、血钠的变化；用β受体阻断剂应注意其抑制心肌收缩力、心动过缓、房室传导时间延长、支气管痉挛、低血糖、血脂升高的不良反应；钙离子拮抗剂的不良反应有头痛、面红、下肢水肿、心动过速；血管紧张素转化酶抑制剂可有头晕、乏力、咳嗽及肾功能损害等不良反应。

3.并发症护理

若患者血压持续升高，应每日测量血压2～3次。如发生夜间阵发性呼吸困难、端坐呼吸、咳粉红色泡沫样痰，肺底出现水泡音等，应考虑急性左心衰和肺水肿的发生；如血压急剧升高，同时出现剧烈头痛、呕吐、视力减退、抽搐、昏迷等症状，应考虑高血压脑病的发生；如出现恶心、呕吐、厌食，代谢性酸中毒和电解质紊乱的症状，应考虑慢性肾衰竭的发生。应立即通知医生进行救治。

【健康指导】

1.饮食指导：告知患者忌烟酒，少摄入食盐，少吃肥肉及动物内脏。

2.休息和锻炼指导：起居有常，劳逸结合。

3.心理健康指导：鼓励患者保持愉快的心境和稳定的情绪，培养广泛的爱好和兴趣。

4.血压指导：建议患者自行购买血压计，随时监测血压。指导患者和家属掌握正确测量血压的方法，做好记录，复诊时为医生提供良好的参考依据。

5.用药指导：告知患者遵医嘱服药的重要性，不能擅自突然停药或减少用量。

6. 定期体检：可以关注血糖、尿糖等指标。

第四节　心力衰竭

【概述】

心力衰竭（heart failure，HF）是各种心脏结构或功能性疾病导致心室充盈和（或）射血功能受损，心排血量不能满足机体组织代谢需要，以肺循环和（或）体循环淤血，器官、组织血液灌注不足为临床表现的一组综合征，主要表现为呼吸困难、体力活动受限和体液潴留。心功能不全（cardiac dysfunction）或心功能障碍理论上是一个更广泛的概念，伴有临床症状的心功能不全称之为心力衰竭（简称心衰）。可分为左心衰、右心衰、全心衰；急性和慢性心衰；收缩性和舒张性心衰。

【心力衰竭分级】

心力衰竭的严重程度通常采用美国纽约心脏病协会［NYHA］心功能分级方法。

Ⅰ级：心脏病患者日常活动量不受限制。一般活动不引起乏力、呼吸困难等心衰症状。

Ⅱ级：心脏病患者体力活动轻度受限。休息时无症状，一般活动即可出现心衰症状。

Ⅲ级：心脏病患者体力活动明显受限。低于平时一般活动即可引起心衰症状。

Ⅳ级：心脏病患者不能进行任何体力活动。休息状态下也存在心衰症状，活动后加重。

【病因】

1. 心肌病变

缺血性心脏病，心脏毒性损伤，免疫及炎症介导的心肌损害，心肌浸润性病变，内分泌代谢性疾病等。

2. 心脏负荷异常

高血压，瓣膜和心脏结构的异常，心包及心内膜疾病，高心输出量状态，容量负荷过度，肺部疾病等。

3. 心律失常

能引起心衰的心律失常，以心动过速、心动过缓多见。

一、慢性心力衰竭

【概述】

慢性心力衰竭（chronic heart failure，CHF）又称慢性充血性心力衰竭，是一种复杂的临床综合征，是由各种心脏疾病和（或）其他原因引起的心脏射血能力减退所致。主要表现为呼吸困难与乏力（运动耐量受到限制）和体液潴留（肺水肿和外周性水肿）。它通常是大多数心血管疾病的最终归宿，也是最主要的死亡原因。

【临床表现】

1. 左心衰竭

以肺淤血及心排血量降低为主要表现。

（1）症状：

①不同程度的呼吸困难。

A. 劳力性呼吸困难：是左心衰竭最早出现的症状，因运动使回心血量增加，左心房压力升高，加重肺淤血。

B. 端坐呼吸：肺淤血达到一定程度时，患者不能平卧，需采取高枕卧位、半卧位甚至端坐体位时方能好转。

C. 夜间阵发性呼吸困难：患者入睡后突然因憋气而惊醒，被迫采取坐位，重者可有哮鸣音，称为“心源性哮喘”。多数可在端坐休息后缓解。

D. 急性肺水肿：为心源性哮喘的进一步发展，是左心衰竭呼吸困难最严重的形式。

②咳嗽、咳痰、咯血。

咳嗽、咳痰是肺泡和支气管黏膜淤血所致。开始常于夜间发生，坐位或立位时咳嗽可减轻，其特点为白色浆液性泡沫状痰，偶可见痰中带血丝。

③乏力、疲倦、头晕、运动耐力降低、心慌等器官、组织灌注不足及代偿性心率加快所致的主要症状。

④少尿及肾功能损害症状。

严重的左心衰竭血液进行再分配时，首先是肾血流量减少，患者可出现少尿。

（2）体征：

①肺部湿性啰音。

由于肺毛细血管压增高，液体渗出到肺泡而出现湿性啰音。

②心脏体征。

除基础心脏病的固有体征外，患者一般均有心脏扩大、相对性二尖瓣关闭不全的返流性杂音、肺动脉瓣区第二心音亢进及舒张期奔马律。

2. 右心衰竭

以体循环淤血为主要表现。

（1）症状：

①消化道症状。

胃肠道及肝脏淤血引起腹胀、食欲减退、恶心、呕吐等是右心衰竭最常见的症状。

②劳力性呼吸困难。

继发于左心衰竭的右心衰竭呼吸困难已存在。单纯性右心衰竭为分流性先天性心脏病或肺部疾患所致，也均有明显的呼吸困难。

（2）体征：

①水肿：体静脉压力升高使软组织出现水肿，表现为始于身体低垂部位的对称性凹陷性水肿。

②颈静脉征：颈静脉搏动增强、充盈、怒张是右心衰竭时的主要体征，肝颈静脉返流征阳性则更具特征性。

③肝肿大：肝淤血而肿大，常伴压痛。持续慢性右心衰竭可致心源性肝硬化。

④心脏体征：除基础心脏病的相应体征之外，可因右心室显著扩大而出现三尖瓣关闭不全的返流性杂音。

3. 全心衰竭

右心衰竭继发于左心衰而形成的全心衰竭。右心衰时右心排血量减少，因此阵发性呼吸困难等肺淤血症状反而有所减轻。

【辅助检查】

1. 实验室检查

（1）常规化验检查：包括血常规、尿常规、肝肾功能、血脂、电解质等。

（2）利钠肽（BNP）检查：明确是否存在心衰。BNP或N末端B型利钠肽原（NT–proBNP）检测：BNP或NT–proBNP检测推荐应用于心衰筛查、诊断和鉴别诊断，病情严重程度及预后评估。

（3）肌钙蛋白：

检测的目的主要是明确是否存在急性冠脉综合征。肌钙蛋白升高，特别是同时伴有利钠肽升高，也是心衰预后的强预测因子。

2. 超声心动图检查

超声心动图是心力衰竭诊断中最有价值的检查方法。可诊断心包、心肌或瓣膜疾病、估测肺动脉压、用于定量或定性室壁厚度、室壁运动以及为评价治疗效果提供客观依据。

3. 心电图检查

可提供既往心肌梗死、左室肥厚、广泛心肌损害及心律失常信息。有心律失常时应做24小时动态心电图记录。

4. X线胸片检查

可提供心脏增大、肺淤血、肺水肿及原有肺部疾病的信息。

5. 核素心室造影及放射性核素心肌灌注显像检查

前者准确测定左室容量、LVEF及室壁运动；后者可诊断心肌缺血和心肌梗死。

6. 其他检查

冠状动脉造影适用于缺血性心肌病的病因诊断；心内膜心肌活检适用于心肌疾病的病因诊断；心导管检查不作为心力衰竭的常规检查。

【治疗】

心力衰竭的治疗目标为防止和延缓心力衰竭的发展；缓解临床症状，提高生活质量；改善其长期预后，降低病死率和住院率。

1. 一般治疗

包括去除心衰诱发因素，调整生活方式。

（1）限钠（<3 g/天）有助于控制NYHA心功能Ⅲ–Ⅳ级心衰患者的淤血症状和体征。心衰急性发作患者，要限制钠摄入<2 g/天。

（2）心衰患者宜低脂饮食。

（3）戒烟，控制体重。

（4）严重心衰伴明显消瘦者，应给予营养支持。

（5）失代偿期需卧床休息，多做被动运动以防深部静脉血栓。

2. 病因治疗

（1）基本病因治疗：控制高血压、糖尿病等，心脏瓣膜病的换瓣以及先天畸形的纠治手术等。

（2）消除诱因：积极选用适当抗生素控制感染，控制心室率很快的心房颤动。积极纠正甲状腺功能亢进、贫血等。

3. 药物治疗

（1）利尿剂：

消除水钠潴留，有效缓解心衰患者的呼吸困难及水肿，改善运动耐量，恰当使用利尿剂是心衰药物治疗取得成功的关键和基础。

（2）肾素–血管紧张素–醛固酮系统抑制剂：

①血管紧张素转换酶抑制剂（ACEI）

ACEI是被证实能降低心衰患者病死率的第一类药物，也是循证医学证据积累最多的药物，是公认的治疗心衰的基石和首选药物。ACEI应从小剂量开始，逐渐递增，避免突然撤药，应监测血压、血钾和肾功能。

②血管紧张素受体阻断剂（ARB）

ARB可阻断AngII与Ang 1I的1型受体（ATlR）结合，从而阻断或改善因ATlR过度兴奋导致的不良作用。适用于不能耐受ACEI的患者。也可用于经利尿剂、ACEI和β受体阻滞剂治疗后临床状况改善仍不满意，又不能耐受醛固酮受体拮抗剂的有症状心衰患者。

③醛固酮受体阻断剂

螺内酯是应用最广泛的醛固酮受体阻断剂，小剂量螺内酯能阻断醛固酮效应，对抑制心血管重塑、改善慢性心力衰竭的远期预后有很好的作用。

（3）β受体阻断药：

β受体阻断药可抑制交感神经激活对心力衰竭代偿的不利作用。长期应用能减轻症状、改善预后、降低死亡率和住院率。突然停用β受体拮抗剂可致临床症状恶化，应予避免。

（4）洋地黄：

洋地黄可增强心肌收缩力，抑制心脏传导系统。常用洋地黄制剂有如下几种：

①地高辛。

适用于中度心力衰竭的维持治疗，70岁以上或肾功能不良者宜减量。

②毛花苷C（西地兰）。

适用于急性心力衰竭或慢性心力衰竭加重时，特别适用于心力衰竭伴快速心房颤动者。

③毒毛花苷K。

用于急性心力衰竭。

（5）肼屈嗪和硝酸异山梨酯（消心痛）：

对应用洋地黄、利尿剂和β受体阻断药的患者，由于低血压或肾功能不全不能耐受ACEI或ARB治疗时，可联合应用肼屈嗪和硝酸异山梨酯。

4. 非药物治疗

（1）心脏再同步化治疗（CRT）：机械性起搏右心室和左心室，旨在纠正受损心室电机械偶联，增加心肌收缩效能，逆转心肌重构，构建更稳定的血流动力学，CRT 已经成为药物难治性心力衰竭治疗的重要组成部分。

（2）植入型心律转复除颤器（ICD）：ICD可用于LVEF≤35%，优化药物治疗3个月以上NYHA仍为Ⅱ级或Ⅲ级病人的一级预防，也可用于HFrEF心脏停搏幸存者或伴血流动力学不稳定持续性室性心律失常病人的二级预防。

（3）左室辅助装置（left ventricular assistant device，LVAD）：适用于严重心脏事件后或准备行心脏移植术病人的短期过渡治疗和急性心衰的辅助性治疗。

（4）心脏移植：是治疗顽固性心力衰竭的最终治疗方法。

【护理常规】

1. 应依照心功能情况决定活动和休息原则。

心功能Ⅰ级：不限制一般的体力活动，但避免剧烈运动和重体力劳动。

心功能Ⅱ级：可适当从事轻体力工作和家务劳动，强调多休息。

心功能Ⅲ级：日常生活可以自理或在他人协助下自理，严格限制一般的体力活动。

心功能Ⅳ级：绝对卧床休息，生活需要他人照顾。

2. 病情观察

（1）注意紫绀情况、呼吸困难程度和使用辅助呼吸机的情况以及肺内啰音的变化。根据缺氧的轻重程度调节氧流量和给氧方式，一般为4～6 L/分钟。

（2）观察肾灌注减少的指征，测量并记录尿量，如果尿量少于30mL//小时，立即通知医生。

（3）观察病人体温、咳嗽、咳痰等情况变化，预防并及时发现肺部感染。

（4）监测体重有无显著变化，观察连续数天体重变化的趋势，监测血气分析结果和血氧饱和度，监测血电解质及酸碱平衡情况。

（5）控制液体入量：严重心衰患者液量限制在1.5～2.0 L/天，有利于减轻症状和充血。避免输注氯化钠溶液。

（6）保持大便通畅，必要时口服缓泻剂或开塞露塞肛，注意不能使用大剂量液体灌肠，以防增加心脏负担。

3. 药物护理

（1）利尿剂：

排钾利尿剂可致低钾、低钠、低氯，易发生静脉血栓。记录每日出入量，注意低钾血症表现：如乏力、腹胀、肠鸣音减弱等。可补充含钾丰富的食物，如橘子、香蕉或在饭后服用补钾药物，以减轻胃肠道不适；静脉补钾时每500 mL液体中氯化钾含量不宜超过1.5 g。

（2）洋地黄类药物：

①给药前应询问患者有无恶心、呕吐，测心率，心率低于60次/分时，不可给药。

②应严密观察患者用药后毒性反应，如出现黄绿视、室早二联律、胃肠道反应等，高度警惕洋地黄中毒的可能性，立即停用药物。

（3）扩血管药物：

硝酸甘油及ACEI类药物使用时应严格掌握滴速，密切监测血压变化。

4. 饮食指导

给予低盐、低脂、清淡易消化饮食，少食多餐。

（1）限制食盐及含钠食物：

Ⅰ度心力衰竭患者每日钠摄入量应限制在2 g（相当于氯化钠5 g）左右，Ⅱ度心力衰竭患者每日钠摄入量应限制在1 g（相当于氯化钠2.5 g）左右，Ⅲ度心力衰竭患者每日钠摄入量应限制在0.4 g（相当于氯化钠1 g）左右。但应注意在用高效利尿剂时，可放宽限制，以防发生电解质紊乱。伴低蛋白血症者可静脉补充白蛋白。告知患者及家属低盐饮食的重要性并督促执行。含钠高的食品有香肠、罐头、海产品及苏打饼干等。

（2）限制饮水量：

高度水肿者，应限制饮水，24小时饮水量一般不超过800 mL，应尽量安排在白天间歇饮水，避免大量饮水，以免增加心脏负担。

5. 皮肤护理

保持床褥清洁、柔软平整、干燥、必要时使用气垫床。在受压部位给予减压敷料保护皮肤，定时协助并指导病人变换体位，避免拖拉拽等粗暴动作，保持皮肤完整性。

6. 心理护理

建立良好的护患关系，简要解释使用监测设备的必要性，行疾病相关知识宣教，使患者增强战胜疾病的信心，得到患者的充分信任。

【健康指导】

1. 积极干预各种高危因素，包括控制血压、血糖、血脂，积极治疗原发病。

2. 注意避免心力衰竭的诱发因素，如感染（尤其是呼吸道感染）、过度劳累、情绪激动及输液过多过快等。

3. 饮食宜低盐、清淡、易消化、富营养，每餐不宜过饱。夜间保证8小时左右睡眠，白天养成午睡半小时的习惯。

4. 指导患者注意观察体重的变化，足踝部有无水肿，有无气急加重，夜尿是否增多，有无厌食、上腹部饱胀感，如有心力衰竭复发，应及时纠正。

5. 控制活动强度，可做日常家务及轻体力劳动，活动要以不出现心悸、气急为原则。

6. 告知病人及家属药物的名称、剂量、用法、作用与不良反应。服用洋地黄药物时，应学会自测脉搏，若脉率增快、节律改变并出现厌食，应警惕洋地黄中毒反应，及时就医。

7. 以乐观的态度面对生活，保持情绪稳定，避免过度激动。

二、急性心力衰竭

【概述】

急性心力衰竭（acute heart failure，AHF）是指心力衰竭急性发作和（或）加重的一种临床综合征，可表现为急性新发或慢性心衰急性失代偿期。临床分为急性左心衰、急性右心衰和非心源性心衰。

【临床表现】

主要表现为急性肺水肿。患者表现为突发严重呼吸困难，呼吸频率常达30～40次/分，吸气时肋间隙和锁骨上窝内陷，同时频繁咳嗽，咳大量粉红色泡沫状痰。患者常取坐位，两腿下垂，极度烦躁不安、大汗淋漓、皮肤湿冷、面色灰白，极重者可因脑缺氧而致意识模糊。急性心肌梗死引起心力衰竭者常有剧烈胸痛。

【Killip分级】

Killip分级适用于评价急性心肌梗死时心力衰竭的严重程度。

Ⅰ级：无心力衰竭的临床症状和体征。

Ⅱ级：有心力衰竭的临床症状和体征。肺部50%以下肺野湿性啰音，心脏第三心音奔马律，肺静脉高压，胸片见肺淤血。

Ⅲ级：严重的心力衰竭临床症状与体征。严重肺水肿，肺部50%以上肺野湿性啰音。

Ⅳ级：心源性休克。

【治疗】

急性左心衰时的缺氧和严重呼吸困难是致命的威胁，必须尽快缓解。

1. 一般措施

（1）取坐位或半坐位，双腿下垂，减少静脉回流。

（2）迅速给予高流量氧气吸入，严重缺氧者亦可采用面罩高浓度、高流量吸氧（5 L/分），必要时给予无创呼吸机辅助通气。

（3）迅速建立静脉通道，行血气分析监测及心电监护、血压监测等。

2. 药物治疗

（1）吗啡：是治疗急性肺水肿极为有效的药物。吗啡可减弱中枢交感神经冲动，使外周静脉和小动脉扩张而减轻心脏负荷。

（2）快速利尿：可减少血容量，扩张静脉，缓解肺水肿。应注意观察并准确记录尿量，必要时行导尿。

（3）血管扩张药：硝酸甘油、硝普钠和酚妥拉明药物。

（4）洋地黄类药：毛花苷C静脉给药适合有快速心室率的心房颤动合并心室扩大伴左心室收缩功能不全者。

（5）氨茶碱：可解除支气管痉挛，并有一定的正性肌力及扩血管利尿作用，可起辅助作用。

【护理常规】

1. 体位

有明显呼吸困难者给予坐位或半卧位，双腿下垂。按需要提供靠枕、枕头等，以节省患者体力。病人烦躁不安，需注意安全，加床档防止患者坠床。

2. 吸氧

应用氧疗将血氧饱和度保持在≥95%，开放气道，给予鼻导管吸氧，根据病人缺氧状况可选择面罩给氧5 L/分以上，检测动脉血气分析，必要时用无创呼吸机辅助呼吸，改善通气状况。

3. 严密病情监测

严密监测心电、呼吸、血压、血氧饱和度、心率、电解质、血气分析等结果，做好详细记录。观察患者意识、精神状态、皮肤颜色、温度及出汗情况。

4. 迅速开放静脉通路，遵医嘱正确使用药物，观察药物作用并做好相应护理。

（1）吗啡：吗啡3～5 mg皮下注射不仅可以使患者镇静，同时具有舒张小血管的功能而减轻心脏负荷。观察有无呼吸抑制、血压下降等不良反应。

（2）快速利尿剂：呋塞米20～40 mg静注，4小时后可重复一次。可迅速利尿，降低心脏前负荷。

（3）血管扩张剂：可选用硝普钠、硝酸甘油用输液泵控制滴速，严格按医嘱定时监测血压，根据血压调节剂量。

（4）重组人脑钠利肽（新活素）属于内源性激素物质，具有扩张动静脉的作用，注意观察低血压的发生。

（5）正性肌力药：

①洋地黄类

西地兰适合用于有心房颤动伴有快速心室率并已知有心室扩大伴左心室收缩功能不全者。注意观察心率的变化。

②非洋地黄类

多巴胺，小剂量（<2 μg/kg·min，iv）可降低外周阻力、扩张肾脏、脑和冠状血管；较大剂量（>2 μg/kg·min，iv）可增加心肌收缩力和心排出量。米力农、左西孟旦药物可缓解组织低灌注所致的症状，注意血压的监测。

5. 出入量的管理

每天摄入液体量一般宜在1500 mL以内，不超过2000 mL。保持每天出入量负平衡约500 mL，减少水钠潴留，注意观察电解质，防止低血容量、低血钾、低血钠等的发生。

6. 心理护理

恐惧或焦虑可导致交感神经系统兴奋性增高，使呼吸困难加重，护理人员应保持镇静，操作熟练，忙而不乱，使病人产生信任与安全感，避免在病人面前讨论病情，必要时可以留一名亲属陪伴病人。对于过度紧张、焦虑的患者，遵医嘱可给予镇静药。

【健康指导】

1. 采取低热量、易消化饮食，少食多餐，尤以晚餐不宜过饱，以免发生夜间左心功能不全。

2. 适当限制水分，以免加重心脏负担。服用利尿剂尿量多时多适当补充红枣、橘子、香蕉、韭菜等含钾高的食物。

3. 保证每日8小时充足休息时间，并根据心功能情况指导活动，避免长期卧床发生静脉血栓、直立性低血压。可指导伸腿、勾脚运动，有条件者可使用踝泵改善下肢血运。

4. 向病人及家属说明急性心力衰竭的诱因，指导其继续针对基本病因和诱因进行继续治疗。

5. 教会患者合理安排工作、生活，不可过于劳累，避免熬夜等不规律的生活。

6. 告知患者在静脉输液前应主动向医务人员说明病情，便于在输液时控制输液量及速度。

7. 如有任何不适，请及时门诊复查。

第五节　心肌病

心肌病（cardiomyopathy）是由遗传、感染等不同原因引起的以心肌结构及功能异常为主的一组心肌疾病。近年来心肌病的相关研究取得了显著进展，特别是心肌病分子遗传学领域取得了突破性进展，一些心肌病的病因已经明确，并发现了新的心肌病类型。2008年欧洲心脏病学学会（ESC）根据心脏结构和功能表现把心肌病分为扩张型、肥厚型、限制型、致心律失常性右室、未定型心肌病5种，每一型都有家族性（遗传性）和非家族性

（非遗传性）、病因明确和未明确的病种。

一、扩张型心肌病

【概述】

扩张型心肌病是一类以左心室或双心室扩大伴收缩功能障碍为特征的心肌病。可以是特发性、家族性/遗传性、病毒性和（或）免疫性、酒精性/中毒性，或虽伴有已知的心血管疾病，但其心功能失调程度不能用异常负荷状况或心肌缺血损伤程度来解释。组织学检查无特异性。常表现为进行性心力衰竭，心律失常、血栓栓塞、猝死，且可发生于任何阶段，但以中年居多。本病病死率较高，男多于女，发病率（5～10）/10万。

【临床表现】

1. 充血性心力衰竭

以气急和水肿为最常见。由于心排血量低，患者常感乏力。左心衰竭时可表现有夜间阵发性呼吸困难、端坐呼吸、气喘、咳嗽、咯血；右心衰竭时可表现有腹胀、食欲减退、肝大、腹水及下肢水肿等。

2. 心律失常

各种类型均可出现，以异位心律和传导阻滞为主；可表现为房扑、房颤，室早、室速、室颤，心室内传导阻滞，左、右束支传导阻滞，房室传导阻滞等。

3. 栓塞

可发生脑、肾、肺等处的栓塞。

4. 猝死

高度房室传导阻滞、心室颤动、窦房传导阻滞或暂停可导致阿–斯综合征，是猝死的常见原因。

【辅助检查】

1. 胸部X线片

肺淤血，心影增大，心胸比例＞50%。

2. 心电图

多种异常心电图改变，如房颤、传导阻滞、ST-T改变、肢导低电压、R波减低及病理性Q波等。

3. 超声心动图

心腔扩大以左心室为主。因心室扩大致二尖瓣、三尖瓣的相对关闭不全，而瓣膜本身无病变；室壁运动普遍减弱，心肌收缩功能下降。

4. 放射性核素检查

核素显像可见左心室容积增大，左室射血分数降低；心肌显像表现放射性分布不均匀或呈“条索样”“花斑样”改变。

5. 心导管检查和心血管造影

心室舒张末压、肺毛细血管楔压增高；心室造影见心腔扩大、室壁运动减弱、射血分数下降。冠状动脉造影正常。

6. 心内膜心肌活检

心肌细胞肥大、变性，间质纤维化等。

【治疗】

扩张型心肌病治疗原则：有效地控制心力衰竭和心律失常，缓解免疫介导心肌损害，提高扩张型心肌病患者的生活质量和生存率；晚期可进行心脏移植。

【护理常规】

1. 密切观察病情变化，有无心律失常、呼吸困难、心绞痛，配合医师给予处理。

2. 指导患者采用舒适体位，并发心绞痛、心律失常时，卧床休息，限制活动量；心力衰竭及肺部感染时给予抬高床头或取半卧位。

3. 心肌病患者多较年轻，病程长、病情复杂，预后差，因此，在护理中多关心体贴患者，指导患者减轻压力的方法，保持情绪稳定。对失眠者酌情给予镇静药物。

4. 给予高蛋白、高维生素、低盐及粗纤维饮食，少量多餐。

5. 保持病室安静整洁，定时通风，预防呼吸道感染。

6. 据病情给氧，保持鼻导管通畅，对心力衰竭者，遵医嘱行血气分析，了解治疗效果。

7. 对合并水肿及心衰者，应准确记录24小时出入量。使用利尿剂期间观察病人有无不良反应（电解质紊乱、味觉异常、口干、淡漠、乏力、四肢痉挛、脱水）。

8. 应用洋地黄类药物时，观察有无中毒表现，如有，应立即停药或减量；每次给药前数脉搏＜60次/分或＞120次/分出现心律失常者应立即停药，报告医师。

【健康指导】

1. 防寒保暖，预防感冒及上呼吸道感染。

2. 症状减轻者可参加轻体力工作，有晕厥史或猝死家族史者应避免单独外出。

3. 给予高蛋白、高维生素、低盐及粗纤维饮食，保持大便通畅。

4. 保持心情愉快，避免情绪波动加重病情。

5. 坚持服药，告知患者服用剂量及方法，不能随意停药，教会病人及家属观察药物疗效及不良反应，定期门诊随访，不适随诊。

二、肥厚型心肌病

【概述】

肥厚型心肌病以左心室和（或）右心室肥厚为特征，常为不对称肥厚并累及室间隔，左心室血液充盈受阻，舒张期顺应性下降为基本病态，根据左心室流出道有无梗阻分为梗阻性、非梗阻性与隐匿梗阻性。典型者左室容量正常或下降，常有收缩期压力阶差。有家族史者多为常染色体显性遗传，细肌丝收缩蛋白基因突变可致病。典型的形态学变化包括心肌细胞肥大和排列紊乱，周围区域疏松结缔组织增多。常发生心律失常和早发猝死。本病常为青年猝死的原因。

【临床表现】

1. 劳力性呼吸困难，胸闷、心绞痛、运动耐受力降低，易疲乏。

2. 频发一过性晕厥，于突然站立或运动后发生，片刻后可自行缓解。

3. 胸痛：劳累后发作，似心绞痛，含服硝酸甘油无效且可加重。可发生恶性心律失常，如室性心动过速和（或）心室颤动。

4. 猝死：心律失常，剧烈运动可发生猝死。

【辅助检查】

1. X线检查：可无明显异常，如有心力衰竭则心影明显增大。

2. 心电图：最常见左心室肥大，胸前导联出现巨大的倒置T波。侧壁及下壁导联可出现深而窄的病理性Q波。室内传导阻滞和期前收缩也较为常见。

3. 超声心动图：是临床主要诊断手段，特征性表现为室间隔的非对称性肥厚，舒张期室间隔厚度与左心室后壁厚度之比≥1.3，可有间隔运动低下。彩色多普勒血流显像可评价左室流出道压力阶差。少数病例显示心肌均匀肥厚或心尖部肥厚。

4. 磁共振心肌显像：心室壁肥厚和室腔变窄，对特殊部位及对称性肥厚更具诊断价值。

5. 心导管检查和心血管造影：左心室舒张末期压上升，梗阻部位前后存在收缩期压差，心室造影可见香蕉状、犬舌状及纺锤状。

6. 心内膜心肌活检：心肌细胞畸形肥大，排列紊乱。

7. 相关基因检测：已证实7个基因型、70余种突变与肥厚型心肌病有关。AHA指南推荐对肥厚型心肌病（HCM）患者本人及其一级亲属进行相关基因检测，协助不典型患者的诊断、鉴别诊断，并对高危患者发病风险有预测价值。

【治疗】

1. 一般治疗：避免剧烈运动、持重或屏气，以减少猝死的发生。

2. 药物治疗：主张应用β受体阻断剂及钙通道阻滞剂。应避免使用增强心肌收缩力、减少容量负荷的药物，如洋地黄、硝酸酯类制剂等。

3. 其他治疗：重症患者可植入双腔DDD型起搏器、消融或切除肥厚的室间隔心肌。

【护理常规】

1. 依据患者心功能评估其活动的耐受水平，并制定活动计划。无明显症状的早期患者，可从事轻体力工作，避免紧张劳累。心力衰竭患者经药物治疗症状缓解后可轻微活动。合并严重心力衰竭、心律失常及阵发性晕厥的患者应绝对卧床休息。

2. 呼吸困难者取半卧位，予以持续吸氧，氧流量据病情调节。注意观察用氧效果，必要时做血气分析。

3. 密切观察患者有无心慌、气促等症状。严密观察生命体征，特别是血压、心率及心律。随时观察有无偏瘫、失语、血尿、胸痛和咯血等症状，防止动脉栓塞的发生。备好抢救用物和药品，以及电复律等急救措施。

4. 心功能不全、水肿、使用利尿剂患者注意对出入量和电解质的观察。

5. 多进食低盐、高蛋白、高维生素和含粗纤维多的食物。

6. 长期卧床及水肿患者应注意皮肤护理，防止压力性损伤的形成，保持大便通畅。

7. 对患者多关心体贴，给予鼓励和安慰，帮助其消除悲观情绪，增强治疗信心。指导患者自我放松的方法。

【健康教育】

1. 告知患者多进食低盐、高蛋白、高维生素和含粗纤维多的食物；避免高热量和刺激性食物，忌烟酒，不宜过饱。

2. 根据心功能情况，适当活动。避免劳累、剧烈活动、情绪激动、突然用力或提取重物，有晕厥史者避免独自外出活动。

3. 保持室内空气流通、防寒保暖，预防感冒。

4. 坚持药物治疗，定期复查以便随时调整药物剂量。有病情变化，症状加重时立即就医。

三、心肌炎

【概述】

心肌炎是心肌的炎症性疾病，指病毒或细菌对心肌产生直接损伤或通过自身免疫反应引起心肌细胞坏死、变性或间质性炎症细胞浸润以及纤维渗出的过程。41% ~ 88%患者有前驱病毒感染史，柯萨奇B组病毒是最为常见的致病原因，大多数患者治疗后可痊愈，极少数患者死于急性期恶性心律失常；部分患者进入慢性期，发展至扩张型心肌病。一般，急性期6个月，恢复期6个月 ~ 1年，1年以上为慢性期。

【临床表现】

多数患者发病前1 ~ 3周有病毒感染前驱症状（发热、全身倦怠感、肌肉酸痛、恶心和呕吐等消化道症状），随后可出现心悸、胸痛、呼吸困难和水肿，甚至晕厥或猝死。

【辅助检查】

1. 血液生化检查：血沉增快、C反应蛋白增加。急性期或心肌炎活动期心肌肌酸激酶（CK–MB）、肌钙蛋白（T或I）增高。

2. 病原学检查：血清柯萨奇病毒IgM抗体滴度明显增高、外周血肠道病毒核酸阳性或肝炎病毒血清学检查阳性，心内膜心肌活检有助于病原学诊断。

3. X线检查：可见心影扩大或正常。

4. 心电图：常见ST–T改变和各型心律失常，特别是室性心律失常和房室传导阻滞等。严重心肌损害时可出现病理性Q波。

【治疗】

1. 避免劳累，适当休息。

2. 出现心力衰竭时，酌情使用利尿剂、血管扩张剂和ACEI类药物等；出现心律失常时，可采用抗心律失常药物；出现高度房室传导阻滞或窦房结功能损害而出现晕厥或明显低血压时，可考虑使用临时性或永久心脏起搏器。

3. 糖皮质激素的疗效并不肯定，不主张常规使用。

4. 暴发性心肌炎和重症心肌炎进展快、死亡率高，在药物治疗基础上保证心肺支持系统十分重要。

【护理常规】

1. 心肌炎急性期、有并发症者需卧床休息。

2. 给予高热量、高维生素、高蛋白和低脂肪饮食，切忌饱餐，以免加重心脏负担。

3. 严密观察病情变化，胸闷、气促和心悸时应休息，必要时可给予吸氧。及时发现和处理并发症（心肌炎的并发症包括心律失常、心力衰竭，甚至心源性休克）。

4. 监测心功能、血气分析、凝血功能及痰培养、病毒血清检查结果，遵医嘱使用抗生素。

5. 发热者应给予物理或药物降温。

6. 倾听患者的主诉，理解患者的感受，耐心解答患者的疑问，通过解释与鼓励，消除紧张和焦虑，使其积极配合治疗。

【健康指导】

1. 嘱患者要注意充分休息，心肌炎急性期需卧床休息直至体温下降后3～4周，有心力衰竭或心脏扩大的患者应休息6个月～1年，病情稳定后根据患者情况，可逐步恢复正常工作与学习，注意避免劳累。

2. 告知患者定期复查、预防复发的重要性，进行疾病过程、治疗、康复和用药指导，并提供适合患者所需的学习资料，督促患者遵照医嘱，合理用药。

3. 注意保暖，预防感冒，防止病毒侵犯机体，注意测量体温、脉搏和呼吸等生命体征。如出现脉搏微弱、血压下降、烦躁不安和面色灰白等症状时，应立即就医。

第六节　心包疾病

心包是由包绕心脏的两层包膜（壁层和脏层）构成的囊状结构，可为心脏提供机械性保护，减少心脏与周围组织的摩擦，限制舒张期心室的过度扩张。心包的壁层和脏层如发生炎症性改变即称为心包炎。临床上最为常见的是急性心包炎和慢性缩窄性心包炎。

一、急性心包炎

【概述】

急性心包炎（acute pericarditis）为心包脏层和壁层的急性炎症性疾病。最常见病因为病毒感染，其他包括细菌、自身免疫病、肿瘤侵犯心包、尿毒症、急性心肌梗死后心包炎、主动脉夹层、胸壁外伤及心脏手术后。经检查仍无法明确病因的称为急性非特异性心包炎。急性心包炎按病理分为纤维蛋白性和渗出性两种，纤维蛋白性为急性心包炎的初级阶段，随病情发展，心包腔渗出液逐渐增多。临床主要表现为胸痛、心包摩擦音和一系列心电图异常。发病率男性多于女性，成人多于儿童。约1/4患者可复发，少数甚至反复发作。

【临床表现】

急性心包炎病程通常在6周内，症状包括原发疾病症状和心包炎所致的症状两部分。

原发疾病症状：如结核可有午后低热、盗汗；化脓性心包炎可有高热、寒战；肿瘤性心包炎可有贫血、恶病质等表现。

心包炎自身引起的症状：胸骨后、心前区疼痛为急性心包炎的特征。疼痛可放射至颈部、左肩和左臂，也可达上腹部，疼痛性质尖锐，与呼吸运动相关，常因咳嗽、深呼吸、变换体位或吞咽而加重。部分患者可因心包积液、心脏压塞出现呼吸困难、水肿等症状。

心包摩擦音是纤维蛋白性心包炎特征性的体征。渗出性心包炎的心脏体征主要为：心前区饱满，心尖搏动减弱，心音低而遥远；大量心包积液时，收缩压降低，舒张压变化不大，故脉压变小，可出现脉搏减弱或奇脉，左肺下叶可出现肺不张的表现；心包积液发生过快时可致急性心脏压塞。

【辅助检查】

1. 实验室检查

病因不同，实验室检查项目和结果也不同。如风湿性疾病引起的心包炎有免疫学指标的异常，感染性者常有白细胞计数增加等反应。炎症标志物如红细胞沉降率、C反应蛋白升高有助于心包炎诊断，但非诊断所必需。

约15%的急性心包炎患者会出现肌钙蛋白升高等心肌损害表现。

2. X射线检查

对诊断心包积液有一定价值，成人液体量超过250 mL，X射线可以检出积液。

3. 心电图

最早期表现为ST段抬高，除aVR外的导联均呈弓背向下型抬高；数小时至数天ST段恢复正常，继之T波倒置；经过数天或数周后心电图逐渐正常；演变为慢性心包炎，T波异常可持续存在。心包积液时可有QRS低电压。

4. 超声心动图

超声心动图是诊断心包积液最简单可靠的方法。心包腔内出现液性暗区为心包积液的直接征象。根据舒张期心包液性暗区直径的大小可将心包积液分为少量（＜10 mm）、中量（10 ~ 20 mm）和大量心包积液（＞20 mm）。

5. 心脏CT与MRI

可以准确客观测量心包厚度，及时发现局灶性心包积液，综合评估心包及其周围胸、肺组织的异常，是超声检查的重要补充。

【治疗】

1.一般治疗

患者宜卧床休息，加强支持疗法，对症治疗：如呼吸困难者予吸氧，水肿者可给予低盐饮食及利尿剂等；胸痛时予非甾体类消炎药（NSAIDS）止痛，必要时使用吗啡类药物。皮质醇类药物常用于有使用NSAIDS禁忌或无效的患者，宜小剂量，短疗程。

2.病因治疗

针对不同病因进行抗结核、抗风湿、放化疗、透析、心包穿刺抽脓或引流等治疗。

【护理常规】

1. 卧床休息。急性心包炎早期，因纤维蛋白渗出可产生心前区疼痛，且与呼吸、咳嗽、活动和体位改变有关，因此患者应卧床休息，另外坐位前倾可缓解胸痛症状。

2. 高热量、高蛋白和高维生素易消化饮食，保证营养摄入，增强机体抵抗力。

3. 呼吸困难时，取半坐卧位或前倾坐位，减轻肺和支气管的受压。给予氧气吸入。控制输液速度，防止加重心脏负担。做好心包穿刺或切开引流术准备，必要时配合医生行心包穿刺抽液术。

4. 遵医嘱及时给予止痛药物。

5. 积极治疗原发病，遵医嘱及时给予抗感染、抗结核和抗肿瘤等药物治疗，注意观察药物疗效及副作用，并向病人讲解有关药物知识及坚持长期治疗的重要性，使病人能配合治疗。

6. 某些心包炎（非特异性心包炎、结核性心包炎和心脏损伤后综合征）中毒症状较重时，为了减轻中毒症状，促进心包积液吸收，防止转变为缩窄性心包炎，如无禁忌，可短期使用糖皮质激素，期间应严密观察其副作用，注意有无炎症、结核扩散的表现。

7. 护士应了解病人及家属的心理状态，采取针对性的措施，帮助病人及家属消除不良心理，增强战胜疾病的信心。

【健康指导】

1. 避免受凉，防止呼吸道感染。

2. 选择高热量、高蛋白质和高维生素易消化饮食，补充疾病消耗，保证各种营养素的供给，增强机体抵抗力。

3. 鼓励病情稳定者参加力所能及的运动及社交活动，有利于病人释放不良情绪，也可增强机体抵抗力；症状明显者应注意卧床休息。

4. 坚持足够疗程的药物治疗，勿擅自停药。

5. 定期门诊随访，出现异常情况随诊。

二、缩窄性心包炎

【概述】

缩窄性心包炎（constrictive pericarditis）是指心脏被致密增厚的纤维化或钙化心包所包围，使心室舒张期充盈受限而产生一系列循环障碍的疾病，多为慢性。

在我国，以结核性心包炎最为常见，其次为急性非特异性心包炎、化脓性或由创伤后心包炎演变而来。近年来，放射性心包炎和心脏手术后引起者逐渐增多。其他病因包括自身免疫性疾病、恶心肿瘤、尿毒症和药物等。

【临床表现】

患者常有急性心包炎、复发性心包炎或心包积液等病史。

主要症状与心排血量下降和体循环淤血有关，表现为劳力性呼吸困难、活动耐量下降、疲乏及肝大、腹腔积液、胸腔积液和周围水肿等。腹腔积液常较下肢水肿出现得早且程度重，此与一般的心力衰竭患者不同，产生机制不明确。心率常较快，心律可为窦性，也可为房性、室性或有期前收缩。

【辅助检查】

1. X射线检查：心影偏小或轻度增大，心缘变直，主动脉弓小或难以辨认。

2. 心电图：QRS低电压，T波低平或倒置。

3. 超声心动图：诊断价值不如对心包积液的诊断价值大，但仍是最重要的诊断手段之一，超声可见非特异性表现如心包增厚、心室壁活动减弱、室间隔矛盾运动等。

4. 右心导管检查：特征性表现是肺毛细血管压力、肺动脉舒张压、右心室舒张末压和右心房压力均升高且都在同一高水平。

【治疗】

主要治疗方法是药物治疗和手术治疗。

1. 药物治疗主要通过吲哚美辛、激素和利尿剂等延缓心包纤维化或减轻症状。

2. 手术治疗的一般原则是早期行心包切除术，以免发展成心源性恶病质、心肌萎缩等。如为结核感染所致，通常在结核活动已静止时即可行手术治疗，术后需继续抗结核药物治疗1年。

【护理常规】

1. 协助病人取舒适体位，如半坐卧位或坐位，出现心脏压塞者往往被迫取前倾坐位，提供床上小桌便于伏案休息。勿用力咳嗽、深呼吸或突然改变体位，以免使疼痛加剧。

2. 观察病人呼吸困难的程度，有无呼吸浅快、发绀；有无心脏压塞的表现；监测血气分析结果。胸闷气紧者给予氧气吸入，根据缺氧程度调节氧流量，注意观察氧疗效果。

3. 配合医生行心包穿刺或引流术。必要时，进行外科手术，行心包剥脱术。行心包穿刺或引流术的患者护理如下：

（1）术前护理

①备齐物品，向病人和家属说明手术意义和必要性，解除其思想顾虑。

②询问病人是否有咳嗽，必要时给予可待因镇咳治疗。

③操作前开通静脉通路，备好抢救药品。

④进行心电、血压监测。

⑤心包穿刺术前常规行心脏彩超，确定积液量和穿刺部位，并对最佳穿刺点做好标记。

（2）术中配合

①嘱病人勿剧烈咳嗽或深呼吸，穿刺过程中有任何不适应立即告知医护人员。

②严格无菌操作，抽液过程中随时夹闭胶管，防止空气进入心包腔。

③抽液要缓慢，每次抽液量不超过300 mL，以防急性右室扩张，首次抽液量不宜超过100 mL，若抽出新鲜血液，应立即停止抽吸，密切观察有无心脏压塞症状。

④记录抽液量、性质，按要求及时送检。密切观察病人的反应，如面色、呼吸、血压、脉搏和心电等变化，如有异常，及时协助医生处理。

（3）术后护理

①拔除穿刺针后，穿刺部位覆盖无菌纱布，胶布固定。

②由于心脏长期被束缚，心肌萎缩，收缩力下降，易发生心律失常，因此应密切观察生命体征变化及心电图变化，对异常心律失常及时处理。

③术后心脏舒缩功能改善，组织液及静脉血回心，心脏负担加重，因

此应定时测量中心静脉压，输液速度一般控制在30～40滴/分，必要时用输液泵控制，液体入量控制在1500 mL/天，以防心衰。

④心包引流者做好引流管的护理，引流液<25 mL/天时拔除导管。

4. 注意观察病人疼痛情况，如疼痛的部位、性质及其变化等，遵医嘱使用镇痛药，注意观察病人有无胃肠道反应。

5. 用抗生素、糖皮质激素及抗肿瘤等药物治疗时，应做好相应观察与护理。

6. 给予高热量、高蛋白、高维生素和易消化的半流质或软食，水肿时适当限制钠盐摄入。

7. 向病人介绍疾病知识，告知病人除肿瘤性心包炎外，大多预后良好，消除病人的思想顾虑，鼓励其树立战胜疾病的信心。

【健康指导】

1. 嘱病人注意休息，防寒保暖，防止呼吸道感染。

2. 加强营养，进食高热量、高蛋白和高维生素易消化饮食，限制钠盐摄入。

3. 向病人讲解缩窄性心包炎手术的重要性，解除其思想顾虑，尽早接受手术治疗，以利于心功能的恢复。

4. 术后应休息半年左右，提高自我保健能力，适当逐步增加肺活量。

5. 告诉病人坚持足够疗程药物治疗（如抗结核治疗）的重要性，切不可擅自停药，防止复发，定期检查肝肾功能与心功能，不适随诊。

三、心包积液、心脏压塞

【概述】

心包疾患或其他病因累及心包可以造成心包渗出和心包积液（pericardial efusion），当积液迅速或积液量达到一定程度时，可造成心脏输出量和回心血明显下降而产生临床症状，即心脏压塞（cardiac tamponade）。

各种病因的心包炎均可能伴有心包积液。最常见的三个原因是肿瘤、特发性心包炎和肾衰竭。严重的体循环淤血也可产生漏出性心包积液；穿刺伤、心室破裂等可造成血性心包积液。迅速或大量心包积液可引起心脏压塞。

【临床表现】

1.症　状

呼吸困难是心包积液时最突出的症状，可能与支气管、肺和大血管受压引起肺瘀血有关。呼吸困难严重时，患者可呈端坐呼吸，身体前倾、呼吸浅速、面色苍白，可有发绀；也可因压迫气管、食管而产生干咳、声音嘶哑及吞咽困难；还可出现上腹部疼痛、肝大、全身水肿、胸腔积液或腹腔积液，重症患者可出现休克。

2.体　征

心尖搏动减弱；心脏叩诊浊音界向两侧增大；心音低而遥远。积液量大时可于左肩胛骨下出现叩浊音，听诊闻及支气管呼吸音，称心包积液征（Ewart征），此乃肺组织受压所致。

少数病例可于胸骨左缘第3、4肋间闻及心包叩击音（见缩窄性心包炎）。大量心包积液可使收缩压降低，而舒张压变化不大，故脉压变小。依心脏压塞程度，脉搏可减弱或出现奇脉。大量心包积液影响静脉回流，出现体循环淤血表现，如颈静脉怒张、肝大、肝颈静脉回流征、腹腔积液及下肢水肿等。

3.心脏压塞

心脏压塞的临床特征为Beck三联征：低血压、心音低弱和颈静脉怒胀。短期内出现大量心包积液可引起急性心脏压塞，表现为窦性心动过速、血压下降、脉压变小和静脉压明显升高。如果心排血量显著下降，可造成急性循环衰竭和休克。如果液体积聚较慢，则出现亚急性或慢性心脏压塞，产生体循环静脉淤血征象，表现为颈静脉怒张，Kussmaul征，即吸气时颈静脉充盈更明显。还可出现奇脉，表现为桡动脉搏动呈吸气性显著减弱或消失、呼气时恢复。

【辅助检查】

1.X射线检查

X射线检查可见心影向两侧增大呈烧瓶状，心脏搏动减弱或消失。特别是肺野清晰而心影显著增大常是心包积液的有力证据，有助于鉴别心力衰竭，后者表现为心影大而肺部淤血。

2. 心电图

心包积液时可见肢体导联QRS低电压，大量渗液时可见P波、QRS波和T波电交替，常伴窦性心动过速。

3. 超声心动图

超声心动图对诊断心包积液简单易行，迅速可靠。心脏压塞时的特征为：舒张末期右心房塌陷及舒张早期右心室游离壁塌陷。此外，还可观察到吸气时右心室内径增大，左心室内径减少，室间隔左移等。超声心动图还可用于引导心包穿刺引流。

4. 心包穿刺

主要目的为迅速缓解心脏压塞，同时可以对心包积液进行相关检查，以明确病因。

【治疗】

心包穿刺引流是解除心脏压塞最简单有效的手段，对所有血流动力学不稳定的急性心脏压塞，均应紧急行心包穿刺或外科心包开窗引流，解除心脏压塞。对伴休克患者，需扩容治疗增加右心房及左心室舒张末期压力。对于血流动力学稳定的心包积液患者，应设法明确病因。针对原发病进行治疗的同时应注意血流动力学情况，必要时心包减压并将引流液送实验室检查。

【护理常规】

1. 一般护理

（1）卧床休息，取半卧位。给予持续低流量氧气吸入。

（2）胸痛明显者可遵医嘱给予镇痛药、镇静剂。

（3）采取高热量、高蛋白、高维生素易消化饮食，水肿者应限制钠盐摄入。保持大便通畅。

（4）护士应积极与患者交谈、接触、宽慰，给予生活上的帮助，使患者有安全感，有利于配合治疗。

2. 重点护理

（1）病情观察

①观察生命体征的变化，有无呼吸困难及呼吸频率、呼吸节律的改变。

②心前区疼痛的性质、程度及有无放射痛，是否随呼吸或咳嗽而加重。

③有无心脏压塞的征象。

④观察应用药物的反应及副作用。

（2）症状护理

①定时测量体温：密切观察体温变化，及时做好降温护理，保持衣服干燥，并做好记录。

②一旦发现患者出现心包积液引起心脏压塞征象时，立即通知医师并协助抢救。做好心包穿刺术准备并做好患者的解释工作，协助医师进行心包穿刺并做好术后护理。

③呼吸困难者给予半卧位或前倾卧位，以及氧气吸入。

④手术治疗：护士应积极做好患者术前的准备工作及术前指导工作。

（3）合并水肿时的护理

①遵医嘱给予利尿、强心等治疗，并观察疗效，准确记录24小时出入量。

②指导患者饮食，以低钠食物为主。

③抬高水肿的下肢，穿宽松衣物，保持床单位的整洁。

④病情允许，适当进行活动，经常变换体位。

【健康指导】

1. 嘱病人注意休息，防寒保暖，防止呼吸道感染。

2. 加强营养，进食高热量、高蛋白和高维生素的易消化饮食，限制钠盐摄入。

3. 用药指导与病情监测：告诉病人坚持足够疗程药物治疗的重要性，不可擅自停药，防止复发。注意药物不良反应，定期检查肝肾功能，定期随访。

第七节　心脏瓣膜病

一、二尖瓣狭窄

【概述】

绝大多数二尖瓣狭窄是风湿热的后遗症，极少数为先天性狭窄或老年性二尖瓣或环下钙化。二尖瓣狭窄患者中2/3为女性。约25%的风湿性心脏病患者为单纯性二尖瓣狭窄，40%为二尖瓣狭窄伴二尖瓣关闭不全。

正常二尖瓣：正常二尖瓣口面积约4～6 cm^2。

二尖瓣狭窄：二尖瓣口径小于正常值时称为二尖瓣狭窄（MS），其中以风湿性二尖瓣狭窄最常见。瓣口面积减少至1.5～2 cm^2属轻度狭窄；1.0～1.5 cm^2属中度狭窄；小于1 cm^2属重度狭窄；常见病因是链球菌感染引起的变态反应累及心脏瓣膜。图5-7-1为正常二尖瓣与狭窄二尖瓣的对比。

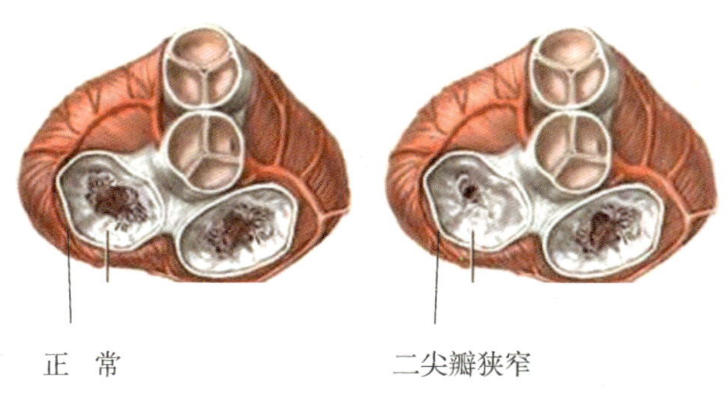

图5-7-1　正常二尖瓣与狭窄二尖瓣的对比

【临床表现】

1.症　状

病人一般在瓣口面积<1.5 cm^2，即中度狭窄时出现症状。

（1）呼吸困难：劳力性呼吸困难为最早期的症状，与不同程度的肺淤血有关。随着病程发展，日常活动即可出现呼吸困难以及端坐呼吸。

（2）咳嗽：多在夜间睡眠时及劳动后发作，多为干咳；并发支气管炎或肺部感染时，咳黏液样或脓痰。左心房明显扩大压迫支气管亦可引起咳嗽。

（3）咯血

①痰中带血或血痰，与支气管炎、肺部感染和肺充血或毛细血管破裂有关；常伴夜间阵发性呼吸困难；二尖瓣狭窄晚期出现肺梗死时，亦可咳血痰。

②大量咯血，是由于左心房压力突然增高，以致支气管静脉破裂出血造成，多见于二尖瓣狭窄早期。

③粉红色泡沫痰，为毛细血管破裂所致，属急性肺水肿的特征。

（4）其他症状：左心房扩大和左肺动脉扩张可压迫左喉返神经，引起声音嘶哑；左心房显著扩大可压迫食管，引起吞咽困难；右心室衰竭时可出现食欲减退、腹胀、恶心等症状。

2.体　征

重度狭窄者常呈“二尖瓣面容”，口唇及双颧发绀。心前区隆起，心尖部可触及舒张期震颤，心界于第三肋间向左扩大。心尖部S_1亢进，呈拍击性，在胸骨左缘三、四肋间至心尖内上方可闻及开瓣音，若瓣叶失去弹性则亢进的S_1及开瓣音可消失；心尖部可闻及舒张中、晚期隆隆样杂音，呈递增性，以左侧卧位、呼吸末及活动后杂音更明显。P2亢进或伴分裂；由于肺动脉扩张引起相对性肺动脉瓣关闭不全，胸骨左缘第二肋间闻及短的收缩期喷射音和递减型高调叹气样舒张早期杂音（Graham Steell杂音）。

【辅助检查】

1.X射线检查

轻度二尖瓣狭窄时，X射线表现可正常。中、重度狭窄，左心房显著增大时，心影呈梨形（二尖瓣型心脏）。

2.心电图检查

左心房增大，可出现“二尖瓣型P波”，P波宽度>0.12 s，伴切迹。QRS波群示心电轴右偏和右心室肥厚。

3. 超声心动图检查

超声心动图是最敏感和特异的无创性诊断方法，对确定瓣口面积和跨瓣压力阶差，判断病变的程度，决定手术方法以及评价手术的疗效均有很大价值。二维超声心动图上可见二尖瓣前后叶反射增强，变厚，活动幅度减小，舒张期前叶体部向前膨出呈气球状，瓣尖的前后叶距离明显缩短，开口面积减小。M型超声可见舒张期充盈速率下降，正常的双峰消失，E峰后曲线下降缓慢，二尖瓣前叶、后叶于舒张期呈从属于前叶的同向运动，即所谓城垛样改变。左心房扩大、右心室肥大及右心室流出道变宽。多普勒超声显示缓慢而渐减的血流通过二尖瓣。

4. 右心导管检查

右心室、肺动脉及肺毛细血管压力增高，肺循环阻力增大，心排血量减低。穿刺心房间隔后可直接测定左心房和左心室的压力，二尖瓣狭窄早期舒张期跨瓣压力阶差正常，随着病情加重，压力阶差增大、左心房收缩时压力曲线呈高大的a波。

【治疗】

1. 代偿期治疗

适当避免过度的体力劳动及剧烈运动，保护心功能；对风湿性心脏病患者应积极预防链球菌感染与风湿活动以及感染性心内膜炎。

2. 失代偿期治疗

出现临床症状者，宜口服利尿剂并限制钠盐摄入。右心衰竭明显或出现快速心房颤动时，用洋地黄类制剂可缓解症状，控制心室率。出现持续性心房颤动1年以内者，应考虑药物或电复律治疗。对长期心力衰竭伴心房颤动者可采用抗凝治疗，以预防血栓形成和动脉栓塞的发生。

二尖瓣狭窄治疗的关键是解除二尖瓣机械性梗阻，降低跨瓣压力阶差。常采用的手术方法如下。

（1）经皮穿刺二尖瓣球囊分离术：这是一种介入性心导管治疗技术，其适应证为单纯二尖瓣狭窄。此方法能使二尖瓣口面积扩大至2.0 cm^2以上，明显降低二尖瓣跨瓣压力阶差和左心房压力，提高心脏指数，有效地改善临床症状。

（2）二尖瓣分离术：有闭式和直视式两种。闭式多采用经左心室进入使用扩张器方法，对隔膜型疗效最好。手术适应证为患者年龄不超过55岁，心功能在Ⅱ～Ⅲ级，近半年内无风湿活动或感染性心内膜炎，术前检查心房内无血栓，不伴有或仅有轻度二尖瓣关闭不全或主动脉瓣病变且左心室不大。合并妊娠而需手术者宜在孕期6个月以内进行。对中度或重度二尖瓣关闭不全、疑有心房内血栓形成、瓣膜重度钙化或腱索明显缩短的患者，应行直视式分离术。

（3）人工膜瓣替换术：指征为：心功能在Ⅲ～Ⅳ级，伴有明显二尖瓣关闭不全和（或）主动脉瓣病变且左心室增大；瓣膜严重钙化以致不能分离修补；钙化粥样瘤引起狭窄者。常用机械瓣或生物瓣。机械瓣经久耐用，不致钙化或感染，但需终身抗凝治疗；伴有溃疡病或出血性疾病者忌用。生物瓣不需抗凝治疗，但可因感染性心内膜炎或数年后瓣膜钙化或机械性损伤而失效。

【护理常规】

1. 一般护理

（1）体位和活动：评估患者心功能情况，合理安排休息和活动，制定活动计划。有风湿活动时应卧床休息；发生心力衰竭者应绝对卧床休息。

（2）饮食和休息：以高蛋白、高维生素和粗纤维饮食为主，清淡、易消化及少量多餐，多食新鲜蔬菜和水果，保持大便畅通。低钾者多吃含钾丰富的水果。心力衰竭者应限制钠盐摄入。病室保持安静，患者多休息。

（3）心理护理：给予患者心理疏导和安抚，消除紧张和恐惧等不良情绪，树立战胜疾病的信心。

2. 专科护理

（1）病情观察：遵医嘱给予吸氧、持续心电监护，严密观察患者的病情变化。严格记录24小时出入量，观察水肿情况。

（2）呼吸道护理：戒烟，指导做深呼吸及有效咳嗽，根据医嘱吸氧以改善缺氧情况。注意保暖，预防感冒，保持病房内空气新鲜，控制陪护人数。

（3）用药护理：遵医嘱用药，输液速度宜慢，<40滴/分；24小时输液

总量＜1500 mL，保证静脉通路通畅。使用抗凝药应观察有无出血倾向，扩血管药使用中密切监测患者的血压变化，洋地黄类强心药观察有无中毒表现，使用利尿剂注意观察有无电解质紊乱，根据病情随时报告医生，及时调整剂量。

3. 并发症的护理

（1）心律失常：以房性心律失常最多见，心房颤动降低心排血量，可诱发和加重心力衰竭。应密切观察心电监护，必要时积极配合医生给予抗心律失常治疗，同时密切观察用药效果和有无不良反应。

（2）充血性心力衰竭和急性肺水肿：按心力衰竭进行处理，立即将患者扶起坐在床边，双腿下垂或半卧位于床上，以减少静脉回流。同时注意防止患者坠床跌伤。遵医嘱给予高流量鼻导管吸氧，可用20%～30%的乙醇湿化，以降低肺泡表面张力，改善通气功能。积极配合医生给予相关药物治疗。

（3）栓　塞：以脑栓塞最常见，也可发生于四肢、肠、肾和脾等脏器，栓子多来自扩大的左心耳伴心房颤动者；右心房来源的栓子可造成肺栓塞。指导病人避免长时间盘腿或蹲坐，勤换体位，肢体保持功能位。合并房颤者遵医嘱服华法林钠片或利伐沙班，防止附壁血栓形成。密切观察有无栓塞征象（言语不清、偏瘫、剧烈腰痛、呼吸困难等），一旦发生，立即报告医生，给予抗凝和溶栓等处理。

（4）肺部感染：本病常有肺静脉压力增高及肺淤血，易合并肺部感染，感染后常诱发或加重心力衰竭，遵医嘱积极给予抗感染治疗。

【健康指导】

1. 预防感染

居住环境避免潮湿、阴暗、环境清洁、讲究卫生、注意保暖。在感冒流行季节少去公共场所，避免与上呼吸道感染病人接触。在拔牙、内镜检查、导尿术等操作时应告诉医生自己有心脏病史，便于预防性使用抗生素。

2. 用药指导

告知患者病程进展特点及遵医嘱坚持用药的重要性，以及药物名称、剂量、作用、不良反应及注意事项，定期复查。

3.活动与休息

告知患者即使心功能恢复也应避免重体力劳动，剧烈运动以及情绪激动。养成良好生活习惯，戒烟，保证充足睡眠。

4.饮食指导

加强营养，进食高蛋白、富含维生素、粗纤维和低盐易消化的食物，少量多餐，提高抵抗力。

5.自我评估心功能

如有气促、发绀、呼吸困难、胸痛、水肿、尿少和腹胀等上述任何症状，应及时就诊。

6.教会患者自测生命体征

如有高热或持续低热，脉搏增快，应及时就诊。

7.心理指导

鼓励患者树立信心，做好长期与疾病斗争以及控制病情发展的思想准备。孕龄妇女，病情较重不能妊娠者，做好病人及其配偶的思想工作。

二、二尖瓣关闭不全

【概述】

二尖瓣关闭不全指心室收缩时，二尖瓣叶对合不拢，关闭不严密，左心室的血流部分经二尖瓣反向流回左心房，如图5-7-2。二尖瓣包括瓣叶、瓣环、腱索和乳头肌，任何一个成分结构异常或功能失调，均可导致二尖瓣关闭不全（MR）。由风湿热造成者多见，其病理变化主要是炎症和纤维化使瓣叶变硬、缩短、变形、粘连融合，腱索融合和缩短；也可见于：1.冠心病；2.先天性畸形；3.二尖瓣环钙化；4.左心室扩大；5.二尖瓣脱垂综合征；6.其他少见病因：如结缔组织病、急性心肌梗死。

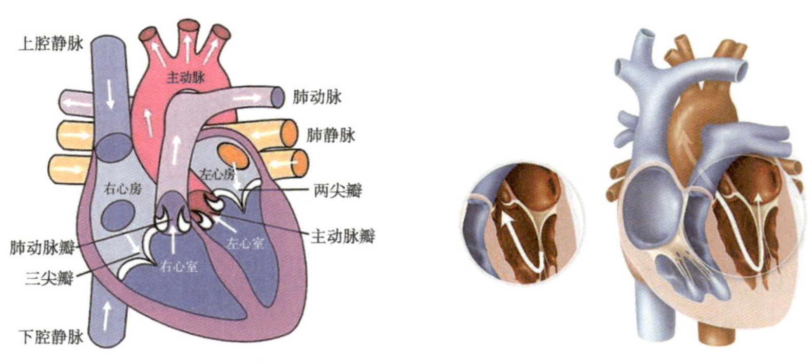

图5-7-2　二尖瓣关闭不全的表现

【临床表现】

1.症　状

轻度二尖瓣关闭不全者可无明显症状或仅有轻度不适感。严重二尖瓣关闭不全的常见症状有：劳动性呼吸困难、疲乏、端坐呼吸等、活动耐力显著下降，咯血和栓塞较少见。晚期右心衰竭时可出现肝脏淤血肿大、有触痛，踝部水肿，胸腔积液或腹水。急性者可很快发生急性左心衰竭或肺水肿。

2.体　征

心尖搏动呈高动力性，向左下移位。心尖区可闻及全收缩期高调吹风样杂音，向左腋下和左肩胛下区传导。

【辅助检查】

1.X射线检查

轻度二尖瓣关闭不全者，可无明显异常发现。严重者左心房和左心室明显增大，明显增大的左心房可推移和压迫食管。肺动脉高压或右心衰竭时，右心室增大，可见肺静脉淤血、肺间质水肿和KerleyB线。

2.心电图检查

轻度二尖瓣关闭不全者心电图可正常。严重者可有左心室肥大和劳损。肺动脉高压时可出现左、右心室肥大的表现。慢性二尖瓣关闭不全伴左心房增大者多有心房颤动。窦性心律者P波增宽且呈双峰形，提示左心房增大。

3. 超声心动图检查

超声心动图是检测和定量二尖瓣反流最准确的无创诊断方法，二维超声心动图上可见二尖瓣前后叶反射增强、变厚，瓣口在收缩期关闭对合不佳；腱索断裂时，二尖瓣可呈连枷样改变，左心室长轴面可见瓣叶在收缩期呈鹅颈样钩向左心房，舒张期呈挥鞭样漂向左心室。M型超声可见舒张期二尖瓣前叶EF斜率增大，瓣叶活动幅度增大，左心房扩大，收缩期过度扩张；左心房扩大及室间隔活动过度。多普勒超声显示左心房收缩期反流。

4. 放射性核素检查

放射性核素血池显像示左心房和左心室扩大，左心室舒张末期容积增加。肺动脉高压时，可见肺动脉主干和右心室扩大。

5. 右心导管检查

右心室、肺动脉及肺毛细血管压力增高，肺循环阻力增大，左心导管检查左心房压力增高，压力曲线v波显著，而心排血量减低。

【治疗】

1.内科治疗

适当避免过度的体力劳动及剧烈运动，限制钠盐摄入，保护心功能；对风湿性心脏病积极预防链球菌感染与风湿活动以及感染性心内膜炎；适当使用利尿剂；血管扩张剂，特别是减轻后负荷的血管扩张剂，通过降低左心室射血阻力，可减少反流量，增加心排血量，从而产生有益的血流动力学作用。慢性患者可用血管紧张素转换酶抑制剂。急性者可用硝普钠、硝酸甘油或酚妥拉明静脉滴注。洋地黄类药物宜用于出现心力衰竭的患者，对伴有心房颤动者更有效。晚期的心力衰竭患者可用抗凝药物防止血栓栓塞。

2. 手术治疗

手术治疗后二尖瓣关闭不全患者心功能的改善明显优于药物治疗；即使在合并心力衰竭或心房颤动的患者中，手术治疗的疗效亦明显优于药物治疗。瓣膜修复术比人工瓣膜置换术的死亡率低，长期存活率较高，血栓栓塞发生率较小。

（1）手术前行左、右心导管检查和左心室造影：这些检查对确诊二尖瓣反流，明确原发性心肌病变或功能性二尖瓣关闭不全均有很大的帮助；血流动力学检查有助于估价受累瓣叶的病变严重程度；冠状动脉造影可确定患者是否需要同时行冠脉旁路移植术，因为合并冠心病者，手术的死亡率高，并发症多。

（2）手术指征

①急性二尖瓣关闭不全。

②心功能Ⅲ～Ⅳ级，经内科积极治疗后。

③无明显临床症状或心功能在Ⅱ级或Ⅱ级以下，辅助检查表明心脏进行性增大，左心室射血分数下降。超声心动图检查左心室收缩期末内径达50 mm或舒张期末内径70 mm，射血分数≤50%时即应尽早手术治疗。

（3）常用手术方法

①瓣膜修复术。

能最大限度地保存天然瓣膜。适用于二尖瓣松弛所致的脱垂；腱索过长或断裂；风湿性二尖瓣病变局限，前叶柔软无挛缩且腱索虽有纤维化或钙化但无挛缩；感染性心内膜炎二尖瓣赘生物或穿孔病变局限，前叶无或仅轻微损害者。

②人工瓣膜置换术。

置换的瓣膜有机械瓣和生物瓣。机械瓣包括球瓣、浮动碟瓣和倾斜碟瓣，其优点为耐磨损性强，但血栓栓塞的发生率高，需终身抗凝治疗，术后10年因抗凝不足致血栓栓塞或抗凝过度发生出血所致的病死和病残率可高达50%；其次，机械瓣的偏心性血流，对血流阻力较大，跨瓣压差较高。生物瓣包括猪主动脉瓣、牛心包瓣和同种硬脑膜瓣，其优点为发生血栓栓塞率低，不需终身抗凝和具有与天然瓣相仿的中心血流，但不如机械瓣牢固。3～5年后可发生退行性钙化性变而破损，10年后约50%需再次换瓣。

年轻患者和有心房颤动或血栓栓塞高危需抗凝治疗者，宜选用机械瓣；若瓣环小，则宜选用血流动力学效果较好的人工瓣；如有出血倾向或抗凝禁忌者，以及年轻女性，换瓣术后拟妊娠生育，宜用生物瓣。

【护理常规】

1. 一般护理

同二尖瓣狭窄的一般护理。

2. 专科护理

严密观察患者生命体征及意识变化，严密监测心电监护及24小时出入量。观察患者有无风湿热活动的表现，有无心力衰竭、栓塞的表现，如有异常及时报告医生，积极协助处理。

3. 并发症的护理

（1）心房颤动：同本章第二节心律失常中心房颤动的护理常规。

（2）感染性心内膜炎：监测体温，注意血常规变化，必要时遵医嘱抽取血培养。严格按医嘱使用抗生素。

（3）栓塞：注意观察患者意识、瞳孔、四肢活动等。如发现异常，及时报告医生。

（4）心力衰竭：同本章第四节心力衰竭的护理常规。

【健康指导】

1. 戒烟，注意口腔卫生，积极治疗口腔疾病。

2. 预防感染

居住环境避免潮湿、阴暗，环境清洁，讲究卫生，注意保暖。进行有效咳嗽，做深呼吸，防止感冒。

3. 用药指导

告知病程进展特点及遵医嘱坚持用药的重要性，以及药物名称、剂量、作用、不良反应及注意事项，定期复查。

4. 活动与休息

告知患者应避免重体力劳动，剧烈运动以及情绪激动。养成良好生活习惯，每日可进行可耐受的活动，以不出现心悸、气促和乏力等症状为宜。保证充足睡眠。

5. 同二尖瓣狭窄健康指导第5～7项。

三、主动脉瓣狭窄

【概述】

主动脉瓣狭窄（AS，见图5-7-3）是指主动脉瓣瓣叶结构和形态改变使瓣口狭窄，导致心脏收缩时血流在主动脉瓣叶水平受阻。多由于风湿热累及主动瓣所致，也可见于先天性狭窄或老年性主动脉瓣钙化所造成。

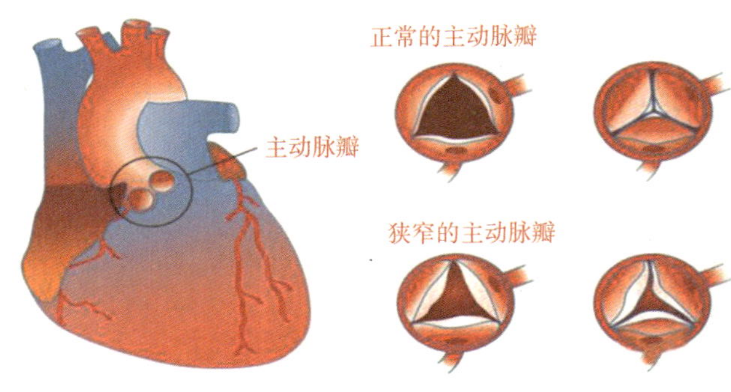

图5-7-3　正常主动脉瓣与狭窄主动脉瓣

【临床表现】

1.临床症状

（1）劳力性呼吸困难：日常活动后可引起呼吸困难以及出现端坐呼吸，当有劳累、情绪激动和呼吸道感染等诱因时，可发生急性肺水肿。

（2）心绞痛：常由运动诱发，休息后缓解。主要由心肌缺血所致，进而可发生夜间阵发性呼吸困难、端坐呼吸和急性肺水肿。

（3）劳力性晕厥：轻者为黑矇，可为首发症状。多在体力活动中或其后立即发作，由于脑缺血引起。

（4）胃肠道出血：见于严重主动脉瓣狭窄者，原因不明，部分可能是由于血管发育不良、血管畸形所致，较常见于老年主动脉瓣钙化。

（5）血栓栓塞：多见于老年钙化性主动脉瓣狭窄患者。栓塞可发生在脑血管、视网膜动脉、冠状动脉和肾动脉。

（6）其他症状：主动脉狭窄晚期可出现心排血量降低的各种表现：明显的疲乏、虚弱、周围性发绀。也可出现左心衰的表现：端坐呼吸、阵发性夜间呼吸困难和肺水肿。严重肺动脉高压后右心衰竭：体静脉高压、肝大。

2. 体征

主动脉瓣第一听诊区可闻及喷射状全收缩期杂音，向颈动脉传导，常伴震颤。

【辅助检查】

1. X射线检查：心影正常或左室增大，升主动脉根部狭窄后扩张，晚期可有肺淤血征象。

2. 心电图：电轴左偏，左心室肥大，T波倒置。

3. 超声心动图：超声是明确诊断和判定狭窄程度的重要方法。在胸骨旁长轴切面可显示主动脉瓣开放受限。

4. 心导管检查：超声心动图检查不能确定狭窄程度并考虑行人工瓣膜置换时应行心导管检查。

【治疗】

1. 内科治疗

主要目的是明确狭窄程度、观察狭窄进展，择期手术。治疗措施如下。

（1）预防感染性心内膜炎、风湿热。

（2）无症状定期复查。

（3）纠正心律失常（如房颤）、心绞痛及心力衰竭等。

2. 外科治疗

（1）出现心绞痛、晕厥、或心力衰竭等症状且严重狭窄者应尽早实施手术。

（2）无症状重度狭窄者伴心脏增大或左心功能不全应考虑手术。

3. 经皮球囊主动脉瓣成形术

主要治疗对象为高龄、有心力衰竭和手术高危患者。

【护理常规】

1. 加强病情观察，如有不适症状、生命体征及出入量异常等情况及时告知医师。

2. 指导患者低盐低脂，富含维生素及易消化饮食。

3. 注意休息，适当活动，避免过度活动及情绪激动。

4. 无症状轻度主动脉瓣狭窄的患者需定期密切随访，有风湿活动者应抗风湿治疗。

5. 有症状主动脉瓣狭窄者按以下处理：（1）限制体力活动，防止症状加重或死亡；（2）伴室性心动过速、高度房室传导阻滞、严重窦性心动过缓时，按抗心律失常药物治疗；（3）有胸痛者需做冠状动脉造影，以诊断伴发的冠心病，此种情况应用硝酸甘油舌下含服时，注意剂量宜小，防止在原先存在心排血量减少的基础上剂量过大引起外周动脉扩张，或因动脉压下降使冠脉血流更为减少；（4）左心功能不全时可用利尿药，但用量不宜过大，以免引起心排血量减少。

【健康指导】

1. 做好用药指导，长期服用抗凝药物防止血栓形成，若用药过程中出现皮下或者黏膜异常出血点、血尿以及黑便等表现，立即就医。

2. 饮食低盐低脂、易消化，限制水钠摄入。

3. 可进行适当活动，避免过度劳累。

4. 戒烟，注意口腔卫生。

5. 保持心情舒畅，定期复诊。

四、主动脉瓣关闭不全

【概述】

主动脉瓣关闭不全（AR，见图5-7-4）是指因为主动脉瓣膜、主动脉环和升主动脉的病变所导致的主动脉瓣无法正常合拢的现象。主要病因是感染性心内膜炎、风心病及主动脉根部扩张。好发人群主要见于有心脏器质性病变的老年男性以及有胸部创伤的患者，诱发因素主要见于情绪激动、近期感染、大量饮酒过度运动。

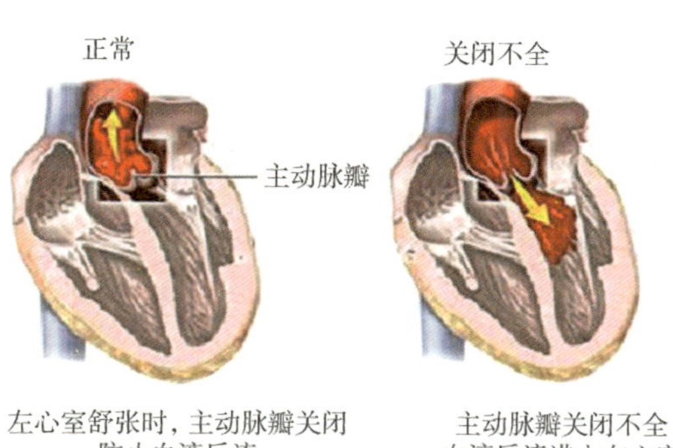

图5-7-4 主动脉瓣关闭不全的表现

【临床表现】

慢性的主动脉瓣关闭不全可能在较长时间内无症状，轻者一般可维持在20年以上。随着反流的增强，出现与心搏量增大有关的症状如心悸、心前区压痛等症状。急性加重期会出现端坐呼吸、肺水肿的症状，严重者危及患者生命。

1. 典型症状

（1）呼吸困难：急性加重期，患者因循环血量不足导致端坐呼吸、不能平卧、全身大汗、发绀症状的出现。

（2）心前区疼痛：主动脉瓣关闭不全导致心肌供血不足，心脏因缺血出现心前区疼痛。

（3）周围血管征：动脉收缩压增高，可出现点头征、水冲脉的体征。

（4）粉红泡沫痰：急性加重期，患者可出现急性肺水肿，咳粉红色泡沫痰，更重者会出现焦躁不安甚至昏迷。

2. 其他症状

（1）发绀：全身性发绀，除四肢末梢及颜面部外，躯干皮肤和黏膜也可见发绀，且发绀部位皮肤温暖，局部加温或按摩发绀不消失。

（2）心源性休克：心脏排血功能衰竭，不能维持最低限度的心输出量而致血压下降，重要脏器和组织供血严重不足，引起全身微循环功能障碍。

（3）血压下降：主动脉瓣关闭不全导致心搏出量下降，血压下降。

3. 并发症

（1）心力衰竭：静脉系统血液淤积，动脉系统血液灌注不足。

（2）心律失常：心脏长期的大量血液返流导致心功能不全，心肌缺血易引起各种心律失常。

【辅助检查】

1. X射线检查：表现为不同程度的左室增大，升主动脉和主动脉结扩张，呈“主动脉型心脏”，即靴型心。透视下主动脉搏动明显增强。

2. 心电图：重症者常伴有明显的左室肥大劳损征象，部分患者存在束支传导阻滞。

3. 超声心动图M型超声：主动脉根部内径增宽，主动脉瓣的开放幅度增大，血流速度增快；主动脉瓣关闭前可出现快速扑动现象。

4. 心导管检查：在决定施行手术治疗前进行心脏导管检查可以准确评估反流程度和左室功能状态，并且可以明确冠状动脉的情况。

5. 放射性核素检查：左心房扩大。左心室扩大，舒张末容积增加。

【治疗】

1. 内科治疗

（1）预防感染性心内膜炎、风湿热。

（2）梅毒性主动脉炎应予一疗程青霉素治疗。

（3）舒张压>90 mmHg应予降压治疗。

（4）轻中度关闭不全而无症状者应限制重体力活动；而重度关闭不全虽无症状亦加用ACEI类药物。

（5）心绞痛：可用硝酸酯类药物。

（6）积极纠正房颤等心律失常。

2. 外科治疗

必要时行人工瓣膜置换术或主动脉瓣修复术。

【护理常规】

1. 病室温湿度适宜，避免患者着凉感冒。

2. 给予清淡饮食，避免食用辛辣刺激食物加重心功能损害。

3. 急性期给予心电、血氧监护，密切观察患者的生命体征，防止发生肺水肿、心源性休克。

4. 遵医嘱为患者按时按量服药，观察疗效及不良反应。

5. 密切关注患者的心理状态，及时给予心理疏导，必要可请心理医生干预。

6. 手术患者术后密切观察有无并发症的发生，定期复查超声心动图。

【健康指导】

1. 保持心情舒畅，避免情绪激动。

2. 告知患者辛辣食物会造成心脏的二次伤害，浓茶、咖啡等会加重心脏负担，避免进食或饮用。

3. 适当锻炼，可以散步、慢跑、打太极和做广播体操等，加强营养，提高机体抵抗力，预防风湿活动。

4. 注意防寒保暖，避免与上呼吸道感染病人接触，预防感染。

5. 告知患者半年复查一次，定期检测超声心动图的变化，发现血流异常及时救医。既往有心脏器质性病变患者出现端坐呼吸、咳粉红色泡沫样痰要立即就医。

6. 告诉病人遵医嘱坚持用药的重要性，指导用药方法，定期门诊复查。复查1次INR，稳定后改3～6个月复查1次，以后改每年1次。

五、三尖瓣狭窄

【概述】

正常三尖瓣口面积>7.0cm^2，<1.5cm^{2}时称三尖瓣狭窄（TS，见图5-7-5），患者出现血流动力学异常，产生舒张期三尖瓣跨瓣压差，右心房压和体循环静脉压增高、淤血，同时右心室排血量减少。三尖瓣狭窄多见于女性，绝大多数由风湿热所致，其他少见病因有肿瘤、结缔组织疾病、感染性心内膜炎等。三尖瓣狭窄很少单独存在，几乎均同时伴有二尖瓣狭窄或主动脉瓣狭窄。

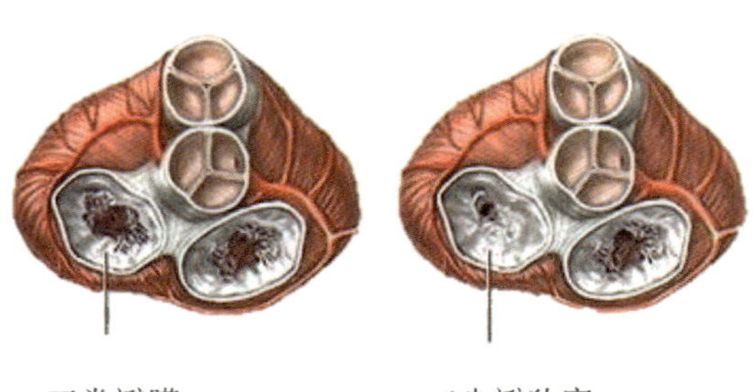

图5-7-5　正常瓣膜与三尖瓣狭窄

【临床表现】

1. 症　状

轻度无临床症状，重度狭窄出现右心房压力增高、右心房扩大及体静脉高压：颈静脉怒张、肝大及腹水。

2. 体　征

（1）心脏听诊：胸骨左下缘低调隆隆样舒张中晚期杂音，收缩前期增强。直立位吸气时杂音增强，呼气时或Valsalva动作屏气期杂音减弱。可伴有舒张期震颤，可有开瓣拍击音。肺动脉瓣第二心音正常或减弱。风湿性者常伴二尖瓣狭窄，后者常掩盖本病特征。

（2）其他体征：三尖瓣狭窄常有明显右心淤血体征，如颈静脉充盈、有明显“α”波，呼气时增强。晚期病例可有肝大、脾大、黄疸、严重营养不良、全身水肿和腹水。肿大的肝脏可呈明显的收缩期前搏动。

【辅助检查】

1. X射线检查

右心房明显扩大，下腔静脉和奇静脉扩张，但无肺动脉扩张。

2. 心电图检查

右心房肥大，Ⅱ导联及Ⅴ1导联P波高尖；由于多数三尖瓣狭窄患者同时合并有二尖瓣狭窄，故心电图亦常示双心房肥大，无右心室肥大的表现。

3. 超声心动图检查

M型超声心动图常显示瓣叶增厚，反射增强增粗，前叶的EF斜率减慢，舒张期与隔瓣呈矛盾运动，右心房增大；二维超声心动图特征为瓣尖增厚，部分可见钙化，舒张期瓣叶呈圆顶状、增厚，瓣叶活动受限。多普勒超声可估测跨瓣膜压力阶差。

【治疗】

抗感染、扩血管等药物治疗，必要时手术治疗。

1. 药物治疗

（1）有症状者对症处理，酌情给予扩血管、利尿、强心治疗。

（2）抗感染治疗，预防感染性心内膜炎。

2. 手术治疗

当跨瓣压差>5mmHg；或瓣口面积<2.0cm^{2}时，应手术治疗，可做交界分离术或人工瓣膜置换术。目前已被欧洲心脏病协会推荐为单纯严重三尖瓣狭窄的一线治疗。适于心功能Ⅰ、Ⅲ级；三尖瓣压力阶差>5mmHg；无风湿活动；无右心房内血栓患者。

【护理常规】

1. 一般护理

多卧床休息，左房内有巨大附壁血栓者应绝对卧床休息，以防脱落造成其他部位栓塞。病情允许时应鼓励并协助患者翻身、活动下肢、按摩及用温水泡脚或下床活动，防止下肢深静脉血栓形成。对患者的心功能状态进行评估，按照评估的结果与患者及其家属共同制订活动与休息的方案。要告知患者及家属适当的活动可改善心肌的新陈代谢，使心肌细胞得到更多的血液供应，增加心脏储备力，以减慢心率、增加心搏量。但应避免剧烈活动和过度疲劳，有风湿活动、并发症和心力衰竭时应卧床休息。

2. 饮食护理

给予易消化、低脂和低胆固醇、低热量、低盐、高蛋白及高维生素的饮食，以增加机体抵抗力。

3. 心理护理

向患者说明治疗本病的长期性和艰巨性，指导患者保持情绪稳定，避免激动。对准备实施心脏手术的患者做好术前宣教，讲解手术的目的、手术方式，使患者积极配合治疗。

4. 病情观察

监测生命体征，尤其是心率、心律、血压、脉搏、呼吸频率及节律，注意患者的精神状态及意识变化；注意有无风湿活动的表现，如皮肤环形红斑、皮下结节、关节红肿及疼痛等；有无呼吸困难、乏力、食欲减退和尿少等心力衰竭的征象。一旦发生，应立即报告医师并配合处理。

5. 用药护理

遵医嘱给予抗生素及抗风湿药治疗，观察其疗效和不良反应。苄星青霉素溶解后为白色乳剂，若按一般的肌注方法针头易堵塞，冬季天气寒冷时尤其如此，操作时应选择9号针头，用8～10 mL生理盐水稀释后，更换注射针头，勿排气，快速肌注。阿司匹林可导致胃肠道反应、牙龈出血、血尿和柏油样便等不良反应，应饭后服药并观察有无出血。

6. 并发症的预防与护理

（1）心力衰竭：积极预防和控制感染，纠正心律失常，避免过度劳累和情绪激动，以免诱发心力衰竭。保持有规律的生活，根据病情适当进行体育锻炼，提高机体抵抗力。一旦出现心力衰竭的表现，则按心衰护理。

（2）栓塞：应遵医嘱使用抗血小板聚集的药物，若超声提示左心房扩大并有巨大附壁血栓者应严格卧床休息，以防血栓脱落。脑栓塞时有局灶性症状如偏瘫，四肢动脉栓塞可引起肢体剧痛、动脉搏动消失、局部皮肤苍白、发凉和发绀，甚至坏死；肾栓塞可有腰痛、血尿和蛋白尿；脾栓塞时表现为左上腹剧痛并伴脾大；肠系膜动脉栓塞时出现剧烈腹痛，可伴有便血；肺栓塞表现为突然出现的胸痛、气急、发绀、咯血和休克。一旦出现上述情况，应立即报告医师并配合抢救，做好相应护理。

（3）感染性心内膜炎：当患者出现不明原因的发热、皮肤黏膜瘀点、贫血、脾大、杵状指及栓塞等表现时，应警惕感染性心内膜炎的发生，及时通知医师并遵医嘱采血做血培养。

【健康指导】

1. 疾病知识指导

向患者及家属说明本病的病因、病程进展特点、治疗的长期性和艰巨性、鼓励他们正确对待，积极配合。由于手术治疗可显著提高患者的存活率，改善生活质量，故对有手术适应证的，应劝说患者尽早择期手术。

2. 生活起居指导

注意休息与活动。在心功能代偿期，仍可以参加工作并进行适当的体力与耐力锻炼，以不感心悸、气促为度，要保证充足的睡眠；心功能不全时，则不宜参加运动和体力劳动，应增加卧床休息的时间，避免情绪激动。

3. 疾病预防指导

指导患者在施行拔牙、内镜检查、导尿术、分娩和人工流产等手术操作前，应将自己的详细病史告诉医师，便于预防性使用抗生素。扁桃体炎反复发作的患者，建议其在风湿活动控制后2～4个月做扁桃体摘除术。对于育龄期妇女，要告知其必须在医师的指导下控制好妊娠与分娩的时机。一般来说，瓣膜病变较轻、心功能Ⅰ或Ⅱ级的，可在医师的严密监护下度过妊娠、分娩及产褥各期；心功能Ⅲ、Ⅳ级的最好不要生育，以免加重病情。

4. 药物知识指导

主动向患者提供有关药物的用药注意事项，特别是行瓣膜置换术的患者，由于需终身服用抗凝药，故应告诉患者坚持按医嘱服药的重要性，定期门诊复查。按医嘱服用抗风湿药物、抗心衰药物及抗生素。

六、三尖瓣关闭不全

【概述】

三尖瓣关闭不全（TR，见图5–7–6）即在右心室收缩时，因各种原因导致三尖瓣瓣叶无法正常闭合，血液由右心室反流至右心房的现象。三尖瓣关闭不全临床上可分为两型：1. 功能性三尖瓣关闭不全：常见。由于右心室扩张，瓣环扩大，收缩时瓣叶不能闭合，多见于有右心室收缩压增高或肺动脉高压的心脏病，如风湿性二尖瓣疾病、先天性心血管病（肺动脉瓣狭窄、艾森曼格综合征）和肺心病等；2. 器质性三尖瓣关闭不全：少见，包括三尖瓣下移畸形、风湿性心脏病、三尖瓣脱垂、感染性心内膜炎、冠心病、类癌综合征及心内膜心肌纤维化等。

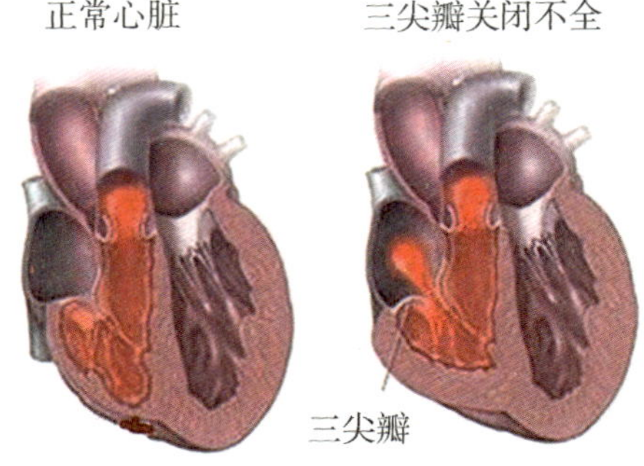

图5-7-6　正常心脏与三尖瓣关闭不全的心脏

【临床表现】

1. 典型症状

疲乏、腹胀和水肿。

2. 体征

（1）颈静脉扩张伴收缩期搏动；

（2）胸骨左缘及心尖部收缩期抬举样搏动；

（3）胸骨左缘全收缩期杂音，吸气时增强；

（4）反流严重时，胸骨左下缘可闻及短促的舒张期隆隆样杂音；

（5）三尖瓣脱垂有收缩期喀喇音；

（6）肝大伴收缩期前搏动；

（7）腹腔积液及全身水肿。

【辅助检查】

1. X射线检查：可见右心室、右心房增大。右心房压升高者，可见奇静脉扩张和胸腔积液；有腹水者，横膈上抬。透视时可看到右房收缩期搏动。

2. 心电图检查：可示右心室肥厚劳损，右心房肥大；并常有右束支传导阻滞。

3. 超声心动图检查：可见右心室、右心房增大，上下腔静脉增宽及搏动；连枷样三尖瓣。二维超声心动图声学造影可证实返流，多普勒超声检查可判断反流程度和肺动脉高压。

【治疗】

积极治疗心力衰竭，改善功能性三尖瓣返流的严重程度。必要时手术治疗。

1. 药物治疗

（1）针对导致右心扩大的原发病进行病因治疗。

（2）给予扩血管、利尿、强心药物；血管扩张药可减少返流量。

（3）房颤时处理原则同二尖瓣狭窄。

2. 手术治疗

（1）二尖瓣、主动脉瓣病变伴肺动脉高压、严重三尖瓣返流，二尖瓣、主动脉瓣手术时，同时行三尖瓣瓣环成形术。

（2）三尖瓣瓣叶本身病变（Ebstein畸形、感染性心内膜炎）导致的严重返流，瓣环成形术或修补术无效时，行瓣膜置换术。

【护理常规】

1. 预防风湿热是关键，注射青霉素要特别警惕过敏性休克的发生。

2. 避免去人多、拥挤的场所。

3. 合理安排生活和工作：避免过度劳动、情绪激动、睡眠不足等，戒烟酒，避免暴饮暴食和超体重。心功能不全者应避免剧烈运动和突然用力，如跑步、游泳、举重、赶车等。心功能Ⅰ级者基本可过正常人生活，但不宜参加竞技性体力活动；心功能≥Ⅱ级者应避免中、重体力劳动，如有不适应及时休息与治疗。女性患者心功能Ⅰ～Ⅱ级可考虑妊娠，但需在孕期内严密观察，心功能Ⅲ级以上者不宜妊娠。

4. 教会风心病患者一些简单的防治知识和技能，如测体温、数脉搏、听心率、测血压、量尿量、称体重、低盐饮食等。

5. 对主动脉瓣病变或人工瓣膜置换术患者，必要时遵医嘱经常使用抗生素，预防感染性心内膜炎。

6. 人工瓣膜置换术应在心力衰竭症状出现前施行。由于患者在心功能失代偿前通常无明显症状，因此在患者无明显症状，左心室功能正常期间不必急于手术；可密切随访，至少每6个月复查超声心动图1次。一旦出现症状或左心室功能不全或心脏明显增大时即应手术治疗。

【健康指导】

同主动脉瓣关闭不全健康指导。

七、肺动脉瓣狭窄

【概述】

肺动脉瓣狭窄（PS，见图5-7-7）为肺动脉瓣叶、瓣环的狭窄性改变，最常见的病因是先天性畸形，风湿性极少见，多联合其他瓣膜损害，临床表现常被后者掩盖。

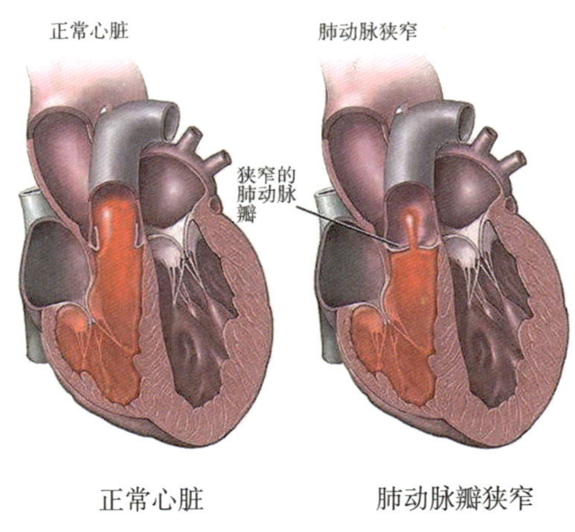

图5-7-7　正常心脏与肺动脉瓣狭窄的心脏

【临床表现】

1. 症状

症状轻重与狭窄程度有关。轻者可无症状。严重狭窄患者可出现呼吸困难和疲劳；伴右心室高压、前负荷降低和妊娠等情况时可出现劳力性晕厥或头晕目眩。晚期可出现右心室衰竭的表现，如下肢水肿、肝大和颈静脉怒张等。

2. 体征

胸骨左缘第2肋间隙可听到粗糙响亮的收缩期喷射性杂音，常伴有细震颤。肺动脉瓣区第二心音减弱或消失。

【辅助检查】

1. X射线检查：可见肺动脉段突出，此为狭窄后扩张所致。肺血管影细小，肺野异常清晰。心尖左移上翘为右心室肥大表现，如已有右心衰竭，心影明显增大。

2. 心电图：轻度狭窄时可正常，中度以上狭窄可出现电轴右偏、右室肥厚和右房扩大，也可见不完全右束支传导阻滞。

3. 超声心动图：二维和多普勒超声心动图检查可确定狭窄程度。

【治疗】

首选介入治疗，球囊扩张不成功或不宜行球囊扩张者，如狭窄上下压力阶差>40 mmHg应采取球囊瓣膜成形术。

【护理常规】

1. 一般护理

早期避免剧烈体力活动，心功能Ⅰ～Ⅱ级病人轻度活动，有风湿活动及并发症者以卧床休息为主，为病人创造一个安静、舒适和空气清新的修养环境，定期消毒，预防感冒。

2. 饮食护理

应给予高蛋白、高维生素、低脂肪和易消化的食物，少食多餐，避免过饱，有心衰者适量限制钠盐摄入，应用利尿剂应放宽限制，以免引起低钠血症。

3. 病情观察

根据病情给予吸氧，密切观察体温、心率、心律、呼吸、血压、咳嗽和咳痰的变化，注意有无心力衰竭、栓塞、心房纤颤和亚急性细菌性心内膜炎发生。

4. 心理护理

病人多有悲观厌世情绪，对治疗没有信心，护理人员应根据病人心理特点，做好心理护理，帮助病人树立战胜疾病的信心。

5. 用药护理

严密观察药物疗效及毒副作用，应用利尿剂时，准确记录出入量，观察有无水、电解质紊乱；应用洋地黄类药物，每次服用前测量心率，少于

60次/分暂停服用，用药期间，注意有无洋地黄中毒症状，一旦发生，立即停药，并应用氯化钾；对长期服用抗凝药物，严密监测凝血酶原时间，并注意有无出血情况；服用抗心律失常药物时，注意心率、心律和脉率的变化。

【健康指导】

1. 保证舒适安静的休养环境，保持适当的温度、湿度，室内经常通风换气，并根据气候及时增减衣服，预防感冒。

2. 保持心情愉快，避免情绪激动。

3. 注意饮食搭配，肥胖患者应控制体重，减少总热量摄入；高血脂患者应以低脂饮食为主；高血压患者应坚持低盐饮食。

4. 根据医嘱正确服药，定时定量，并注意药物副作用：口服抗凝药注意有无皮下出血或便血，并定期复查凝血酶原时间及活动度，服用控制心率药物应自测心率，如有减慢应减量或停药，随身携带急救药物，如硝酸甘油。

5. 术后恢复期间注意劳逸结合，逐渐恢复工作，不宜从事体力劳动或剧烈的体育锻炼。

6. 出院后每半个月复查1次，以后根据病情减为1～2个月复查1次，如有不适及时就诊，以免延误治疗抢救。

八、肺动脉瓣关闭不全

【概述】

肺动脉瓣关闭不全（PR，见图5–7–8）是指肺动脉瓣受到器质性或功能性损害，致右心室舒张时血液从肺动脉通过肺动脉瓣反流入右心室造成的血流动力学障碍。肺动脉瓣关闭不全多见于肺动脉高压导致肺动脉扩张造成肺动脉瓣相对关闭不全，可继发于某些先天性心脏病术后、感染性心内膜炎和肺动脉瓣先天性畸形等，其中以法洛四联症矫治术后最为常见。

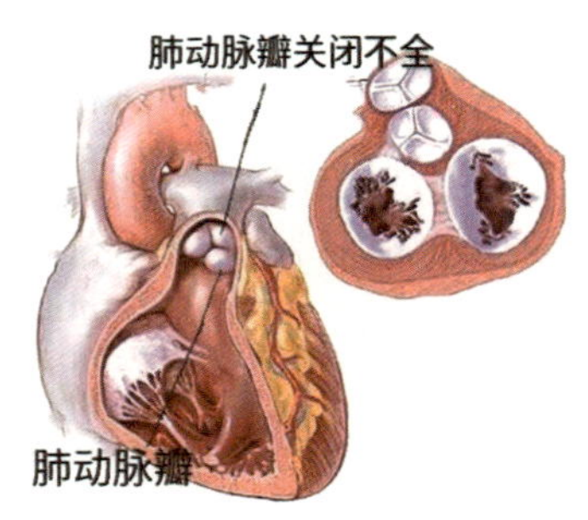

图5-7-8　肺动脉瓣关闭不全的表现

【临床表现】

1. 症　状

肺动脉瓣关闭不全导致右心室容量负荷过度，患者主要表现为活动耐量下降、心律失常、晕厥和进行性右心室扩大，严重时可导致右心衰竭，严重影响患者生存质量和预期生存寿命。多数病例因原发病的临床表现突出，肺动脉瓣关闭不全的表现被掩盖，仅偶然于听诊时发现。

2. 体　征

（1）血管和心脏搏动：胸骨左缘第2肋间扪及肺动脉收缩期搏动，可伴收缩期或舒张期震颤。胸骨左下缘扪及右心室高动力性收缩期搏动。

（2）心音：肺动脉高压时，第二心音肺动脉瓣成分增强。右心室心搏量增多，射血时间延长，第二心音呈宽分裂，使已扩大的肺动脉突然扩张产生收缩期喷射音，在胸骨左缘第2肋间最明显。在胸骨左缘第4肋间常有第三心音和第四心音，吸气时增强。

（3）心脏杂音：继发于肺动脉高压者，在胸骨左缘第2～4肋间有第二心音后立即开始的舒张早期叹气样高调递减型杂音，吸气时增强，称为Graham Steell杂音。由于肺动脉扩张和右心搏量增加，胸骨左缘第2肋间在喷射音后有收缩期喷射性杂音。

【辅助检查】

1. X线检查：右心室和肺动脉干扩大。

2. 心电图：可有右心室肥厚、右束支传导阻滞等非特异性表现。

3. 二维超声：有助于了解有否肺动脉瓣膜病变、肺动脉根部和瓣环扩张，还有助于明确有无心房、心室的扩大及其他心脏病变，了解患者的心功能、肺动脉高压情况。也可鉴别功能性或器质性肺动脉瓣关闭不全。

4. 多普勒超声心动图：对确诊肺动脉瓣关闭不全极为敏感，可以发现一些临床体格检查尚未闻及病理性杂音的亚临床型病例。根据肺动脉瓣舒张期反流束的长短可以把肺动脉瓣关闭不全分为轻、中、重度。

5. 心脏核磁共振：可评估肺动脉瓣反流分数、右心室舒张末期容积、收缩末期容积和右心室射血分数。

【治疗】

功能性肺动脉瓣关闭不全主要是治疗原发病和肺动脉瓣关闭不全导致的右心衰竭、合并的心内膜炎和心律失常等。在原发病治疗后仍有严重肺动脉瓣关闭不全导致反复右心衰竭者可以行外科瓣环缩窄术。重度器质性肺动脉瓣关闭、心功能Ⅲ级和反复右心衰竭者可行外科换瓣术。

【护理常规】

同肺动脉瓣狭窄护理常规。

【健康指导】

同肺动脉瓣狭窄健康指导。

第八节　感染性心内膜炎

感染性心内膜炎（infective endocarditis，IE）指因细菌、真菌和其它微生物（如病毒、立克次体、衣原体、螺旋体等）直接感染而产生心瓣膜或心室壁内膜的炎症。

根据病程，IE可分为急性和亚急性，急性IE特征：1. 中毒症状明显；2. 病程进展迅速，数天至数周引起瓣膜破坏；3. 感染迁移多见；4. 病原体主要为金黄色葡萄球菌。亚急性IE特征：1. 中毒症状轻；2. 病程数周至数月；3. 感染迁移少见；4. 病原体以草绿色链球菌多见，其次为肠球菌。根据获得途径，可分为卫生保健相关性、社区获得性和静脉毒品滥用性。根据瓣膜材质又可分为自体瓣膜心内膜炎（native valve endocarditis）和人工瓣膜心内膜炎（prosthetic valve endocarditis）。

一、自体瓣膜心内膜炎

【概述】

自体瓣膜心内膜炎（native valve endocarditis，NVE）是指感染性心内膜炎，系微生物感染心内膜或邻近的大动脉内膜伴赘生物形成。赘生物为大小不等、形状不一的血小板和纤维素团块，其内含大量微生物和少量炎症细胞。

链球菌和葡萄球菌分别占自体瓣膜心内膜炎病原微生物的65%和25%。急性者，主要由金黄色葡萄球菌引起，少数由肺炎球菌、淋球菌、A族球菌和流感杆菌等所致。亚急性者，草绿色链球菌最常见。

【临床表现】

从短暂性菌血症的发生至症状出现之间的时间间隔长短不一，多在2周以内，但不少患者无明确的细菌进入途径可寻。

1. 发　热

发热是最常见的症状。亚急性者起病隐匿，可有全身不适、乏力、食欲不振和体重减轻等非特异性症状。可有弛张性低热，一般<39℃，午后和晚上体温高。头痛、背痛和肌肉关节痛常见。急性者呈暴发性败血症过程，有高热、寒战。突发心力衰竭者较为常见。

2. 心脏杂音

80%～85%的患者可闻及心脏杂音。急性者要比亚急性者更易出现杂音强度和性质的变化，或出现新的杂音。瓣膜损害所致的新的或增强的杂音主要为关闭不全的杂音，尤以主动脉瓣关闭不全多见。

3. 周围体征

多为非特异性，近年已不多见，包括以下几点：

（1）瘀点，可出现于任何部位，以锁骨以上皮肤、口腔黏膜和眼睑膜常见。

（2）指和趾甲下线状出血。

（3）Roth斑，为视网膜的卵圆形出血斑，其中心呈白色，多见于亚急性感染。

（4）Osler结节，为指和趾端出现的豌豆大的红/紫色痛性结节，常见于亚急性者。

（5）Janeway损害，为手掌和足底处直径1～4 mm无痛性出血红斑，多见于急性者。

4. 动脉栓塞

赘生物引起动脉栓塞占20%～40%。栓塞可发生在机体的任何部位，脑、心脏、脾、肾、肠系膜和四肢为常见的体循环动脉栓塞部位。脑栓塞的发生占15%～20%，在由左向右分流的先天性心血管病或右心内膜炎时，肺栓塞常见。如三尖瓣赘生物脱落引起肺栓塞，可突然出现咳嗽、呼吸困难、咯血或胸痛。肺梗死可发展为肺坏死。

5. 感染的非特异性症状

（1）脾大：病程＞6周的患者，急性者少见。

（2）贫血：较为常见，尤其多见于亚急性者，有苍白无力和多汗。多为轻中度贫血，晚期有重度贫血。

6.并发症

（1）心脏：心力衰竭是最常见的并发症，其次可见心肌脓肿、急性心肌梗死、心肌炎和化脓性心包炎。

（2）细菌性动脉瘤：受累动脉依次为近端主动脉，脑、内脏和四肢。

（3）迁移性脓肿：多发生在肝、脾、骨髓和神经系统。

（4）神经系统：1/3病人有神经系统受累的表现，如脑栓塞、脑细菌性动脉瘤，脑出血、中毒性脑病、脑脓肿和化脓性脑膜炎等。

（5）肾脏：大多数病人有肾损害，如肾动脉栓塞和肾梗死，局灶性和弥漫性肾小球肾炎。

【辅助检查】

1. 常规检验

（1）血液：亚急性者正常色素型正常细胞性贫血常见，白细胞计数正常和轻度升高，分类计数轻度左移。急性者白细胞计数增高和明显核左移。血沉几乎均升高。

（2）尿液：常有显微镜下血尿和轻度蛋白尿。肉眼血尿提示肾梗死。红细胞管型和大量蛋白尿提示弥漫性肾小球性肾炎。

2. 免疫学检查

25%的患者有高丙种球蛋白血症。80%的患者出现循环中免疫复合物。病程长于6周的亚急性患者中50%的类风湿因子试验阳性。血清补体降低见于弥漫性肾小球肾炎。上述异常在感染治愈后消失。

3. 血培养

血培养是诊断菌血症和感染性心内膜炎的最重要方法。近期未接受过抗生素治疗的血培养阳性率可达95%以上。未经治疗的亚急性者，应第1天间隔1小时采血1次，共3次。如次日未见细菌生长，重复采血3次后，开始抗生素治疗。已用过抗生素者，停药2～7天后采血。急性患者应在入院后3小时内，每隔1小时采血1次，共取3个血标本开始治疗。本病的菌血症为持续性，无需在体温升高时采血。

4. X射线检查

肺部多处小片状浸润阴影提示脓毒性肺栓塞所致肺炎。左心衰竭时有肺淤血或肺水肿征。主动脉细菌性动脉瘤可致主动脉增宽。细菌性动脉瘤有时需经血管造影诊断。此扫描有助于脑梗死、脓肿和出血的诊断。

5. 超声心动图

经胸部超声检查可诊断出50%～75%的赘生物，经食管超声可检出＜5 mm赘生物，敏感性高达95%以上。赘生物≥10 mm时，易发生动脉栓塞。未发生赘生物，不能排除感染性心内膜炎。感染治愈后，赘生物可持续存在。除非发现原有赘生物增大或新赘生物出现，难以诊断复发或再感染。

【治疗】

1. 抗微生物药物治疗

应早期、大剂量和长疗程用杀菌性抗生素，至少6～8周，静脉给药为主。病原微生物不明时，急性者选用针对金黄色葡萄球菌、链球菌和革兰阴性杆菌均有效的广谱抗生素，亚急性者选用针对大多数链球菌的抗生素。

本病大多数致病菌对青霉素敏感，可作为首选药物。联合用药可以增强杀菌能力，如氨苄西林、万古霉素、庆大霉素或阿米卡星等，真菌感染者选两性霉素B。

2. 手术治疗

约半数病人需接受手术治疗。病人自身抵抗能力极弱，战胜疾病主要依靠有效的抗生素。抗生素治疗预期疗效不佳的高危病人，活动期仍在接受抗生素治疗时就可考虑早期手术干预。早期手术的3大适应证是：心衰、感染不能控制、预防栓塞。按手术实施时间可分为急诊（24小时内）、次急诊（几天内）和择期手术（抗生素治疗1～2周后）。

【护理常规】

1. 观察、记录体温及皮肤黏膜变化，高热病人卧床休息，病室温湿度适宜，可采用冰袋或温水擦浴等物理降温措施。

2. 严格遵医嘱应用抗生素，确保维持有效的血药浓度，观察药物疗效、不良反应，并及时报告医生。

3. 正确采集血标本，提高血培养结果的准确率。本病的菌血症为持续性，无须在体温升高时采血，每次采血10～20 mL，同时作需氧和厌氧培养。

4. 给予清淡、高蛋白、高热量、高维生素和易消化的半流质或软食，以补充发热引起的机体消耗。鼓励病人多饮水，做好口腔护理。

5. 心脏超声可见巨大赘生物的病人，应绝对卧床休息，防止赘生物脱落。

【健康指导】

1. 讲解疾病知识：向病人和家属讲解本病的病因与发病机制、致病菌侵入途径等知识。

2. 嘱病人平时注意防寒保暖，少去公共场所，避免感冒，加强营养，增强机体抵抗力，合理安排休息。勿挤压痤疮、疖、痈等感染病灶，减少病原体入侵机会。良好的口腔卫生习惯和定期的牙科检查是最有效的预防措施。

3. 指导病人坚持完成足够剂量和足够疗程抗生素治疗。在施行侵入性诊治或外科手术治疗前，应说明自己有心内膜炎病史，以预防性使用抗生素。

4. 教会病人自我监测体温变化，观察有无栓塞表现，定期门诊随访。

二、人工瓣膜心内膜炎

【概述】

人工瓣膜心内膜炎（prosthetic valve endocarditis，PVE）是指心瓣膜置换术后发生的感染性心内膜炎，是心瓣膜置换术后一种严重并发症，发生于术后1年以内的心内膜炎属早期人工瓣膜心内膜炎，发生于术后1年以后的心内膜炎属晚期人工瓣膜心内膜炎。

早期者，致病菌约1/2为葡萄球菌，表皮葡萄球菌明显多于金黄色葡萄球菌；其次为革兰阴性杆菌和真菌。晚期者以链球菌最常见，其中以草绿色链球菌为主。除赘生物形成外，常致人工瓣膜部分破裂、瓣周漏，瓣环周围组织和心肌脓肿。最常累及主动脉瓣。

【临床表现】

1. 早期和晚期人工瓣膜心内膜炎临床表现相似，均有发热，部分患者可有返流性杂音，如瓣周漏较大时，可出现心功能不全的表现。

2. 全身栓塞现象较常见，以脑部多见，也可发生于冠状动脉、肾、脾或四肢动脉。

3. 栓塞与发热同时存在，常提示心内膜炎可能，少数患者可出现周围血管征。

【辅助检查】

1. 体格检查：叩诊可发现心脏扩大、心脏听诊闻及返流性杂音等。

2. 实验室检查：白细胞计数可以增多或正常，一般有血红蛋白降低、红细胞沉降率增快和C反应蛋白增高，血培养可呈阳性，但阳性率不高。

3. 心电图：有时心电图可显示心肌梗死和传导阻滞。

4. X线检查：发生肺梗死时，胸部X射线检查可显示肺梗死阴影。

5. 超声心动图：在本病的诊断中具有非常重要的作用，可以反复多次检查以发现人工瓣膜上的赘生物、脓肿、瓣周漏以及评价人工瓣膜的活动情况。

【治疗】

本病难以治愈。应在自体瓣膜心内膜炎用药基础上，将疗程延长为6～8周。任一用药方案均应加庆大霉素。对耐甲氧西林的表皮葡萄球菌致病者，应用万古霉素15 mg/kg，12小时1次，静脉滴注；加利福平300 mg，8小时1次，口服，用药6～8周，开始的2周加庆大霉素。

人工瓣术后早期发生感染性心内膜炎，应积极考虑手术。有瓣膜再置换术的适应证者，应早期手术。明确适应证为：1. 因瓣膜关闭不全致中至重度心力衰竭；2. 真菌感染；3. 充分抗生素治疗后持续有菌血症；4. 急性瓣膜阻塞；5. X线透视发现人工瓣膜不稳定；6. 新发生的心脏传导阻滞。

本病临床表现复杂，病情凶险，药物治疗和手术治疗均困难，病死率高。切除感染灶及再次行瓣膜置换加有效正规的抗生素治疗，可以改善疗效。

【护理常规】

参考自体瓣膜心内膜炎护理常规。

【健康指导】

参考自体瓣膜心内膜炎健康指导。

三、静脉药瘾者心内膜炎

静脉药瘾者心内膜炎（endocarditis in intravenous drug abusers；EIDA）是由于静脉注射毒品时，由于注射部位、注射用具消毒不严格或使用未严格消毒的溶液溶解药物，导致细菌进入血管内，引发菌血症/败血症，致心内膜受累所致，以三尖瓣伤最多见。致病菌多来源于皮肤表面。主要致病菌为金黄色葡萄球菌，其次为链球菌、革兰阴性杆菌和真菌。大多累及正常心瓣膜，三尖瓣受累占50%以上，其次为主动脉瓣和二尖瓣。急性发病者多见，常伴有迁移性感染灶。X射线可见肺部多处小片状浸润阴影，为三尖瓣或肺动脉瓣赘生物所致的脓毒性肺栓塞。一般，三尖瓣受累时无心脏杂音。亚急性表现多见于曾有感染性心内膜炎病史者。

年轻伴右心金黄色葡萄球菌感染者病死率在5%以下。而左侧心瓣膜（尤其主动脉瓣）受累，革兰阴性杆菌或真菌感染者预后不良。对甲氧西林敏感的金黄色葡萄球菌所致右心感染，用萘夫西林或苯唑西林2 g，4小时1次，静脉注射或滴注，用药4周；加妥布霉素1 mg/kg，8小时1次，静脉滴注，用药2周。其余用药选择与方案同自体瓣膜心内膜炎的治疗。

第九节 心脏骤停

【概述】

心脏骤停（cardiac arrest）是指心脏射血功能突然终止，大动脉搏动与心音消失，重要器官严重缺血缺氧，导致生命终止。引起心脏骤停最常见的是室颤。

【临床表现】

1. 前驱期

在心脏骤停前有数天或数周，甚至数月的前驱症状，如胸痛、气促、疲乏和心悸等非特异性主诉，但亦可无前驱表现，瞬间发生心脏骤停。

2. 发病期

即导致心脏骤停前的急性心血管改变时期，通常不超过1小时。典型的表现包括：严重胸痛、急性呼吸困难、突发心悸或眩晕、持续心动过速等。若心脏骤停瞬间发生，事先无预兆，则绝大部分是心源性的。在猝死前数小时或数分钟内常有心电活动的改变，其中心率加快及室性异位搏动增加最为常见。因室颤猝死的患者，常先有室性心动过速。还有少部分患者以循环衰竭发病。

3. 心脏骤停

意识完全丧失为该期的特征。如不立即抢救，一般在数分钟内进入死亡期。心脏骤停刚发生时脑中尚存少量含氧的血液，可短暂刺激呼吸中枢，出现呼吸断续，呈叹息样或短促痉挛性呼吸，随后呼吸停止。皮肤苍白或发绀，瞳孔散大，大小便失禁。

4. 生物学死亡

从心脏骤停至发生生物学死亡时间长短取决于原发病的性质以及心脏骤停至复苏开始的时间。心脏骤停发生后，大部分患者将在4～6 分钟内开始发生不可逆脑损害，随后经数分钟过渡到生物学死亡。心脏骤停发生后立即实施心肺复苏和尽早除颤，是避免发生生物学死亡的关键。心肺复苏成功后死亡最常见的原因是中枢神经系统的损伤，其他常见原因有继发感染、低心排血量及心律失常复发等。

【辅助检查】

1. 体格检查

体格检查可有心音消失、意识丧失、瞳孔散大、大动脉搏动消失、血压测不出、呼吸停止或断续等一系列症状和体征。

2. 实验室检查

心脏骤停患者的血酸度增高，另外，由电解质紊乱引起的猝死经血生化检查可发现相应的病因如低血钾、高血钾、低血钙等。

3. 心电图

不仅可对病因进行诊断，还能够对心肺复苏提供重要依据。心脏骤停的心电图表现有以下3种类型：

（1）心室颤动

最为多见，特别是在心搏骤停的最初4～6min内，多见于冠心病与其他器质性心脏病、低血钾、麻醉意外、奎尼丁晕厥、电击、心脏手术、溺水等情况下。

（2）心室停搏

心电图呈直线，多发生于病态窦房结综合征、高度房室传导阻滞及高血钾基础上。持续者常是临终表现，短暂者可发生于应用普萘洛尔或维拉帕米之后。

（3）电–机械分离

呈现缓慢而不规则的心室自主节律或电蠕动波，多见于器质性心脏病泵衰竭的临终期，或心肌梗死心脏破裂后，复苏常无效。

【治疗】

1.初期与二期复苏

（1）恢复有效血循环：

①立即胸外心脏按压。

②心电监测，若是心室颤动，立即进行非同步电除颤。

③肾上腺素：首先静注，如来不及建立静脉通道，可心内注射或气管注入。

④如一时难以电除颤，或电除颤一次不复律，可选用胺碘酮、利多卡因、溴苄安或普鲁卡因胺静注，药物除颤与电除颤同时交替使用，提高复苏成功率。

⑤如心电监测时心室静止，可加用异丙肾上腺素静注，3min后可重复。用药无效，尽快行胸外心脏起搏，或经静脉心内临时起搏。

⑥复苏20min仍无效，可开胸心脏按压，并继续用药，直至无望。

（2）呼吸停止时，立即疏通气道，进行人工呼吸。

（3）纠正酸中毒，常规使用碳酸氢钠。如果心脏骤停患者发生在院外现场，应先就地进行徒手复苏操作，并尽快设法边急救边护送至附近医疗单位作二期复苏。

2.复苏后期处理

心脏骤停急救

（1）维持血循环：心脏复苏后常有低血压或休克，应适当补充血容量并用血管活性药，维护血压在正常水平。

（2）维持有效通气功能，继续吸氧。如自主呼吸尚未恢复，可继续用人工呼吸机；如自主呼吸恢复但不稳定，可用呼吸兴奋剂，如尼可刹米静滴。

（3）心电监护发现心律失常酌情处理。

（4）积极进行脑复苏：如心肺复苏时间较长，大脑功能会有不同程度损害，表现为意识障碍，遗留智力与活动能力障碍，甚至形成植物人，因此脑复苏是后期的重点。

①如意识障碍伴发热，应头部冰帽降温；如血压稳定还可人工冬眠，常用氯丙嗪和异丙嗪静滴或肌注。

②防治脑水肿：酌用脱水剂、肾上腺糖皮质激素或白蛋白等。

③改善脑细胞代谢药：如ATP、辅酶A、脑活素、胞二磷胆碱等。

④氧自由基清除剂。

⑤高压氧舱治疗。

（5）保护肾功能密切观察尿量及血肌酐，防止急性肾功能衰竭。

【护理常规】

1. 判断是否心脏骤停：如意识丧失、大动脉搏动消失及呼吸停止。

2. 召集援助：最重要的步骤，若患者无反应，立即大声呼叫。

3. 安置患者：摆复苏体位，平卧于地面或硬板床上，注意保护颈部。

4. 保持气道通畅：解衣扣，摘义齿，清理气道分泌物或异物，持续开放气道，保持通畅。常用的开放气道方法：仰面抬颏法。

5. 人工呼吸：口对口、口对鼻、口对面罩等，同时观察患者胸廓起伏。

6. 建立静脉通路：迅速建立至少两条静脉通路。

7. 保持呼吸道通畅：吸氧，必要时气管插管或使用简易呼吸器。

8. 记录：及时准确记录患者的情况及抢救过程，抢救记录在抢救结束6小时内完成。

9. 复苏后监护：意识、瞳孔、面色、心率、心律、心电图、血压、脉搏、呼吸、体温、尿量、血气分析、CVP、有无酸碱失衡、电解质紊乱等，认真观察并做好记录。低温疗法可提高脑细胞对缺氧耐受性，降低颅内压和脑代谢，减轻或预防脑水肿，必要时使用，并防止冻伤。

【健康指导】

1. 饮食指导：急性期禁食，昏迷患者胃肠功能恢复给予鼻饲，恢复期给予流质饮食。少量多餐，进食低盐、易消化、高纤维素、不产气食物。饮食过饱、刺激性强、高盐高脂均可加重病情。

2. 休息：卧床休息，保持病室安静，减少不必要的人员探视和情绪波动，保证休息与睡眠。

3. 心理指导：稳定患者情绪，以接纳的态度倾听、安抚、疏导，消除恐惧、焦虑；关心患者，增加安全感；告知家属为患者提供情感支持。

4. 吸烟与饮酒：患者清醒后，嘱戒烟酒，以免增加心脏负担，防止再次发生心脏骤停，建立良好的生活习惯。

5. 活动指导：恢复期以不引起症状为宜，根据病情逐渐增加活动量。

6. 生活指导：注意保暖；保持大便通畅，勿用力排便，必要时使用缓泻剂；如有不适及时告知医务人员。

7. 出院指导：针对病因，积极预防用药，定期门诊复查。

第十节　主动脉夹层

【概述】

主动脉夹层（aortic dissection，AD）是指主动脉腔内血液通过内膜破口进入主动脉壁中层形成夹层血肿，随着血流压力驱动，沿主动脉长轴延伸剥离，从而形成主动脉壁真假两腔分离状态的一种心血管系统危重急症。虽不是常见病、多发病，但该病发病急，进展快，病情凶险，病死率较高。常见原因为高血压、动脉粥样硬化、结缔组织病（马凡氏综合征、皮肤弹性过度综合征等），其他如外伤等。

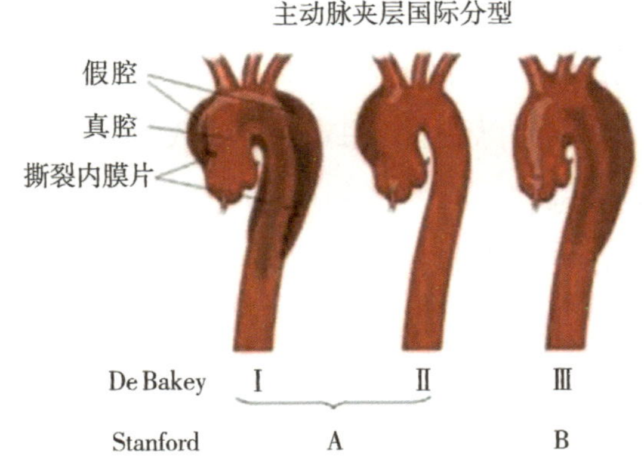

图5-10-1　主动脉夹层分型

主动脉夹层国际分型有De Bakey分型与Stanford分型两种分型，见图5-10-1。

De Bakey分型将主动脉夹层分为Ⅰ、Ⅱ、Ⅲ型。

Ⅰ型：夹层起源于升主动脉，扩展超过主动脉弓到降主动脉，甚至腹主动脉，此型最多见。

Ⅱ型：夹层起源并局限于升主动脉。

Ⅲ型：病变起源于降主动脉左锁骨下动脉开口远端，并向远端扩展，可直至腹主动脉。

Stanford分型将主动脉夹层又分为A、B两型。无论夹层起源于哪一部位，只要累及升主动脉者称A型，相当于De BakeyⅠ型和Ⅱ型，夹层起源于胸降主动脉且未累及升主动脉者称为B型，相当于De BakeyⅢ型。

【临床表现】

1.典型症状

（1）剧烈胸痛是主动脉夹层患者最为普遍的临床表现，疼痛为撕裂样或刀割样持续性难以忍受的锐痛。疼痛的部位和性质可提示主动脉夹层破口的部位及进展情况，一发作即达高峰的剧烈胸痛，随着夹层进一步发展，疼痛部位可发生相应变化。近端主动脉夹层疼痛部位常位于胸骨后，远端主动脉夹层部位常位于两肩胛骨之间。

（2）大多数病人合并高血压，且双上肢或上下肢血压相差较大，如果出现心脏压塞、血胸或冠状动脉血流受阻而引起心肌梗死，则可能出现低血压。夹层破裂，表现为严重的休克。

2.其他症状

（1）夹层累及无名动脉或左颈总动脉可导致中枢神经系统症状，3%~6%的患者发生脑血管意外，患者表现为晕厥或意识障碍；夹层影响脊髓动脉灌注时，脊髓局部缺血或坏死可导致下肢轻瘫或截瘫。

（2）夹层累及一侧或双侧肾动脉可有血尿、无尿、严重高血压，甚至肾功能衰竭。

（3）夹层累及腹腔干、肠系膜上下动脉时可引起胃肠道缺血表现，如急腹症和肠坏死，部分患者表现为黑便或血便，有时腹腔动脉受累引起肝脏或脾脏梗死。

（4）夹层累及下肢动脉时可出现急性下肢缺血症状，如疼痛、无脉，甚至下肢缺血、坏死等。

3.并发症

（1）心源性休克：夹层导致主动脉根部扩张、主动脉瓣对合不良等可引起主动脉瓣关闭不全，轻者无明显临床表现，重者可出现心力衰竭，甚至心源性休克。

（2）心包积液：夹层假腔渗漏或夹层破入心包，可引起心包积液或心包压塞，发生率约为17.7%。

（3）心力衰竭：急性主动脉瓣关闭不全、急性心肌缺血或梗死及心包压塞，常表现为心力衰竭。

（4）肾衰竭：累计一侧或者双侧肾动脉，可引起少尿、无尿，严重时可引起肾功能衰竭等。

【辅助检查】

1. 心电图

无特异性改变。病变累及冠状动脉时，可出现心肌急性缺血甚至急性心肌梗死改变。心包积血时可出现急性心包炎的心电图改变。

2. X线胸部平片

胸片是主动脉疾病的常规检查，主动脉夹层发生时胸片可见上纵膈或主动脉弓影增大，主动脉外形不规则，有局部隆起。

3. 超声检查

因其无创、操作方便可作为急诊初步筛查首选的影像学检查。

4. 计算机X线断层摄影（CT）

CT可“一站式”鉴别急性冠脉综合征（ACS）、AD及急性肺栓塞。螺旋CT对于主动脉夹层的诊断、治疗和随访有重要价值，其敏感性与特异性可达98%左右。

5. 磁共振成像（MRI）

能直接显示主动脉夹层的真假腔，清楚显示内膜撕裂的位置和剥离的内膜片或血栓。能确定夹层的范围和分型，以及主动脉分支的关系。被认为是诊断主动脉夹层的“金标准”。其局限性主要表现在特殊器械植入者为禁忌。

6. 数字减影血管造影（DSA）

无创性DSA可发现夹层的位置及范围，有时还可见撕裂的内膜片。还能显示主动脉的血流动力学和主要分支的灌注情况。易于发现血管造影不能检测到的钙化。

7. 血和尿检查

白细胞计数迅速增高。尿中可有红细胞，甚至肉眼血尿。胸主动脉夹层患者D–二聚体水平越高则提示病变范围越大。

【治疗】

本病系危重急症，死亡率高，该疾病病情凶险，24小时病死率达25%，1年的病死率高达90%。目前该病的治疗方法主要包括保守治疗、介入治疗和外科手术治疗三种。对任何可疑或诊断本病患者，应立即住院治疗。

1. 一般治疗

严密监测血流动力学指标，包括血压、心率、心律及出入液量平衡，凡有心衰或低血压者还应监测中心静脉压、肺毛细血管楔压和心排血量，且绝对卧床休息。

2. 药物治疗

（1）镇痛：疼痛严重可给予吗啡类药物止痛，并镇静、绝对卧床休息。

（2）降压药：首选静脉应用硝普钠，迅速将收缩压降至100～120mmHg或更低，预防夹层血肿的延伸。必要时使用血管紧张素转换酶抑制剂、利尿剂等，血压应降至能保持重要脏器灌注的最低水平，避免出现少尿、心肌缺血及精神症状等重要脏器灌注不良的症状。

（3）β受体阻滞剂或钙通道拮抗剂：在降压的同时进一步降低左心室张力和心肌收缩力，减慢心率至60～80次/分，以防夹层进一步扩展。对于β受体阻滞剂不能耐受的病人，可使用非二氢吡啶类钙通道拮抗剂，如地尔硫䓬、维拉帕米等代替。

3. 手术治疗

（1）开胸外科手术：该手术是升主动脉夹层治疗的基石，术中修补撕裂口、排空假腔并重建主动脉。病变累及冠状动脉或主动脉瓣膜时，应行冠状动脉搭桥术（CABG）及主动脉瓣膜修补术或置换术。

（2）腔内隔绝术：作为治疗主动脉夹层的一种新术式，通过微创技术进行血管内治疗，在主动脉内植入带膜支架，压闭撕裂口，扩大真腔，不仅疗效明显优于传统的内科保守治疗和外科手术治疗，且避免了外科手术的风险，术后并发症大大减少，总体死亡率也显著降低。开窗主动脉覆膜支架和基于3D打印技术的定制支架等新型植入器械已应用于临床，可有效处理累及重要主动脉分支血管的病例。

【护理常规】

1. 一般护理：急性期绝对卧床休息，忌用力动作（如剧烈咳嗽、打喷嚏、用力排便、突然转身、用力屈伸），生活护理应全部由护理人员负责；病情稳定后护理主要以防治并发症为主，患者个人需要注意休息，遵医嘱用药。

2. 病情观察：严密监测生命体征变化，准确记录出入量，为患者留置有效的静脉通路。遵医嘱应用硝普钠及β受体阻滞剂等药物控制血压及心率。严密观察四肢血压变化和心率变化并详细记录，在测量血压时应左、右上肢、左、右下肢同时测量。如发现血压先升后降、脉搏加快，提示瘤体破裂，应立即报告医生。

3. 对症处理：遵医嘱应用止痛镇静剂等。

4. 术前准备：

（1）完善术前检查，全面评估各脏器功能，积极处理其他并发症。

（2）术前指导患者做床上大、小便锻炼。

（3）术前3天给予软食，术前禁食12小时，禁饮水6小时。

（4）术前1天常规进行药物过敏试验、备皮、备血，测体重及体温。

（5）介绍手术的大致过程，消除或减轻患者的焦虑，使其主动配合手术。

5. 术后护理

（1）术后术侧肢体制动24小时，应注意做好皮肤护理，加强肢体被动活动，病请允许早期下床活动，预防血栓形成。

（2）严密观察生命体征变化，控制血压，观察皮肤色泽、温度、足背动脉搏动及伤口情况，准确记录出入量并严格床旁交接班。

（3）遵医嘱用药并观察用药效果。

（4）做好心理护理。

【健康指导】

1. 患者应学会自我调整心理状态，调控不良情绪，保持心情舒畅，避免情绪激动。

2. 告知患者主动脉夹层发病一般比较突然，进展迅速，因此预防非常关键，按医嘱定期服药，控制血压在合理范围内，不擅自调整药量，不擅自停药。

3. 告知患者需特殊注意：病情稳定后应终身接受治疗，伴有高血压者需长期服用降压药，控制目标血压的范围，使收缩压低于130mmHg、舒张压低85mmHg。

4. 低盐、低脂饮食，戒烟、戒酒，避免饮用咖啡、汽水等刺激性饮品。多吃新鲜水果、蔬菜及富含粗纤维的食物，以保持大便通畅。

5. 出院后主要以休息为主，活动量要循序渐进，注意劳逸结合。

6. 教会患者自我监测心率、脉搏、血压，如有异常或再次出现胸腹部疼痛，应及时就诊。

7. 终身定期复查，约6～12个月复查心电图、CTA等。

第十一节 心血管神经症

【概述】

心血管神经症（cardiovascular neurosis），又称心脏神经官能症，是指以心血管疾病的有关症状为主要表现的临床综合征。大多发生于中、青年，20～50岁较多见；女性多于男性，尤多见于更年期妇女。临床上无器质性心脏病的证据。心血管神经症病因尚不清楚，可能与神经类型、环境因素和性格有关。

【临床表现】

心血管神经症患者主诉较多，而且多变，症状之间缺乏内在联系。可表现如下：

1. 心悸

患者有明显的心脏搏动增强、心慌表现，尤其是疲劳和紧张状态下症状明显。

2. 呼吸困难

胸闷，呼吸不畅，常感觉空气不够要打开窗户或要求吸氧。

3. 心前区疼痛

疼痛部位不固定，多为心前区；疼痛发作与劳力活动无关，多数发生在静息状态时；疼痛性质常描述为针刺样、牵扯样或刀割样；持续时间长短不等，一般较长；含服硝酸甘油不能缓解疼痛。

4. 自主神经功能紊乱症状

失眠、多梦、焦虑、食欲不振、头晕、耳鸣多汗、手足发冷、双手震颤、尿频、大便次数增多或便秘等。

【辅助检查】

1. 心电图

检查观察患者是否存在窦性心动过速。

2. 动态心电图

帮助发现心电图无法发现的心律失常、心肌缺血等，帮助排除是否存在阵发性室上性心动过速、非持续性室速等器质性心脏疾病。

3. 心脏超声

可排除心脏、大血管和瓣膜的结构异常。

4. 运动负荷试验

对于存在冠心病危险因素，但心脏症状不典型，无法鉴别诊断是否存在冠心病、心肌缺血的患者，可帮助寻找心肌缺血、心绞痛的证据，筛查是否存在冠心病等器质性心脏疾病。

5. 其它检查

未发现器质性心脏病时，可通过精神学定式检查、倾斜试验及心率变异性等方法辅助检查，结合汉密尔顿抑郁评分、汉密尔顿焦虑评分和心血管神经症状评分诊断。

【治疗】

心理治疗为主，药物治疗为辅。

1.心理治疗

（1）心理动力学疗法：运用自由联想法和释梦挖掘患者“潜意识”中创伤性体验；利用人本主义治疗，以患者为中心，让患者畅所欲言。

（2）行为疗法：利用暴露法、厌恶法、技能训练法等治疗手段，看到自己生理变化以及脏器活动情况，学会控制这些变化活动，维持在理想和所需要的水平上。

2.药物治疗

（1）焦虑症状较明显患者可选用安定类制剂，三环类抗抑郁药多虑平、百优解等。

（2）失眠严重患者酌情使用咪达唑仑或佐匹克隆；绝经期妇女可以短阶段使用雌激素替代治疗。

（3）对有心率加快或高动力循环状态症状者，可给予β受体阻滞剂。

【护理常规】

1. 应密切观察患者病情变化，对症处理。

2. 病人症状缓解时予以普食，症状明显时应注意节制食量。

3. 护士在与患者交流的过程中，首先应耐心倾听病史，多了解患者可能的发病原因和相关因素，避免引起患者的反感，可用一些暗示性语言帮助患者解除顾虑，鼓励患者自我调整心态，以减轻压力。

4. 采用专题讲座、发放相关知识卡片、个别指导，定期出健康板报等形式，让患者了解到心血管神经症的病因可能与神经类型、环境因素和性格有关，当精神上受到外界不良环境刺激，或工作紧张、压力较大，难以适应时可导致发病，但无器质性心血管病变；并让其明白本病的治疗主要以心理治疗为主。

5. 指导患者主要通过将注意力集中在呼吸、声音、想象等方面来降低病人对周围环境的感应能力，以降低交感神经的活动，使肌肉松弛，心理放松。

【健康指导】

1. 规律生活作息，戒烟限酒，避免不良刺激。

2. 保持情绪稳定、心情愉快，嘱患者坚持参加力所能及的日常活动或体育锻炼，增强体质，尽量做到劳逸结合，养成良好的生活习惯。

3.学会自我调节，缓解压力，消除不良精神刺激，降低疾病复发率。

4.必要时及时就诊。

第十二节　结构性心脏病

【概述】

结构性心脏病指解剖异常引起心脏结构改变，造成心脏在病理、生理上的变化。结构性心脏病实际上是一个大的概念，最常见房间隔缺损、室间隔缺损。对于结构性心脏病要早期诊断、早期治疗。

一、房间隔缺损

【概述】

房间隔缺损（atrial septal defect，ASD）是小儿常见的先天性心脏病之一，根据房间隔缺损解剖部位不同，可分为以下两大类：原发孔缺损、继发孔缺损。房间隔缺损可单独发生，也可与其他类型的心血管畸形并存。遗传与环境因素是主要致病原因。女性多见，男女之比约1∶3。

【临床表现】

1.典型症状

（1）原发型房间隔缺损

症状出现早，有呼吸困难、咳嗽、乏力、心悸，可伴有咯血、发绀，病程晚期出现房颤、肝大、腹水。

（2）继发型房间隔缺损

儿童期多无明显症状，青年期逐渐出现易疲劳、活动后气短等症状，少数分流量大者出现发育迟缓、活动耐量差。

2.并发症

（1）肺部感染

婴幼儿时期房间隔缺损患者的症状与缺损大小有关。轻者临床表现可不明显；缺损大者，由于分流量大，肺充血明显，而易患支气管肺炎。

（2）艾森曼格综合症

房间隔缺损时，左心房血液经缺损部位由左向右分流，分流所致容量负荷增加，造成右心房、右心室增大和肺动脉扩张。早期肺小动脉痉挛，随时间延长逐渐出现肺小动脉管细胞增生，管壁增厚，形成阻力性肺动脉高压。当右心房压力高于左心房时，血液由右向左分流引起发绀，即艾森曼格综合征。

【辅助检查】

1. 心电图：多呈不完全性右束支传导阻滞，右室肥大，电轴右偏，有时可有P–R延长。

2. X线检查：可见右房、右室增大、肺动脉段突出及肺血管影增加。

3. 超声心动图：可见肺动脉增宽，右房、右室增大，房间隔缺损的部位及大小。

4. 彩色多普勒：可显示心房水平分流。

5. 经食道超声：可准确测量房间隔缺损的大小和部位。

6. 心导管检查：可以计算左向右分流量、肺循环阻力。

【治疗】

1.一般治疗

许多房间隔缺损在儿童时期会自行关闭；不闭合者，若缺损较小，不会引起任何问题，可不需治疗。

2.药物治疗

抗凝血剂、β 受体阻滞剂等可以减轻症状或降低术后并发症。

3.手术治疗

无症状但存在右心房、右心室扩大的患者应手术治疗。年龄不是决定手术的主要因素，合并肺动脉高压时应尽早手术，50岁以上成人、合并心房纤颤或内科治疗能控制的心力衰竭患者也应考虑手术，但艾森曼格综合征是手术禁忌。

（1）开胸手术治疗

建立体外循环，切开右心房，根据缺损大小选择直接缝合或选用补片材料修复。常见手术并发症有气栓栓塞和三度房室传导阻滞。

（2）介人封堵和经胸封堵

在X线或食管超声引导下植入封堵器封闭房间隔缺损。该方法无需体外循环，创伤小，可适用于继发孔型且房间隔缺损大小、位置适宜的患者。对于卵圆孔未闭患者，如合并不明原因脑卒中、短暂性脑缺血发作或实验阳性，也适合介入封堵治疗。

【护理常规】

1.术前护理

（1）监测各项生命体征及出入量，监控水电解质平衡。

（2）合并肺动脉高压患者应避免剧烈活动，防止缺氧的发生，严重者遵医嘱给予吸氧，改善心肺功能

（3）心衰患者，遵医嘱使用强心、利尿、扩血管药物，注意观察药物疗效与不良反应。

（4）术前准备：完善术前检查，备皮，训练床上大小便、做好心理护理。

2.术后护理

（1）术后24小时心电监测，注意有无心律失常发生。

（2）做好呼吸道的护理和体温监测，避免感染而加重病情。

（3）手术穿刺部位盐袋加压，观察伤口有无出血、渗血，避免形成血肿。

（4）大的房间隔缺损患者左心发育不良，容易发生急性左心衰竭与肺水肿，术后要严格控制单位时间内输入的液体量。

（5）有肺动脉高压或反复感染的患者，应及时使用呼吸机或增加吸氧浓度，必要时予以镇静护理。

（6）指导患者进行踝泵运动，预防下肢深静脉血栓。

【健康指导】

1. 平时要注意保暖、避免着凉、预防感冒，能有效减少急性心衰的发生，延缓病情进展。

2. 出院后仍需卧床休息2～4周，有助于病情康复，过度劳累可能会加

重心衰等情况。

3. 术后3个月之内不要参加剧烈的体育活动。

4. 遵医嘱严格口服药物，不要自己盲目用药或者停服药物。

5. 定期到医院复查心电图、心脏超声、胸部X线或肺部CT等。

二、室间隔缺损

【概述】

室间隔缺损（ventricular septal defect VSD）是指左右心室间隔的完整性遭受破坏，导致了左右心室的异常交通。主要为遗传因素或母亲子宫内环境变化引起。

室间隔缺损在解剖上分为四型：

Ⅰ型：嵴上型，即缺损在肺动脉瓣下，常合并主动脉瓣关闭不全。

Ⅱ型：嵴下型或膜部缺损。

Ⅲ型：房室通道型。

Ⅳ型：肌型缺损。

【临床表现】

缺损口径较小，分流量较少者，一般无明显症状；缺损较大，分流量较多者，可有发育障碍，活动后心悸、气急，反复出现肺部感染，严重时可出现呼吸窘迫和左心衰竭等症状。当产生轻度至中度肺动脉高压，左至右分流量相应减少时，肺部感染等情况减轻，但心悸、气急和活动受限等症状仍存在，或更明显；重度肺动脉高压，产生双向或反向（右至左）分流时，出现紫绀，即所谓艾森曼格综合征，体力活动和肺部感染时紫绀加重，最终发生右心衰竭。

【辅助检查】

1. X线检查

小型室间隔缺损无明显改变；中型缺损心影轻至中度增大，以左室增大为主；大型缺损心影中度以上增大，以右室增大为主，肺动脉段明显突出，肺野明显充血。出现艾森曼格综合征时，肺动脉主支增粗，肺外周血管影很少。

2. 心电图

小型室间隔缺损时心电图可正常或电轴左偏，中型缺损以左室肥大为主，大型缺损为双心室肥大或右心室肥厚，可伴有心肌劳损。

3. 超声心动图

可显示室间隔缺损的部位、数目和大小，是确诊本病的主要无创方法。

4. 心导管检查

可准确评价肺动脉高压的程度、计算肺血管阻力及分流量，进一步证实诊断及进行血流动力学检查。

【治疗】

小型无症状室间隔缺损可不治疗，随时观察。若出现较严重的临床表现或中度以上的室间隔缺损，可进行药物治疗、手术治疗以及介入治疗。

1. 药物治疗

（1）呋塞米：主要用于减少回心血量、降低水钠潴留，减轻充血症状，一般小剂量开始用药，逐渐加量。

（2）地高辛：加强心肌收缩力，改善患者心输出量。

（3）硝酸甘油：扩张小静脉，降低回心血量，使左室舒张末压和肺血管压降低。

2. 手术治疗

在体外循环条件下行缺损的直视修补。

（1）直接缝合

缺损较小者可直接缝合，较大者需心包补片。肺动脉压正常而有中等量以上的左至右分流，肺动脉压显著增高但尚无右至左分流者，都可考虑手术治疗，手术宜在2～14岁间施行。

（2）分期治疗

左至右分流量大而婴儿期即出现心力衰竭者，可先行肺动脉环扎术作为姑息性治疗，以后再施行直视手术，但亦可在婴儿期行直视纠正。

3. 介入治疗

室间隔缺损介入封堵术，适应证为：

（1）膜周部缺损：年龄≥3岁；体重≥10kg，有血流动力学改变的单纯性缺损，儿童患者直径>2mm，成人患者直径3～14mm；缺损上缘距主动脉右冠瓣≥1mm，无主动脉右冠瓣脱入。

（2）肌肉部缺损：儿童直径≥2mm，成人≥3mm。

【护理常规】

参考房间隔缺损护理常规。

【健康指导】

参考房间隔缺损健康指导。

参考文献

[1]许雅君, 白利平. 急性心肌梗死患者PCI术后早期液体出入量的调查研究[J]. 护理学杂志, 2019, 34(03): 45–47.

[2]尤黎明, 吴瑛. 内科护理学[M]. 第6版, 北京: 人民卫生出版社, 2017.

[3]陈灏珠, 钟南山, 陆再英. 内科学[M]. 第9版, 北京: 人民卫生出版社, 2018.

[4]中国高血压防治指南2018年修订版[J]. 心脑血管病防治,2019,19(01):1-44.

[5]黄亚军, 胡志伟等. 肺动脉瓣关闭不全23例外科治疗及文献复习[J]. 临床心血管病杂志, 2018, 34(10): 1014-1017.

[6]邓彦东, 甄宇治等. 肺动脉瓣狭窄的超声诊断及球囊扩张介入治疗的进展[J]. 山东医药杂志, 2012, 52(15): 80-82.

[7]苏力德, 刘宏宇. 功能性三尖瓣关闭不全的外科治疗[J]．中国循证心血管医学杂志. 2017，9(11)：1390-1393

[8]葛均波, 徐永健, 王辰. 内科学第9版[M]. 北京. 人民卫生出版社. 2018.

[9]丁淑贞, 姜秋红. 心血管内科临床护理[M]. 北京: 中国协和医科大学出版社, 2016.

[10]张洪颖, 石可, 王绍, 等.《中国心力衰竭诊断和治疗指南2018》亮点解读[J].

中国血液流变学杂志, 2019, 29(1): 124–126.

[11]Booth RA, Hill SA, Don–Wauchope A, et al. Performance of BNP and NT–proBNP for diagnosis of heart failure inprimary care patients: a systematic review[J]. Heart FailRev, 2014, 19(4): 439–451.

[12]沈翠珍, 沈勤. 内外科护理学[M]. 第1版. 浙江: 浙江科学技术出版社, 2012.

[13]余飞, 姚亚丽, 马正科, 等. 类本位曲折对心脏再同步化治疗后反应性的预测价值[J]. 国际心血管病杂志, 2020, 3(47): 113–117.

[14]王华, 梁延春.中国心力衰竭诊断和治疗指南2018[J].中华心血管病杂志, 2018, 46（10）:760-789.

[15]顾继伟, 王云等. 风湿性三尖瓣狭窄[J]. 宁夏医学杂志. 2010, 32(10): 872-873.

[16]崔小平. 65岁以上老年人心律失常发病率分析[J]. 心血管疾病预防知识学术版, 2013, 02: 25-26.

[17]尚瑞平. 急性心包炎患者的临床诊断与治疗分析[J]. 中国伤残医学, 2013, 21(10): 168–169.

[18]董吁钢. 心包炎的临床诊治[J]. 中国实用内科杂志, 2012, 32(07): 514–518.

[19]崔京玉, 王荣娟, 申龙河. 1例缩窄性心包炎的围手术期护理[J]. 中华心脏与心律电子杂志, 2016, 4(01): 58–59.

[20]潘卫军, 刘晓红, 张冠鑫, 等. 缩窄性心包炎患者心包剥脱术疗效研究[J]. 国际心血管病杂志, 2015, 42(04): 282–284.

[21]郑一梅, 高玲玲. 心内科护理工作指南[M]. 第1版. 北京: 人民卫生出版社, 2016.

[22]卢天舒, 周丽娟, 梁英. 心血管病专科护士培训教程[M]. 第2版. 北京: 人民卫生出版社, 2018.

[23]朱俊, 冯广迅. 室速基层诊疗指南(2019年). 中华全科医师杂志, 2019, 18(11): 1047–1056.

[24]岳梅. 风湿性二尖瓣狭窄的超声心动图诊断说课设计[J]. 卫生职业教育, 2020, 38(01): 44–46.

[25]王辰, 王建安. 内科学(八年制)[M]. 北京. 人民卫生出版社, 2015.

[26]彭晓红. 二尖瓣关闭不全患者的内科治疗[J]. 中国伤残医学, 2013, 21(7): 435–436.

[27]梁先柱, 王海永. 经导管介入治疗二尖瓣关闭不全的现状 [J]. 世界最新医学信息文摘 , 2019, 19(52): 75–76, 79.

[28]史秋寅, 陈泳, 汤卫红, 等. 经导管主动脉瓣置换术5例临床护理[J]. 齐鲁护理杂志, 2016, 22(14): 74–75.

[29]张萍, 韩继红. 经导管主动脉瓣置换术1例的临床护理[J]. 世界最新医学信息文摘, 2019, 19(A2): 314–315.

[30]李乐之, 路潜. 外科护理学[M]. 第6版. 北京: 人民卫生出版社, 2017.

[31]张文武. 急诊内科学[M]. 第4版. 北京: 人民卫生出版社, 2017.

[32]杨甫德, 陈彦方. 精神科急症学[M]. 北京: 人民卫生出版社, 2014.

[33]李春盛. 2005年美国心脏学会心肺复苏与心血管急救指南[J]. 中华急诊医学杂志, 2006, 15(3): 278–280.

[34]李秀云, 陈英. 临床护理岗位实践指南[M]. 武汉: 湖北科学技术出版社, 2012.

[35]邱景伟, 浦奎, 贾忠伟, 等, 程艳慧. Stanford B 型胸主动脉夹层腔内隔绝术后再发A型夹层并致急性下壁心肌梗死1例[J]. 中国循证心血管医学杂志, 2016, 08(08): 1019–1020.

[36]杨梅, 张刚, 曹雪滨, 等. 主动脉夹层研究进展[J]. 中国循证心血管医学杂志, 2013, 05(02): 0210–0212.

[37]王静. 主动脉夹层的护理进展及健康教育初探[J]. 特别健康医学教育, 2017, (19): 206–207.

[38]郑贵琴. 主动脉夹层的护理[J]. 医学信息, 2016, 29(17): 145.

[39]胡经文, 阮慧琴. 235例主动脉夹层患者的病情观察与护理[J]. 中华现代护理杂志, 2013, 13(024): 1151–1152.

[40]王志勇. 大剂量谷维素联合 β –受体阻滞剂治疗心血管神经症的疗效分析[J]. 中国当代医药, 2014, 18(12): 42–43.

[41]王玲. 家庭环境对心血管神经症患者的影响[J] . 临床心身疾病杂志, 2007, 13(5) : 431.

[42]周晓荣. 放松训练的应用研究及对护理工作的启示[J] . 中华护理杂志, 2004 , 39(2) : 129.

[43]王卫平. 儿科学. [M]. 8版. 北京: 人民卫生出版社. 2013: 309–310.

[44]Conen D, Adam M, Roche F. Premature Atrial Contractions in the General

Population: Frequency and Risk Factors. [J]. Circulation, 2012, 126: 2302–2308.

[45]Kerola T, Eranti A, AroAL, et al. Risk Factors Associated With Atrioventricular Block. JAMA Network Open. 2019; 2(5): e194176.

[46]布莱恩·格里芬, 著. 杨跃进, 等, 译. 心血管内科手册: 原书第4版. 北京: 科学出版社, 2018.

[47]王晨, 王捷. 内科疾病学[M]. 北京: 高等教育出版社, 2019.

[48]李怡, 赵霞, 李博, 等. 完全性右束支阻滞临床特点及意义分析[J]. 实用医学杂志, 2016, 32(19): 3282–3283.

[49]鲁端. 右束支传导阻滞新认识[J]. 临床心电学杂志, 2015, 24(3): 227–233.

[50]陈灏珠, 何梅先, 魏盟. 实用心脏病学(第五版)[M]. 上海: 上海科学技术出版社, 2016.

[51]默克医学手册: https: //www. merckmanuals. com/professional/cardiovascular–disorders/ –and–conduction–disorders/atrioventricular–block.

第六章　常见实验室检查

第一节　血脂类

血脂类检查项目		
项目名称	缩写	参考值、临床意义
总胆固醇	TC	意义：可用作肝脏功能、胆汁功能、肠吸收功能和冠状动脉疾病的诊断指标。 参考值：成人：2.86 ~ 5.98 mmol/L 儿童：3.12 ~ 5.2 mmol/L 升高：见于动脉粥样硬化所致的心脑血管疾病、各种高脂蛋白血症、胆汁淤积性黄疸、甲状腺功能减低、糖尿病、肾病综合征等。 降低：见于贫血、肝硬化、甲亢、营养不良等，应用某些药物如雌激素、甲状腺激素、钙拮抗剂。
甘油三酯	TG	意义：在于诊断和处理高脂血症。 参考值：0.56 ~ 1.7 mmol/L 升高：见于冠心病、原发性高脂血症、动脉粥样硬化、肥胖、糖尿病、痛风、甲状腺功能减退症、肾病综合征、高脂饮食、胆汁淤积性黄疸。 降低：见于低脂蛋白血症和无脂蛋白血症、严重的肝脏疾病、吸收不良、甲亢、肾上腺皮质功能减退。
高密度脂蛋白胆固醇	HDL-C	意义：代表了血液中HDL的水平，HDL增高对防治动脉粥样硬化、预防冠心病的发生有重要作用。 参考值 沉淀法：0.94 ~ 2.0 mmol/L（老年人偏高） 降低：见于动脉粥样硬化、急性感染、糖尿病、肾病综合征以及应用雄激素。 升高：见于慢性肝炎、原发性胆汁性肝硬化。

（续表）

血脂类检查项目		
项目名称	缩写	参考值、临床意义
低密度脂蛋白胆固醇	LDL–C	意义：动脉粥样硬化斑块中沉淀的脂质主要是低密度脂蛋白，低密度脂蛋白增高与冠心病和动脉粥样硬化呈正相关。在各类脂质中，LDL被认为是主要的致病因素。 参考值 沉淀法：2.07 ~ 3.12 mmol/L（老年人偏高） 升高：遗传性的高脂蛋白血症、甲状腺功能减退症、肾病综合征、胆汁淤积性黄疸、肥胖、应用雄激素、糖皮质激素等。 降低：见于甲亢、吸收不良、肝硬化、低脂饮食等。
高密度载脂蛋白A1	ApoA1	意义：主要用于心脑血管病风险度的估计。 参考值 ELISA法：男性：（1.42 ± 0.17）g/L 女性：（1.45 ± 0.14）g/L 升高：见于妊娠、雌激素疗法、锻炼和饮酒等。 减低：见于家族性遗传、急性心肌梗死、糖尿病、慢性肝病、肾病综合征和脑血管病等。
载脂蛋白B	ApoB	意义：ApoB浓度水平与动脉粥样硬化程度有关。直接反应LDL水平，可用于评价冠心病的危险因素和降脂治疗效果。 参考值 ELISA法：女性：（1.07 ± 0.23）g/L 男性：（1.01 ± 0.21）g/L 升高：见于心肌梗死、肥胖、过量饮酒、糖尿病、甲状腺功能减退症、肾病综合征、肾衰竭。 减低：见于低B–脂蛋白血症、无B–脂蛋白血症、ApoB缺乏症、恶性肿瘤、甲亢、营养不良。
载脂蛋白E	ApoE	意义：ApoE在脂蛋白转化和代谢中起重要作用。为诊断心血管疾病提供实用工具, 降低CHD的发病率和死亡率，同时为AMI的防治提供新的思路。 参考值：29 ~ 53 mg/L 升高：见于冠心病、动脉粥样硬化、脑梗死、肾病综合征、糖尿病、细菌感染等。
脂蛋白a	Lpa	意义：是导致动脉粥样硬化的危险因子，和其他脂类检测项目结果及外来因素（如饮食）无关，Lpa水平升高，若同时伴有LDL–C的升高，则具有冠心病危险的预示价值。 参考值 ELISA法：＜300 mg/L 升高：与动脉粥样硬化、冠心病、心肌梗死冠状动脉搭桥术后或经皮腔内冠状动脉成型术后再狭窄或脑卒中的发生有密切关系。可见于Ⅰ型糖尿病、肾脏疾病、炎症、手术或创伤后、血液透析后。

（续表）

血脂类检查项目		
项目名称	缩写	参考值、临床意义
同型半胱氨酸	HCY	意义：同型半胱氨酸是蛋氨酸代谢产生的一种含硫氨基酸。Hcy水平与心血管疾病密切相关。血液中增高的Hcy因为刺激血管壁引起动脉血管的损伤，最终引起心脏血流受阻。Hcy升高还可引起神经管畸形及先天性畸形等出生缺陷类疾病。 参考值：5 ~ 15 μmol/L 升高：见于心血管病、神经管畸形、先天性畸形、先兆子痫、帕金森病、胎儿生长缓慢、慢性肾功能衰竭等疾病。
磷脂	PLIP	意义：血清磷脂水平与胆固醇有关，正常人胆固醇／磷脂比值平均为0.94。 参考值：148 ~ 250 mg/dL 升高：见于肾病综合征、糖尿病、慢性出血性贫血、原发性高血压、动脉粥样硬化、甲减、肝硬化及阻塞性黄疸。 降低：见于低色素性贫血、溶血性贫血、恶性贫血及甲亢等。
载脂蛋白A2	ApoA2	意义：对诊断脂质代谢疾病有价值。 参考值：25 ~ 35 mg/dL 升高：可预防脑血栓、冠心病等动脉粥样硬化性疾病。 降低：见于冠心病、糖尿病、肾病综合征、遗传型ApoA1缺乏症、鱼眼病、重度营养不良、肝炎活动期、肝功能低下。

【方法】

一般采集静脉空腹血3 ~ 5 mL，及时送检。

【注意事项】

1. 采血前两周保持平常的生活习惯，近期体重稳定，无急性病、外伤、手术等意外情况，禁食12 ~ 14小时，早上空腹、安静状态下采血。

2. 采血前72小时内要严格控制高脂类食物的摄入，采血前12小时不要饮酒与咖啡，避免剧烈运动。

3. 注意药物的影响，原则上能停药的应在停药后数天或数周采血。

4. 妊娠前、后各项血脂都会增高，产后、停止哺乳3个月后，才能反映其基本血脂水平。

第二节　血凝类

血凝类检查项目		
项目名称	缩写	参考值、临床意义
抗凝血酶Ⅲ	ATⅢ	意义：分解脂蛋白，抑制凝血酶的活性。 参考值：260 mg/L ～320 mg/L 增高：见于血友病、白血病和再生障碍性贫血等的急性出血期；也见于口服抗凝药治疗过程中。 减低：见于肝功能障碍、肾病综合征、血栓前期和血栓性疾病（如心绞痛、心肌梗死、脑血管病、深静脉血栓先天性AT缺陷症等）。
纤维蛋白原	Fb	意义：纤维蛋白原是一种多功能血浆球蛋白，在肝脏合成，直接参与体内凝血过程。 参考值 凝血法：1.95-3.80 g/L 升高：见于高龄、妊娠后期、服用雌激素、感染疾病、恶性肿瘤、脑梗死、心肌梗死、手术、胶原性疾病、糖尿病、肾病综合征、输入含纤维蛋白原的血液制剂等。 降低：见于新生儿、无/低纤维蛋白原血症、慢性肝炎、肝硬化、DIC、血栓症、大出血、使用蛇毒制剂、休克(电击)等。
D–二聚体	DD	意义：用于诊断静脉血栓栓塞症、指导VTE患者的抗凝治疗、且有助于识别高危VTE患者；另外还可评估房颤患者脑卒中的发生风险、预测心搏骤停患者预后、判断恶性肿瘤患者的病情进展。 参考值：0～0.256 mg/L 升高：见于心肌梗死、脑梗死、肺栓塞、静脉血栓形成、手术、肿瘤、弥漫性血管内凝血、感染及组织坏死等。
凝血酶原时间	PT	意义：观测血浆的凝固时间，是外源凝血系统较为灵敏和最为常用的筛选试验。 参考值：1. 凝血酶原时间比值，参考值为（1.0 ± 0.05）（0.82～1.15）秒 2. 国际正常化比值，参考值依ISI不同而异 延长：见于先天性凝血因子Ⅰ、Ⅱ、Ⅴ、Ⅶ、Ⅹ缺乏；获得性凝血因子缺乏，如严重肝病、维生素K缺乏、纤溶亢进、DIC、使用抗凝药物等。 缩短：血液高凝状态如DIC早期、心肌梗死、脑血栓形成、深静脉血栓形成、多发性骨髓瘤等，但敏感性和特异性差。

（续表）

血凝类检查项目		
项目名称	缩写	参考值、临床意义
活化部分凝血活酶时间	APTT	意义：观察血浆凝固所需要的时间。它是内源凝血系统较为灵敏和最为常用的筛选试验。是监测普通肝素和诊断狼疮抗凝物质的常用试验。 参考值：不同方法，不同的试剂检测的结果有较大的差异。必须指出本试验需设正常对照值，测定值与正常对照值比较，延长超过10秒以上为异常。 延长：见于血友病A、血友病B、肝脏疾病、阻塞性黄疸、口服抗凝剂及低(无)纤维蛋白血症等、系统性红斑狼疮等。 缩短：见于心肌梗死、不稳定型心绞痛、脑血管病变、糖尿病伴血管病变、肺梗死、深静脉血栓形成、妊娠高血压综合征和肾病综合征等。

【方法】

一般采集静脉空腹血2.7毫升并上下摇动，及时送检。

【注意事项】

1. 叮嘱患者处于平静状态，因为情绪激动、剧烈运动会引起血浆成分变化（如血小板增多，血凝和纤溶系统被激活致凝固活性增强）。

2. 选用真空采血管之凝血专用管（蓝色）。需要采集多管血液标本时，将凝血管作为第一采血管。

3. 采血量应以专用管刻度要求为准（一般为2.7 mL），不宜过多或过少，影响抗凝比例。

4. 采血结束后应立即颠倒混匀5～10次，不可用力猛摇。

5. 采集完毕及时将标本送往检验科，以便及时分离血浆。

第三节　肝功类

肝功类检查项目		
项目名称	缩写	参考值、临床意义
天门冬氨酸氨基转移酶	AST	意义：主要用于诊断心肌梗死、中毒性肝炎、肝癌、骨骼肌疾病等。 参考值：13～35U/L 升高：AST在心肌细胞中较多，当心肌梗死时，血清中AST活力增高，在发病后6～12h之内显著增高，增高的程度可反映损害的程度，并在发作后48h达到最高值。约3～5d后恢复正常。各种肝病时AST可增高。其他如心肌炎、肾炎及肺炎等也可使AST轻度增高。

（续表）

肝功类检查项目		
项目名称	缩写	参考值、临床意义
丙氨酸氨基转移酶	ALT	意义：对肝脏疾病及骨骼肌坏死等疾病的诊断具有重要的价值。 参考值：7～40U/L 升高：与某些肝脏疾病有关，包括：肝硬化、肝癌、病毒性或中毒性肝炎和阻塞性黄疸；也见于广泛损伤和肌肉疾病，伴有休克、血氧不足的循环衰竭，心肌梗死和溶血性疾病。

【方法】

一般采集静脉空腹血3～5 mL，及时送检。

【注意事项】

1. 采血前一天，白天清淡饮食，忌烟酒。
2. 晚上10点后禁饮食，次日早晨空腹检查。

第四节　肾功类

肾功检查项目		
项目名称	缩写	参考值、临床意义
尿微量白蛋白	MALB	意义：反映早期肾病、肾损伤情况。亦可作为全身性或局部炎症反应的肾功能指标，如尿路感染等原因引起的肾脏早期病变；急性胰腺炎并发症的预测指标；服用对肾功能有影响的药物者也可检测尿微量白蛋白，便于早期观察肾功能情况及早采取措施。 参考值：尿液<30 mg/L 升高：糖尿病肾病、高血压、心力衰竭、妊娠子痫前期。 降低：临床不多见。
血尿素氮	BUN	意义：可反应饮食中蛋白质的摄入量，组织蛋白质分解代谢及肝功状况，可反应肾小球的滤过功能，也是临床中肾衰竭透析的充分指标。 参考值：成人：3.2～7.1 mmol/L 升高：见于心力衰竭、严重脱水、上消化道大出血、肝肾综合征、甲亢、高热、严重创伤等。 降低：见于妊娠、饮水过多、营养不良、镰刀型贫血、肝脏疾病等。

【方法】

血标本：一般采集静脉血3 mL，及时送检

尿标本：

（1）应清洁尿道口、保持尿道口干燥、不要污染尿杯。

（2）留取清洁中段尿，即在尿液不间断时弃去前段，用尿杯接取中间那段尿液。

（3）标本留取5mL，及时送检，避免污染。

【注意事项】

1. 采集血标本时，前一天清淡饮食，忌高蛋白饮食，忌烟酒，晚10点以后禁饮食，次日采集空腹静脉血。避免在输液侧肢体采血；避免在输脂肪乳过程中采血；标本采集后应及时送检。

2. 采集尿标本时，清洗外阴，成年女性留尿时避开月经期，避免标本污染。前几天勿高蛋白饮食，留尿当天避免剧烈活动。

第五节　心肌酶谱类

心肌酶谱检查项目		
项目名称	缩写	参考值、临床意义
乳酸脱氢酶	LDH	意义：心肌梗死后LDH 8～18小时开始增高，24～72小时达高峰，持续6～10天，病程中LDH持续增高或者再次增高，提示梗死面积扩大或再梗死。肺梗死、病毒性肝炎、肝硬化、肾疾病、恶性肿瘤等疾病均可增高，因此用于其辅助诊断。 参考值：连续监测法　104～245U/L 速率法　95　～200U/L 升高：见于急性心肌梗死，病毒性肝炎，肝硬化等。
羟丁酸脱氢酶	HBDH	意义：是LDH同工酶Ⅰ型，常用于心肌梗死辅助诊断。 参考值：72～182U/L 升高：见于心肌梗死、活动性风湿性心肌炎、急性病毒性心肌炎、溶血性贫血。

（续表）

心肌酶谱检查项目		
项目名称	缩写	参考值、临床意义
肌酸激酶	CK	意义：CK在心肌梗死发病3～8小时明显增高，10～36小时达峰值，3～4天恢复正常。因此CK是心肌梗死早期诊断的灵敏指标之一。也可见于各种类型进行性肌萎缩、骨骼肌损伤、肌营养不良、急性心肌炎、脑血管意外、脑膜炎、甲状腺功能减退、剧烈运动、使用氯丙嗪、青霉素等药物。 参考值：50～310U/L 升高：见于急性心肌梗死、病毒性心肌炎、各种类型的进行性肌萎缩等。 降低：长期卧床、甲亢、激素治疗等。
肌酸激酶同工酶	CK-MB	意义：CK-MB是诊断及监测急性心梗病人病情敏感而特异的指标 参考值：0～5 ng/mL 升高：见于急性心肌梗死。
肌红蛋白	Myo	意义：Myo是人体横纹肌组织所特有的一种蛋白质，急性心肌梗死患者在发病后2～3小时Myo即开始升高，在7～10小时后达到峰值，约24小时恢复至参考值范围。血清Myo的测定有助于心梗、肌肉营养不良、心肌炎及心肌病的诊断及疾病治疗和预后的评估。 参考值：0～103 ng/mL 升高：见于急性心肌梗死早期、急性肌损伤、肌营养不良、肌萎缩、多发性肌炎、急性或慢性肾功能衰竭、严重充血性心力衰竭和长期休克等。
肌钙蛋白	TnI	意义：当心肌细胞受损时，TnI释放入血，在胸痛发生4～6小时后，血液中TnI含量超过正常上限，12～24小时达到高峰，可持续14天之久。因此，TnI目前已成为诊断心肌损伤的前提条件。 参考值：0～0.1 ng/mL 升高：见于心肌损伤。

【方法】

一般采集静脉血3～5 mL轻轻上下摇动，及时送检。

【注意事项】

1. 标本采集后立即送检。
2. 白天清淡饮食，忌饮酒。

第六节　特种蛋白类

特种蛋白类检查项目		
项目名称	缩写	参考值、临床意义
抗链球菌O	ASO	意义：有助于诊断由溶血性链球菌引起的疾病如类风湿、急性肾小球疾病、猩红热和扁桃体炎等疾病。 参考值：0～200 IU/mL。 升高：见于风湿热病、溶血性链球菌感染、急性肾小球肾炎等疾病，也见于少数肝炎、肾病综合征、结核病、结缔组织疾病、亚急性感染性心内膜炎等疾病。
C反应蛋白	CRP	意义：CRP是一种急性时相反应蛋白。在机体发炎时，患者血清中的CRP升高，已成为检测感染和发炎的敏感指标。 参考值：0～9.7 mg/L。 升高：见于机体发炎，尤其以肺炎球菌感染、组织感染等多种疾病升高明显。
补体C3	C3	意义：C3是一种急性时相蛋白，炎症反映时其值升高。C3是补体系统中含量最多、最重要的一个组分，它是补体两条主要激活系统的中心环节。 参考值：0.8～1.5 g/dL。 升高：见于急性炎症、传染病早期、心肌炎、心肌梗死、肝癌、组织损伤等。 降低：见于免疫复合物引起的肾炎、系统性红斑狼疮、反复性感染、皮疹、肝炎、肝硬化、关节疼痛等；还可见于自身免疫性疾病、新生儿呼吸窘迫综合征、菌血症、组织损害和慢性肝炎等。
补体C4	C4	意义：C4比C3敏感，炎症时C4增高，C4是补体经典激活途径的一个重要组分，它的测定有助于SLE等自身免疫性疾病诊断和治疗。 参考值：0.20～0.60 mg/dL。 升高：见于各种传染病、急性炎症、组织损伤、心肌梗死、多发性骨髓瘤等。 降低：见于免疫复合物引起肾炎、系统性红斑狼疮、病毒性感染、狼疮性症候群、肝硬化、肝炎等。

【方法】

一般采集静脉空腹血5 mL，及时送检。

【注意事项】

1. 禁食12小时后空腹采血。
2. 避免标本溶血。
3. 避免在输液侧肢体采血。
4. 标本采集后应及时送检。

第七节　基因检测

基因检查项目		
项目名称	缩写	参考值、临床意义
MTHFR基因检测	MTHFR	意义：MTHFR是亚甲基四氢叶酸还原酶的简称，是叶酸代谢循环中形成5-甲基四氢叶酸关键酶。5-甲基四氢叶酸是真正在体内降低同型半胱氨酸水平的物质。本项目通过检测人基因组MTHFR 基因一个位点：677C/T，来评估其酶性。携带677T基因可引起叶酸代谢障碍，导致叶酸生成不足，从而引发多种疾病，其中以高同型半胱氨酸血症最为严重。 参考值： 检测结果为CC型，酶活性100%，说明体内叶酸代谢过程中所需的酶活性非常好，是正常的检测结果，不存在叶酸代谢障碍。 检测结果为CT型，酶活性65%，说明被检测者体内的叶酸代谢酶活性有所下降，但还可以维持正常的叶酸代谢情况。 检测结果为TT型，酶活性30%，则叶酸代谢严重障碍。
CYP2C19基因检测	CYP2C19	临床意义：氯吡格雷主要依赖CYP2C19代谢形成活性产物，发挥抗血小板作用。本检测结果可作为医生调整治疗策略的参考标准。本项目检测人基因组CYP2C19基因两个位点：＊2 G681A，*3 G636A。通过基因型评估CYP2C19酶代谢能力。CYP2C19基因检测报告6种基因型和3种代谢类型。

【方法】

采集静脉空腹血2 mL 紫管。

【注意事项】

1. 禁饮食12小时后采空腹血。
2. 避免标本溶血。
3. 标本采集及时送检。

第八节　血药浓度

基因检查项目		
项目名称	缩写	参考值、临床意义
地高辛血药浓度监测		意义：在用药期间对地高辛血药浓度进行监测，并及时根据监测结果及临床症状调整剂量，以保证患者安全、有效的使用地高辛。 参考值：0.9～2.0 mg/L ＞2.0 mg/L：易发生中毒反应，表现为神经精神症状（视觉异常、定向力障碍、昏睡及精神错乱）、心律失常、胃肠道反应等。 ＜0.9 mg/L：难以达到很好的临床疗效。

【方法】

住院患者服药达到稳态后（除门诊急查，住院患者成人服药7～11天以上，儿童2～10天），于清晨下一次服药前抽取静脉血2 mL，及时送检。

【注意事项】

1. 血标本的采集最好在早晨第一次服药前，此时测定的浓度反映了药物的谷浓度，即体内药物的最低有效水平。患者采血当天清晨不要服药，随身携带药物待抽血后及时补服。

2. 应根据患者的年龄、体重、性别、肝肾功能和服药情况，对其血药浓度进行正确的评估。

3. 有效血药浓度是一个相对的概念，仅仅为临床治疗提供参考，医生必须重视药物代谢的个体化差异。

第九节　血气分析

【概述】

血气分析是临床上测定动脉血中氧分压、二氧化碳分压、血氧饱和度、酸碱平衡及代谢状态的一种辅助检查。动脉血气分析能客观反映呼吸衰竭的性质和程度，是判断有无缺氧和二氧化碳潴留的最可靠方法。对了解肺的通气与换气功能，诊断呼吸衰竭类型与严重程度，指导调节氧疗、机械通气各种参数，以及纠正酸碱和电解质失衡有重要价值。

血气分析标准

名称	解释	正常值
动脉血氧分压	动脉血氧分压（PaO_2）是指血液中物理溶解的氧分子所产生的压力。	95 ~ 100 mmHg（12.6 ~ 13.3kPa）
肺泡–动脉血氧分压差	肺泡–动脉血氧分压差是指肺泡氧分压（PAO_2）与动脉血氧分压（PaO_2）之差（P（A–a）O_2）。	15·20 mmHg（2 ~ 2.7kPa）
动脉血氧饱和度	动脉血氧饱和度（SaO_2）是指动脉血氧与血红蛋白（Hb）结合的长度，是单位Hb含氧气百分数。	95% ~98%
混合静脉血氧分压	混合静脉血氧分压是指物理溶解于混合静脉血中的氧产生的压力。	35 ~ 45 mmHg（4.7 ~ 6.0kPa）
动脉血氧含量	动脉血氧含量（CaO_2）是指单位容积（每升）的动脉血液中所含氧的总量（mmoL）或每百毫升动脉血含氧的mL数。	8.55 ~ 9.45 mmol/L（19 ~ 21mL/dL）
动脉血二氧化碳分压	动脉血二氧化碳分压（PaO_2）是指物理溶解在动脉血中的CO_2（正常是每100 mL中溶解2.7 mL）分子所产生的张力。	35 ~ 45 mmHg（4.7 ~ 6.0kPa）
pH值	pH值是表示体液氢离子浓度的指标或酸碱度。	7.35 ~ 7.45
标准碳酸氢盐	标准碳酸氢盐（standard bicarbonale，SB）是指在38℃血红蛋白完全饱和，经$PaCO_2$为40 mmHg的气体平衡后的标准状态下所测得的血浆HCO_3^-浓度。	22 ~ 27 mmol/L
实际碳酸氢盐	实际碳酸氢盐（actual bicarbonate，AB）是指在实际$PaCO_2$和血氧饱和度条件下所测得血浆［HCO_3^-］含量。	22 ~ 27 mmol/L
缓冲碱	缓冲碱（buffer bases，BB）是指血液（全血或血浆）中一切具有缓冲作用的碱性物质（负离子）的总和，包括HCO_3^-、血红蛋白（Hb-）、血浆蛋白（Pr-）和HPO_4^-。	45 ~ 55 mmol/L
剩余碱	剩余碱（bases excess，BE）指在38 ℃，血红蛋白完全饱和，经$PaCO_2$为40 mmHg的气体平衡后的标准状态下，将血液标本滴定至pH等于7.40所需要的酸或碱的量，表示全血或血浆中碱储备增加或减少的情况。	0 ± 2.3 mmol/L
血浆CO_2含量	血浆CO_2含量（total plasma CO_2，T–CO_2）是指血浆中结合的和物理溶解的CO_2总含量。	25.2 mmol/L

（续表）

名称	解释	正常值
阴离子间隙	阴离子间隙（anion gap，AG）是指血浆中的未测定阴离子与未测定阳离子的差值（即AG=UA-UC）。	8～16mmol/L

【方法】

1. 遵医嘱采集动脉血标本，标本必须在无氧条件下采集。

2. 动脉穿刺的部位：桡动脉、股动脉、肱动脉和足背动脉。

3. 动脉采血量为1～1.6 mL。

4. 采集血标本后轻柔颠倒混匀，上下各5次，双手搓动脉采血器5秒，使血液与抗凝剂充分混匀，立即送检。

【注意事项】

1. 严格无菌操作，避免感染。

2. 有出血倾向、凝血功能障碍、接受抗凝治疗、溶栓治疗及已发生大出血和血肿的患者，应尽量避免穿刺。

3. 动脉血气针必须隔绝空气进入，如与空气接触后可使PO_2升高、PCO_2降低，影响检验效果。

4. 避免在患者循环不良部位或在输液侧采血。

5. 穿刺点按压10分钟以上，凝血功能异常按压延长至15分钟以上。

6. 混匀血标本时动作轻柔，不能过于剧烈，避免溶血。

7. 如选择股动脉穿刺，注意保护患者隐私。

8. 血标本应在30分钟内送检，不能立即送检时可放在4℃的冰箱内保存，不超过1小时。

9. 若饮热水、洗澡和运动，需休息30分钟后再采血，避免影响结果。

10. 穿刺部位禁止热敷，当天尽量不要洗澡，局部不要湿水，以免引起感染，穿刺肢体避免提重物或受累，以免引起肿胀和疼痛。

11. 如抽出暗红色血液表示误入静脉，应立即拔出，按压穿刺点。

12. 输乳剂前或输完乳剂12小时后采血，血气申请单上需注明病人所用乳剂及停止时间。

附 心血管内科常见实验室检查

项目		试管	患者准备	参考区间
血脂	总胆固醇（TC）	黄管	空腹	成人：2.86 ~ 5.98 mmol/L 儿童：3.12 ~ 5.2 mmol/L
	甘油三酯（TG）	黄管	空腹	0.56 ~ 1.7 mmol/L
	高密度脂蛋白胆固醇（HDL-C）	黄管	空腹	沉淀法：0.94 ~ 2.0 mmol/L （老年人高）
	低密度脂蛋白胆固醇（LDL-C）	黄管	空腹	沉淀法：2.07 ~ 3.12 mmol/L （老年人偏高）
	载脂蛋白A1（APOA1）	黄管	空腹	ELISA法： 男性：（1.42 ± 0.17）g/L 女性：（1.45 ± 0.14）g/L
	载脂蛋白B（APOB）	黄管	空腹	ELISA法： 女性：（1.07 ± 0.23）g/L 男性：（1.01 ± 0.21）g/L
	载脂蛋白E（APOE）	黄管	空腹	29 ~ 53 mg/L
	脂蛋白a（Lpa）	黄管	空腹	ELISA法：<300 mg/L
	同型半胱氨酸（HCY）	黄管	空腹	5 ~ 15 μmol/L。
	磷脂（PLIP）	黄管	空腹	148 ~ 250 mg/dL。
	载脂蛋白A2（ApoA2）	黄管	空腹	25 ~ 35 mg/dL
凝血	抗凝血酶III（ATIII）	蓝管	空腹	260 mg/L ~ 320 mg/L
	纤维蛋白原（Fb）	蓝管	空腹	<5 mg/L
	D-二聚体（DD）	蓝管	空腹	0 ~ 0.256 mg/L
	凝血酶原时间测定（PT-S）	蓝管	空腹	11.8 ~ 15.1 s
	国际正常化比值（R-INR）	蓝管	空腹	0.8 ~ 1.2 R
	活化部分凝血活酶时间（APTT-S）	蓝管	空腹	25.4 ~ 38.4 s
肝功能	天门冬氨酸氨基转移酶（AST）	黄管	空腹	13 ~ 35 U/L
	丙氨酸氨基转移酶（ALT）	黄管	空腹	7 ~ 40 U/L
肾功能	尿微量白蛋白（MALB）	尿管	空腹	尿液<30 mg/L
	尿素氮（BUN）	黄管	空腹	成人：3.2 ~ 7.1 mmol/L

（续表）

项目		试管	患者准备	参考区间
心肌酶谱类	乳酸脱氢酶（LDH）	黄管	空腹	连续监测法：104 ~ 245 U/L 速率法：95 ~ 200 U/L
	丁酸脱α-羟氢酶（HBDH）	黄管	空腹	72 ~ 182 U/L
	肌酸激酶（CK）	黄管	空腹	50 ~ 310 U/L
	肌酸激酶同工酶MB（CK-MB）	黄管	空腹	0 ~ 5 ng/mL
	肌红蛋白（MB）	黄管	空腹	0 ~ 103 ng/mL
	肌钙蛋白I（TnI）	黄管	空腹	0 ~ 0.1 ng/mL
特种蛋白	抗链球菌O（ASO）	黄管	空腹	0 ~ 200 IU/mL
	C反应蛋白（CRP）	黄管	空腹	0 ~ 9.7 mg/L
	补体C3（C3）	黄管	空腹	0.8 ~ 1.5 g/dL
	补体C4（C4）	黄管	空腹	0.20 ~ 0.60 mg/dL
基因检测	MTHFR基因检测（MTHFR）	紫管	空腹	CT型 CC型 TT型
	CYP2C19基因检测（CYP2C19）	紫管	空腹	*2 G681A *3 G636A
血药浓度	地高辛血药浓度监测	紫管	遵医嘱	0.9 ~ 2.0 mg/L

参考文献

[1]万学红, 卢雪峰. 诊断学[M]. 第9版. 北京: 人民卫生出版社, 2018.

[2]丁淑贞, 姜秋红. 心血管内科临床护理[M]. 北京: 中国协和医科大学出版社, 2016.

[3]陈伟立. 载脂蛋白E免疫比浊法检测在早期识别有动脉粥样硬化危险性患者中的应用[J]. 中国处方药, 2020, 18(07): 155-156.

[4]李秀锋. 血清载脂蛋白E定量检测及临床应用[J]. 中华临床实验室管理电子杂志, 2017, 5(03): 146-148.

[5]雷孝波,王秀杰. D-二聚体检测及其临床应用进展[J]. 医学综述, 2020, (22): 4521-4527.

第七章　常见辅助检查

第一节　普通心电图

【概述】

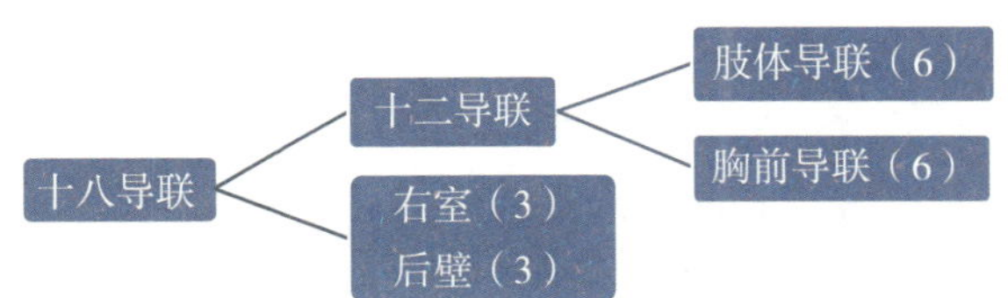

图7-1-1　普通心电图十八导联组成

心脏在每个心动周期中，由起搏点、心房、心室相继兴奋，伴随着生物电的变化，通过心电描记器从体表引出多种形式的电位变化的图形称为心电图（简称ECG）。心电图是心脏兴奋的发生、传播及恢复过程的客观指标，是冠心病诊断中最早、最常用和最基本的诊断方法。普通心电图是利用心电图机从体表记录心脏每一心动周期所产生的电活动变化图形的技术。普通心电图十八导联的组成见图7-1-1，各导联位置如下：

1. 肢体导联

（1）右上肢手腕RA——红

（2）左上肢手腕LA——黄

（3）左下肢脚踝LL——绿

（4）右下肢脚踝RL——黑

2. 胸前导联

（1）V_1：胸骨右缘第4肋间

（2）V_2：胸骨左缘第4肋间

（3）V_3：V_2与V_4连线中点

（4）V_4：左锁骨中线与第5肋间交点处

（5）V_5：左腋前线与V_4同一水平

（6）V_6：左腋中线与V_4同一水平

3.特殊导联

代表右心室

（1）V_{3R}：右胸与V_3对称处

（2）V_{4R}：右胸与V_4对称处

（3）V_{5R}：右胸与V_5对称处

4.特殊导联

代表正后壁

（1）V_7：左腋后线与V_4同一水平

（2）V_8：肩胛旁线与V_4同一水平

（3）V_9：脊柱旁线与V_4同一水平

各导联具体表示意图见图7-1-2。

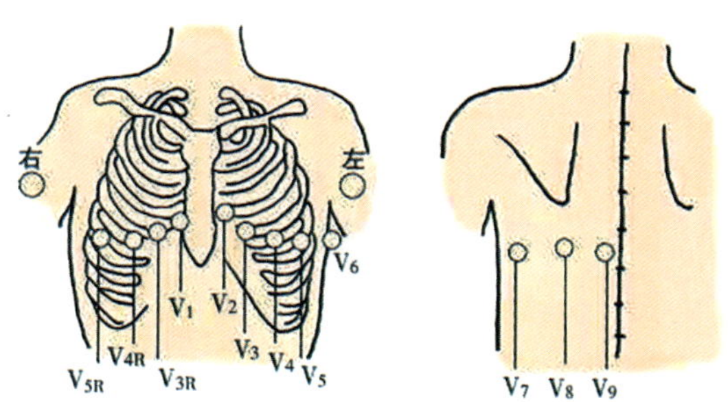

图7-1-2　18导联心电图各导联具体位置

【意义】

1.是诊断心律失常和急性心肌梗死的重要手段。

2.用于电解质紊乱的判断。

3.了解某些药物对心脏的影响。

【注意事项】

1.检查时，病人仰卧，双臂与躯干平行，平静呼吸，避免紧张，防止产生干扰波形而影响分析。

2. 检查应在安静时进行。

3. 检查时要将皮肤擦洗干净，通常选用75%的酒精擦拭电极安放部位的皮肤，并涂上导电液体，保持皮肤与电极良好接触及导电性能。

4. 询问患者用药史，有些药物直接或间接地影响心电图的结果，例如洋地黄等，如有服用此类药物，应及时向医师说明以免误诊。

5. 检查结果仅做参考，结合临床情况判断病情。

第二节 24小时动态心电图

【概述】

动态心电图又称Holter监测，通过给受检者随身携带一个记录仪，在常态情况下长时间（24～72小时）监测体表心电变化的心电图。可以提供以下信息：

1. 心率：包括24小时平均心率、最快和最慢心率。
2. 心律失常的类型、发作时间和方式。
3. 心脏停搏的持续时间和次数。
4. 心电图的波形改变，如ST段的上抬和下移。
5. 心电图改变发生的时间，患者当时的活动状况及伴随症状。

【意义】

动态心电图反映活动、睡眠状态下心脏出现的心电图改变，适用于检查一过性心律失常和心肌缺血。

【注意事项】

1. 检查前须将患者前胸部清洗干净，以免出现干扰；检查时穿宽松、舒适的衣服。
2. 可进行日常各项活动，如上班、散步或简单家务等。
3. 避免剧烈的体育运动，避免接触强烈的磁场和电场。
4. 要求患者记录日志，按时间顺序记录活动状态和有关症状。
5. 佩戴时不要牵拉电极线，减少干扰，以免影响数据输出，若出现电极片脱落，及时告诉医务人员进行更换。

第三节　平板运动试验

【概述】

平板运动试验是心脏负荷试验中最常见的一种，通过运动增加心脏负荷而诱发心肌缺血，从而出现缺血性心电图改变，是目前诊断冠心病最常用的一种辅助手段。

【意义】

1. 帮助诊断胸痛的原因。
2. 早期检出冠心病中的高危人群。
3. 检出早期高血压。
4. 了解运动引起的心律失常。
5. 了解各种和运动有关症状（如胸闷、心悸、晕厥）的原因。
6. 评估冠心病缺血阈值、冠脉储血及心功能状况。

【注意事项】

1. 检查前的准备：试验前一日禁饮含咖啡因的饮料。检查当日患者穿宽松的上衣、裤子、运动鞋，适量进食，携带近日心电图（有24小时动态心电图和心脏彩超的最好带上）前来检查。高血压患者服降压药。

2. 检查前需采集病人信息：性别、年龄、症状、病史、家族史、用药情况、日常工作/运动强度、生活习惯（吸烟、饮酒等）和下肢活动能力等。

3. 向患者介绍检查的目的、方法及注意事项，做好心理护理，减少焦虑，放松心情，配合检查。

4. 用酒精去除粘贴电极片部位的皮肤油脂前，需询问患者有无酒精过敏史。

5. 运动前告知患者运动中如果出现气紧、胸闷、头晕、乏力等症状，一定及时告知医生，不可自己停止运动，否则会导致跌倒等危险事件的发生。

6. 运动中加速和最后停止时要及时提醒患者。

7. 检查过程中密切观察患者心电图变化并记录，观察并询问患者有无不适，直到符合终止运动条件终止运动。

8. 检查结束后观察患者有无胸闷、胸痛及头晕等不适。

第四节　动态血压

【概述】

动态血压监测是采用特殊的血压测量和记录装置，按设定的时间测量并记录24小时血压，可以了解不同生理状态下的血压变化。正常人24小时血压白昼高、夜间低，血压值分布趋势图呈勺型（图7–5–1）。部分高血压患者的血压趋势图呈非勺型或反勺型（图7–5–2）。

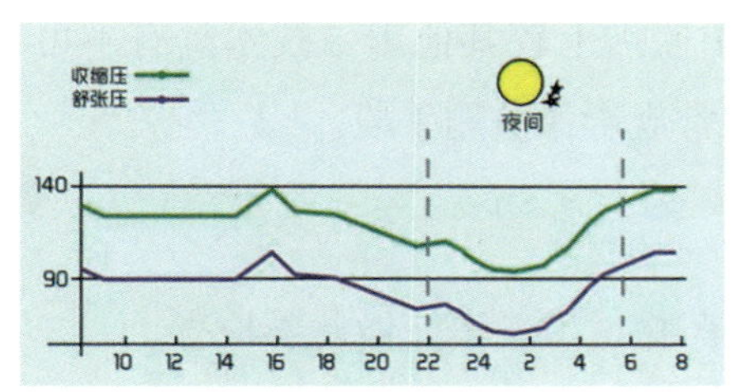

图7–5–1　勺型血压曲线图

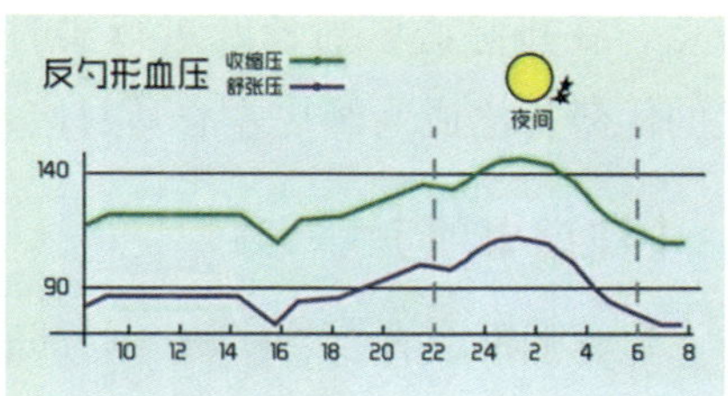

图7–5–2　反勺型血压曲线图

【意义】

1. 对轻型高血压、阵发性高血压和假性高血压的检测具有重要意义。

2. 评价降压药的效果，有助于选择合理的剂量与用法，维持平稳的降压效应。

【注意事项】

1. 戴袖带前向受试者强调自动测量血压时，上臂要保持静止状态。

2. 与受试者明确测压间隔时间。

3. 监测期间，保持以往生活状态，详细记录，避免戴袖带肢体大幅度活动，如发生明显移动或松脱应及时纠正。

第五节　经食管超声心动图

【概述】

经食管超声心动图检查（TEE）是将食道电极安置于左房后部的食道内，通过发放刺激程序调整电极的位置来观察心电图的情况。TEE是临床常用的微创心脏疾病针对性检查，与传统心脏超声检查相比，能够有效减少肺组织及胸壁的干扰，获取更清晰的图像。

【意义】

主要用来测定心脏窦房结及窦房传导功能、房室传导功能及鉴别心动过速的类型以便进行下一步治疗。因能实时显示心脏内血流动力学状态等特点，在排除心脏血栓及进行实时术中监护上较其他影像技术具有不可替代的优势，已成为经皮左心耳封堵术中常规影像监测手段。

【注意事项】

1. 有咽部或者食管疾病、局部麻醉药物过敏者不能做此项检查。

2. 检查前禁食6～8小时，检查当日空腹，有活动性假牙的患者检查前取出假牙。

3. 检查结束后2小时才可进食，以免因咽部局麻作用未消失而引起呛咳甚至误吸，以温凉流食为宜，减少对胃黏膜创伤面的摩擦。

4. 检查前询问患者是否有过用手指按压舌根呕吐的经历，如果没有则可用压舌板按压患者舌根进行尝试，告知患者在检查过程中最为重要的就是采用这种方法打开声门。在实际操作中如果患者掌握这种方法，一般1～2次导入，减少患者不适。

5. 由于此操作为侵入性操作，心理护理较为重要。由于不了解这项检查技术，特别是探头自食管侵入，患者多存在恐惧感，在检查过程中不能良好的配合，导致操作成功率下降，因此在检查前需要详细的给患者讲解检查的整个过程，操作中需要患者配合的地方，告知常见并发症等，进行充分的健康宣教和心理疏导。

6. 患者检查完后可有咽喉部不适或疼痛，或出现声音嘶哑，告知患者在短时间内可恢复，注意观察有无活动性出血，如呕血、便血，有无腹痛、腹胀，生命体征有无改变，如有异常立即处理。

第六节 心脏彩超

【概述】

心脏彩超为超声波检查心脏的统称，即应用B超、M型、多普勒等多种技术对心脏进行检查，以明确心内结构、血流情况、心脏功能，达到对心脏疾病进行诊断的目的。

【意义】

1. 检查心脏结构。
2. 测定心内和大血管内血流方向和速度。
3. 检查心瓣膜的形态和活动度、瓣口面积。
4. 检查心室收缩和舒张功能。
5. 检查有无左心房血栓。

【注意事项】

1. 检查时穿宽松、舒适且容易穿脱的衣服。
2. 常规心脏彩超不必空腹，经食道超声需要空腹。
3. 检查时，应配合医生按要求摆好体位，做吸气、呼气及憋气动作。
4. 根据病情告知患者或家属检查结果，避免产生不利影响。

第七节 X线胸片

【概述】

胸片检查是指将X射线穿过胸部，投影在胶片上，形成胸片。临床上适于细微病变和厚密部位的观察，能留有永久性记录，供复查时对比、会诊讨论之用。

【意义】

可用于检查胸廓（包括肋骨、胸椎、软组织等）、胸腔、肺组织、纵隔、心脏等疾病，如肺炎、肿瘤、骨折、气胸、肺心病、心脏病等。

【注意事项】

1. 检查前嘱患者穿薄的棉质衣服，最好不要有装饰物或油印图案。

2. 摘除体外所戴的不透X光的物品，包括胸罩、金属扣子等。

3. 妊娠妇女非必要时避免进行该项检查。

4. 按医生的吩咐采取一定的姿势，并按要求做吸气、屏气动作。一般取立位检查，对于病情严重或身体衰弱的患者可取仰卧位，或做床旁检查。

5. 根据病情告知患者或家属检查结果，避免产生不利影响。

第八节　心脏核磁共振

【概述】

核磁共振成像（MRI）检查是核磁共振电子计算机断层扫描术，通过三维图像，冠状、矢状和横断位能良好显示心脏四个房室结构和大血管解剖，具有高软组织分辨率、多平面、多参数成像等优点，可明确病变的有无及位置、大小、数目和性质。

【意义】

对心肌病、心脏瓣膜病、心包疾病、主动脉瘤、主动脉夹层及大动脉炎的诊断具有较大价值。

【注意事项】

1. 不允许戴金属物品，体内有金属植入物或金属异物、安装起搏器者及妊娠三个月以内的孕妇禁做此项检查。

2. 磁共振检查时间较长、噪声较大是正常现象，一般磁共振检查时间在20分钟左右，根据检查部位和种类不同时间会相应延长。

3. 在医师指导下保持体位不动，耐心配合吸气、屏气等。检查中，如有恐惧、焦虑、心慌等不适症状不能耐受检查时，请及时告知医生。

4. 根据病情告知患者或家属检查结果，避免产生不利影响。

第九节　心脏核医学

【概述】

心脏核医学是注射放射性同位素后，以安置在体外的器材对心脏组织发出的辐射进行检测、显像和定量。临床应用较多的是心肌灌注显像（ECT）和正电子发射体层显像（PET）。心肌灌注显像是通过特定的显像仪，利用心肌血流灌注显像剂的示踪特性，获得在特定条件下的心肌血流灌注影像，以此了解心肌的供血和存活情况。

【意义】

1. 冠心病心肌缺血的早期诊断。
2. 心肌梗死的诊断。
3. 心肌细胞活力的判断。
4. 冠状动脉搭桥术或成形术前病例选择和术后疗效评估。
5. 探测冠状动脉成形术后再狭窄。
6. 心肌病和心肌炎的辅助诊断。

【注意事项】

1. 向患者说明该项检查的目的及其临床意义，取得患者的理解和配合，并向患者解释核素检查的必要性、优点和安全性，消除患者对核素检查的畏惧心理。

2. 对自身血管条件不好的患者预先建立静脉通路，以减少工作人员与放射线接触的时间。

3. 检查当日空腹4～6小时，检查前排尿。

4. 心肌灌注显像：检查前一天晚和当天早上禁服β受体阻滞剂、硝酸甘油类等扩血管药物，忌服浓茶和咖啡。检查当日自备牛奶、油煎蛋等脂肪餐到核医学科，注射心脏显像剂后，在候诊区安静休息0.5小时后，吃自备食物1～3种，再休息0.5～2小时后上机检查，时间为10～30分钟。

5. 检查过程中保持平稳呼吸，以减少膈肌运动对心肌显像的干扰。

6. 检查结束后，患者与小儿及孕妇要求保持适当的距离。嘱患者多饮水，4小时排尿800 mL，加速放射性药物自体内排出。

第十节　腔内成像技术

一、心腔内超声（ICE）

【概述】

ICE是将超声探头置于心脏导管的头端，从心腔内观察心脏结构和功能的影像技术。由于超声探头直接放置在心腔内而不受空气等因素干扰，ICE可以精确显示心脏和邻近脏器的组织结构，使心血管介入治疗变得更加直观和简单，缩短手术时间，并做到实时监控以预防和及时处理术中各种并发症的发生。

【意义】

1. 判定心脏位置以及心脏与内脏的位置关系。

2. 检出心脏结构异常。判定心脏各房室腔大小、室间隔和室壁厚度、室壁整体运动和节段性运动、瓣膜功能、间隔缺损的部位和大小、心肌病变、心内异常结构（如肿瘤、赘生物和血栓以及周围血管病变等）等。

3. 检出心脏结构关系的异常。判定心房排列关系、心房与心室、心室与动脉的连接关系、体静脉回流、肺静脉回流以及冠状动脉发育和起源异常。

4. 评价心脏血流动力学变化。多普勒常规测量各瓣口流速和压差，判定心血管内异常血流部位和起源、定量或半定量分流、流出道狭窄、瓣膜狭窄和反流等。

5. 检出心包疾患。定位和半定量评价心包积液，指导心包积液穿刺，评价药物疗效。判定缩窄性心包炎、心包填塞和心包肿瘤等。

6. 评价心脏手术及介入治疗后心脏结构的恢复情况和血流动力学的

转归。

7. 评价心脏功能。常规应用二维和（或）M型超声测定心脏收缩功能，也可用多普勒超声评价心脏的收缩和舒张功能。

【注意事项】

1. 受检者静卧于高度适当的检查床上，自然放松，安静，体位适当。体位依检查部位和状况而异，一般常规胸骨旁、心尖部检查时，受检者通常取仰卧体位或45度左右的左侧卧位，左侧卧位的倾斜程度需根据检查目的进行调整。

2. 充分暴露检查部位，一般要求腰部以上没有衣物覆盖，尤其是胸前区域。

3. 导管直径大，易引起血管方面的并发症，操作过程中注意动作轻柔，术后注意并发症的观察。

二、血管内超声（IVUS）

【概述】

IVUS是将微型化超声探头通过导管技术送入血管腔，实时显示血管壁横截面积图像，可观察血管腔和血管壁动脉粥样硬化病变的形态，并根据病变回声特性判断病变性质，精确测定血管腔、血管的大小及病变狭窄程度。

【意义】

血管内超声可检出冠状动脉早期病变和判断病变性质，在辅助诊断冠状动脉粥样硬化、估计冠脉病变严重程度、指导介入治疗等方面有很大价值。

1. 冠状动脉粥样硬化性心脏病检出、诊断

（1）可明确冠状动脉造影不能确定的狭窄。

（2）协助诊断心脏移植术后的冠状动脉病变。

（3）观测冠状动脉粥样硬化的进展和消退。

（4）评价血管壁的张力和顺应性。

2. 冠状动脉粥样硬化性心脏病的介入治疗指导

（1）指导确立最合适的治疗方案。

（2）正确选择器具的大小。

（3）确定介入治疗的终点。

（4）确定网状支架的位置及扩张效果。

（5）预测术后再狭窄的发生。

【注意事项】

1. 在导丝和IVUS导管进入体内之前应预先给予肝素，以防止血栓形成。

2. 成像前在冠状动脉注射硝酸甘油（即使血压处于临界低限）——避免冠状动脉痉挛。

3. 对左主干或右冠状开口病变进行成像时，应将指引导管撤回主动脉内，避免将导管误认为开放病变。

4. 现有超声导管均为一次性使用，为保证图像质量、安全，避免交叉感染，不可重复使用。

5. 超声导管不能打折，操作应轻柔。不可将其送入远端小血管，以免损伤。

6. 推动导管不能越过指引导丝，靶血管显著狭窄先行球囊预扩，不能强行通过。

7. 超声导管必须推送至病变远端，回撤至主干开口，获取完整靶血管信息，防止遗漏病变。

8. 血管狭窄，迂曲并钙化显著时，先手动回撤感觉阻力，阻力大不宜采用自动回撤装置。

三、光学相干断层扫描（OCT）

【概述】

OCT是将利用红外光成像的导丝送入血管内，显示血管的横截面图像，并进行三维重建，其成像分辨率较血管内超声提高约10倍。

【意义】

可用于评价冠状动脉粥样硬化的斑块特征，评价易损性冠状动脉斑块和血栓病变，评价冠状动脉介入治疗的即刻效果以及评价支架植入术后的远期疗效和安全性。

【注意事项】

1. 无法行冠状动脉导管检查者禁忌此检查。

2. 术前向病人介绍手术时间及注意事项，消除其疑虑。

3. 经桡动脉途径手术的病人行Allen实验，阳性者经桡动脉途径行OCT手术。

4. 术前常规备急救药及除颤仪，备阿托品与硝酸甘油，防止血管痉挛的发生。

5. 备好用物后，告知病人术中可能由于暂时阻断冠状动脉血流而出现一过性胸闷、胸痛等症状，阻断解除后症状即可缓解，通过吸氧亦可缓解。对于术中特别紧张者通过沟通交流，缓解其紧张情绪，必要时遵医嘱给予镇静剂。

6. 出现冠状动脉撕裂及夹层是比较严重的并发症，一般可考虑采用支架植入缓解症状，严重时需采取外科治疗。

参考文献

[1]万学红, 卢雪峰. 诊断学[M]. 第九版. 北京: 人民卫生出版社, 2018.

[2]葛均波, 徐永健, 王辰. 内科学[M]. 第九版. 北京: 人民卫生出版社, 2018.

[3]许原. 食管导联心电图[J]. 实用医技杂志, 2008, 17(2): 82–85.

[4]王继光. 24h动态血压监测: 适用人群及临床意义[J]. 中华高血压杂志, 2014, 22(07): 614–615.

[5]张颖. 动态心电图在临床疾病诊断中应用进展[J]. 继续医学教育, 2016, 30(4): 109–111.

[6]陈红, 陈丽萍. 动态心电图的临床应用及注意事项[J]. 蒙古中医药, 2012, 4: 103–104.

[7]李静, 文芳. 心脏彩超在诊断多病因慢性心力衰竭中的价值[J]. 中国继续医学教育, 2019, 11(14): 80–82.

[8]董利, 马小静, 何亚峰, 等. 经食管超声在经皮左心耳Watchman封堵术围手术期的应用价值. 中华超声影像学杂志, 2015, 24(2): 109–112.

[9]彭雪莲, 李洁源, 唐少梅. 经食管超声心动图检查患者的配合及护理[J]. 现代医药卫生, 2009, 25(07): 1082–1083.

[10]汤政德, 韩志华, 张绘莉, 等. 经食管超声心动图在经皮左心耳封堵术中的临床价值[J]. 中国临床医学, 2019, 26(05): 736–740.

[11]Udani AD, Harrison TK, Howard SK, et al. Preliminary study of ergonomic behavior during simulated ultrasound–guided regional anesthesia using a headmounted display. J Ultrasound Med, 2012, 31(8): 1277–1280

[12]谢建军, 王彩荣, 李晓辉. 实时三维经食管超声心动图检查12例的护理配合[J]. 中国误诊学杂志, 2010, 10(11): 2700–2701.

[13]尤黎明, 吴瑛. 内科护理学[M]. 第6版. 北京: 人民卫生出版社, 2017.

[14]郭月. 特发性肺动脉高压病人心导管检查围术期护理[J]. 护理研究, 2016, 30(18): 2299–2300.

[15]李少枝, 王文会. 食管心脏电生理检查的护理体会[J]. 护理实践与研究, 2008(11): 32–33.

[16]张禹. 侵入性心脏电生理检查在快速心律失常诊断中的应用价值研究[J]. 基层医学论坛, 2019, 23(32): 4730–4731.

[17]蔡卢铭, 毛鑫祥. 分析侵入性心脏电生理检查在心律失常诊断中的应用体会[J]. 心血管病防治知识(学术版), 2015(07): 74–75.

[18]梁桂琤. 心腔内超声辅助心脏介入诊疗的应用研究[C]. 中华医学会、中华医学会心电生理和起搏分会. 中华医学会心电生理和起搏分会第十次全国学术年会会议汇编. 中华医学会、中华医学会心电生理和起搏分会: 中华医学会, 2012: 27–28.

[19]吴凯, 何贵新, 任加以, 等. 血管内超声在冠脉介入诊疗中的应用研究[J]. 微创医学, 2019, 14(03): 259–263.

[20]董杰, 王莺, 蔡文晓. 67例心包穿刺术护理体会[J]. 中国老年保健医学, 2011, 9(04): 79.

[21]张伟, 潘迪光. 心包穿刺术及其进展[J]. 华夏医学, 2004(02): 283–286.

[22]孙璇, 刘华芬, 王晓红, 等. 光学相干断层成像技术在冠状动脉成像检查中的护理配合[J]. 护理研究, 2013, 27(02): 164.

[23]陈翔, 秦永文. 心腔内超声在心血管介入治疗中的应用[J]. 中国介入心脏病学杂志, 2011, 19(03): 166–168.

第八章　危急症的急救护理

第一节　心脏骤停的急救

【概述】

心脏骤停是指心脏射血功能突然终止，大动脉搏动与心音消失，重要器官（如脑）严重缺血、缺氧，导致生命终止。其临床表现为：意识丧失、心脏停止搏动、大脉搏搏动消失、呼吸停止、瞳孔散大、皮肤苍白或明显紫绀。最常见的病因是心室颤动。

【应急措施】

1. 患者一旦发生心脏骤停，应迅速评估，准确判断，确认现场环境安全。立即将患者仰卧于硬板床，进行心肺复苏、简易呼吸器辅助呼吸等急救措施，同时呼叫其他医务人员。

2. 备好除颤仪、抢救车、开放静脉通路，必要时开通两条静脉通路，行心电监护，遵医嘱准确及时用药，记录抢救过程。必要时行气管插管。除颤仪到位，先进行除颤。

3. 密切观察心率、血压、呼吸变化，做好病情及抢救记录。

4. 发现患者在走廊、厕所等病房以外环境发生心脏骤停后，应迅速做出判断，将患者置于安全环境后，立即就地抢救，行心肺复苏，同时呼叫。

5. 通知家属，做好病情解释及安慰工作。

6. 抢救结束6小时内补记抢救过程。

7. 患者病情好转，生命体征平稳后，妥善安置，重点交接、治疗与护理。

8. 必要时向总值班或医务处汇报抢救情况及结果。

【急救流程】

见图8–1–1。

第二节 心源性休克的急救

【概述】

心源性休克是心泵衰竭的极期表现，由于心脏排血功能衰竭，不能维持其最低限度的心输出量而导致血压下降，重要脏器和组织供血严重不足，引起全身微循环功能障碍，从而出现一系列以缺血、缺氧、代谢障碍及重要脏器损害为特征的病理生理过程。本病死亡率极高，及时、有效的综合抢救可增加患者生存率。

【应急措施】

1. 正确评价心源性休克症状

有心脏病史（心肌损伤、心包填塞、心律失常）、心率增快、血压下降、脉压差降低及末梢循环障碍等。

2. 通知医生并采取紧急措施

（1）心肌损伤：遵医嘱给予心电监护，同时检测CVP，并给予持续吸氧，同时遵医嘱使用血管活性药物：如注射用重组人脑利钠肽、左西孟旦注射液等。

（2）心包填塞：遵医嘱给予心电监护，配合医生进行心包穿刺。

（3）心律失常：遵医嘱给予心电监护，明确心律失常类型，遵医嘱合理使用抗心律失常药物。

3. 遵医嘱进行强心、抗休克治疗。如抢救无效时，立即行主动脉内球囊反搏术。

4. 严密观察患者病情变化、神志、精神状态、生命体征，同时观察尿量，监测水电解质及有无酸碱失衡等。

5. 严密观察药物治疗效果及副作用，做好记录及交接班。

【急救流程】

见图8–2–1。

第三节　心脏压塞的急救

【概述】

外伤性心脏破裂或心包内血管损伤造成心包腔内血液积存称为血心包或心包压塞，是心脏创伤的急速致死原因。由于心包的弹力有限，急性心包积血达150mL即可限制血液回心和心脏跳动，引起急性循环衰竭，进而导致心搏骤停。

【应急措施】

1. 首先判断心包压塞表现：患者静脉压＞1.47 kpa、心搏微弱、心音遥远、血压下降、甚至不易测出、脉压差很小、气促、心悸、胸闷及出汗等。

2. 建立静脉通路。

3. 吸氧。

4. 心电、血压、血氧监测，描记心电图。

5. 为患者取坐位或半卧位。

6. 行胸部X线、超声心动图、实验室检查、心导管检查及放射性核素心血管造影检查。

7. 解除心包填塞：心包穿刺或心包切开。

8. 密切观察患者生命体征、引流液颜色、性质和量。

9. 心包内压力降至–3～3 mmHg，升高的右心房压下降以及左、右心室之间的舒张压分离，监测心排血量增加和血压上升，奇脉消失，说明解除心包压塞成功。

【急救流程】

见图8–3–1。

第四节　猝死的急救

【概述】

世界卫生组织（WHO）将猝死定义为：6小时内发生的非创伤性、不可预期的突然死亡。其临床表现为：患者突然意识丧失、呼吸心搏骤停、摸不到脉搏。针对猝死患者，4分钟内实施有效心肺复苏是患者生还的黄金时间。

【应急措施】

1. 患者发生猝死，立即将患者置于安全、便于操作的环境，通知医生，就近取用AED，进行抢救。
2. 进行心肺复苏。
3. 配合医生采取各项抢救措施，通知科主任、护士长。
4. 做好病情及抢救记录。
5. 通知家属，做好病情解释及安慰工作。
6. 将患者妥善安置，重点交接、治疗与护理。
7. 必要时向总值班或医务处汇报抢救情况及结果。

【急救流程】

见图8–4–1。

第五节　缓慢型心律失常的急救

【概述】

缓慢型心律失常指窦性缓慢性心律失常、房室交界性心率、病态窦房结综合征、传导阻滞（包括窦房传导阻滞、心房内传导阻滞、房室传导阻滞）等以心率减慢、低于60次/分为特征的疾病。有症状的心动过缓通常低于50次/分，但患者是否有症状并不只取决于心率。

【应急措施】

1. 立即协助患者采取舒适体位，通知医生。

2. 严密观察患者神志、心率、心电图变化，必要时给予心电监护，注意电极片位置避开电复律电极板放置区域及起搏器置入区域。

3. 保持呼吸道通畅，必要时吸氧，询问患者主诉。

4. 建立静脉通道，必要时给予升心率治疗。

5. 必要时安装临时起搏器或永久起搏器植入。

6. 加强巡视，做好各种急救准备，备好除颤仪及抢救车，如有异常及时报告医师处理。

7. 床旁交接，详细记录。

【急救流程】

见图8–5–1。

第六节　急性肺栓塞的急救

【概述】

肺栓塞是以各种栓子阻塞肺动脉或其分支为发病原因的一组疾病或临床综合征的总称，包括肺血栓栓塞症、脂肪栓塞综合征、羊水栓塞、空气栓塞等。发生肺栓塞时，患者会突然出现不明原因的虚脱、面色苍白、出冷汗、呼吸困难、胸痛、咳嗽等症状。如果抢救不及时，会造成急性肺动脉高压和右心衰竭，继而肺缺血、缺氧和左心排血量下降、循环衰竭、还可合并咯血、肺梗死、大块肺栓塞导致心肌缺血和心源性休克等。

【应急措施】

1. 当患者发生肺栓塞时，就地平卧或绝对卧床休息，立即通知医生。

2. 给予高流量吸氧，心电监护，准备抢救物品及药品。

3. 建立静脉通路，进行动脉血气分析。

4. 遵医嘱根据病情给予抗凝溶栓药物。

5. 必要时行气管切开或气管插管，配合抢救。

6. 密切观察病情变化，监测生命体征。

7. 做好记录及交接班。

【急救流程】

见图8–6–1。

第七节　急性肺水肿的急救

【概述】

急性肺水肿是指由于某种原因引起肺内组织液的生成和回流平衡失调，使大量组织液在很短时间内不能被肺淋巴和肺静脉系统吸收，从肺毛细血管内外渗，积聚在肺泡、肺间质和细小支气管内，从而造成肺通气与换气功能严重障碍。在临床上表现为极度的呼吸困难、端坐呼吸、发绀、大汗淋漓、阵发性咳嗽伴大量白色或粉红色泡沫痰、双肺布满对称性湿啰音。

【应急措施】

1. 立即协助病人取半坐位，双腿下垂，以减少静脉回流、减轻心脏负荷，必要时四肢轮扎。

2. 保证有开放的气道，给予高流量（6～8 L/分）吸氧，根据血气分析结果调整氧流量；可在湿化瓶内加20%～30%的乙醇溶液，减轻肺泡表面张力，改善缺氧。

3. 快速开放静脉通路，遵医嘱正确给予镇静、平喘、利尿、强心和扩血管等药物，观察效果及不良反应，注意控制滴数。

4. 严密监测血压、呼吸、血氧饱和度、心率、心律，准确记录24小时出入量。

5. 恐惧或焦虑可导致交感神经兴奋性增高，使呼吸困难加重。保持镇静，提供情感支持。

6. 做好基础护理与日常生活护理。

【急救流程】

见图8–7–1。

第八节　高血压危象的急救

【概述】

高血压危象是指血压急剧升高引起的一组严重临床表现，可见于各型高血压。以舒张压突然升高达120～140 mmHg以上或更高为特征，收缩压相应升高达250～260 mmHg以上，同时出现头痛、烦躁、心悸、多汗、恶心、呕吐、面色苍白或潮红及视力模糊的症状。

【应急措施】

1. 迅速降血压，首选硝普钠，注意避光滴注，长期大量使用注意发生氢化物中毒；急性冠脉综合征或急性心力衰竭造成的高血压危象首选硝酸甘油；嗜铬细胞瘤造成的高血压危象首选酚妥拉明。

2. 严密监护血压、心率，注意观察心、脑、肾灌注情况。对$SPO_2<95\%$者，要为患者吸氧。

3. 遵医嘱加用脱水剂甘露醇、呋塞米以防治脑水肿；惊厥者予以肌肉注射苯巴比妥钠、地西泮、水合氯醛灌肠等镇静止惊；合并急性左心衰竭时予强心、利尿及扩血管治疗，选用硝普钠最为理想；合并氮质血症者予以血液透析治疗。

4. 用药过程中，密切观察血压变化，做好记录。

5. 对于其他并发症积极采取相应治疗。

【急救流程】

见图8–8–1。

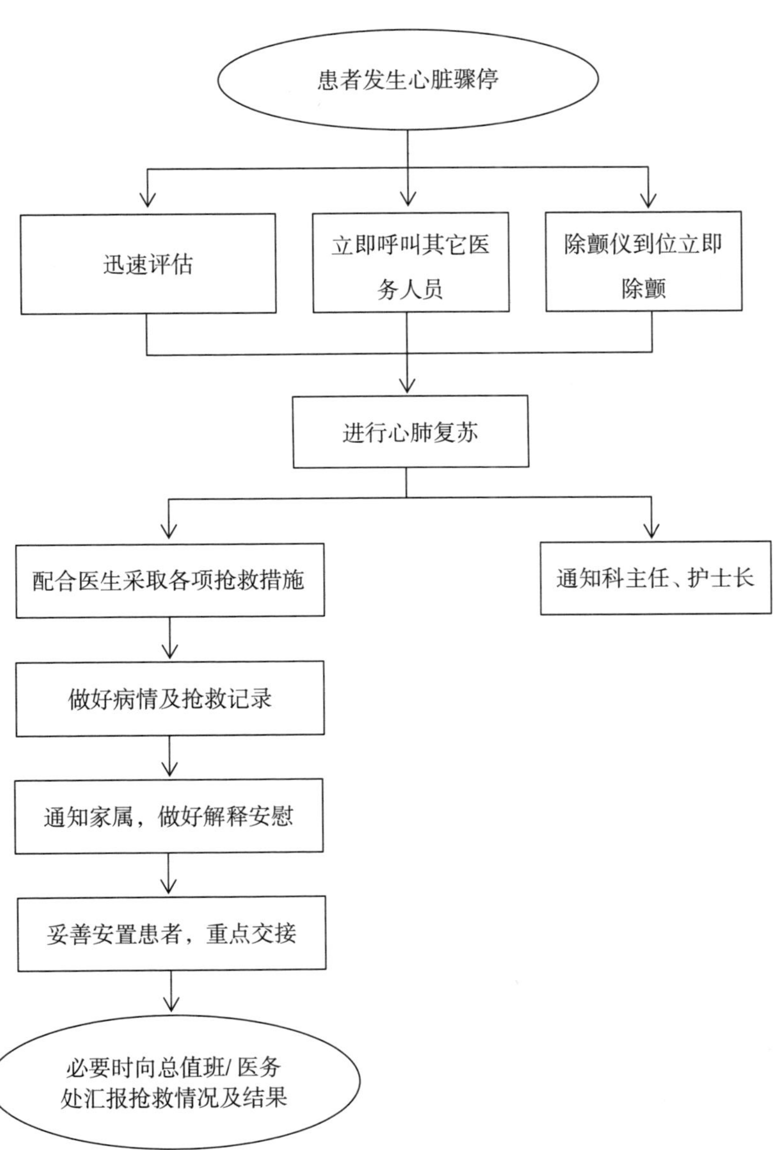

图8-1-1　心脏骤停的急救流程图

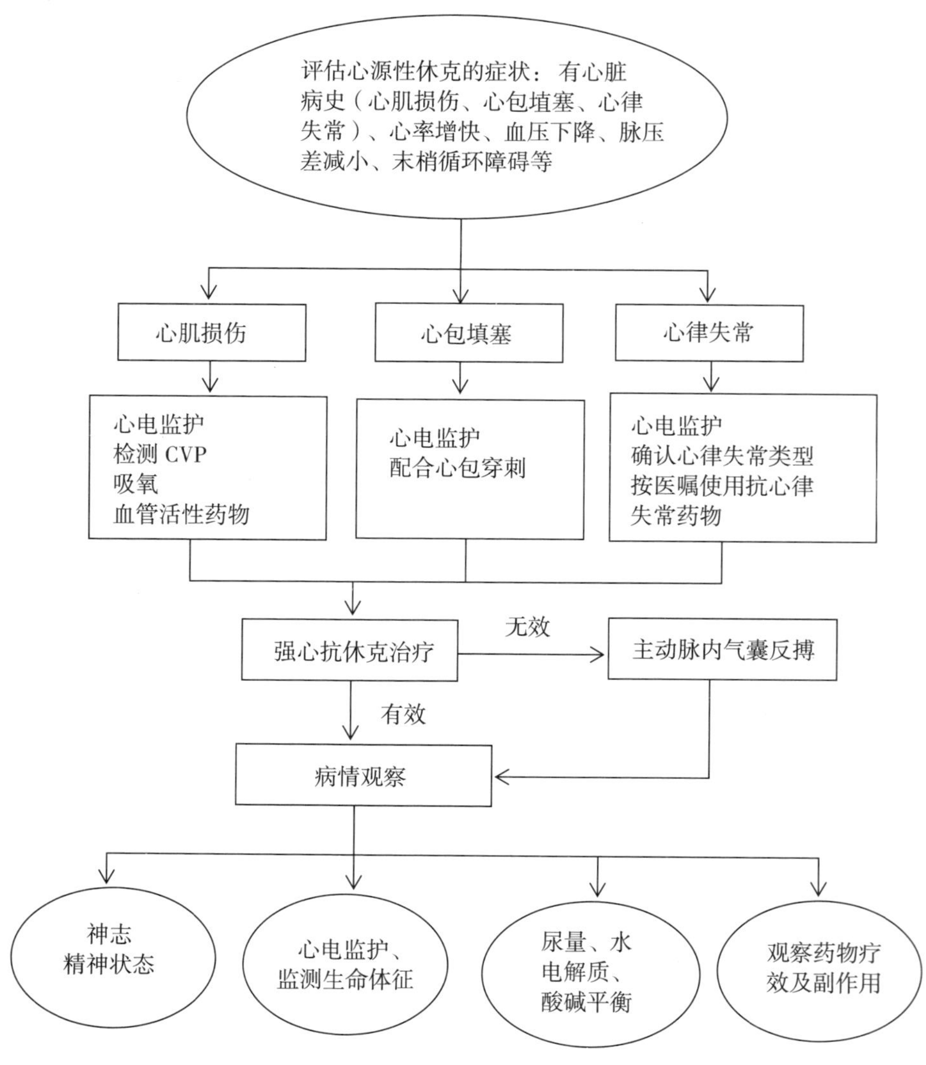

图8-2-1　心源性休克的急救流程图

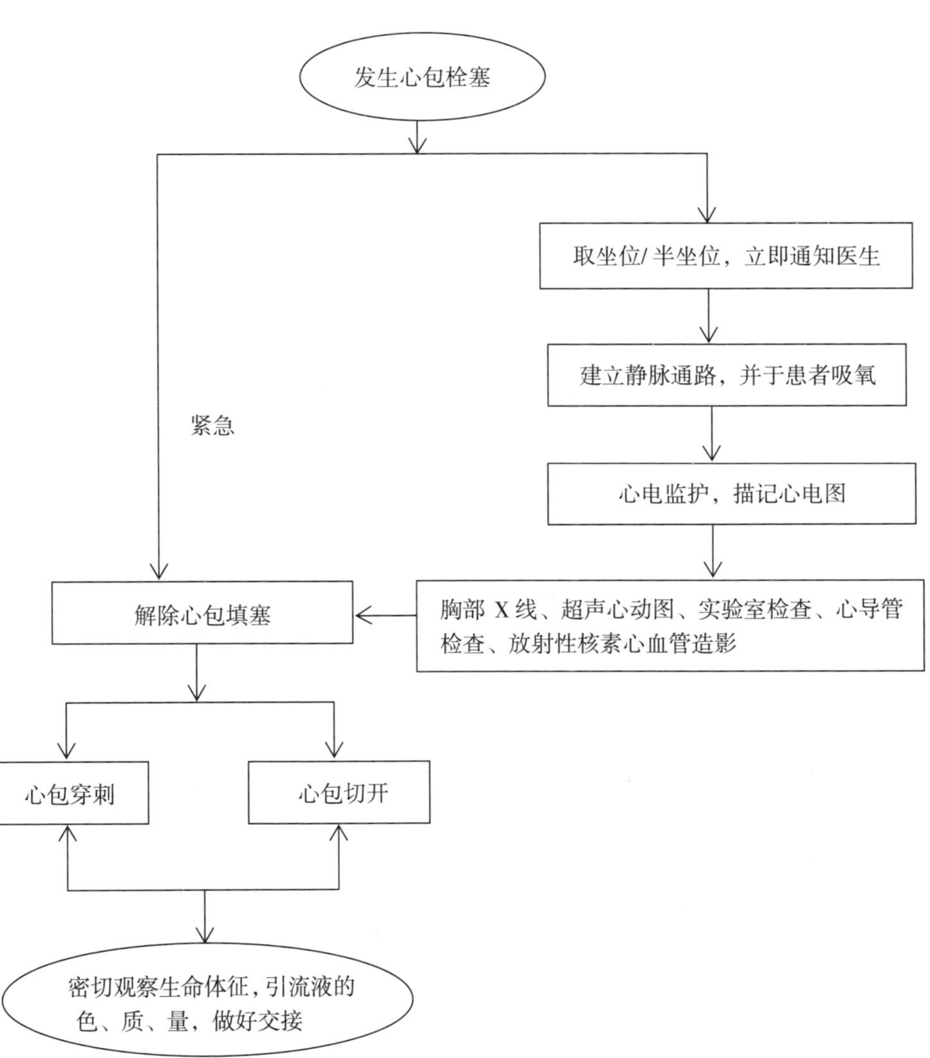

图8-3-1　心包填塞的急救流程图

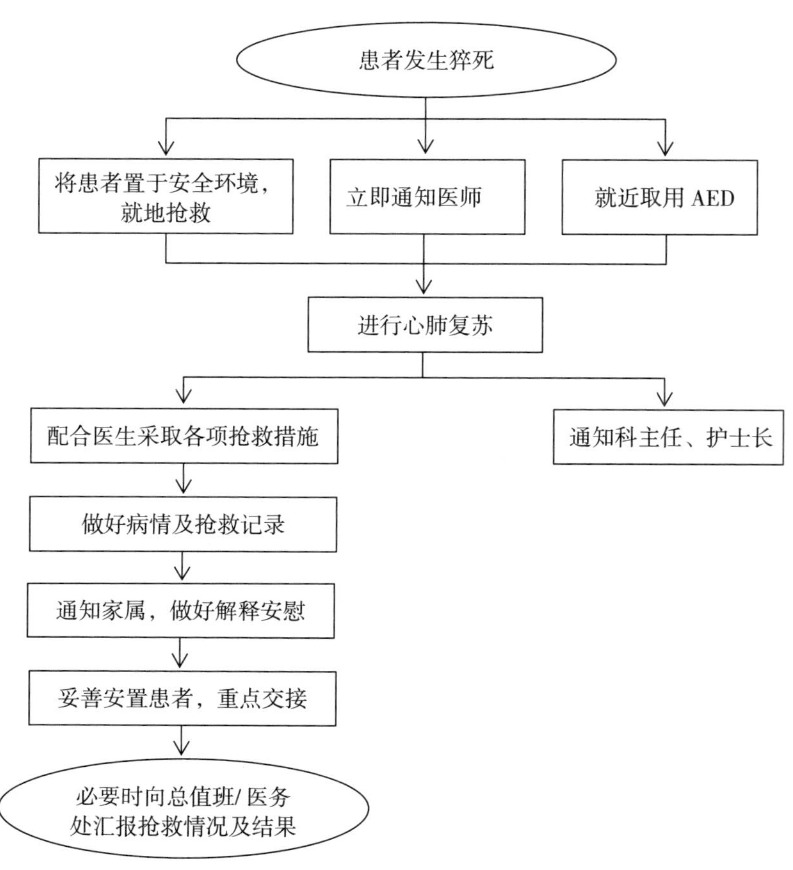

图8-4-1　猝死的急救流程图

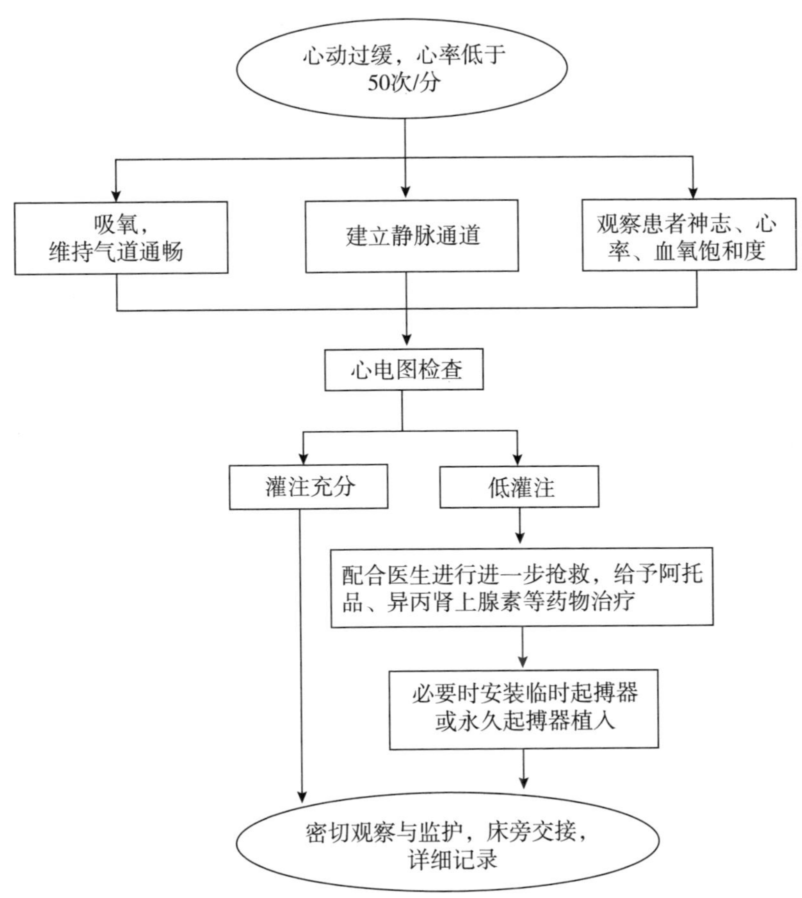

图8-5-1　缓慢型心律失常的急救流程图

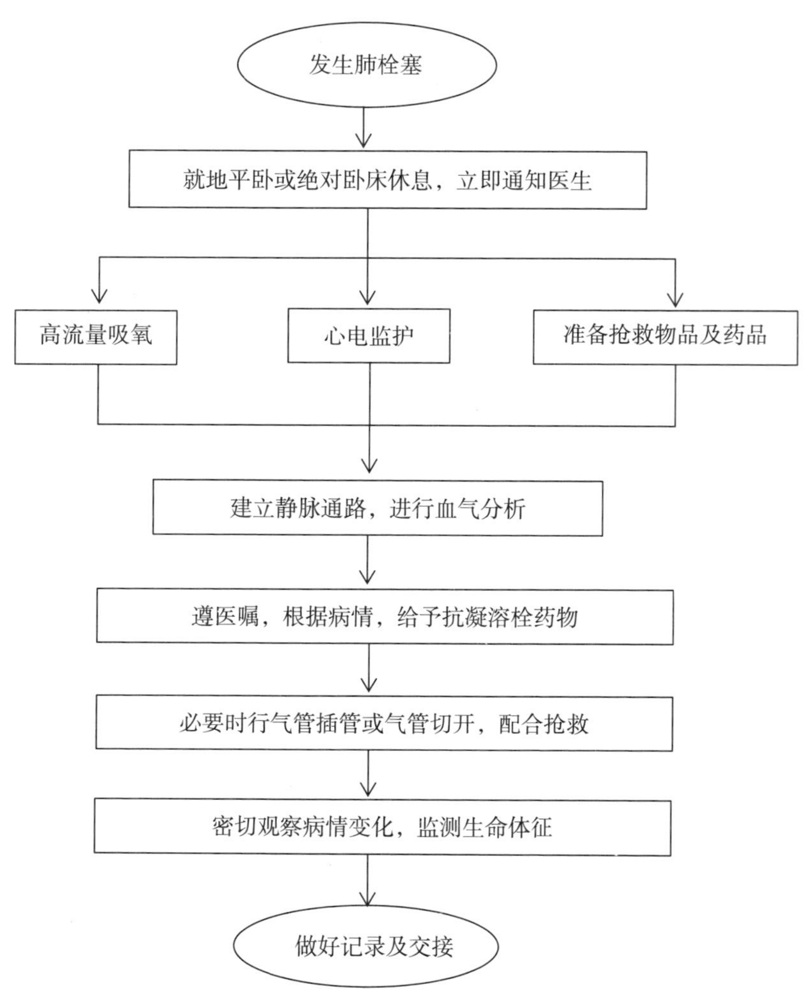

图8-6-1　急性肺栓塞的急救流程图

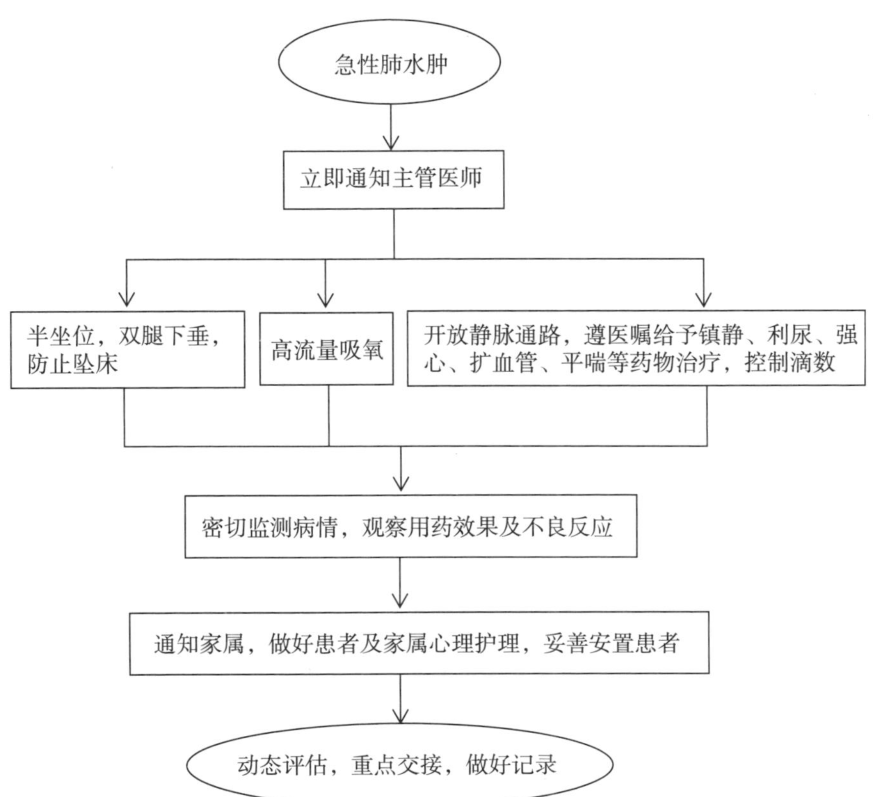

图8-7-1　急性肺水肿的急救流程图

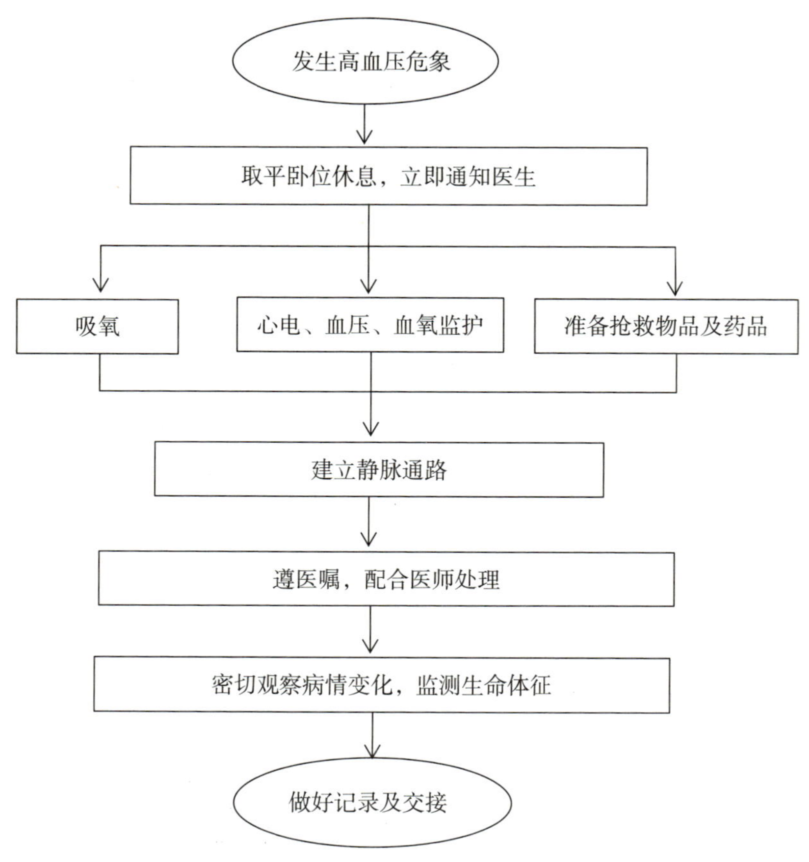

图8-8-1 高血压危象的急救流程图

参考文献

[1]葛均波, 徐永健, 王辰. 内科学[M]. 第9版. 北京: 人民卫生出版社, 2018.

[2]尤黎明, 吴瑛. 内科护理学[M]. 第6版. 北京: 人民卫生出版社, 2017.

[3]丁淑贞, 姜秋红. 心血管内科临床护理[M]. 北京: 中国协和医科大学出版社, 2016.

第九章　常用药物管理

第一节　抗高血压药

一、ACEI

【概述】

血管紧张素转换酶抑制剂（ACEI）是治疗冠心病伴高血压的一线首选药物，是心衰治疗的基石。满足6个强适应证（伴心力衰竭、心肌梗死、冠心病、糖尿病、慢性肾病、预防卒中复发）。主要通过抑制RAAS系统，达到扩血管，抑制交感神经兴奋性，改善和延缓心室重塑的作用，从而维护心肌功能，降低远期死亡率。同时伴有降压作用，起效缓慢，3～4周时达最大作用。但由于在亚洲人群中干咳不良反应较高，在部分人群中限制了应用。

1. 贝那普利片

【适应证】

用于治疗高血压；充血性心力衰竭；作为对洋地黄和（或）利尿剂反应不佳的充血性心力衰竭患者（NYHA分级Ⅱ～Ⅳ）的辅助治疗。

【禁忌证】

（1）对ACEI类过敏者。

（2）孕妇与哺乳期妇女。

（3）合并使用阿利吉仑的糖尿病患者。

（4）对ACEI类曾有致命性不良反应（如血管神经性水肿）。

（5）双侧肾动脉狭窄，肾功能严重受损者，血肌酐水平显著增高＞3 mg/dL

（225.2μmol/L）或无尿性肾衰。

（6）高钾血症。

（7）有症状性低血压（SBP＜90 mmHg）。

（8）左室流出道梗阻（如主动脉瓣狭窄，梗阻性肥厚型心肌病），严重心衰伴低钠血症。

【用法用量】

口服，空腹、餐中、两餐间均可服用。

（1）高血压未用利尿剂者：开始治疗时推荐10 mg/次，1次/日，若疗效不佳，可加至20 mg/日。可与其他降压药联用，根据血压及时调整剂量，通常应该每隔1至2周调整一次。

（2）充血性心力衰竭患者的辅助治疗：推荐小剂量始，2.5 mg/次，1次/日。首剂服用后有血压急剧下降危险，必须严密监测。如耐受后逐渐加量，到适量后长期维持终生用药。

（3）进行性慢性肾功能不全（CRI）建议长期使用剂量为10mg/次，1次/日。

【护理要点】

（1）密切监测血压变化以判断疗效。

（2）如心衰患者联用利尿剂（不宜与潴钾利尿剂合用），警惕低钠血症、血容量不足等引起的症状性低血压。

（3）观察有无刺激性干咳（最常见，伴有持续性和停药后消失的特点）、头痛头晕、过敏样反应、血管性水肿等不良反应，如出现此类症状，及时通知医师处理。

（4）严密监测肝功、肾功、肌酐水平、血钾浓度、白细胞计数等，如出现面部浮肿或胆汁淤积性黄疸，立即停止，双通道代谢。

（5）服用此类药物的患者要提前通知麻醉师，以免应用麻醉药时导致血压过低。

（6）与其他降压药一样，指导患者如有晕眩或体位性低血压，从平卧或坐姿要起立时应小心，不要太快，避免晕眩，并嘱患者勿开车或操作危险机械。

（7）指导患者规律服药，如忘记服药时立即服药。但若已接近下次服药时间时，请直接服用下次之剂量即可，切勿一次或短时间内服用两次剂量。

2. 培哚普利片

【适应证】

用于高血压；充血性心力衰竭。

【禁忌证】

同贝那普利。

【用法用量】

口服，早晨空腹服用。

（1）高血压：开始治疗时推荐4 mg/次，1次/日。

（2）如心衰患者联用利尿剂，警惕低钠血症、血容量不足等引起的症状性低血压，此类患者建议2 mg/次，1次/日。

【护理要点】

（1）警惕药物引起的不稳定型心绞痛、贫血及低血压等。

（2）其余护理要点同贝那普利第1～6项。

3. 马来酸依那普利片

【适应证】

原发性高血压。

【禁忌证】

同贝那普利。

【用法用量】

口服。开始剂量为5～10 mg/日，1～2次/日。根据血压水平，可逐渐增加剂量，一般有效剂量为10～20mg/日，一日最大剂量一般不宜超过40 mg。可与其他降压药特别是利尿剂合用，降压作用明显增强。

【护理要点】

同贝那普利。

4. 卡托普利片

【适应证】

高血压，心力衰竭。

【禁忌证】

同贝那普利。

【用法用量】

餐前1小时口服。本品宜在医师指导或监护下服用，给药剂量需遵循个体化原则，按疗效调整。成人常用量：

（1）高血压：口服12.5 mg/次，2～3次/日，按需要1～2周内增至50 mg，2～3次/日，疗效仍不满意时可与其他降压药联用。

（2）心力衰竭：起始12.5 mg/次，2～3次/日，必要时逐渐增至50 mg/次，2～3次/日，酌情调整剂量，对近期大量服用利尿剂，低钠，低血容量，而血压正常或偏低的患者，初始剂量宜用6.25 mg/次，3次/日，以后通过测试逐步增加至常用量。老年人对降压作用较敏感，酌减剂量。

【护理要点】

同贝那普利。

二、ARB

【概述】

血管紧张素II受体拮抗剂（A R B）是一类长效、平稳、强效的降压药物。适用于8种情况（心力衰竭、心肌梗死后、糖尿病肾病、蛋白尿/微量蛋白尿、左室肥厚、心房颤动、代谢综合征和ACEI所致咳嗽），其较ACEI副作用少。具有有效降压和全面靶器官保护的双重疗效，常用于对ACEI引起的干咳等副作用不耐受的心衰患者。ARB通过阻断血管紧张素Ⅱ受体发挥降压作用，降压起效缓慢，但是持久平稳，在6～8周达最大作用。

1. 厄贝沙坦

【适应证】

用于治疗原发性高血压，合并高血压的2型糖尿病肾病的治疗。

【禁忌证】

（1）对ARB类过敏。

（2）孕妇与哺乳期妇女。

（3）合并使用阿利吉仑的糖尿病患者。

（4）糖尿病肾病患者不能将本品与ACEI类药物联合使用。

【用法用量】

口服，空腹或餐后服用。初始剂量和维持剂量为150 mg/日，1次/日，1～2小时达峰值，3日达到稳态浓度。血液透析和年龄超过75岁的患者，初始剂量建议减半。合并有肝功、肾功不全，血容量不足等患者，需根据病情调整剂量，必要时联合用药，注意个体化。

【护理要点】

（1）密切监测血压变化判断疗效。

（2）观察患者有无头晕（常见）、恶心（常见）、乏力（常见）、干咳、耳鸣、红疹、面色潮红、味觉缺失及关节痛等不良反应。

（3）严密监测肝功、肾功及血钾浓度等。

（4）与其他降压药一样，指导患者如有晕眩或体位性低血压，从平卧或坐姿要起立时应小心，不要太快，避免晕眩，请勿开车或操作危险机械。

（5）指导患者规律服药，如忘记服药时立即服药。但若已接近下次服药时间时，请直接服用下次之剂量即可，切勿一次或短期间服用两次剂量。

2. 氯沙坦钾片

【适应证】

原发性高血压。

【禁忌证】

同厄贝沙坦。

【用法用量】

口服，空腹或餐后服用。

对大多数患者，通常起始和维持剂量为50 mg/次，1次/日。治疗3～6周可达到最大降压效果。3～6周后，血压下降不明显，可以联用利尿药。在部分患者中，剂量可增加到100mg/次，1次/日。

对血管容量不足的患者（例如应用大剂量利尿剂治疗的患者），可考虑采用25 mg/次，1次/日。

对老年患者或肾损害患者包括透析的患者，不必调整起始剂量。对有肝功能损害病史的患者应考虑使用较低剂量。

【护理要点】

同厄贝沙坦。

3. 替米沙坦片

【适应证】

原发性高血压。

【禁忌证】

同厄贝沙坦。

【用法用量】

口服，推荐空腹服用，亦可随餐服用。低血容量者需先纠正并在严密监测下使用。

（1）个体化给药，常用初始剂量为40 mg/次，1次/日。降压疗效与剂量有关，剂量范围是20～80 mg，根据疗效调整剂量。可与噻嗪类利尿药如氢氯噻嗪合用，有协同降压作用。用药4～8周后才能发挥最大药效，考虑增加药物剂量时需注意用药时间。

（2）轻或中度肾功能不全者在服用本品时不需调整剂量，替米沙坦不能通过血液透析消除。

（3）该类药物经胆汁排泄，肝功能不全的患者须谨慎使用，用量不应超过40mg/日。

【护理要点】

（1）参考厄贝沙坦护理要点第1、3、5、6项。

（2）观察并且指导患者如出现：①胃肠道不适（腹痛、腹泻、胀气）；②不明的上呼吸道感染、肌肉酸痛、疲劳、乏力或发烧；③肌肉疼痛合并尿液变深或粪便颜色变白；④关节疼痛；⑤过敏反应（皮疹、荨麻疹、喉部水肿或口腔破皮胀痛）等不适时，应立即告知医护人员。

（3）透析患者有可能发生体位性低血压，应严密监测血压。

（4）指导患者若联用地高辛、华法林或降血脂、降胆酸、消胆胺类药物，及时告知。

（5）指导患者若同时服消胆胺，需与本药间隔2～4小时。

4. 缬沙坦胶囊

【适应证】

轻度、中度原发性高血压、心力衰竭（NYHA分级Ⅱ～Ⅳ级）、糖尿病肾病患者降尿蛋白、心肌梗死后左心室功能异常。

【禁忌证】

（1）对本品成分过敏者。

（2）妊娠与哺乳期妇女。

（3）合并使用阿利吉仑的糖尿病患者。

【用法用量】

口服，建议每天同一时间用药（早晨空腹），可餐后服。推荐剂量：80 mg/次，1次/日。2周内达确切降压效果，4周后达最大疗效。降压效果差时，每日剂量可增加至160 mg，或加用利尿剂。肾功能不全及非胆管源性、无淤胆的肝功能不全患者无需调整剂量。可与其他抗高血压药物联合应用。

【护理要点】

（1）同厄贝沙坦。

（2）服用此类药物的患者要提前通知麻醉师，以免应用麻醉药时导致血压过低。

（3）观察并指导患者如出现：①头晕、头痛、体位性低血压（坐卧姿变换站姿时易头晕）、干咳、肠胃不适等；②意识混乱、心跳不规律、呼吸急促（以上可能是血钾过高造成）；③过敏反应（皮肤疹、舌头喉咙水肿、瘙痒或荨麻疹）、水肿、排尿量改变等不良反应时，及时告知医师。

（4）指导患者联用环孢霉素、利福平、利托那韦、保钾利尿剂、钾离子补充剂、非类固醇抗炎止痛剂时及时告知医师。

（5）指导患者避免吃过量高钾食品。

三、CCB

【概述】

CCB类药物主要通过阻断血管平滑肌细胞上的钙离子通道，扩张血管，降低血压。分为二氢吡啶类和非二氢吡啶类，前者主要作用于血管，较少影响心脏，代表药物有硝苯地平、尼莫地平等；后者对心脏和血管均有作用，如维拉帕米。该类药物降压起效快，迅速降压疗效和降压幅度相对较强，个体差异小，不影响血糖和血脂代谢，可与各类药物联用。

1. 硝苯地平片

【适应证】

（1）治疗轻、中度高血压。

（2）预防心绞痛，尤其当存在血管痉挛时如变异型心绞痛。

【禁忌证】

（1）对硝苯地平成分过敏者。

（2）妊娠与哺乳期妇女。

【用法用量】

吞服、嚼服或舌下含服，餐前餐后均可。口服15分钟起效，1～2小时作用达高峰，持续4～8小时；舌下给药2～3分钟起效，20分钟达高峰。使用剂量：

（1）根据患者的耐受性和对心绞痛的控制情况逐渐调整。

（2）小剂量开始，起始剂量10 mg/次，3次/日；常用的维持剂量为10～20 mg/次，3次/日。部分有明显冠脉痉挛的患者，可用至20～30 mg/次，3～4次/日。最大剂量不宜超过120 mg/日。如果病情紧急，可嚼碎服或舌下含服，10 mg/次，根据患者对药物的反应，决定是否再次给药。

（3）通常调整剂量需7～14天。根据患者对药物的反应、发作的频率和舌下含化硝酸甘油的剂量，可在3天内将硝苯地平的用量从10～20 mg调至30 mg/次，3次/日。

（4）住院患者可根据心绞痛或缺血性心律失常的控制情况，每隔4～6小时增加1次，10 mg/次。

（5）在老年患者中半衰期延长，要注意调整剂量。

【护理要点】

（1）密切观察血压变化，以便判断疗效或观察是否过量服用。

（2）观察患者有无：低血压、面部潮红、头胀、心跳加速、双下肢轻度凹陷性水肿等常见不良反应。少数患者服用此药物会发生出血的情形，例如：吐血、咳血、血尿、牙龈出血、阴道出血或瘀青扩大等；颜色可能是深咖啡色、黑色或红色，一旦发生出血立即停药，及时告知医师处理。

（3）与β受体阻滞剂、洋地黄类联用时要密切监测心电图。

（4）指导患者勿与葡萄柚汁并服。

（5）指导患者此药需避光保存，为避免受潮，建议服用时再取出。

（6）与其他降压药一样，指导患者如有晕眩或体位性低血压，从平卧或坐姿要起立时应动作缓慢，避免晕眩，勿开车或操作危险机械。

（7）指导患者尽可能每日于同时间服药，忘记服药时要尽快服用；若已接近下次服药时间，只需服用下次的药。不可一次服用两次的药量，亦不可突然停药。

2. 硝苯地平控释片

【适应证】

高血压、冠心病、慢性稳定型心绞痛（劳累性心绞痛）。

【禁忌证】

（1）对硝苯地平成分过敏者。

（2）心源性休克。

（3）有KOCK小囊的患者（直肠结肠切除后作回肠造口）。

（4）与利福平合用。

（5）妊娠20周内和哺乳期妇女。

【用法用量】

吞服，不可咀嚼或掰开后服用。24小时恒速持续释放，服药时间不受就餐时间的限制，注意个体化用药，成年人推荐下列剂量：

①硝苯地平控释片®30 mg片剂30 mg/次，1次/日。

②硝苯地平控释片®60 mg片剂60 mg/次，1次/日。

【护理要点】

（1）告知患者此药不可咀嚼或掰开后服用，应整片吞服。

（2）其余护理要点同硝苯地平片。

3. 硝苯地平缓释片

【适应证】

高血压、心绞痛。

【禁忌证】

同硝苯地平控释片。

【用法用量】

吞服，不能咀嚼或掰碎服用。非恒速释放，6 ~ 8小时达高峰。初始剂量20 mg/次，1次/日。根据病情，在医生指导下可增加至40 ~ 60 mg/次。

【护理要点】

护理要点同硝苯地平控释片。

4. 非洛地平缓释片

【适应证】

高血压、稳定性心绞痛。

【禁忌证】

（1）对非洛地平及本品中任一成分过敏者。

（2）失代偿性心衰。

（3）急性心肌梗死。

（4）不稳定型心绞痛患者。

（5）妊娠妇女。

（6）此药含有乳糖，有以下罕见遗传疾病的患者应禁忌使用：半乳糖不耐受症，乳糖酶缺乏症，葡萄糖-半乳糖吸收不良。

【用法用量】

空腹口服，2.5～5小时达峰值，持续24小时。服药应在早晨，用水吞服，药片不能掰、压或嚼碎。使用剂量：

（1）高血压、心绞痛患者：治疗剂量5 mg/次，1次/日，常用维持剂量为5 mg或10 mg，1次/日。可根据患者反应，减少或增加剂量，或加用其它降压药。剂量调整间隔一般不少于2周。

（2）老年和肝功能损害的患者，2.5 mg/次，1次/日。

（3）肾功能损害不影响非洛地平的血药浓度，不需要调整剂量，严重肾功能损害的患者使用本品应慎重。

【护理要点】

（1）密切观察血压变化，判断疗效。

（2）观察有无头痛、晕眩、皮肤或眼睛变黄、牙龈肿大、潮红、心悸、呼吸或吞咽困难、踝部水肿、红疹等不良反应，如有立即停药，告知医师。

（3）指导患者如合用洋地黄类（地高辛）、β阻断剂、抗凝血剂、奎尼丁、抗癫痫药、利福平、或环孢霉素等药物时及时告知医师。

（4）避免过量饮酒。

（5）同硝苯地平片护理要点第4项、第6项。

5. 苯磺酸氨氯地平片

【适应证】

高血压、慢性稳定型心绞痛。

【禁忌证】

对氨氯地平类药物过敏。

【用法用量】

口服，可餐后服，6～12小时达峰值。使用剂量：

（1）高血压：起始剂量为5 mg/次，1次/日。最大剂量为10 mg/次，1次/日。

（2）身材小、虚弱、老年、或伴肝功能不全患者：起始剂量为2.5mg，1次/日，此剂量也可为本品联合其它抗高血压药物治疗的剂量。剂量调整应根据患者个体反应进行，一般的剂量调整应在7～14天后开始进行。

（3）慢性稳定型或血管痉挛型心绞痛：推荐剂量为5～10 mg/次，1次/日。老年及肝功能不全的患者建议使用较低剂量治疗，大多数患者的有效剂量为10 mg/次，1次/日。

（4）冠心病：推荐剂量为5～10 mg/次，1次/日。

【护理要点】

护理要点同同非洛地平缓释片。

6. 尼莫地平片

【适应证】

本品为钙拮抗剂，用于缺血性脑血管病、偏头痛、轻度蛛网膜下腔出血所致脑血管痉挛、突发性耳聋及轻中度高血压。

【禁忌证】

（1）对尼莫地平过敏者。

（2）重度肝功能不全者。

【用法用量】

（1）缺血性脑血管病：80～120 mg/日。分3次服用，连服1个月。

（2）偏头痛：40 mg/次，3次/日，12周为一疗程。

（3）蛛网膜下腔出血所引起的脑血管痉挛：40～60 mg/次，3～4次/日。3～4周为一疗程，如需手术的患者，手术当天停药，以后可继续服用。

（4）突发性耳聋：40～60 mg/次，分3次服用，5天一疗程，一般用药3～4疗程。

（5）轻、中度高血压病：高血压病合并有上述脑血管病者，可优先选用。开始40 mg/次，3次/日，一日最大剂量为240 mg。

【护理要点】

（1）密切观察血压变化判断疗效。

（2）严密监测肝功和血小板。

（3）已有脑水肿或重度颅内压升高，应首先予以处理，并慎用本品。

（4）告知患者遵医嘱足量、足疗程用药，病情完全控制前，症状可能减轻，切不可随意减量或停药。

（5）与胺碘酮合用，出现心动过缓和房室传导阻滞的风险增加，注意了解患者的用药史并进行心电监测。

（6）出现低血压、心悸、肝功异常、严重代谢或电解质紊乱时，立即通知医师处理。

（7）注意观察有无胃肠道不适、发热、皮疹、头痛、头晕等不良反应，及时对症处理。

四、β 受体阻滞剂

【概述】

β 受体阻滞剂通过抑制过度激活的交感神经活性，抑制心肌收缩力，减慢心率降低血压。主要适用于各种不同程度的高血压患者，尤其是心率较快的中青年患者或合并心绞痛的患者，对老年高血压疗效较差。降压起效较迅速、强力。

1. 美托洛尔片

【适应证】

用于治疗高血压、心绞痛、心肌梗死、肥厚型心肌病、主动脉夹层、心律失常、甲状腺功能亢进、心脏神经官能症。减少心血管疾病（包括骤死/心绞痛）的死亡率，保护心肌。

【禁忌证】

（1）心力衰竭、心源性休克、病态窦房结综合征及Ⅱ、Ⅲ度房室传导阻滞。

（2）心率＜45次/分、P–Q间期＞0.24秒或收缩压＜100 mmHg怀疑急性心肌梗死的患者。

（3）对此类药物过敏者。

（4）孕妇与哺乳期妇女。

（5）伴有坏疽危险的严重外周血管疾病患者。

【用法用量】

（1）治疗高血压：开始口服100 mg/天，根据临床效应每周加量，直至400 mg/天，1～2次分服，维持用量为100～200 mg/天，宜于餐后即服。

（2）治疗心绞痛：常用50～100 mg/次，2～3次/日。

（3）治疗心律失常：口服50 mg/次，2～3次/日。必要时，加量至300 mg/天，分次服。

（4）治疗急性心肌梗死：本品应在胸痛开始的12小时内作为早期辅助用药。

（5）治疗甲状腺功能亢进：辅助用药，可口服50 mg/次，4次/日。

【护理要点】

（1）长期使用本药如欲中断治疗，需遵医嘱逐渐减少剂量，指导患者切不可突然停药，尤其是冠心病患者骤然停药可致病情恶化，出现心绞痛、心肌梗死或室性心动过速。

（2）告知患者不可饮酒。

（3）用药过程中可能会出现心力衰竭、传导阻滞、支气管痉挛和肺水肿等不良反应。反应轻微，可以坚持用药；如果不良反应较大、应立即停药，通知医生，根据不良反应的轻重决定是否继续用药，还是换用其他药物。

（4）观察患者有无四肢冰冷、疲倦无力、头晕、皮肤红疹、肠胃不适、呼吸困难、心率减慢、不寻常出血等表现，一旦出现，及时通知医师处理。

（5）本药可延缓使用胰岛素后血糖水平的恢复，掩盖低血糖的症状如心悸等，从而延误低血糖的及时发现，因此对合并糖尿病的患者，使用本药时，需做好密切监测。

（6）与其他降压药一样，指导患者如有晕眩或体位性低血压，从平卧或坐姿要起立时应小心，不要太快，避免晕眩，勿开车或操作危险机械。

2. 盐酸普萘洛尔片

【适应证】

（1）作为二级预防，降低心肌梗死死亡率。

（2）高血压、劳力型心绞痛。

（3）控制室上性快速心律失常、室性心律失常，特别是与儿茶酚胺有关或洋地黄引起的心律失常。可用于洋地黄疗效不佳的房扑、房颤患者心室率的控制，也可用于顽固性期前收缩，改善患者的症状。

（4）减低肥厚型心肌病流出道压差，减轻心绞痛、心悸与昏厥等症状。配合α受体阻滞剂，用于嗜铬细胞瘤患者控制心动过速。

（5）用于控制甲状腺机能亢进症的心率过快，也可用于治疗甲状腺危象。

【禁忌证】

（1）支气管哮喘。

（2）心源性休克。

（3）心脏传导阻滞（Ⅱ～Ⅲ度房室传导阻滞）。

（4）重度或急性心力衰竭。

（5）窦性心动过缓。

【用法用量】

空腹或餐后口服，小剂量开始，1～1.5小时达到峰值。

（1）高血压：初始剂量10 mg/次，3～4次/日。可单独使用或与利尿剂合用。剂量应逐渐增加，最大剂量200 mg/日。

（2）心绞痛：开始时5～10 mg/次，3～4次/日。每3日可增加10～20 mg，可逐渐增至200mg/日，分次服。

（3）心律失常：10～30 mg/次，3～4次/日，饭前、睡前服用。

（4）心肌梗死：30～240 mg/次，2～3次/日。

（5）肥厚型心肌病：10～20 mg/次，3～4次/日，按需要及耐受程度调整剂量。

（6）嗜铬细胞瘤：10～20 mg/次，3～4次/日。术前用3天，一般应先用α受体阻滞剂，待药效稳定后加用普萘洛尔。

【护理要点】

（1）老年人使用易出现眩晕、低血压，密切监测病情。

（2）糖尿病患者易出现低血糖，密切监测血糖。

（3）定期查血常规、肝功及肾功。

（4）指导患者切不可突然停药，不可饮酒。

（5）参考美托洛尔护理要点第6项。

3. 富马酸比索洛尔片

【适应证】

高血压、冠心病（心绞痛）、伴有左心室收缩功能减退（射血分数≤35%）的慢性稳定型心力衰竭。

【禁忌证】

（1）急性心力衰竭或处于心力衰竭失代偿期需用正性肌力药物治疗的患者。

（2）心源性休克者。

（3）二度或三度房室传导阻滞者（未安装心脏起搏器）。

（4）病窦综合征患者。

（5）窦房阻滞者。

（6）引起症状的心动过缓者（有症状的心动过缓）。

（7）有症状的低血压。

（8）严重支气管哮喘。

（9）严重的外周动脉闭塞疾病和雷诺氏综合征患者。

（10）未经治疗的嗜铬细胞瘤患者。

（11）代谢性酸中毒患者。

（12）已知对比索洛尔及其衍生物或本品任何成分过敏的患者。

【用法用量】

（1）高血压和心绞痛：起始剂量2.5 mg/次，1次/日，按需要调整，最多不超过10 mg/日。轻中度肝、肾功能不全的患者通常不需要调整剂量。严重肾功能衰竭（肌酐清除率＜20 mL/分）和严重肝功能异常的患者，剂量不得超过10mg/日。

（2）治疗慢性稳定型心力衰竭必须首先经过下文所描述的剂量滴定期，从低剂量开始，按以下方案逐渐增加剂量：

①起始1.25 mg/次，1次/日，用药1周，如果耐受性良好，则增加至

②2.5 mg/次，1次/日，继续用药1周，如果耐受性良好，则增加至

③3.75 mg/次，1次/日，继续用药1周，如果耐受性良好，则增加至

④5 mg/次，1次/日，继续用药4周，如果耐受性良好，则增加至

⑤7.5 mg/次，1次/日，继续用药4周，如果耐受性良好，则增加至

⑥10 mg/次，1次/日，作为维持治疗。

⑦最大推荐剂量为10 mg，1次/日。在首次服用后及剂量递增期间严密监测生命体征（血压、心率）、传导阻滞和心力衰竭恶化的症状。

（3）剂量调整：

①如果出现暂时的心力衰竭恶化、低血压或心动过缓，建议重新调整用药的剂量。如有必要可以暂时降低比索洛尔的剂量，或考虑停药。

②当病情稳定后考虑重新调整剂量。

③治疗慢性稳定型心力衰竭者应长期用药。

【护理要点】

（1）用药期间，特别注意脉搏和治疗效果的观察。

（2）无医嘱不可改变剂量，也不宜中止服药。如需停药时，应逐渐停用，不可突然中断。冠心病患者尤需特别注意，因为可能导致暂时的病情恶化。

（3）本品的降压作用存在个体差异，告知患者应用本品可能会减弱驾车或操纵机器的能力。尤其在开始服药、增加剂量以及与酒精同服时更应该注意。

（4）支气管哮喘和其他慢性肺梗阻患者使用本品时可能会引起相应的症状，因此应该了解患者有无此类病史，及时与医师沟通，给予支气管扩张治疗。

（5）服药初期，可能出现中枢神经紊乱及精神紊乱症状，这些症状通常很轻，一般在开始服药后1～2周自然消退，注意做好患者的告知与心理疏导。

（6）使用胰岛素和口服降糖药者，会增加降血糖效果，可能掩盖低血糖症状，宜定期监测血糖水平。

五、利尿剂

【概述】

利尿剂，是有液体潴留心力衰竭患者治疗策略的重要组分。单用呋塞米或单用卡托普利治疗对比试验发现，液体潴留常出现在用卡托普利治疗的心衰患者，而非用利尿剂者。利尿剂和血管紧张素转换酶抑制剂（ACEI）联合应用，出现临床失代偿的机会减少。因此，利尿剂是心衰治疗不可缺少的药物。

1. 呋塞米片

【适应证】

（1）水肿性疾病，包括充血性心力衰竭、肝硬化、肾脏疾病（肾炎、肾病及各种原因所致的急、慢性肾功能衰竭），尤其是应用其他利尿药效果不佳时，应用本类药物仍可能有效。与其他药物合用治疗急性肺水肿和急性脑水肿等。

（2）高血压，在高血压的阶梯疗法中，不作为治疗原发性高血压的首选药物，但当噻嗪类药物疗效不佳，尤其当伴有肾功能不全或出现高血压危象时，本类药物尤为适用。

（3）预防急性肾功能衰竭，用于各种原因导致肾脏血流灌注不足，例如脱水、休克、中毒、麻醉意外以及循环功能不全等，在纠正血容量不足的同时及时应用，可减少急性肾小管坏死的机会。

（4）高钾血症及高钙血症。

（5）稀释性低钠血症，尤其是当血钠浓度低于120 mmol/L时。

（6）抗利尿激素分泌过多症（SIADH）。

（7）急性药物毒物中毒如巴比妥类药物中毒等。

【禁忌证】

尚不明确。

【用法用量】

（1）成人治疗水肿性疾病：起始剂量为口服20～40 mg，1次/日，必要时6～8小时后追加20～40 mg，直至达到满意利尿效果。最大剂量虽可达每日600 mg，但一般应控制在100 mg以内，分2～3次服用，以防过度利尿和不良反应发生。部分患者剂量可减少至20～40 mg，隔日1次，或每周中连续服药2～4日，20～40 mg/日。

（2）治疗高血压：起始40～80 mg/日，分2次服用，并酌情调整剂量。

（3）治疗高钙血症：80～120 mg/日，分1～3次服用。

【护理要点】

（1）药物剂量应从最小有效剂量开始，然后根据利尿反应调整剂量，以减少水、电解质紊乱等副作用的发生。

（2）注意监测血压、血糖、尿酸、电解质、酸碱平衡及肝肾功能。尤其注意血钾的监测，存在低钾血症或低钾血症倾向时，应注意补充钾盐。

（3）在高钙血症时，可引起肾结石。

（4）以下情况慎用：急性心肌梗死（过度利尿可促发休克）；胰腺炎或有此病史者；有低钾血症倾向者，尤其是应用洋地黄类药物或有室性心律失常者；严重肝功能损害者（水电解质紊乱可诱发肝昏迷）；红斑狼疮（可加重病情或诱发活动）；哺乳期及运动员。

（5）注意药物相互作用：

①与（促）肾上腺皮质激素、雌激素、非甾体类消炎镇痛药、拟交感神经药物及抗惊厥药物合用，利尿作用减弱。

②与多巴胺、饮酒及含酒精制剂、降压药合用，利尿作用增强。

③与降糖药合用，会降低降血糖药的疗效。

④与两性霉素、头孢霉素、氨基糖苷类等抗生素合用，肾毒性和耳毒性增加。

2. 布美他尼片

【适应证】

（1）水肿性疾病：包括充血性心力衰竭、肝硬化、肾脏疾病（肾炎、肾病及各种原因所致的急、慢性肾功能衰竭），尤其是应用其他利尿药效果不佳时，应用本类药物仍可能有效，与其他药物合用治疗急性肺水肿和急性脑水肿等。

（2）高血压：在高血压的阶梯疗法中，不作为治疗原发性高血压的首选药物，但当噻嗪类药物疗效不佳，尤其当伴有肾功能不全或出现高血压危象时，本类药物尤为适用。

（3）预防急性肾功能衰竭：用于各种原因导致肾脏血流灌注不足，例如脱水、休克、中毒、麻醉意外以及循环功能不全等，在纠正血容量不足的同时及时应用，可减少急性肾小管坏死的机会。

（4）高钾血症及高钙血症。

（5）稀释性低钠血症尤其是当血钠浓度低于120 mmol/L时。

（6）抗利尿激素分泌过多症（SIADH）。

（7）急性药物毒物中毒如巴比妥类药物中毒等。

（8）对某些呋塞米无效的病例仍可能有效。

【禁忌证】

尚不明确

【用法用量】

（1）成人治疗水肿性疾病或高血压，口服起始0.5～2 mg/日，必要时每隔4～5小时重复，最大剂量可达10～20 mg/日。也可间隔用药，即隔1～2日用药1日。

（2）小儿口服一次按体重0.01～0.02 mg/kg，必要时4～6小时1次。

【护理要点】

（1）对水和电解质排泄的作用基本同呋塞米，利尿作用为呋塞米的20～60倍，但排钾作用小于呋塞米，用药过程注意观察利尿效果。

（2）其余护理要点参考呋塞米片。

3. 托拉塞米片

【适应证】

因充血性心衰引起的水肿；原发性高血压。

【禁忌证】

（1）肾功能衰竭无尿患者。

（2）肝昏迷前期或肝昏迷患者。

（3）对本品及磺酰脲类过敏患者。

（4）低血压、低血容量、低钾或低钠血症患者。

（5）严重排尿困难（如前列腺肥大）患者。

【用法用量】

（1）充血性心衰：起始剂量为10 mg/次，1次/日，根据病情需要可将剂量增至20 mg/次，1次/日。

（2）原发性高血压：通常的起始剂量为5 mg/次，1次/日。服药4～6周内降压作用不理想，剂量可增至10 mg/次，1次/日。若10 mg/天仍未取得足够的降压作用，可考虑合用其他降压药。

【护理要点】

（1）不良反应较轻，但也有少部分患者因为一些不良反应停药，最常见原因依次为头晕、头痛、恶心、虚弱、呕吐、高血糖、排尿过多、高尿酸血症、低钾血症、极度口渴、血容量不足、阳萎、食道出血、消化道不良，因上述不良反应的停药率为0.1%～0.5%。

（2）失钾程度低于呋塞米，但长期大量使用可能发生水和电解质平衡失调。心血管病患者，特别是使用洋地黄的患者，利尿剂诱发的低钾血症是引起心律失常的一个风险因素，用药期间需定期监测血钾及其他电解质，并注意观察生命体征及心电监护波形的变化。

（3）由于体液和电解质平衡突然改变可能导致肝昏迷，有肝硬化和腹水的肝病患者慎用本品。

4. 氢氯噻嗪片

【适应证】

（1）水肿性疾病：排泄体内过多的钠和水，减少细胞外液容量，消除水肿。常见的包括充血性心力衰竭、肝硬化腹水、肾病综合征、急慢性肾炎水肿、慢性肾功能衰竭早期、肾上腺皮质激素和雌激素治疗所致的钠、水潴留。

（2）高血压：可单独或与其他降压药联合应用，主要用于治疗原发性高血压。

（3）中枢性或肾性尿崩症。

（4）肾石症：主要用于预防含钙盐成分形成的结石。

【禁忌证】

尚不明确。

【用法用量】

（1）成人常用量口服：

治疗水肿性疾病：25～50 mg/次，1～2次/日，或隔日治疗，或每周连服3～5日；治疗高血压：25～100 mg/日，分1～2次服用，并按降压效果调整剂量。

（2）小儿常用量口服：

每日按体重1～2 mg/kg或按体表面积30～60 mg/m^2，分1～2次服用，并按疗效调整剂量；小于6个月的婴儿剂量可达每日3 mg/kg。

【护理要点】

（1）利尿作用对尿钠、钾、氯、磷和镁等离子排泄增加，而对尿钙排泄减少。大剂量或长期应用时，注意观察有无电解质紊乱、心律失常等。有低钾血症倾向的患者，应酌情补钾或与保钾利尿药合用。

（2）注意监测血糖变化，尤其是合并糖尿病的患者，本药可使糖耐量降低，血糖升高，可能与抑制胰岛素释放有关。

（3）高尿酸血症，干扰肾小管排泄尿酸，少数可诱发痛风发作。由于通常无关节疼痛，故高尿酸血症易被忽视。

（4）应从最小有效剂量开始用药，以减少副作用的发生，减少反射性肾素和醛固酮分泌。

（5）注意观察服药者有无皮疹、荨麻疹等过敏反应。

（6）运动员慎用。

（7）注意药物相互作用：

①与（促）肾上腺皮质激素、雌激素、非甾体类消炎镇痛药、拟交感胺类药物合用，利尿作用减弱。

②与多巴胺、降压药合用，利尿作用增强。

③与洋地黄类药物、胺碘酮等合用时，应慎防因低钾血症引起的副作用。

5. 吲达帕胺片

【适应证】

（1）治疗高血压：对轻、中度原发性高血压效果良好，可单独服用，也可与其他降压药合用。

（2）治疗充血性心力衰竭时的水钠潴留。

【禁忌证】

（1）对磺胺过敏者。

（2）严重肾功能不全。

（3）肝性脑病或严重肝功能不全。

（4）低钾血症者。

（5）禁忌与锂和能引发扭转性室速的非抗心律失常药合用。

【用法用量】

（1）高血压：2.5 mg/次，1次/日。可在4周后增至5 mg/次，1次/日。维持量为2.5mg/次，隔日1次。

（2）水钠潴留：2.5 mg/次，1次/日。可在1周后增至5 mg/次，1次/日。

【护理要点】

（1）不良反应有头痛、失眠、腹泻、食欲减低、直立性低血压、皮疹、瘙痒、低血钠、低血钾、低氯性碱中毒等，但都比较轻而短暂，与剂量相关。

（2）为减少电解质平衡失调出现的可能，宜用较小的有效剂量。

（3）定期检测血糖、尿素氮、尿酸、血压与血电解质。

（4）作利尿用时，最好每晨给药一次，以免夜间起床排尿。

（5）痛风或高尿酸血症患者，血尿酸可进一步增高。

（6）肝功能不全，利尿后可促发肝昏迷。

（7）交感神经切除术后，本药降压作用会加强。手术时，不必停药，但须告知麻醉医师。

（8）运动员慎用。

（9）注意药物相互作用：

①与胺碘酮合用，可因血钾低而致心律失常。

②与洋地黄类药合用，可因失钾而致洋地黄中毒。

③与二甲双胍合用易出现乳酸酸中毒。

④与碘造影剂、ACEI类药物合用，可发生急性肾衰竭。

⑤与多巴胺、其它类降压药合用时降压作用增强。

⑥与皮质激素、拟交感药合用时降压作用减弱。

6. 螺内酯

【适应证】

（1）水肿性疾病：与其他利尿药合用，治疗充血性水肿、肝硬化腹水、肾性水肿等水肿性疾病，目的在于纠正上述疾病时伴发的继发性醛固酮分泌增多，并对抗其他利尿药的排钾作用。也用于特发性水肿的治疗。

（2）高血压：作为治疗高血压的辅助药物。

（3）原发性醛固酮增多症。

（4）预防低钾血症：与噻嗪类利尿药合用，增强利尿效应和预防低钾血症。

【禁忌证】

高钾血症。

【用法用量】

（1）成人用量：

①治疗水肿性疾病：40～120 mg/日，分2～4次服用，至少连服5日，以后酌情调整剂量。

②治疗高血压：开始40～80 mg/日，分次服用，至少2周，以后酌情调整剂量，不宜与ACEI类药物合用，以免增加发生高钾血症的机会。

③治疗原发性醛固酮增多症：手术前患者每日用量100～400 mg，分2～4次服用。不宜手术的患者，则选用较小剂量维持。

④诊断原发性醛固酮增多症：长期试验，每日400 mg，分2～4次，连续3～4周。短期试验，每日400 mg，分2～4次服用，连续4日。

（2）小儿用量：

治疗水肿性疾病，开始每日按体重1～3 mg/kg或按体表面积30～90 mg/m^2，单次或分2～4次服用，连服5日后酌情调整剂量。最大剂量为每日3～9 mg/kg或90～270 mg/m^2。

【护理要点】

（1）注意做好不良反应的观察与处理：

①高钾血症，最为常见，且常以心律失常为首发表现，使用中注意监测血钾变化，做好心电监护。

②低钠血症，单用时少见，与其他利尿药合用时发生率增高，注意监测血钠。

③可发生恶心、呕吐、胃痉挛和腹泻等胃肠道反应，应于进食时或餐后服药，减少胃肠道反应，必要时通知医师给予保护胃黏膜的药物或止吐药。

④长期服用在男性可致男性乳房发育、阳萎、性功能低下；在女性可致乳房胀痛、声音变粗、毛发增多、月经失调、性机能下降，使用时提前向患者解释清楚。

⑤长期或大剂量服用可发生行走不协调、头痛等中枢神经系统症状，要指导患者采取合理措施防止受伤。

（2）给药应个体化，从最小有效剂量开始使用，以减少电解质紊乱等副作用的发生。

（3）每日服药一次，应于早晨服药，以免夜间排尿次数增多。

（4）运动员慎用。

（5）注意药物相互作用：

①与肾上腺皮质激素、雌激素、非甾体类消炎镇痛药、拟交感神经药物合用，可降低本药的利尿降压作用。

②与多巴胺及其他降压药合用，可加强本药的利尿降压作用。

7.氨苯蝶啶

【适应证】

主要治疗水肿性疾病，包括充血性心力衰竭、肝硬化腹水、肾病综合征以及肾上腺糖皮质激素治疗过程中发生的水钠潴留，主要目的在于纠正上述情况时的继发性醛固酮分泌增多，并拮抗其他利尿药的排钾作用。亦用于对氢氯噻嗪或螺内酯无效的病例。

【禁忌证】

高钾血症。

【用法用量】

（1）成人常用量：口服，开始每日25～100 mg，分2次服用，与其他利尿药合用时，剂量可减少。维持阶段可改为隔日疗法。最大剂量不超过每日300 mg。

（2）小儿常用量：口服，开始每日按体重2～4 mg/kg或按体表面积120 mg/m²，分2次服，每日或隔日疗法，以后酌情调整剂量，最大剂量不超过每日6 mg/kg或300 mg/m²。

【护理要点】

（1）服后偶有恶心、呕吐、嗜睡、轻度腹泻、软弱、口干及皮疹等不良反应，注意做好观察与对症处理。

（2）大剂量长期使用或与螺内酯合用，可出现血钾过高现象，停药后症状可逐渐消失。使用中注意监测电解质，尤其是血钾变化。

（3）应于进食时或餐后服药，以减少胃肠道反应。

（4）以下情况要慎用：肾功能不全、糖尿病、肝功能不全、低钠血症、酸中毒、高尿酸血症或有痛风病史者、肾结石或有此病史者、运动员。

（5）注意药物相互作用：

①（促）肾上腺皮质激素、雌激素、非甾体类消炎镇痛药能降低本药的利尿作用。

②拟交感神经药物降低本药的降压作用。

③多巴胺可加强本药的利尿作用。

④与其他降压药合用，利尿和降压效果均加强。

⑤与含钾药物、库存血、ACEI类，ARB类和环孢素A等药物合用，发生高钾血症的机会增加。

⑥与噻嗪类和袢利尿剂合用时可使血尿酸进一步升高，故应与治疗痛风的药物合用。

⑦可使血糖升高，与降糖药合用时，后者剂量应适当加大。

六、α受体阻滞剂

【概述】

α受体阻滞剂是指可以选择性的与α肾上腺受体结合，并不激动或减弱激动肾上腺素受体，却能阻滞相应的神经递质及药物与α受体结合，从而产生抗肾上腺素作用。α受体阻滞剂临床上主要应用于心梗、心力衰竭、高血压和外周血管痉挛性疾病的治疗。

1. 特拉唑嗪片

【适应证】

（1）适用于轻度或中度高血压治疗，可与噻嗪类利尿剂或其他抗高血压药物合用，还可以在其他药物不适用或无效时单独使用。本品主要降低舒张压。

（2）适用于良性前列腺增生（BPH）引起的症状治疗。

【禁忌证】

（1）对盐酸特拉唑嗪或类似物过敏者禁用。

（2）妊娠期妇女禁用。

【用法用量】

（1）良性前列腺增生：

①首次剂量：1 mg，睡前服药。首次给药期间应密切观察患者，以避免发生严重的低血压反应。

②维持剂量：剂量应渐增至2 mg、5 mg或10 mg，1次/日，直至获得满意的症状和/或流速改善。

③常用剂量：10 mg，1次/日，持续4～6周，对每日20 mg剂量不适宜或没有反应的患者是否可以使用更高剂量治疗，目前尚不清楚。如果停药几天或更长时间，应使用首次给药方案重新开始治疗。

④联合用药：与其他抗高血压药，特别是钙通道阻滞剂维拉帕米联合使用时，应特别注意，避免引起明显的低血压，并应减少本品的用量。

（2）高血压：

①首次剂量：4 mg，睡前服药，首次给药期间应密切观察患者，以避免发生严重的低血压反应。

②维持剂量：剂量应缓慢增加，直至获得满意的血压，推荐剂量通常为1 ~ 5 mg，1次/日。某些患者可能在每日20 mg的剂量下才有效，剂量高于20 mg不再进一步影响血压；剂量高于40 mg尚未进行研究。应监测在给药间期的血压，如果给药24小时后降压效应变小，可以考虑每日2次给药方案。

【护理要点】

（1）应用于良性前列腺增生，在治疗的最初7天并且包括各给药间期，发生低血压不良反应事件的危险最大，要注意监测血压变化，避免受伤风险。

（2）充分重视“首剂反应”，开始用量应控制在0.5 mg左右，睡前服药一般可避免。

（3）足量、足疗程应用，告知患者病情完全控制前，其症状可能会减轻，但不要轻易减量，以免形成耐药，病情反复或者再次加重。

（4）告知患者如发生虚脱现象，不必紧张，采取头低足高斜卧可慢慢恢复。

（5）漏服药物时尽快补服，如果到了下次服药时间，不要加用漏服药物。

（6）告知患者，服用此药可能出现睡意或困倦症状，必须驾车或操作重型机器的人应当小心。

（7）与其他α肾上腺素受体拮抗剂一样，建议特拉唑嗪不用于有排尿晕厥史的患者。

（8）注意药物相互作用：

①与其他降压药合用，会增强降压作用。

②与非甾体类消炎镇痛药、拟交感类药物、雌激素合用，会减弱降压效果。

③正在接受β受体阻滞药的患者，首次服用时，特别容易产生低血压，注意避免受伤。

2. 盐酸乌拉地尔注射液

【适应证】

（1）治疗高血压危象，重度和极重度高血压及难治性高血压。

（2）控制围手术期高血压。

（3）治疗充血性心力衰竭：主要用于治疗高血压性心脏病、冠状动脉硬化性心脏病、扩张型心肌病、肾性高血压或肾透析等引起的急性左心衰竭或慢性心衰病情加重者。

【禁忌证】

（1）禁用于对本品中成分过敏的患者。

（2）主动脉峡部狭窄或动静脉分流的患者禁用（肾透析时的分流除外）。

（3）哺乳期妇女禁用。

【用法用量】

（1）静脉注射：

①一般为10～50 mg，如用50 mg则应分2次给药，中间间歇5分钟。

②用于高血压危象：先用25 mg，以后再用25 mg。

③用于围手术期高血压：先用25 mg（5 mL），间隔2分钟再注射1次。

（2）静脉滴注：

将本品250 mg溶于500 mL的0.9%氯化钠注射液或5%～10%葡萄糖注射液中，静脉滴注初始速度可达2 mg/min，维持速度为平均9 mg/h。静脉输液的最大药物浓度为4 mg/mL。

（3）从毒理学方面考虑，治疗时间一般不超过7天。

【护理要点】

（1）静脉给药时患者应取卧位，注意观察血压及心电监护波形改变。

（2）本品不能与碱性液体混合，因其酸性性质可能引起溶液混浊或絮状物形成。

（3）如血压骤降（尤其在过量时），应立即停止静脉给药，采取头低足高位，并补充血容量，如无效，可给予少量缩血管药。

（4）正在使用其他降压药的患者如欲换用本品，应间隔充分的洗脱期后才可用本品。

（5）告知患者本品可能影响驾驶或操作能力，开车或操纵机器者应谨慎。

（6）配置好的溶液在15～25 ℃下保存，稳定性为50小时。

（7）可能会出现头晕、恶心、出汗、烦躁、头痛、乏力、呼吸困难等不良反应，其原因多为血压下降太快所致，通常反应轻微，在数分钟内即可消失，一般无须中断治疗。如果不良反应较大，应立即停药，通知医生根据不良反应的轻重决定是否继续用药或者换用其他药物。

（8）避免与酒精类饮料合用。高龄及肝功能障碍患者应慎用。

（9）本品与其他降压药合用，可增强降压作用。同时服用西米替丁，会提高本品的血药浓度。

七、周围血管扩张药

【概述】

迄今临床应用的血管扩张药种类很多，归纳起来可分为2大类。一类是直接松弛血管平滑肌的药物，即直接血管扩张药，硝普钠和硝酸酯类；另一类是通过不同作用机理，最终导致血管扩张的药物，包括α受体阻滞剂、钙拮抗剂和血管紧张素转化酶抑制剂。它们除传统上用于治疗高血压等多种心血管疾病以外，目前也用于治疗急、慢性心功能不全。本节主要讲述前一类药物硝普钠。

1. 注射用硝普钠

【适应证】

（1）用于高血压急症，如高血压危象、高血压脑病、恶性高血压、嗜铬细胞瘤手术前后阵发性高血压等的紧急降压，也可用于外科手术麻醉期间进行控制性降压。

（2）用于急性心力衰竭，包括急性肺水肿。亦用于急性心肌梗死或瓣膜（二尖瓣或主动脉瓣）关闭不全时的急性心力衰竭。

【禁忌证】

代偿性高血压如动静脉分流或主动脉缩窄时，禁用本品。

【用法用量】

（1）用前将本品50 mg用5%葡萄糖注射液5 mL溶解，再稀释于250～1000 mL的5%葡萄糖注射液中，避光输注，滴速为1～3 μg/kg/min。

（2）对不接受降压药物的高血压危象患者，开始用量为0.3 μg/kg/min，严密监护下逐渐加快滴速，直至血压降至适宜水平。欲将舒张压下降并维持低于用药前30%～40%，约需给予的平均剂量为0.5～6 μg/kg/min。

（3）全麻诱导低血压时最大剂量为1.5 μg/kg/min。

（4）对心力衰竭患者，可自20～40 μg/min开始，一日静脉滴注8～12分钟，夜间保证休息，并监测血硫氰酸盐浓度，可持续用药1月。

（5）小儿常用量：按1.4 μg/kg/min静脉滴注，根据效应逐渐调整用量。

【护理要点】

（1）本品毒性反应来自其代谢产物氰化物和硫氰酸盐，可发生氰化物中毒或硫氰酸盐中毒。如需持续用药几天，应监测氢化物，并注意中毒反应的观察：硫氰酸盐中毒或超量时，可出现运动失调、视力模糊、谵妄、眩晕、头痛、意识丧失、恶心、呕吐、耳鸣、气短；氰化物中毒或超量时，可出现反射消失、昏迷、心音遥远、低血压、脉搏消失、皮肤粉红色、呼吸浅、瞳孔散大。如有上述症状出现，及时停药并遵医嘱对症治疗。

（2）滴注本品几秒后血压即可下降，用药前即应开始监测血压，严防用药不足血压陡然升高或用量过大致血压陡然下降。

（3）本品对光敏感，溶液稳定性较差，滴注溶液应新鲜配制并注意避光，溶液的保存与应用不应超过12小时。

（4）麻醉中控制降压时突然停用本品，尤其血药浓度较高而突然停药时，可能发生反跳性血压升高。

第二节　调脂药

血脂是血浆或血清中所含的脂类，包括胆固醇、三酰甘油、磷脂和游离脂肪酸等。一般认为高脂血症可促进动脉粥样硬化病变的形成和发展。但是由于并非所有的载脂蛋白升高都能促进动脉粥样硬化形成，因此将降血脂药称为“调血脂药”较确切。

一、他汀类

【概述】

降低总胆固醇（TC）和低密度脂蛋白（LDL）的药物为他汀类药物。常用药物有以下几种。

1. 阿托伐他汀钙片

【适应证】

用于治疗高胆固醇血症和混合型高脂血症，冠心病和脑中风的防治。

【禁忌证】

（1）对阿托伐他汀过敏的患者禁用。

（2）对其它HMG-CoA还原酶抑制剂过敏者慎用。

（3）有活动性肝病或不明原因血氨基转移酶持续升高的患者禁用。

【用法用量】

成人常用10～20 mg，1次/天，晚餐后服用或睡前服用。剂量可按需调整，但最大剂量不超过80 mg/天。

【护理要点】

（1）人类肝细胞内胆固醇合成早期阶段的限速酶即HMG-CoA还原酶，因在夜间活性最高，在晚上服用他汀类药物才能最大限度抑制胆固醇的合成，降低胆固醇的疗效也就更好，所以要告知患者此药晚上睡前服用效果最好。

（2）用药期间定期检查血胆固醇和血肌酸磷酸激酶。有肝病史者应定期监测肝功。

（3）血氨基转移酶增高达正常高限的3倍，或血肌酸磷酸激酶显著增高或有肌炎、胰腺炎表现时，应停用本品。

（4）应用本品时如有低血压、严重急性感染、创伤、代谢紊乱等情况，需注意可能出现的继发于肌溶解后的功能衰竭。

（5）肾功能不全时应减少剂量。

2. 瑞舒伐他汀钙片

【适应证】

适用于经饮食控制和其它非药物治疗仍不能适当控制血脂异常的原发性高胆固醇血症。

【禁忌证】

（1）对瑞舒伐他汀或本品中任何成分过敏者。

（2）肾功能严重损害的患者。

【用法用量】

常用起始剂量为5 mg，1次/天。

【护理要点】

（1）本药可对骨骼肌产生影响：如肌痛、肌病（包括肌炎）及罕见的横纹肌溶解，特别是在使用剂量大于20 mg的患者中容易发生，因此应告知患者有肌肉麻木、疼痛等症状时及时告知医师或护士处理。

（2）少数服用本品的患者会出现剂量相关的转氨酶升高，应定期监测肝功，同时告知患者此类反应大多是轻度的、无症状的和短暂的，不必过分紧张。

3. 辛伐他汀片

【适应证】

（1）用于高胆固醇血症：饮食疗法及其他非药物治疗效果欠佳时，可应用辛伐他汀降低原发性高胆固醇血症患者的TC和LDL，同时可升高HDL。合并高胆固醇血症和高甘油三酯血症的病人，且高胆固醇血症为主要异常时，辛伐他汀可降低升高的胆固醇水平。

（2）对冠心病患者，辛伐他汀可减少冠心病死亡及非致死性心肌梗死的危险性；减少心肌血管再通手术（冠状动脉搭桥术及经皮气囊冠状动脉成形术）的危险性；延缓动脉粥样硬化的进展，包括新病灶及全堵塞的发生。

【禁忌证】

（1）对本品任何成分过敏者。

（2）活动性肝炎或无法解释的持续血清氨基转移酶升高者。

（3）与四氢萘酚类钙通道阻滞剂米贝地尔合用。

【用法用量】

一般起始剂量为10 mg/天，晚间顿服。

【护理要点】

（1）本药应慎用在大量饮酒和/或有肝病历史的病人，用药前注意做好饮酒史与肝病史的询问。

（2）血糖异常为他汀类新的不良反应，应注意血糖监测。如果患者出现多尿、多饮、多食、疲乏等怀疑与糖尿病或血糖紊乱有关的症状，立即通知医师处理。

（3）告知患者若发现有不可解释的肌痛、肌软弱或肌无力时，应立即报告医护人员。

（4）辛伐他汀不能与CYP3A4抑制剂（如酮康唑、红霉素、克拉霉素、HIV蛋白酶抑制剂、替拉瑞韦）、环孢菌素、达那唑、吉非罗齐联合使用；与维拉帕米、地尔硫卓联合用药时，辛伐他汀的剂量不应超过10mg/天；与胺碘酮、氨氯地平联合用药时，辛伐他汀的剂量不应超过20mg/天。用药过程中注意患者有无上述药物的使用，注意做好剂量监控。

4. 普伐他汀

【适应证】

高脂血症、家族性高胆固醇血症。

【禁忌证】

（1）对本品过敏者。

（2）活动性肝炎或肝功能试验持续升高者。

（3）妊娠及哺乳期妇女。

【用法用量】

成人开始剂量为10～20 mg，1次/天，临睡前服用，最高剂量为40 mg/天。

【护理要点】

（1）肝肾功能障碍、服用苯氧乙酸类药物或烟酸、遗传性肌肉障碍及高龄患者应慎重给药，因本药可引起横纹肌溶解等不良反应。

（2）对于高胆固醇患者仍然应该首先采取饮食疗法，并注意运动疗法。

（3）定期监测肝功。

（4）可能出现紫癜和皮下出血等血小板减少症状，注意做好监测与观察，并采取适当的处理准备。

（5）参考辛伐他汀护理要点第2、3项。

二、贝特类

【概述】

主要降低三酰甘油（TG）及极低密度脂蛋白（VLDL）的药物为贝特类药物。

1.非诺贝特胶囊

【适应证】

本品用于治疗成人饮食控制疗法效果不理想的高脂血症，其降甘油三酯及混合型高脂血症作用较胆固醇作用明显。

【禁忌证】

（1）对非诺贝特过敏者禁用。

（2）有胆囊疾病史、患胆石症的患者禁用。

（3）严重肝肾功能不全、原发性胆汁性肝硬化或不明原因的肝功能持续异常的患者禁用。

【用法用量】

口服，0.1g/次，3次/天。维持量：0.1g/次，1～2次/天。治疗2个月后无效应停药。

【护理要点】

（1）为减少胃部不适，可与饮食同服。

（2）肾功不全及老年患者用药应减量。

（3）服用本品时血小板计数、血尿素氮、氨基转移酶、血钙可能增高，血碱性磷酸酶、γ谷氨酰转肽酶及胆红素可能降低，用药期间应定期监测。

（4）如果临床有可疑的肌病症状（如肌痛、触痛、乏力等）或血肌酸磷酸激酶显著升高，则应停药。

第三节　抗心力衰竭药

一、洋地黄类

【概述】

洋地黄类药物是临床上用于治疗某些充血性心力衰竭和心律失常的首

选药，但此类药物的安全范围非常窄，在临床应用中很容易出现过量中毒的现象，其中主要的表现之一就是出现色视障碍，即黄视症、绿视症和视力降低等，故在临床应用中受到一定程度的限制。常用的洋地黄类药物有毛花苷C、地高辛等。

1. 地高辛片

【适应证】

（1）用于高血压、瓣膜性心脏病、先天性心脏病等急性和慢性心功能不全。尤其适用于伴有快速心室率的心房颤动的心功能不全；对于肺源性心脏病、心肌严重缺血、活动性心肌炎及心外因素如严重贫血、甲状腺功能低下及维生素B1缺乏症的心功能不全疗效差。

（2）用于控制伴有快速心室率的心房颤动、心房扑动患者的心室率及室上性心动过速。

【禁忌证】

（1）禁与钙注射剂合用。

（2）任何洋地黄类制剂中毒患者禁用。

（3）室性心动过速、心室颤动患者禁用。

（4）梗阻性肥厚型心肌病（若伴收缩功能不全或心房颤动仍可考虑）患者禁用。

（5）预激综合征伴心房颤动或扑动患者禁用。

【用法用量】

成人常用量：口服，0.125 ~ 0.5 mg/次，1次/日，7天可达稳态血药浓度；若达快速负荷量，可每6 ~ 8小时给药0.25 mg，总剂量0.75 ~ 1.25 mg/日；维持量，0.125 ~ 0.5 mg/次，1次/日。

小儿常用量：口服，每日总量限定，早产儿0.02 ~ 0.03 mg/kg；1月以下新生儿0.03 ~ 0.04 mg/kg；1月 ~ 2岁，0.05 ~ 0.06 mg/kg；2 ~ 5岁，0.03 ~ 0.04 mg/kg；5 ~ 10岁，0.02 ~ 0.035 mg/kg；10岁或10岁以上，参照成人常用量。

【护理要点】

（1）常见的不良反应包括：出现新的心律失常、胃纳不佳或恶心、呕吐（刺激延髓中枢）、下腹痛、异常的无力软弱（电解质失调）；少见的反应包括：视力模糊或“黄视”（中毒症状）、腹泻（电解质平衡失调）、中枢神经系统反应如精神抑郁或错乱。注意观察患者有无此类不良反应，及时对症处理。

（2）用药期间发生地高辛中毒，应遵医嘱作如下处理：

①频发期前收缩、二联律、室性心动过缓，心率低于60次/分以及色视觉障碍等，及时停用药物，中毒症状自行缓解消失。

②快速型心律失常和室性期前收缩，可应用钾盐治疗，氯化钾1.0～2.0 g，溶于5%葡萄糖液500 mL静脉点滴，持续24小时。

③室性期前收缩、室颤可用利多卡因100～800 mg，溶于5%葡萄糖液500 mL，静脉点滴；室上性心动过速可予维拉帕米、普罗帕酮等。

④传导阻滞、窦性心动过缓、窦性停搏时，可用阿托品1～5 mg，静脉点滴，2～3小时重复一次。

⑤中毒后36小时内可行透析治疗，急性重症有条件者可进行血浆置换疗法。

（3）用药期间应注意随访检查：①血压、心率及心律；②心电图；③心功能监测；④电解质尤其钾、钙、镁；⑤肾功能；⑥疑有洋地黄中毒时，应作地高辛血药浓度测定，过量时，由于蓄积性小，一般于停药后1～2天中毒表现可以消退。

（4）注意药物相互作用：

①与两性霉素B、皮质激素或失钾利尿剂如布美他尼、氢氯噻嗪等同用时，可引起低血钾而致洋地黄中毒。

②β受体阻滞剂与本品同用，有导致房室传导阻滞发生严重心动过缓的可能，应重视，但并不排除β阻滞剂用于洋地黄不能控制心室率的室上性快速心律失常。

③与维拉帕米、地尔硫卓、胺碘酮合用，由于降低肾及全身对地高辛的清除率而提高其血药浓度，可引起严重心动过缓。

④ACEI与ARB类药物可使本品血药浓度增高。

⑤螺内酯、吲哚美辛可使本品半衰期延长，有中毒危险，需监测血药浓度及心电图。

⑥甲氧氯普胺因促进肠道运动而减少地高辛的生物利用度约25%。

2. 注射用毛花苷C

【适应证】

用于急性心力衰竭、慢性心力衰竭急性加重、快速心室率的心房颤动、心房扑动和阵发性室上性心动过速。

【禁忌证】

禁用于任何强心苷制剂中毒、室性心动过速、心室颤动、梗阻型肥厚性心肌病、预激综合征伴心房颤动或扑动，心肌梗死者禁止注射给药。

【用法用量】

静脉注射：成人常用饱和量1 ~ 1.2 mg。首次剂量0.4 ~ 0.6 mg；2 ~ 4小时后再给予0.2 ~ 0.4 mg，用葡萄糖注射液稀释后缓慢注射。

【护理要点】

（1）参考地高辛护理要点第1 ~ 3项。

（2）注意药物相互作用：

①与新霉素同用可形成络合物而降低吸收。

②与利福平合用可增加其在胆汁中的排泄，降低本品的血药浓度。

③奎尼丁、维拉帕米、硝苯地平、地尔硫卓与螺内酯和氨苯蝶啶均可影响地高辛肾清除率而使其血药浓度升高，有增加地高辛毒性反应的可能。

④与抗生素类合用可引起肠道菌群变化而影响地高辛肠道内代谢，从而使其吸收增加，血药浓度升高。

⑤与呋塞米合用，可使地高辛浓度在短期内下降，多次给药后又可使地高辛血药浓度升高，且易致毒性反应。

⑥禁止与钙注射剂合用。

二、非洋地黄类

【概述】

非洋地黄类药物主要包括以多巴胺、多巴酚丁胺为代表的β受体激动剂和以米力农、氨力农为代表的磷酸二酯酶抑制剂两类。近年来发现的以左西孟旦为代表的钙增敏剂也被列入非洋地黄类药物。

1.米力农注射液

【适应证】

适用于对洋地黄、利尿剂、血管扩张剂治疗无效或效果欠佳的各种原因引起的急、慢性顽固性充血性心力衰竭。

【禁忌证】

（1）不宜用于严重瓣膜狭窄病变及梗阻性肥厚型心肌病变患者。

（2）低血压、心动过速、心肌梗死慎用。

（3）肾功能不全者宜减量。

【用法用量】

静脉注射：负荷量25～75 μg/kg，5～10分钟缓慢静注，之后以0.25～1.0 μg/kg/分维持。每日最大剂量不超过1.13 mg/kg。

【护理要点】

（1）静脉滴注速度应缓慢，必要时用输液泵控制滴速。

（2）用药期间应监测心率、心律、血压，必要时调整剂量。

（3）少数患者有头痛、室性心律失常、无力、血小板计数减少等不良反应，过量时可有低血压、心动过速，用药过程中注意做好监测。

（4）合用强利尿剂时，可使左室充盈压过度下降，且易引起水、电解质失衡，应做好出入量记录，定期监测电解质。

（5）对房扑、房颤患者，可增加房室传导作用导致心室率增快，应做好心电监护，必要时遵医嘱用洋地黄制剂控制心室率。

2.左西孟旦注射液

【适应证】

本品适用于传统治疗（利尿剂、ACEI和洋地黄类）疗效不佳，并且需要增加心肌收缩力的急性失代偿心力衰竭（ADHF）的短期治疗。

【禁忌证】

（1）对左西孟旦或其它任何辅料过敏的患者禁用。

（2）显著影响心室充盈和/或射血功能的机械性阻塞性疾病禁用。

（3）严重肝、肾功能（肌酐清除率＜30 mL/分）损伤的患者禁用。

（4）严重低血压和心动过速患者禁用。

（5）有尖端扭转型室性心动过速（TdP）病史的患者禁用。

（6）不能用于18岁以下患者。

【用法用量】

（1）给药前需稀释，可通过外周或中央静脉输注给药。治疗剂量和持续时间应根据患者的一般情况和临床表现进行调整。

（2）治疗的初始负荷量为6～12 μg/kg，时间应大于10 分钟，之后应持续输注0.1 μg/kg/分。同时应用血管扩张剂或/和正性肌力药物的患者，治疗初期推荐负荷量为6 μg/kg。用药30～60 分钟内，密切观察患者反应，如反应过度（低血压、心动过速），应将输注速率减至0.05 μg/kg/分或停止给药。如初始剂量耐受性好且需要增强血液动力学效应，输注速率可增至0.2 μg/kg/分。

（3）对处于急性失代偿期的严重慢性心衰患者，持续给药时间通常为24小时。停药后，此效应可能持续9天。

【护理要点】

（1）使用前，应观察稀释液中是否含有微粒杂质和变色情况。稀释后的左西孟旦液单独输注，输液配制后应在24小时内使用。

（2）本品最常见的不良反应是头痛、低血压和室性心动过速，常见的不良反应有低钾血症、失眠、头晕、心动过速、室性早搏、心衰、心肌缺血、恶心、呕吐、便秘、腹泻、血红蛋白减少，用药期间应注意观察有无此类不良反应，及时对症处理。

（3）左西孟旦初期的血液动力学效应可能引起收缩压和舒张压的降低。因此，对于基础收缩压或舒张压较低的患者，或存有低血压风险的患者谨慎使用，应根据患者的自身状况和反应来调整剂量和用药时间。

（4）用药期间应监测心率、心律、血压，如果出现血压或心率过度变化，应降低输注速率或停止输注。

（5）轻、中度肝肾功能损伤的患者慎用，可能会引起更明显、更持久的血流动力学效应，严重肝肾功能损伤患者禁用。

（6）本品可能会引起血钾浓度的降低，因此在用药前应纠正异常血钾且在治疗中应监测血钾浓度。

（7）同其它治疗心衰药物同用时，可能会引起血红蛋白和红细胞压积降低，因此缺血性心脏病合并贫血的患者应慎用。

3.冻干重组人脑利钠肽

【适应证】

本品适用于患有休息或轻微活动时呼吸困难的急性失代偿心力衰竭患者的静脉治疗。按NYHA分级大于Ⅱ级。

【禁忌证】

（1）有心源性休克禁用。

（2）收缩压＜90 mmHg的患者禁用。

（3）避免在被怀疑有或已知有低心脏充盈压的患者中使用。

【用法用量】

（1）按负荷剂量静脉推注，随后按维持剂量静脉滴注。

（2）推荐的常用剂量：本品首先以1.5 μg/kg静脉冲击后，以0.0075 μg/kg/分的速度连续静脉滴注。

（3）剂量范围：负荷剂量为1.5～2 μg/kg，维持剂量速率为0.0075～0.01 μg/kg/分（建议开始静脉滴注的维持剂量速率为：0.0075 μg/kg/分）。调高给药速率需谨慎。本品国内临床采用连续静脉滴注24小时的给药方式。

【护理要点】

（1）药物溶解后，无论在室温（20～25 ℃）或在冷藏（2～8 ℃）条件下的最长放置时间均不得超过24小时，必须在24小时内使用。

（2）本品在物理和化学性质上与肝素、胰岛素、布美他尼、依那普利拉、依他尼酸、肼苯哒嗪和呋塞米这类注射剂相排斥，不允许与本品在同一条静脉导管中同时输注。

（3）最常见的不良反应为低血压，给药期间应密切监测血压变化，并防止发生跌倒等不良事件。发生低血压时，应遵医嘱降低给药剂量或停止给药并开始其它恢复血压的措施（如输液、改变体位等）。由于本品引起的低血压作用的持续时间可能较长（平均2.2小时），重新给药前，必须设置一个观察期。

（4）其它不良反应多表现为头痛、大汗、烦躁、恶心、呕吐、室速、血肌酐升高等，注意做好病情观察与监护，必要时遵医嘱停药。

第四节　抗血小板药

【概述】

抗血小板药是通过封闭血小板膜上的受体或血小板内TXA2合成途径等，使血小板不被激活，从而抑制血小板的黏附和聚集。

1. 硫酸氯吡格雷片

【适应证】

（1）用于心肌梗死、缺血性脑血栓、闭塞性脉管炎和动脉粥样硬化及血栓栓塞引起的并发症。

（2）用于有过近期发生的中风、心肌梗死或确诊外周动脉疾病的患者，治疗后可减少动脉粥样硬化事件的发生（心肌梗死、中风和血管性死亡）。

【禁忌证】

（1）对药品或本品任一成分过敏。

（2）严重的肝脏损伤。

（3）活动性病理性出血，如消化性溃疡或颅内出血。

【用法用量】

一般成人常用量为75 mg/次，1次/天。心血管疾病症状不是很明显，可2～3天服一次。

【护理要点】

（1）与食物同服可减少对胃黏膜的刺激程度。

（2）用药期间观察患者有无牙龈出血、呕血、便血、黑便、皮下淤血等异常出血现象。

（3）对肾功能不全的患者，应定期监测肾功能。

（4）使用本品的患者需手术时，应告知外科医生。

2. 阿司匹林肠溶片

【适应证】

（1）降低急性心肌梗死疑似患者的发病风险。

（2）预防心肌梗死复发，中风的二级预防。

（3）降低短暂性脑缺血发作（TIA）及其继发脑卒中的风险。

（4）降低稳定性和不稳定性心绞痛患者的发病风险。

（5）动脉外科手术或介入手术后，如经皮冠脉腔内成形术（PTCA），冠状动脉旁路术（CABG）、颈动脉内膜剥离术、动静脉分流术。

（6）预防大手术后深静脉血栓和肺栓塞。

（7）降低心血管危险因素者（冠心病家族史、糖尿病、血脂异常、高血压、肥胖、抽烟史、年龄大于50岁者）心肌梗死发作的风险。

【禁忌证】

（1）对阿司匹林或其它水杨酸盐，或药品的任何其它成分过敏。

（2）有水杨酸盐或含水杨酸物质、非甾体抗炎药导致哮喘的历史。

（3）急性胃肠道溃疡。

（4）出血体质。

（5）严重的肾功能、肝功能、心功能衰竭。

（6）与甲氨蝶呤（剂量为15 mg/周或更多）合用。

（7）妊娠的最后3个月。

【用法用量】

（1）口服，饭前用适量水送服。

（2）降低急性心肌梗死疑似患者的发病风险：建议首次剂量300 mg，嚼碎后服用以快速吸收，以后100 ~ 200 mg/天。

（3）预防心肌梗死复发：100 ~ 300 mg/天。

（4）中风的二级预防：100 ~ 300 mg/天。

（5）降低短暂性脑缺血发作（TIA）及其继发脑卒中的风险：100 ~ 300 mg/天。

（6）降低稳定性和不稳定性心绞痛患者的发病风险：100 ~ 300 mg/天。

（7）动脉外科手术或介入手术后：100 ~ 300 mg/天。

（8）预防大手术后深静脉血栓和肺栓塞：100 ~ 200 mg/天。

（9）降低心血管危险因素者心肌梗死发作的风险：100 mg/天。

【护理要点】

（1）本药具有抗酸性，在酸性胃液不溶解而在碱性肠液溶解，告知患者饭前服药。

（2）服药期间应观察患者有无呕血、便血、黑便、牙龈出血、皮下淤血、流鼻血、咯血、月经量增多等异常出血现象。

（3）对肾功能不全的患者应定期监测肾功能。

（4）饮酒后不宜服用阿司匹林肠溶片，可加剧胃黏膜屏障损伤，从而导致胃出血。用药前注意询问患者有无饮酒史并告知患者服药期间不可饮酒。

（5）合用布洛芬会干扰阿司匹林对血小板的不可逆抑制作用，使阿司匹林的心血管保护作用受限，如患者合用阿司匹林和布洛芬，应咨询医生。

3. 双嘧达莫片

【适应证】

用于血栓栓塞性疾病及缺血性心脏病。

【禁忌证】

过敏患者禁用。

【用法用量】

口服，25～50 mg/次，3次/日，饭前服用，或遵医嘱。

【护理要点】

（1）观察患者有无头晕、头痛、呕吐、腹泻、面红、皮疹、瘙痒等不良反应，告知患者在治疗剂量时这些不良反应一般较轻而短暂，长期服用最初的副作用大多可以消失，不必过分紧张。

（2）本药可引起外周血管扩张，故患者血压较低时应慎用。

（3）与肝素合用可引起出血倾向，注意观察患者有无异常出血现象。

4. 奥扎格雷钠注射剂

【适应证】

用于治疗急性血栓性脑梗死和脑梗死所伴随的运动障碍，及改善蛛网膜下腔出血术后的脑血管痉挛收缩与并发的脑缺血症状。

【禁忌证】

（1）对本药物过敏者。

（2）脑出血或脑梗死并出血者。

（3）有严重心、肺、肝、肾功能不全者，如严重心律不齐。

（4）有血液病或有出血倾向者。

（5）严重高血压，收缩压超过26.6 kpa（即200 mmHg）以上者。

（6）孕妇或有可能妊娠的妇女慎用。

【用法用量】

（1）静滴：80 mg/天，与其他抗血小板药合用时，可减量。

（2）改善脑血栓症（急性期）：40 ~ 80 mg/次，用适量电解质或5%葡萄糖溶液稀释，并以每次2小时持续静脉滴注，2次/日，连续用药1 ~ 2周。

（3）改善蛛网膜下出血术后的脑血管痉挛及伴随而产生的脑缺血症状：1次/天，80 mg/次，溶解到适量的电解质液或葡萄糖溶液中，并以24小时持续静脉滴注，连续用药2周。

（4）可根据年龄及症状适当增减剂量。

【护理要点】

（1）仔细观察患者有无出血倾向，出现异常立即停止给药。

（2）偶有GOT、GPT、BUN升高，定期监测肝肾功能。

（3）发生荨麻疹、皮疹等过敏反应时，应遵医嘱停止给药并做抗过敏治疗。

（4）做好心电与血压监测，若患者有室上性心律不齐、血压下降等表现，应遵医嘱减量或终止给药。

（5）本品避免与含钙溶液（林格氏溶液等）混合使用，以免出现白色混浊。

（6）严重不良反应可出现出血性脑梗死、硬膜外血肿、脑内出血、消化道出血、皮下出血等。

第五节　抗凝药

【概述】

抗凝药物是通过影响凝血过程中的某些凝血因子阻止凝血过程的药物，可用于防止血管内栓塞或血栓形成的疾病，预防中风或其他血栓性疾病。

1. 华法林钠片

【适应证】

（1）防治血栓栓塞性疾病，防止血栓形成及发展，如防治深静脉血栓、血栓性静脉炎，降低肺栓塞的发病率和死亡率，减少手术后静脉血栓发生率。

（2）心肌梗死的辅助用药。

【禁忌证】

（1）肝肾功能损害、严重高血压、凝血功能障碍伴有出血倾向、活动性溃疡、外伤、先兆流产及近期手术者禁用。

（2）妊娠期禁用。

（3）各种原因导致的维生素K缺乏症和脑脊髓、眼科手术等禁用。

【用法用量】

口服，成人常用量：口服第1～3天，3～4 mg/天（年老体弱及糖尿病患者半量即可），3天后可给维持量2.5～5 mg/天（可参考凝血时间调整剂量）。因本品起效缓慢，治疗最初3天由于血浆抗凝蛋白细胞被抑制可存在短暂高凝状态，如需立即产生抗凝作用，可在开始同用肝素，待本品充分发挥抗凝效果后再停用肝素。

【护理要点】

（1）严格按医嘱用药，一般每晚服用1次。

（2）富含维生素的食物（如深色蔬菜、蛋黄和猪肝等）影响华法林的作用，应保持摄入量相对平衡。

（3）定期抽血监测国际标准化比值（INR）。

（4）出血是主要不良反应（可为轻微局部瘀斑致大出血），如鼻出血、皮下瘀斑瘀点、血尿和便血等，最常见的为鼻出血，注意观察患者有无此类出血副作用，出现异常及时就诊。

（5）注意药物相互作用

①不能与本品合用的药物有：盐酸肾上腺素、阿米卡星、维生素B12、间羟胺、缩宫素、盐酸氯丙嗪和盐酸万古霉素等，注意询问患者有无此类药物用药史。

②增强本品抗凝作用的药物有：阿司匹林、胰高血糖素、奎尼丁、吲哚美辛、保泰松、甲硝唑、别嘌呤醇、红霉素、氯霉素、某些氨基糖苷类抗生素、头孢菌素类、西米替丁、右旋甲状腺素及对乙酰氨基酚等。

③降低本品抗凝作用的药物有：苯妥英钠、巴比妥类、口服避孕药、

雌激素、考来烯胺、利福平、维生素K类、螺内酯及皮质激素等。

2. 利伐沙班片

【适应证】

用于择期髋关节或膝关节置换手术成年患者，预防静脉血栓形成（VTE）。

【禁忌证】

（1）对利伐沙班或片剂中任何辅料过敏的患者。

（2）有临床明显活动性出血的患者。

（3）具有凝血异常和临床相关出血风险的肝病患者。

（4）孕妇及哺乳期妇女。

【用法用量】

（1）推荐剂量为：口服利伐沙班10 mg，1次/日。如伤口已止血，首次用药时间应于手术后6～10小时之间进行。

（2）治疗疗程长短依据患者发生静脉血栓栓塞事件的风险而定，即由患者所接受的骨科手术类型而定：接受髋关节大手术的患者，推荐5周一疗程；接受膝关节大手术的患者，推荐2周一疗程。

【护理要点】

（1）告知患者如果发生一次药物漏服，应立即补服，并于次日继续每天服药一次。

（2）患者可以在进餐时服用利伐沙班，也可以单独服用。

（3）足量、足疗程应用。疾病完全控制前症状有可能会有所减轻，但不要轻易减量、停药。

（4）密切监测患者是否有出血并发症征象，对任何不明原因的血红蛋白或血压降低都应寻找出血部位。

（5）肝肾功能受损的患者慎用，以防出血风险。

（6）在采用椎管麻醉（脊柱或硬膜外麻醉）、脊柱或硬膜外穿刺时，接受本药预防血栓形成并发症的患者有发生硬膜外或脊柱血肿的风险，可能导致长期或永久性瘫痪，注意做好术后观察，发现异常及时通知医师处理。

3. 低分子肝素钠注射液

【适应证】

（1）治疗急性深部静脉血栓。

（2）血液透析时预防血凝块形成。

（3）治疗不稳定型心绞痛和非Q波心肌梗死。

（4）预防与手术有关的血栓形成。

【禁忌证】

（1）有与使用低分子肝素钠有关的血小板减少症病史的患者。

（2）发生或有倾向发生与止血障碍有关的出血，与肝素无关的消耗性凝血病除外。

（3）有出血危险的器官损伤（消化性溃疡、视网膜病变、出血综合征和出血性脑血管意外等）。

（4）急性细菌性心内膜炎（与人工假肢有关的除外）。

（5）对本药物过敏者。

（6）患有严重的肾病和胰腺病变、严重高血压、严重颅脑损伤的患者和术后期患者。

（7）正在使用维生素K拮抗剂进行治疗。

（8）相对禁忌证：与氯苄噻唑啶、水杨酸酯或非甾体抗炎药、抗血小板药物（潘生丁、苯磺唑酮等）联合使用。

【用法用量】

（1）皮下注射：常用注射部位是腹壁前外侧，左右交替。

（2）治疗急性深部静脉血栓：

①每日1次用法：皮下注射，200 IU/kg，1次/日，总量不超过18 000 IU/日。

②每日2次用法：皮下注射，100 IU/kg，2次/日，该剂量适于出血危险较高的患者。

③治疗至少需要5天。

（3）血透中预防血凝块形成

①血透不超过4小时：每次透析开始时，从血管通道动脉端注入本品5000IU，透析中不再增加剂量或遵医嘱。

②血透析超过4小时：每小时需追加上述剂量的1/4或根据血透最初观察到的效果进行调整。

（4）治疗不稳定型心绞痛和非Q波心肌梗死：皮下注射，120 IU/kg，2次/日，最大剂量为10 000 IU/12小时，至少治疗6天。

（5）预防与手术有关的血栓形成

①伴有血栓栓塞并发症危险的大手术：术前1～2小时皮下注射2500 IU，术后每日皮下注射2500 IU直到患者可活动，一般需5～7天或更长。

②具有其它危险因素的大手术和矫形手术：术前一晚皮下注射5000 IU，术后每晚皮下注射5000 IU。治疗需持续到患者可活动为止，一般需5～7天或更长。也可术前1～2小时皮下注射2500 IU，术后8～12小时皮下注射2500 IU，然后每日早晨皮下注射5000 IU。

【护理要点】

（1）皮下注射时，针头应垂直刺入捏起皮肤所形成的褶皱，注射完毕，松开手指。

（2）护士在用药期间及每次注射前后均应详细检查患者的局部出血情况及全身各系统有无出血倾向和其他不良反应，如腹部注射部位出现硬结、淤斑和疼痛等，应警惕有出血可能，尤其对用药超过7天的患者应加强观察。

（3）定期检测血小板计数、出凝血时间（BT）、部分凝血活酶时间（APTT）、纤维蛋白原（Fg）及肝、肾功能等，使凝血酶原时间维持在正常人2倍左右，不仅能产生抗凝作用，且不引起明显出血。

（4）用药过量的主要临床征象是出血，应检查血小板计数和其它凝血指标，轻度出血时减量或推迟使用，一般无须特殊处理。一旦出现严重过量，可缓慢静脉注射盐（硫）酸鱼精蛋白中和本品，主要是中和本品的抗凝作用，1 IU盐酸鱼精蛋白可中和1.6 IU的本品。

第六节　溶栓药

【概述】

溶栓药是促进纤维蛋白溶解而溶解血栓的药。体内纤维蛋白溶解过程是一系列蛋白酶催化连锁反应，第一阶段为血浆或组织中激活剂的活化并转化为纤溶酶原激活剂；第二阶段为纤溶酶原转化为纤溶酶，纤维蛋白或纤维蛋白原被分解。溶栓酶可直接或间接作用于纤溶系统各环节。纤溶系统由纤溶酶原、纤溶酶、激活酶原和抑制物组成。

溶栓酶为促进蛋白溶解剂或纤溶酶原的直接激活剂（除链激酶外）。链激酶、尿激酶、阿替普酶和瑞替普酶可改善对血凝块的穿透性，增加开通率，溶栓活力提高3～5倍。

1. 肝素钠注射液

【适应证】

（1）用于防治血栓形成或栓塞性疾病（如心肌梗死、血栓性静脉炎和肺栓塞等），各种原因引起的弥漫性血管内凝血（DIC）。

（2）用于血液透析、体外循环、导管术、微血管手术等操作中及某些血液标本或器械的抗凝处理。

【禁忌证】

对肝素过敏、有自发出血倾向者、血液凝固迟缓者（如血友病、紫癜和血小板减少）、溃疡病、创伤、产后出血者及严重肝功能不全者禁用。

【用法用量】

（1）深部皮下注射：首次5000～10 000 U，以后每8小时注射8000～10 000 U或每12小时注射15 000～20 000 U；每24小时总量约30 000～40 000 U，一般均能达到满意的效果。

（2）静脉注射：首次5000～10 000 U之后，或按体重每4小时注射100 U/kg，用0.9%的氯化钠注射液稀释后应用。

（3）静脉滴注：每日20 000 ~ 40 000 U，加至0.9%的氯化钠注射液1000 mL中持续滴注，滴注前可先静脉注射5000 U作为初始剂量。

（4）预防性治疗：高危血栓形成患者，大多用于腹部手术之后，以防止深部静脉血栓。在外科手术前2小时先给5000 U肝素皮下注射，但麻醉方式应避免硬膜外麻醉，术后每隔8 ~ 12小时注射5000 U，共约7日。

【护理要点】

（1）用药期间应定时测定凝血时间。

（2）用药期间血小板减少，停药后血小板减少消除。应对措施：定期监测血小板计数，轻度过量时，停药即可；重度过量时，除停药外，还需注射肝素特效解毒剂——鱼精蛋白。

2. 尿激酶

【适应证】

本品主要用于血栓栓塞性疾病的溶栓治疗。包括急性广泛性肺栓塞、胸痛6 ~ 12小时内的冠状动脉栓塞和心肌梗死、症状短于3 ~ 6小时的急性期脑血管栓塞、视网膜动脉栓塞和其他外周动脉栓塞、症状严重的髂-股静脉血栓形成者。也用于人工心脏瓣膜置换术后预防血栓形成，保持血管插管、胸腔及心包腔引流管的通畅等。溶栓的疗效均需后继的肝素抗凝加以维持。

【禁忌证】

禁忌证：急性内脏出血、急性颅内出血，陈旧性脑梗死、近两月内进行过颅内或脊髓内外科手术、颅内肿瘤、动静脉畸形或动脉瘤、血液凝固异常和严重难控制的高血压患者。

相对禁忌证：延长的心肺复苏术、严重高血压、近4周内的外伤、3周内手术或组织穿刺、妊娠、分娩后10天、活跃性溃疡病及重症肝脏疾患。

【用法用量】

本品临用前应以0.9%氯化钠溶液或5%葡萄糖溶液配制。

（1）肺栓塞：初次剂量按4400 U/kg，以0.9%氯化钠溶液或5%葡萄糖溶液配制，以90 mL/小时在10分钟内滴完；其后以每4400 U/小时的给药速度，连续静脉滴注2小时或12小时。肺栓塞时，也可按15 000 U/kg用0.9%氯化钠溶液配制后注入肺动脉内；必要时，可根据情况调整剂量，间隔24小时重复1次，最多使用3次。

（2）心肌梗死：建议以0.9%氯化钠溶液配制后，按6000 U/分钟的速度冠状动脉内连续滴注2小时，滴注前应先静脉给予肝素2500～10 000 U。也可将本品2 000 000～3 000 000 U配制后静脉滴注，45～90分钟滴完。

（3）外周动脉血栓：0.9%氯化钠溶液配制本品（浓度2500 U/mL），以4000 U/分的速度经导管注入血凝块。每2小时夹闭导管1次；可调整滴入速度为1000 U/分，直至血块溶解。

（4）防治心脏瓣膜置换术后的血栓形成：血栓形成是心脏瓣膜术后最常见的并发症之一。可用本品按4400 U/kg，0.9%氯化钠溶液配制后10～15分钟滴完。然后以4400 U/kg/小时的速度静脉滴注维持，当瓣膜功能正常后即停止用药；如用药24小时仍无效或发生严重出血倾向应停药。

（5）脓胸或心包积脓：常用抗生素和脓液引流术治疗。引流管常因纤维蛋白形成凝块而阻塞引流管。此时可胸腔或心包腔内注入灭菌注射用水配制的本品（浓度5000 U/mL）10 000～250 000 U，既可保持引流管通畅，又可防止胸膜或心包粘连或形成心包缩窄。

（6）眼科应用：用于溶解眼内出血引起的前房血凝块，使血块崩解，有利于手术取出。常用量为：5000 U肝素，用2 mL的0.9%氯化钠溶液配制后，冲洗前房。

【护理要点】

（1）用药前，应对患者进行红细胞压积、血小板记数、凝血酶时间（TT）、凝血酶原时间（PT）、活化部分凝血活酶时间（APTT）及优球蛋白溶解时间（ELT）进行测定。TT和APTT应小于2倍延长的范围内。

（2）密切观察患者的脉率、体温、呼吸频率和血压、出血倾向等，至少每4小时记录1次。发现过敏症状，如皮疹、荨麻疹等应立即停用。

（3）静脉给药时，要求穿刺1次成功，以避免局部出血或血肿。

（4）动脉穿刺给药毕，穿刺局部加压至少30分钟，并用无菌绷带和敷料加压包扎，以免出血。

（5）下述情况使用本品有较大风险，应权衡利弊后慎用：

①近10天内分娩、进行过组织活检、静脉穿刺、大手术的患者及严重胃肠道出血的患者。

②极有可能出现左心血栓的患者，如二尖瓣狭窄伴心房纤颤。

③亚急性细菌性心内膜炎患者。

④继发于肝肾疾病而有出血倾向或凝血障碍的患者。

⑤妊娠妇女、脑血管病患者和糖尿病性出血性视网膜病变患者。

（6）本品不得用酸性溶液稀释，以免药效下降。

3. 链激酶

【适应证】

用于急性心肌梗死等血栓性疾病；防治急性心肌梗死、脑梗死、深部静脉血栓和肺栓塞；防治动脉栓塞、血液透析（溶解血凝块）、分流梗阻和胸膜粘连；可以使心、肺功能保持正常，神经系统的后遗症完全消失或大部分消失。

【禁忌证】

（1）两周内有出血、手术和外伤史，心肺复苏或不能实施压迫止血的血管穿刺等患者禁用。

（2）近两周内有溃疡出血病史、食管静脉曲张、溃疡性结肠炎或出血性视网膜病变患者禁用。

（3）未控制的高血压，血压＞180/110 mmHg以上或不能排除主动脉夹层动脉瘤患者禁用。

（4）凝血障碍及出血性疾病患者禁用。

（5）严重肝肾功能障碍患者禁用。

（6）二尖瓣狭窄合并心房颤动伴左房血栓者（溶栓后可能发生脑栓塞）、感染性心内膜炎患者禁用。

（7）妊娠期及哺乳期妇女禁用。

（8）对重组链激酶过敏者禁用。

【用法用量】

一般，推荐链激酶150万U溶解于5%葡萄糖溶液100 mL，静滴1小时。急性心肌梗死溶栓治疗应尽早开始，争取在发病12小时内开始治疗。对于特殊患者（如体重过低或明显超重），医生可根据具体情况适当增减剂量（按2万U/kg计）。

【护理要点】

（1）急性心肌梗死溶栓治疗应尽早开始，争取在发病12小时内开始治疗。

（2）使用前用5%葡萄糖溶液溶解，4～6小时内使用。

（3）用重组链激酶后5天至12个月内不能用链激酶。

（4）用链激酶治疗血管再通后，发生再梗死，可用其他溶栓药。

（5）使用药物过量，易发生出血，如出血量过大时，可用6–氨基己酸止血，输新鲜血浆或全血。

（6）2～8℃保存。

4. 阿替普酶

【适应证】

（1）用于急性心肌梗死和肺栓塞。

（2）用于急性缺血性脑卒中、深静脉血栓及其他血管疾病。

（3）用于动静脉瘘血栓形成。

【禁忌证】

（1）出血性疾病（如近期内有严重内出血、脑出血或2个月内曾进行过颅脑手术者、10天内发生严重创伤或做过大手术者、严重的未能控制的原发性高血压、妊娠期和产后14天内妇女、细菌性心内膜炎和急性胰腺炎）患者。

（2）颅内肿瘤、动静脉畸形或动脉瘤患者。

（3）已知为出血体质（包括正在使用华法林、脑卒中前48小时内使用过肝素、血小板计数小于100 000/mm^3）患者。

（4）急性缺血性脑卒中可能伴有蛛网膜下腔出血或癫痫发作者。

【用法用量】

（1）心肌梗死：对于症状发生在6小时以内的患者，采取90分钟加速给药法，体重在65 kg以下的患者，给药总剂量应按体重调整。对于症状发生在6～12小时以内的患者，采取3小时给药法，体重在65 kg以下的患者，给药总剂量不应超过1.5 mg/kg。

（2）肺栓塞：本品100 mg应持续2小时静脉滴注。最常用的给药方法为：体重不足65 kg者，给药总剂量不应超过1.5 mg/kg。辅助治疗：静滴本品后，当APTT值低于正常上限2倍时，应给予（或再次给予）肝素。肝素剂量应根据APTT值调整，需维持APTT值在50～70秒（参考值的1.5～2.5倍）。

（3）急性缺血性脑卒中：治疗推荐剂量为0.9 mg/kg（最大剂量为90 mg），以总剂量的10%先从静脉推入，剩余剂量在随后60分钟持续静脉滴注。治疗应在症状发作后的3小时内开始。

【护理要点】

（1）用药期间应进行心电监护。

（2）本药一般不能与其他药物配伍静脉滴注，也不能与其他药物共用一条静脉血管来滴注。

（3）患者的凝血酶原时间超过15秒时，禁止本药和口服抗凝药同时使用。

（4）使用本药时可见注射部位出血，但不影响继续用药，发现出血迹象则应停药。

（5）本药每天最大剂量不能超过150 mg，否则会增加颅内出血的危险性，执行医嘱时注意审核剂量。

第七节　抗心律失常药

心律失常是心动频率和节律的异常，使心脏产生过快、过慢或不协调的收缩与舒张，使心脏泵血功能受损，严重者可危及生命。临床上心律失常通常分为两类，即快速型和缓慢型心律失常。

一、治疗快速心律失常药

【概述】

快速心律失常包括室上性快速性心律失常（房性早搏、房性心动过速、心房纤颤、心房扑动和阵发性室上性心动过速等）、室性快速性心律失常（室性早搏、室性心动过速和室颤）等，常用以下药物治疗。

1. 美西律

【适应证】

主要用于各种室性心律失常，如室性早博、室性心动过速。

【禁忌证】

心源性休克和有二或三度房室传导阻滞，病窦综合征者禁用。

【用法用量】

（1）首次200 ~ 300 mg，必要时2小时后再服100 ~ 200 mg;

（2）一般维持量每日约400 ~ 800 mg，分2 ~ 3次服。成人极量为每日1200 mg，分次口服。

【护理要点】

（1）剂量较大时，可有神经系统症状（包括头晕、震颤、共济失调、嗜睡、昏迷及惊厥、视物模糊和失眠等）以及胃肠反应，用药期间密切观察患者有无此类不良反应。

（2）严重心律失常者，使用本品时有使心律失常恶化的可能，应持续心电监护，严密监测心率、心律、心电图、生命体征和血氧饱和度变化。

（3）用药期间注意随访检查血药浓度。

（4）过量时会出现心动过缓、传导阻滞，可遵医嘱静脉注射阿托品缓解。

（5）中枢神经系统若出现惊厥，可遵医嘱静脉注射地西泮。

2. 胺碘酮片

【适应证】

（1）危及生命的阵发室性心动过速及室颤的预防。

（2）其他药物无效的阵发性室上性心动过速、阵发心房扑动和心房颤动，包括合并预激综合征者及持续心房颤动、心房扑动电转复后的维持治疗。

（3）持续房颤、房扑时心室率的控制。除有明确指征外，一般不宜用于治疗房性、室性早搏。

【禁忌证】

（1）严重窦房结功能异常者禁用。

（2）二或三度房室传导阻滞者禁用。

（3）心动过缓引起晕厥者禁用。

（4）对本品过敏者禁用。

【用法用量】

（1）负荷量：通常600 mg/天，可连续应用8～10日。

（2）维持量：宜应用最小有效剂量。根据个体反应，可给予100～400 mg/天。由于胺碘酮的延长治疗作用，可给予隔日200 mg或100 mg/天。已有推荐每周停药2日的间隙性治疗方法。

【护理要点】

（1）持续心电监护，严密观察患者生命体征，尤其心律、心率的变动，长期大剂量使用时特别注意心电图Q–T间期。出现因药物引起的窦性心动过缓、窦性停搏或窦房阻滞、房室传导阻滞时立即停药，遵医嘱对症支持治疗，由于本品半衰期长，故治疗不良反应需持续5～10天。

（2）与排钾利尿药合用，可增加低血钾所致的心律失常，注意监测血钾与心电图。

（3）有胃肠道不良反应时，减量或与食物同服可减轻症状。

（4）可在用药期间或停药后出现甲亢，少数出现甲减，用药期间注意监测：血压、肝功能和甲状腺功能（包括T3、T4及促甲状腺激素，每3～6个月1次）。

（5）告知患者用药超过2个月常有皮肤及角膜色素沉着，1～7个月可完全褪去，用药1年以上者，可有蓝色沉着，停药后可逐渐恢复，也有少数不可恢复。

3. 普罗帕酮片

【适应证】

用于阵发性室性心动过速及室上性心动过速（包括伴预激综合征者）。

【禁忌证】

（1）无起搏器保护的窦房结功能障碍、严重房室传导阻滞和双束支传导阻滞患者。严重充血性心力衰竭、心源性休克和严重低血压。

（2）对该药过敏者禁用。

【用法用量】

（1）口服。100～200 mg/次，3～4次/日。治疗量：300～900 mg/日，分4～6次服用。维持量：300～600 mg/日，分2～4次服用。

（2）由于其局部麻醉作用，宜在饭后或与食物同时吞服，不能嚼碎。

【护理要点】

（1）告知患者本品可出现口干、唇舌麻木等不良反应，可能是由于其局部麻醉作用所致，不必过分紧张。

（2）早期不良反应有头痛、头晕和目眩，其后可出现胃肠道障碍，如恶心、呕吐和便秘等，注意做好相应护理。

（3）用药期间注意监测心电图，如出现窦房性或房室性传导高度阻滞时，可静注乳酸钠、阿托品、异丙肾上腺素或间羟肾上腺素等解救。

（4）药物过量摄入后3小时症状最明显，包括低血压、嗜睡、心动过缓、房内和室内传导阻滞，偶尔发生抽搐或严重室性心律失常，注意做好观察与监护。

4. 盐酸维拉帕米片

【适应证】

（1）心绞痛：变异型心绞痛、不稳定性心绞痛和慢性稳定性心绞痛。

（2）心律失常：与地高辛合用控制慢性心房颤动和（或）心房扑动时的心室率；预防阵发性室上性心动过速的反复发作。

（3）原发性高血压。

【禁忌证】

（1）严重左心室功能不全。

（2）低血压（收缩压小于90 mmHg）或心源性休克。

（3）病窦综合征（已安装并行使功能的心脏起搏器病人除外）。

（4）二或三度房室阻滞（已安装并行使功能的心脏起搏器病人除外）。

（5）心房扑动或心房颤动病人合并房室旁路通道。

（6）已知对盐酸维拉帕米过敏的病人。

【用法用量】

通过调整剂量达到个体化治疗。安全有效的剂量为不超过480 mg/天。

（1）心绞痛：一般剂量为维拉帕米80～120 mg/次，3次/日。肝功能不全者及老年人的安全剂量为40 mg/次，3次/日。约在用药后8小时根据疗效和安全评估决定是否增量。

（2）心律失常：

慢性心房颤动服用洋地黄治疗的病人，每日总量为240～320 mg，分3次或4次。预防阵发性室上性心动过速（未服用洋地黄的病人）成人的每日总量为240～480 mg，分3次或4次。年龄1～5岁：每日量4～8 mg/kg，分3次；或每隔8小时服40～80 mg。>5岁：每隔6～8小时服80 mg。

（3）原发性高血压：一般起始剂量为80 mg，3次/日。使用剂量可达每日260～480 mg。对低剂量即有反应的老年人或体型瘦小者，应考虑起始剂量为40 mg，3次/日。

【护理要点】

（1）严密监测血压的变化。当与血管扩张剂、血管紧张素转换酶抑制剂和利尿剂等抗高血压药合用时，降压作用叠加。

（2）定期监测患者心电图、心律和心率，维拉帕米可能导致房室结和窦房结传导阻滞，与血浆浓度增高相关，当出现显著的一度房室传导阻滞或逐渐发展成二或三度房室传导阻滞时，需要减量或停药。

（3）因维拉帕米在肝内广泛代谢，用药期间定期监测肝功，肝功能损害的病人慎用维拉帕米。

（4）与胺碘酮合用可能增加心脏毒性。

（5）长期服用维拉帕米及地高辛患者，定时监测地高辛血药浓度。

（6）观察病人有无服用维拉帕米过量的表现：低血压和心动过缓（如房室分离、高度房室传导阻滞和心脏停搏）、精神错乱、昏迷、恶心、呕吐、肾功能不全、代谢性酸中毒和高血糖等。对症治疗包括应用阿托品、异丙肾上腺素和心脏起搏治疗及静脉输液、血管收缩剂、钙溶液（如10%的氯化钙溶液）和正性肌力药等。血液透析不能清除维拉帕米。

5. 地尔硫卓片

【适应证】

适用于冠心病心绞痛，以及轻、中度高血压，对伴有冠心病、心绞痛的高血压患者尤为适用。

【禁忌证】

（1）病态窦房结综合征未安装起搏器者。

（2）二或三度房室传导阻滞未安装起搏器者。

（3）收缩压低于12 kPa（90 mmHg）。

（4）对本品过敏者。

（5）急性心肌梗死或肺充血者。

【用法用量】

（1）用于冠心病心绞痛时，成人1片/次（30 mg/片），3次/日，口服，根据症状适量增减。

（2）用于轻、中度高血压时成人1～2片/次，3次/日，口服，根据症状适量增减。

【护理要点】

（1）观察病人有无浮肿、头痛、恶心、眩晕、皮疹和无力等不良反应。反应多为暂时的，继续应用本品也可消失。

（2）本品主要在肝脏代谢，由肾脏和胆汁排泄，长期给药应定期监测肝肾功能。肝肾功能受损者应用本品应谨慎。

（3）与地高辛合用的患者，在开始、调整和停止本品治疗时应监测地高辛血药浓度，以免地高辛过量或不足。

（4）麻醉药对心肌收缩、传导和自律性都有抑制，并有血管扩张作用，可与本品产生协同作用。因此，两药合用时需仔细调整剂量。在需要麻醉前告知麻醉师本药应用情况。

6. 利多卡因注射液

【适应证】

（1）主要用于浸润麻醉、硬膜外麻醉、表面麻醉（包括在胸腔镜检查或腹腔手术时作黏膜麻醉用）及神经传导阻滞。

（2）用于急性心肌梗死后室性早搏和室性心动过速，亦可用于洋地黄类中毒、心脏外科手术及心导管引起的室性心律失常，对室上性心律失常通常无效。

【禁忌证】

（1）对局部麻醉药过敏者禁用。

（2）阿–斯综合征（急性心源性脑缺血综合征）、预激综合征和严重心脏传导阻滞（包括窦房、房室及心室内传导阻滞）患者静脉禁用。

【用法用量】

抗心律失常

（1）常用量

①静脉注射：1～1.5 mg/kg（一般用50～100 mg）作首次负荷量静注2～3分钟，必要时每5分钟后重复1～2次，1小时内总量不得超过300 mg。

②静脉滴注：一般以5%葡萄糖注射液配成1～4 mg/mL的药液静脉滴注或用输液泵给药。负荷量后可继续以1～4 mg/分的速度静滴维持，或以

0.015 ~ 0.03 mg/kg/分的速度静脉滴注。老年人、心力衰竭、心源性休克、肝血流量减少及肝肾功能障碍时减少用量，以0.5 ~ 1 mg/分的速度静滴。即可用本品0.1%溶液静脉滴注，每小时不超过100 mg。

（2）极量：静脉注射1小时内最大负荷量4.5 mg/kg（或300 mg），最大维持量为4 mg/分。

【护理要点】

（1）严密监测血药浓度和用药总量。血药浓度过高，可引起心房传导速度减慢、房室传导阻滞以及抑制心肌收缩力和心排血量下降；超量可引起惊厥及心搏骤停。

（2）注意检查血压、监测心电图，并备好抢救设备。心电图P–R间期延长或QRS波增宽，出现其他心律失常或原有心律失常加重者应立即停药。

（3）与西咪替丁及β受体阻滞剂（如普萘洛尔、美托洛尔）合用时，利多卡因经肝脏代谢受抑制，血药浓度增加，可发生心脏和神经系统不良反应。应调整利多卡因剂量，并进行心电监护及监测利多卡因血药浓度。

7. 胺碘酮注射液

【适应证】

适用于利多卡因无效的室性心动过速和急诊控制房颤、房扑的心室率。

【禁忌证】

参考胺碘酮片。

【用法用量】

（1）由于药学原因，500 mL中少于300 mg胺碘酮的浓度不宜使用。仅用等渗葡萄糖溶液配制，输液中不要加入任何其他制剂。

（2）负荷量按体重3 mg/kg，然后以1 ~ 1.5 mg/分维持，6小时后减至0.5 ~ 1 mg/分，每日总量1200 mg。以后逐渐减量，静脉滴注胺碘酮最好不超过3 ~ 4天。

【护理要点】

（1）观察患者有无窦性心动过缓、Q–T间期延长，严密监测心率、心律和血压变化，稳定后每日测脉搏，低于60次/分要告知医生。

（2）尽量通过中心静脉途径给药，本品于5%葡萄糖溶液中，浓度超过3 mg/mL时，会增加外周静脉炎的发生，可预防性给予康惠尔水胶体保护。

（3）静脉推注速度宜慢，速度过快可引起低血压，甚至心力衰竭。

（4）在应用PVC材料或器材时，胺碘酮溶液可使酞酸二乙酯（DEHP）释放到溶液中，为了减少病人接触DEHP，建议应用不含DEHP的PVC材料或器材，于应用前临时配制和稀释可达龙的输注溶液。

（5）其余护理要点参考胺碘酮片。

8. 普罗帕酮注射液

【适应证】

用于阵发性心动过速，包括阵发性室性心动过速、室上性心动过速及房颤。

【禁忌证】

参考普罗帕酮片。

【用法用量】

成人常用量1 ~ 1.5 mg/kg或以70 mg加入5%葡萄糖液稀释，于10分钟内缓慢注射，必要时10 ~ 20分钟重复1次，总量不超过210 mg。静脉注射起效后改为静脉滴注，滴速0.5 ~ 1.0 mg/分。

【护理要点】

（1）使用前对光检查有无结晶，遇结晶析出时可于温水中溶解后使用。

（2）严密监测血压，做好患者的健康宣教，防止体位性低血压。

（3）观察心电图变化，给予心电监护，静脉给药时速度宜慢，观察有无QRS波增宽延长和Q–T间期延长。如有异常，立即减量或停药。

（4）观察有无中枢神经系统和消化系统不良反应的发生。

（5）监测肝脏转氨酶有无升高，一般停药2 ~ 4周可恢复正常。

（6）出现窦房性或房室性传导高度阻滞时，可静注乳酸钠、阿托品、异丙肾上腺素或间羟肾上腺素等解救。

二、治疗慢速心律失常药

【概述】

慢速心律失常包括窦性心动过缓、窦房传导阻滞、房内传导阻滞、房室传导阻滞、室内传导阻滞、心搏骤停等，常用以下药物治疗。

1. 肾上腺素

【适应证】

（1）适用于因支气管痉挛所致严重呼吸困难，可迅速缓解药物等引起的过敏性休克。

（2）延长浸润麻醉用药的作用时间。

（3）心脏骤停进行心肺复苏的主要抢救用药。

【禁忌证】

高血压、器质性心脏病、冠状动脉疾病、糖尿病、甲状腺功能亢进、洋地黄中毒、外伤性及出血性休克和心源性哮喘等患者禁用。

【用法用量】

常用量：皮下注射，0.25～1 mg/次；极量：皮下注射，1 mg/次。

（1）抢救过敏性休克：皮下注射或肌注0.5～1 mg，也可用0.1～0.5 mg缓慢静注（以0.9%氯化钠注射液稀释到10 mL），如疗效不好，可改用4～8 mg静滴（溶于5%葡萄糖液500～1000 mL）。

（2）抢救心脏骤停：0.25～0.5 mg以10 mL生理盐水稀释后静脉注射（或心内注射）。

（3）治疗支气管哮喘：皮下注射0.25～0.5 mg，3～5分钟见效，但仅能维持1小时。必要时每4小时可重复注射一次。

（4）与局麻药合用：加少量（约1∶200 000～500 000）于局麻药中（如普鲁卡因），在混合药液中，本品浓度为2～5 μg/mL，总量不超过0.3 mg。

（5）制止鼻黏膜和牙龈出血：将浸有1∶20 000～1∶1000溶液的纱布填塞出血处。

（6）治疗荨麻疹、枯草热和血清反应等：皮下注射1：1000溶液0.2～0.5 mL，必要时再以上述剂量注射一次。

【护理要点】

（1）严格控制给药剂量与途径，一般不用静脉，需用时稀释后缓慢静脉推入。

（2）注意观察药物疗效及不良反应，主要指标是血压、脉搏、患者面色及情绪。

（3）静脉给药时要避免药液外渗，观察用药局部有无水肿、充血及炎症。

2. 异丙肾上腺素

【适应证】

（1）治疗心源性或感染性休克。

（2）治疗完全性房室传导阻滞、心搏骤停。

【禁忌证】

心绞痛、心肌梗死、甲状腺功能亢进及嗜铬细胞瘤患者禁用。

【用法用量】

（1）救治心脏骤停，心腔内注射0.5～1 mg。

（2）三度房室传导阻滞，心率＜40次/分时，可用0.5～1 mg加在5%葡萄糖注射液200～300 mL内缓慢静滴。

【护理要点】

（1）密切监测心率变化。

（2）观察有无口咽发干、心悸不安，头晕、目眩、面潮红、恶心、心率增速、震颤、多汗和乏力等不良反应。

（3）遇有胸痛及心律失常应及早重视，遵医嘱及时对症处理。

（4）严格控制输液速度，静滴速度过快，浓度过高，可致室性早搏、心动过速甚至心室颤动，若心率增快到140次/分或出现心律不齐应停药。

3. 阿托品

【适应证】

（1）各种内脏绞痛，如胃肠绞痛及膀胱刺激症状。对胆绞痛、肾绞痛的疗效较差。

（2）全身麻醉前给药。

（3）用于迷走神经过度兴奋所致的窦房阻滞、房室阻滞等缓慢型心律失常，也可用于继发于窦房结功能低下而出现的室性异位节律。

（4）改善微循环，抗休克。

（5）解救有机磷酸酯类药物中毒。

（6）用于眼科：可使瞳孔放大，调节功能麻痹，用于角膜炎、虹膜睫状体炎。

【禁忌证】

（1）青光眼及前列腺肥大者、高热者。

（2）对本品及其他颠茄生物碱过敏者。

（3）孕妇及哺乳期妇女。

【用法用量】

（1）皮下、肌肉或静脉注射时成人常用量：0.3 ~ 0.5 mg/次，0.5 ~ 3 mg/日；极量：2 mg/次。

（2）抗心律失常：成人静脉注射0.5 ~ 1 mg，按需可1 ~ 2小时1次，最大量为2 mg。小儿按体重静注 0.01 ~ 0.03 mg/kg。

（3）有机磷中毒时，肌注或静注1 ~ 2 mg（严重有机磷中毒时可加大5 ~ 10倍），每10 ~ 20分钟重复，直到青紫消失，继续用药至病情稳定，然后用维持量，有时需2 ~ 3天。

（4）抗休克改善微循环：成人一般按体重0.02 ~ 0.05 mg/kg，用50%葡萄糖注射液稀释后于5 ~ 10分钟静注，每10 ~ 20分钟一次，直到患者四肢温暖，收缩压在10 kPa（75 mmHg）以上时，逐渐减量至停药。小儿按体重静注 0.03 ~ 0.05 mg/kg。

（5）麻醉前用药：成人术前0.5 ~ 1小时肌注0.5 mg，小儿皮下注射用量为：体重3 kg以下者为0.1 mg，7～9kg为0.2 mg，12～16 kg为0.3 mg，20～27 kg为0.4 mg，32 kg以上为0.5 mg。

（6）治疗角膜炎、虹膜睫状体炎：用1%～3%眼药水滴眼，滴时按住内眦部，以免流入鼻腔吸收中毒。

【护理要点】

（1）用本品前应劝患者排尿排便，用药后多饮水及多食含纤维的食物，减少尿潴留及便秘的发生。对用阿托品后口干的感觉，可用冷开水含漱，以解除口腔黏膜干燥感。对老年人要观察有无便秘，对前列腺增生患者要观察尿量。

（2）小剂量注射时观察有无口干、少汗、心率加速、瞳孔扩大和视物模糊等不良反应；治疗量时应注意观察心率变化；大剂量时注意观察有无语言不清、烦躁不安、皮肤干燥、发热、小便困难、肠蠕动减少、脉速而弱、甚至昏迷和呼吸麻痹等不良反应，尤其夏天更应密切注意体温变化，如心率高于100次/分、体温高于38℃及眼内压高的患者，不宜用阿托品。

（3）使用大剂量又需作特殊检查或治疗（如气管插管或气管镜）的患者，应充分考虑到药物不良反应（如心率过快、口干和皮肤黏膜干燥等）所导致的影响和危害，慎重操作。

（4）使用大剂量者，用药前即准备好新斯的明或毛果云香碱、短效巴比妥类药物。阿托品用药期间，如出现呼吸加快、瞳孔扩大、中枢兴奋症状及猩红热样皮疹，多提示为阿托品中毒，应立即报告医生，及时处理。

第八节　心肌能量药

【概述】

心肌收缩与舒张是一个主动耗能的过程，三磷酸腺苷（ATP）是心肌唯一可利用的能量形式。曲美他嗪、左卡尼丁、辅酶Q10和维生素C等，这类药物能够改善和优化心肌细胞的能量代谢，适用于心肌缺血、急性心肌梗死、心力衰竭和病毒性心肌炎等疾病。

1. 盐酸曲美他嗪片

【适应证】

临床适用于冠脉功能不全、心绞痛和陈旧性心肌梗死等。对伴有严重心功能不全者可与洋地黄并用。

【禁忌证】

（1）对药品任一组分过敏者禁用。

（2）帕金森病、帕金森综合征、震颤、不宁腿综合征以及其他相关的运动障碍者。

（3）严重肾功能损害者（肌酐清除率<30 mL/分）。

【用法用量】

每24小时60 mg，1片/次，3次/日，三餐时服用。中度肾功能损害（肌酐清除率30～60 mL/分）患者，推荐剂量为20 mg/次，2次/日（即早、晚餐时服用）。

【护理要点】

（1）可引起直立性低血压（可能与全身乏力、头晕或跌倒有关，尤其在服用抗高血压药物治疗的患者中），应注意监测血压，做好防护。

（2）注意观察患者有无恶心、呕吐、腹痛、腹泻、消化不良和便秘等胃肠道反应和皮疹、瘙痒、荨麻疹等皮肤反应，及时对症处理。

（3）可引起或加重帕金森症状（震颤、运动不能和张力亢进），应定期进行检查。出现可疑情况时，由神经科医生进行适当检查，并注意防止跌倒或坠床等不良事件的发生。发生运动障碍时，如帕金森症状、震颤、步态不稳，应彻底停用。这些事件发生率低，且停药后通常可逆。

（4）可引起头晕和嗜睡，影响驾驶和使用机器的能力，注意做好患者告知工作。

（5）本品不作为心绞痛发作时的对症治疗用药，也不适用于对不稳定心绞痛或心肌梗死的初始治疗。此药不应用于入院前或入院后最初几天的治疗。

第九节　抗心肌缺血药

一、硝酸酯类

【概述】

硝酸酯类药物具有扩血管作用，抑制血小板聚集和黏附，具有抗血栓形成的作用。有利于冠状动脉粥样硬化所引起的心绞痛的治疗。临床常见的药物有硝酸甘油、硝酸异山梨酯、单硝酸异山梨酯以及戊四硝酯等。

1. 单硝酸异山梨酯缓释片

【适应证】

冠心病的长期治疗、预防血管痉挛型和混合型心绞痛，也适用于心肌梗死后的治疗及慢性心衰的长期治疗。

【禁忌证】

（1）对本品任一成分过敏者。

（2）肥厚型阻塞性心肌病、缩窄性心包炎、限制型心肌病、心包填塞、急性循环衰竭（休克，血管性虚脱）、心源性休克（除采用适当措施保证舒张末期压足够高外）、严重低血压（收缩压低于90 mmHg）、颅内压增高、严重贫血和青光眼患者。

（3）使用5型磷酸二酯酶抑制剂（如西地那非）的患者。

【用法用量】

剂量应个体化，并根据临床反应调整，服药应在清晨。正常剂量为60 mg，1次/日，为了避免发生头痛，可以在最初2～4天起始使用30 mg，1次/日，必要时可增加至120 mg，1次/日。药片可沿刻槽掰开，服用半片，不可咀嚼或碾碎服用。

【护理要点】

（1）使用期间注意监测血压。对伴有低充盈压（如急性心肌梗死、左室功能损伤）、主动脉和/或二尖瓣狭窄、伴有颅内压升高的疾病、体位性循环调节障碍的患者，应谨慎观察。

（2）治疗过程中可能会发生头晕，因此驾驶员和机械操作员应慎用。

（3）服药期间可使换气不良肺泡的血供增加（形成肺“旁路”）而导致一过性低氧血症，特别是在冠心病患者可导致心肌缺氧。

（4）服药过量可能出现剧烈头痛、兴奋、心跳加速、冷汗、头晕、昏厥和血压下降等症状。服药过量处理：①诱导呕吐；②服活性炭；③血压下降者可抬高腿部，仰卧。

2. 硝酸甘油片

【适应证】

用于冠心病心绞痛的治疗及预防，也可用于降低血压或治疗充血性心力衰竭。

【禁忌证】

（1）心肌梗死早期（有严重低血压及心动过速时）、严重贫血、青光眼、颅内压增高和已知对硝酸甘油过敏的患者。

（2）使用枸橼酸西地那非（万艾可）的患者，同时使用可增强硝酸甘油的降压作用。

【用法用量】

（1）成人一次用0.25～0.5 mg（1片）舌下含服。每5分钟可重复1片，直至疼痛缓解。如果15分钟内总量达3片后疼痛持续存在，应立即就医。

（2）在活动或大便之前5～10分钟预防性使用，可避免诱发心绞痛。

【护理要点】

（1）遵医嘱准确服用药物，舌下含服，不可吞服。

（2）小剂量可能发生严重低血压，尤其在直立位时。舌下含服时患者应尽可能取坐位，防止发生体位性低血压而晕倒。

（3）使用期间监测血压，慎用于血容量不足或收缩压低的患者。本品诱发低血压时可合并反常性心动过缓和心绞痛加重。

（4）可使肥厚梗阻型心肌病引起的心绞痛恶化。

（5）应使用能有效缓解急性心绞痛的最小剂量，过量可能导致耐受现象，可发生对血管作用和抗心绞痛作用的耐受性。剂量过大可引起剧烈头痛。

（6）出现视力模糊或口干，应停药。

（7）见光易分解，应避光保存，最好6个月更换1次。

3. 硝酸甘油注射液

【适应证】

用于冠心病心绞痛的治疗及预防，也可用于降低血压或治疗充血性心力衰竭。

【禁忌证】

参考硝酸甘油片。

【用法用量】

（1）用5%葡萄糖或者生理盐水稀释后静脉滴注，开始剂量为5 μg/分，最好用输液泵恒速泵入。

（2）用于降低血压或治疗心力衰竭，可每3～5 分钟增加5 μg/分，如在20 μg/分时无效可以10 μg/分递增，以后可20 μg/分。患者对本药的个体差异很大，应根据个体的血压、心率和其他血流动力学参数来调整用量。

【护理要点】

（1）监测血压及心率的变化。

（2）静滴时要避光输注，注意控制滴速，嘱患者不可擅自调节滴速，以免造成低血压。

（3）使用前询问患者有无饮酒史。中度或过量饮酒时，使用本药可致低血压，与降压药或血管扩张药合用可增强硝酸盐的致体位性低血压作用。

（4）部分患者出现面部潮红、头部胀痛、头晕和心悸等不适，告知患者是由于药物引起血管扩张所致，以消除其紧张情绪。

4. 注射用单硝酸异山梨酯

【适应证】

用于治疗心绞痛，与洋地黄及（或）利尿剂合用治疗慢性心力衰竭。

【禁忌证】

参考单硝酸异山梨酯缓释片。

【用法用量】

静脉滴注。根据病人反应调整药物剂量，一般有效剂量为2～7 mg/小时。开始给药速度为60 μg/分，一般速度为60～120 μg/分，1次/日，10天一疗程。

【护理要点】

（1）用药初期可能会出现硝酸酯引起的血管扩张性头痛，通常连续使用数日后，症状可消失。

（2）观察患者有无面部潮红、眩晕、直立性低血压、反射性心动过速及血压明显降低、心动过缓、心绞痛加重和晕厥。如出现以上症状，停止输注本品，保持静脉通路通畅，密切监护同时呼叫医师，配合处理。

（3）定时监测血压。与其他血管扩张剂、钙拮抗剂、β受体阻滞剂、抗高血压药、三环抗抑郁药及酒精合用，可强化本药的降血压效应。

二、改善心肌代谢药

【概述】

葡萄糖和脂肪酸等物质是心肌细胞代谢的重要能量底物，通过增强心肌的代谢能力，从而改善心肌细胞缺血缺氧等症状。常见药物有磷酸肌酸，门冬氨酸钾镁等。

1. 磷酸肌酸

【适应证】

（1）缺血状态下的心肌代谢异常。

（2）心脏手术时加入心脏停搏液中保护心肌。

【禁忌证】

（1）对本品成分过敏者禁用；

（2）慢性肾功能不全患者禁止大剂量（5～10 g/日）使用。

【用法用量】

（1）遵医嘱静脉滴注，每次1瓶，每日1～2次，在30～45分钟内静脉滴注。

（2）心脏手术时加入心脏停搏液中保护心肌，心脏停搏液中的浓度为10 mmol/L。

【护理要点】

（1）注意监测血压。快速静脉注射1 g以上剂量时可能会引起血压下降。

（2）大剂量使用时，严密监测钙离子、肾功能和嘌呤，出现异常及时告知医师。

2. 门冬氨酸钾镁注射液

【适应证】

用于低钾血症、低钾及洋地黄中毒引起的心律失常，病毒性肝炎，肝硬化和肝性脑病的治疗。

【禁忌证】

高血钾、高血镁、肾功能不全及房室传导阻滞者慎用。

【用法用量】

静脉滴注10～20 mL/次，加入5%或10%葡萄糖注射液500 mL中缓慢滴注，1次/日。

【护理要点】

（1）未经稀释不得注射，滴注速度应缓慢。

（2）滴注过快可能出现恶心、呕吐、血管疼痛、面色潮红和血压下降等症状，需及时对症处理。

（3）极少数可能出现心率减慢，减慢滴速或停药后即可恢复。

（4）用于防治低钾血症时，需同时随访血镁浓度。

（5）药物过量所致的高血钾、高血镁症，可用氯化钙、葡萄糖酸钙拮抗。

第十节　抗休克、升压药

【概述】

休克是各种强烈致病因素作用于机体，使循环功能急剧减退，组织器官微循环灌流严重不足，以至重要生命器官机能、代谢严重障碍的全身危重病理过程。在这种状态下，全身有效血流量减少，微循环出现障碍，导致重要的生命器官缺血缺氧，即使身体器官需氧量与得氧量失调。抗休克血管活性药物是通过调节血管舒缩状态，改变血管功能和改善微循环血流灌注而达到抗休克目的的药物。其中升压药亦是抗休克药物中最常见的一大类。

1. 去甲肾上腺素

【适应证】

（1）治疗急性心肌梗死、体外循环等引起的低血压。

（2）对血容量不足所致的休克、低血压或嗜铬细胞瘤切除术后的低血压，本品作为急救时补充血容量的辅助治疗，以使血压回升，暂时维持脑与冠状动脉灌注，直到补充血容量治疗发生作用。

（3）用于椎管内阻滞时的低血压及心搏骤停复苏后的血压维持。

【禁忌证】

（1）对本品或其他拟交感类药不能耐受者。

（2）血容量不足的患者。

（3）有无尿症状的患者。

（4）有完全性房室传导阻滞、动脉硬化、高血压和器质性心脏病的患者。

【用法用量】

用5%葡萄糖或葡萄糖氯化钠注射液稀释后静滴。

（1）成人：开始以8～12 μg/分滴注，调整滴速使血压逐渐升到理想水平；维持量为2～4 μg/分。必要时可遵医嘱超越上述剂量，但需注意保持或补足血容量。

（2）小儿：开始以0.02～0.1 μg/kg/分滴注，按需调节滴速。

【护理要点】

（1）密切观察血压变化，血压上升过高时要及时报告医师处理。

（2）选择血流通畅的静脉注射，应单独使用静脉通道，控制药物的剂量和滴速。

（3）静脉注射时避免药液外渗，发现注射部位皮肤苍白时，及时更换注射部位，立即局部热敷或用0.25%普鲁卡因10～20 mL或酚妥拉明5～10 mg溶于20～30mL的生理盐水中局部注射。

（4）注意监测尿量，应保持在25 mL/小时以上。

（5）缺氧时或者与洋地黄类同用时，易致心律失常，需严密注意心电监测。

（6）对闭塞性血管病如动脉硬化、闭塞性脉管炎患者，可使血供减少，加重缺血，需谨慎使用。

（7）停药时要逐渐减慢滴速，以免血压下降过快。

2. 间羟胺

【适应证】

（1）防治椎管内阻滞麻醉时发生的急性低血压。

（2）由于出血、药物过敏、手术并发症及脑外伤或脑肿瘤合并休克而发生的低血压，本品可用于辅助性对症治疗。

（3）可用于心源性休克或败血症所致的低血压。

【禁忌证】

（1）用氯仿、氟烷和环丙烷作全身麻醉或2周内用过单胺氧化酶抑制剂者忌用。

（2）甲亢、高血压、充血性心力衰竭及糖尿病慎用。

【用法用量】

（1）成人

①肌内或皮下注射：2 ~ 10 mg/次。

②静脉注射，初量0.5 ~ 5 mg，继而静滴，用于重症休克。

③静脉滴注，15 ~ 100 mg，加入5%葡萄糖液或生理盐水500 mL中滴注，调节滴速以维持合适的血压。

④成人极量100 mg/次，0.3 ~ 0.4 mg/分。

（2）小儿

①肌内或皮下注射：按0.1 mg/kg，用于严重休克。

②静脉滴注：按0.4 mg/kg或体表面积12 mg/m^2，用生理盐水稀释至每25 mL中含间羟胺1 mg的溶液，滴速以维持合适的血压水平为度。配制后应于24小时内用完。

【护理要点】

（1）密切观察血压变化，根据血压调节滴数。血压上升过高时要及时报告医师处理。

（2）静脉给药时要避免药液外渗，发现注射部位皮肤苍白时，及时更换注射部位，尽量选择血流通畅的静脉注射。

（3）连用可引起快速耐受性，有蓄积作用，如用药后血压上升不明显，必须观察10分钟后，才决定是否增加剂量，以免贸然增量致使血压上升过高。

（4）不宜与碱性药物共同滴注，因可引起分解。

3. 肾上腺素

参考本章第七节抗心律失常药中肾上腺素的适应证、禁忌证、用法用量及护理要点。

4. 异丙肾上腺素

参考本章第七节抗心律失常药中异丙肾上腺素的适应证、禁忌证、用法用量及护理要点。

5. 多巴胺

【适应证】

（1）适用于心肌梗死、心脏手术和充血性心力衰竭等引起的休克综合征。

（2）补充血容量后休克仍不能纠正者，尤其有少尿及周围血管阻力正常或较低的休克。

（3）本品可增加心排血量，也用于洋地黄和利尿剂无效的心功能不全。

【禁忌证】

（1）嗜铬细胞瘤患者不宜使用。

（2）闭塞性血管病（或有既往史者），包括动脉栓塞、动脉粥样硬化、血管闭塞性脉管炎、冻伤（如冻疮）、糖尿病动脉内膜炎和雷诺氏病等慎用。

（3）对肢端循环不良的病人，需严密监测，注意坏死及坏疽的可能性。

（4）频繁的室性心律失常时应用本品也需谨慎。

【用法用量】

（1）成人常用量：静脉注射，开始按1～5 μg/kg/分，10分钟内以1～4 μg/kg/分的速度递增，以达最大疗效。慢性顽固性心力衰竭患者，静滴开始时，按0.5～2 μg/kg/分逐渐递增。多数病人按1～3 μg/kg/分给予即可生效。闭塞性血管病变患者，静滴开始时按1 μg/kg/分，逐增至5～10 μg/kg/分，直到20 μg/kg/分，以达到最满意效应。

（2）如危重病例，先按5 μg/kg/分滴注，然后以5～10 μg/kg/分递增至20～50 μg/kg/分，以达到满意效应。或本品20 mg加入5%葡萄糖注射液200～300 mL中静滴，开始时按75～100 μg/分滴入，以后根据血压情况，可加快速度和加大浓度，但最大剂量不超过500 μg/分。

【护理要点】

（1）应用多巴胺治疗前必须先纠正低血容量。

（2）滴注前必须稀释。

（3）选用粗大的静脉作静注或静滴，以防药液外溢、组织坏死；如确已发生液体外溢，可用5～10 mg酚妥拉明稀释溶液在注射部位作浸润。

（4）控制滴速，滴注的速度和时间需根据血压、心率、尿量、外周血管灌流情况和异位搏动出现与否等而定，可能时应做心排血量测定。

（5）休克纠正时即减慢滴速。

（6）血管过度收缩引起舒张压不成比例升高和脉压减小、尿量减少、心率增快或出现心律失常时，滴速必须减慢或暂停滴注。

（7）如在滴注多巴胺时血压继续下降或经调整剂量仍持续低血压，应停用多巴胺，遵医嘱改用更强的血管收缩药。

（8）突然停药可产生严重低血压，停用时应逐渐递减。

（9）观察患者有无胸痛、呼吸困难、心悸和心律失常等不良反应，及时对症处理。

6. 多巴酚丁胺

【适应证】

用于器质性心脏病时心肌收缩力下降引起的心力衰竭，包括心脏直视手术后所致的低排血量综合征，作为短期支持治疗。

【禁忌证】

梗阻性肥厚型心肌病禁用，忌与碱性药物混合使用。

【用法用量】

成人常用量：将多巴酚丁胺加于5%葡萄糖液或0.9%氯化钠注射液中稀释后，以2.5～10 μg/kg/分的滴速给予，在15 μg/kg/分以下的剂量时，心率和外周血管阻力基本无变化；偶尔＞15 μg/kg/分时，需注意过大剂量仍有可能加速心率并产生心律失常。

【护理要点】

（1）低血容量时应用本品可加重，故用前需先加以纠正。

（2）用药期间定时或连续监测心电图、血压和心排血量，必要或可能时监测肺楔嵌压。

（3）观察患者有无心悸、恶心、头痛、胸痛和气短等不良反应，及时对症处理。

（4）如出现收缩压增加（多数增高10 ~ 20 mmHg，少数升高50 mmHg）或心率增快（多数在原来基础上增加5 ~ 10次/分，少数可增加30次以上）者，与剂量有关，应减量或暂停用药。

7. 阿托品

参考本章第七节抗心律失常药中阿托品的适应证、禁忌证、用法用量及护理要点。

8. 酚妥拉明

【适应证】

（1）治疗左心室衰竭。

（2）去甲肾上腺素静脉给药外溢时用于防止皮肤坏死。

（3）诊断嗜铬细胞瘤及治疗其所致的高血压发作，包括手术切除时出现的高血压，也可根据血压对本品的反应用于协助诊断嗜铬细胞瘤。

【禁忌证】

严重动脉硬化及肾功能不全者，低血压、冠心病和心肌梗死，胃炎或胃溃疡以及对本品过敏者禁用。

【用法用量】

（1）用于防止皮肤坏死时，每1000 mL含去甲肾上腺素溶液中加入本品10 mg静脉滴注，作为预防；已经发生去甲肾上腺素外溢，用5 ~ 10 mg加入10 mL生理盐水作局部浸润，此法在外溢后12小时内有效。

（2）用于心力衰竭时减轻心脏负荷：以0.17 ~ 0.4 mg/分静脉滴注。

（3）用于酚妥拉明试验：静脉注射5 mg，也可先注入1 mg，若反应阴性，再给5 mg，如此假阳性的结果可以减少，也减少血压剧降的危险性。

（4）用于嗜铬细胞瘤手术，术时如血压升高，可静脉注射2～5 mg或滴注0.5～1 mg/分，以防肿瘤手术时出现高血压危象。

【护理要点】

（1）密切监测血压变化。

（2）观察有无心动过速、心律失常、鼻塞、恶心和呕吐等不良反应。

（3）老年人用本品诱发低温的可能性增大，应适当减量。

（4）本品不能与硝酸甘油类药物合用；与强心苷合用，可使其毒性反应增强；苯巴比妥等镇静催眠药和利血平、降压药能加强本品的降压作用。

第十一节　活血化瘀、改善循环药

【概述】

凡以通利血脉，促进血行，消散瘀血为主要功效，用于治疗瘀血病症的中药，称为活血化瘀药。现代研究表明，血瘀患者大多出现血流动力学变化，表现为某个器官或部位的血循环障碍、血管狭窄或闭塞和血流量降低等。活血化瘀药有通畅血脉、消散瘀滞和调经止痛的作用。

1. 银杏叶提取物注射液

【适应证】

扩张血管，改善微循环。用于缺血性心脑血管疾病：冠心病、心绞痛、脑栓塞和脑血管痉挛等。

【禁忌证】

（1）孕妇及心力衰竭者慎用。

（2）对酒精严重过敏者慎用。

【用法用量】

（1）注射治疗：每天或隔天肌肉注射或缓慢静脉推注5 mL。

（2）输液治疗：2～4支/次，1～2次/日；必要时可调整剂量至5支/次，

2次/日；用5%葡萄糖注射液250 mL或500 mL稀释后使用，或遵医嘱。

【护理要点】

（1）密切观察患者反应，加强用药监护，观察心率、血压的变化，发现异常立即停药，并积极采取救治措施，减少对患者的伤害。

（2）注意观察患者有无皮疹、瘙痒、头晕、头痛、胸闷、腹痛、腹泻、呼吸困难和过敏性休克等不良反应，用药前详细询问过敏史。

（3）控制输液速度，一般滴速30滴/分，速度不宜过快，以免引起低血压。

（4）输液完毕后若需要再输其他药物，应输入0.9%氯化钠或5%葡萄糖液10～20 mL，完全冲管后，再加入第2组药物，注意配伍禁忌，减少合并用药。

2.复方丹参注射液

【适应证】

祛瘀止痛，活血通经，清心除烦。用于胸中憋闷，心绞痛和心肌梗死、脑血管意外，慢性肝炎、流行性出血热和肾功能不全等疾病。

【禁忌证】

对本品有过敏或严重不良反应病史者禁用。

【用法用量】

（1）肌肉注射：2～4 mL/次，1～2次/日。

（2）静脉注射：4 mL/次（用50%葡萄糖注射液20 mL稀释后使用），1～2次/日。

（3）静脉滴注：10～20 mL/次（用5%葡萄糖注射液100～500 mL稀释后使用），1次/日，或遵医嘱。

【护理要点】

（1）密切观察患者血压、心率变化，监测心电图，注意有无心律失常发生，警惕心搏骤停现象发生。

（2）观察患者有无发热、恶心、呕吐、腹痛、咳嗽、哮喘和局限性水肿，口唇疱疹、荨麻疹等过敏反应，发现异常及时停药并通知医生对症处理。

（3）本品不宜与抗癌药、止血药、抗酸药、阿托品、细胞色素c、维生素B_1、维生素B_6、麻黄碱、络贝宁、士的宁和雄性激素等药联合使用。

第十二节　营养心肌中成药

【概述】

此类药物主要有活血化瘀、益气强心和止痛的作用，可以很好地改善心脏供血不足的状态，起到较好的营养心脏的效果。

1. 芪参胶囊

【适应证】

用于冠心病稳定型劳累型心绞痛Ⅰ、Ⅱ级，中医辨证属气虚血瘀证者，症见胸痛、胸闷、心悸气短、神疲乏力、面色紫暗、舌淡紫和脉细而涩。

【禁忌证】

（1）有出血倾向者。

（2）孕期、月经期妇女。

【用法用量】

口服，3粒/次，3次/日，饭后服用。

【护理要点】

（1）服药期间观察患者有无头昏或头胀，如出现该症状，继续服用或减量症状可消失。

（2）女性患者在孕期、月经期慎用。

（3）此药物具有引湿性，打开包装后请尽快服用。

（4）药物性状发生改变时禁止使用。

2. 通心络胶囊

【适应证】

用于冠心病心绞痛，属心气虚乏，血瘀络阻证，症见胸部憋闷、刺痛、绞痛、固定不移、心悸出汗、气短乏力、舌质紫暗或有瘀斑及脉细涩或结代。亦用于气虚血瘀络阻型中风病，症见半身不遂或偏身麻木，口舌歪斜，言语不利。

【禁忌证】

（1）出血性疾患。

（2）孕妇及妇女经期。

（3）阴虚火旺型中风者。

【用法用量】

口服，2～4粒/次，3次/日。

【护理要点】

（1）服药期间忌食生冷、油腻食物。

（2）感冒时不宜服用。

（3）对本品过敏者禁用，过敏体质者慎用。

（4）本品性状发生改变时禁止使用。

（5）服药后胃部不适者宜改为饭后服用。

3. 参松养心胶囊

【适应证】

用于治疗冠心病室性早搏，属气阴两虚，心络瘀阻证，症见心悸不安、气短乏力、动则加剧、胸部闷痛、失眠多梦、盗汗及神倦懒言。

【禁忌证】

尚不明确。

【用法用量】

口服，2～4粒/次，3次/日。

【护理要点】

（1）观察患者服药期间有无胃胀。

（2）服药期间饮食宜清淡，忌烟酒及辛辣、生冷和油腻的食物。

4. 麝香保心丸

【适应证】

用于气滞血瘀所致的胸痹，症见心前区疼痛、固定不移；心肌缺血所致的心绞痛、心肌梗死见上述证候者。

【禁忌证】

孕妇及对本品过敏者。

【用法用量】

口服，1～2丸/次，3次/日；或症状发作时服用。

【护理要点】

（1）个别患者服后有口干、头胀、中上腹不适及轻度唇舌麻木感，告知患者为药物不良反应所致，不必过分紧张。

（2）特异体质服药后有荨麻疹者慎用。

（3）不宜与地高辛合用，因为蟾酥主要成分、基本结构与强心苷相似，故具有与洋地黄相似的强心作用，合用易引起心动过缓、束支传导阻滞、房室传导阻滞及室性早搏甚至出现室颤。正在应用洋地黄类药物的患者或缓慢性心律失常者慎用。

（4）不宜同时服用含有藜芦或五灵脂的药物。

5. 心元胶囊

【适应证】

用于胸痹心肾阴虚、心血瘀阻症，症见胸闷不适、胸部刺痛或绞痛、或胸痛彻背、固定不移、入夜更甚、心悸盗汗、心烦不寐、腰酸膝软及耳鸣头晕等；冠心病稳定型劳累性心绞痛、高脂血症见上述证候者。

【禁忌证】

（1）肝功能不全者。

（2）孕妇。

【用法用量】

口服，3～4粒/次，3次/日。

【护理要点】

（1）服药期间注意监测肝生化指标，如发现肝生化指标异常或出现全身乏力、食欲不振、厌油、恶心、尿黄和皮肤黄染等可能与肝损害有关的临床表现时，或原有肝生化检查异常、肝损害临床症状加重时，应立即停药。

（2）严格按用法用量服用，不超剂量、长期连续用药。

（3）避免与其他有肝毒性的药物联合使用。

（4）儿童、哺乳妇女和老年人慎用。

（5）用药期间饮食宜清淡，忌食生冷、油腻、辛辣难消化的食品。

（6）用药期间不要饮酒、吸烟，少喝浓茶或咖啡。

参考文献

[1]国家药典委员会. 中华人民共和国药典临床用药须知: 化学药和生物制品卷[M]. 北京: 中国医药科技出版社, 2017.

[2]国家药典索员会. 中华人民共和国药典. [M]. 北京: 中国医药科技出版社, 2015.

[3]陈新谦, 金措穆, 汤光. 新编药物学. [M]. 北京: 人民卫生出版社, 2014.

[4]余传隆, 黄正明, 修成娟, 等. 中国临床药物大辞典: 化学药. [M]. 北京: 中国医药科技出版社, 2018.

[5]孙建宁. 药理学[M]. 北京: 中国中医药出版社, 2016.

[6]李俊. 临床药理学[M]. 北京: 人民卫生出版社, 2018.

第十章　心脏康复

第一节　心脏康复总论

关于心脏康复的发展，西方国家积累了大量的经验和数据，建立了很多康复模式。大量临床研究数据显示，心脏康复能够延缓动脉粥样硬化进程，降低再发冠状动脉事件风险和反复住院率，降低医疗费用，延长健康寿命。欧洲心脏病学会和美国心脏病学会，均将心脏康复列为心血管疾病治疗中最高级别Ⅰ级推荐。

国内心脏康复发展开始于20世纪80年代，但由于人们对心脏康复缺乏重视，没有医保付费机制和激励政策，而且心脏康复专业性强，流程相对复杂，存在一定操作风险，康复模式与肢体康复完全不同，经过30年发展后，仍处于早期阶段。心脏康复的发展明显滞后于肢体康复，直到21世纪的前10年，99%的医院没有开展心脏康复。而同期，日本、美国、欧洲各国都已认识到心脏康复对心血管疾病患者预后的重要价值，均将心脏康复纳入医疗保险范围，实现了三级医院－社区－家庭的心脏康复体系。

【概述】

心血管疾病的康复，是指以医学整体评估为基础，通过改变不健康生活方式和控制各种危险因素的五大核心处方［药物处方、运动处方、营养处方、心理处方（含睡眠管理）和戒烟限酒处方］的联合干预，为心血管疾病患者在急性期、恢复期、维持期以及整个生命周期中提供的生理、心理、社会的全面和全程管理服务与关爱。心血管疾病康复在患者心血管疾病病情的基础上，旨在做到以下几点：

1. 校正生理及精神上的失调状况，帮助患者尽早回归社会。

2. 减少猝死率、再发病率和再入院率，控制动脉粥样硬化性心血管疾病（atherosclerotic cardiovascular disease，ASCVD）的危险因素，抑制或逆转动脉粥样硬化过程。

3. 提高生活质量（quality of life，QOL），改善心理社会及职业状况，通过二级预防实现生命预后的全面改善。

因此，心血管疾病康复/二级预防是一个综合、全面和长期的医疗过程，而且需要指导与帮助患者养成健康的生活方式，构建科学的健康管理方式。

心血管疾病的康复/二级预防，大体分为三个时期：急性期（以生命安全和回归正常日常生活为目标，发病后4～7天），恢复期（以复职和回归社会为目标，发病后7天～6个月）和维持期（以健康生活方式养成、危险因素控制和健康管理方式构建为目标，发病后6个月直至整个生命过程）。

【循证医学证据】

心脏康复的效果主要表现如下：

1. 身体上的效果

包括运动耐量增加、骨骼肌力量增加、心功能改善、心室重构抑制、冠状动脉血液循环改善、肺功能改善、自主神经功能改善、末梢循环状况改善、炎症指标改善、肌肉纤维类型改善、冠状动脉危险因素校正和生命预后改善。

2. 精神心理上的效果及QOL的提高

心脏康复的二级预防，可校正高血压、脂质代谢异常、吸烟、肥胖、糖尿病、过度饮酒及血栓易患疾病等ASCVD的危险因素，培养心血管疾病患者健康的生活习惯，构建心血管疾病患者科学的健康管理方式，有效改善心血管疾病患者的生命预后。心脏康复使得心血管疾病患者患心血管疾病后3个月至3年的死亡率下降20%～25%，心脏康复比通常的内科治疗提高冠心病患者20%的生命预期。其中，心脏康复对女性的效果更为显著。

【心脏康复分期】

目前，心脏康复的标准模式包括：院内Ⅰ期康复、院外监护下Ⅱ期康复、社区或家庭Ⅲ期康复。

1. 第Ⅰ期（院内康复期）

为住院期的冠心病患者提供康复和预防服务。本期康复目标是：缩短住院时间，促进日常生活活动能力及运动能力的恢复，增加患者自信心，减少心理痛告，减少再住院；避免卧床带来的不利影响（如运动耐量减退、低血容量和血栓栓塞性并发症等），提醒戒烟并为Ⅱ期康复提供全面完整的病情信息和准备。

2. 第Ⅱ期（院外早期康复或门诊康复期）

一般在出院后1～6个月进行。经皮冠状动脉介入治疗、冠状动脉旁路移植术后2～5周常规进行。与第Ⅰ期康复不同，除患者评估、患者教育、日常活动指导和心理支持外，这期康复计划增加了每周3～5次心电、血压监护下的中等强度运动，包括有氧代谢运动、抗阻运动及柔韧性训练。每次持续30～90分钟，共3个月左右。推荐运动康复次数为36次，不低于25次。目前，我国冠心病患者住院时间控制在平均7天左右，因此Ⅰ期康复时间有限，而Ⅱ期康复为冠心病康复的核心阶段，既是Ⅰ期康复的延续，也是Ⅲ期康复的基础。

3. 第Ⅲ期（院外长期康复/社区或家庭康复期）

第Ⅲ期也称为心血管事件1年后的院外患者预防和康复服务，是第Ⅱ期康复的延续。这个时期，部分患者已恢复到可重新工作和日常活动。为减少心肌梗死或其他心血管疾病风险，强化生活方式改变，进一步的运动康复是必要的。此期的关键是维持已形成的健康生活方式和运动习惯。运动的指导应因人而异，低危患者的运动康复无需医学监护，中危或高危患者的运动康复仍需医学监护。对患者的评估十分重要，低危患者及部分中危患者可进入Ⅲ期康复，高危患者及部分中危患者应转上级医院继续康复治疗，仍需纠正危险因素和心理社会支持。

第二节　心肺运动试验

【概述】

心肺运动试验（cardiopulmonary exercisetesting，CPET）是评估健康状态、评价运动耐力、疾病鉴别诊断、评价治疗干预措施（如经皮腔内冠状动脉成形术和冠状动脉旁路移植术、药物和康复训练等）的作用、制订运动处方及评估外科手术危险性，是运动负荷试验的金标准。

【适应证】

1. 冠状动脉粥样硬化性心脏病（冠心病）患者胸痛症状或类似症状的鉴别诊断。

2. 评估冠心病结构与功能的严重性。

3. 心血管事件和全因死亡的预测。

4. 运动耐力的评估。

5. 运动相关症状的评估。

6. 分析评价心率变异性、心律失常以及心脏植入式器械治疗的反应。

7. 治疗效果的评价。

【禁忌证】

绝对禁忌证：

1. 急性心肌梗死（2天内）。

2. 高危的不稳定型心绞痛。

3. 有症状的未控制的心律失常，或引发血流动力学不稳定。

4. 有症状的严重主动脉瓣缩窄。

5. 失代偿的有症状的心力衰竭。

6. 急性肺栓塞或肺梗死。

7. 急性心肌炎或心包炎。

8. 急性主动脉夹层。

9. 残疾人有安全隐患或不能全力完成运动试验。

相对禁忌证：

1. 已知左冠状动脉主干病变。

2. 中度狭窄的心脏瓣膜疾病。

3. 电解质紊乱。

4. 严重的高血压。

5. 心动过速或心动过缓。

6. 肥厚型心肌病或其他形式的流出道梗阻。

7. 智力障碍或肢体障碍不能配合运动者。

8. 高度房室传导阻滞。

【操作流程】

1. 佩戴面罩。

2. 给予心电监护，测量血压、血氧。

3. 测静态肺功能。

4. 运动测试，分四阶段：

静息阶段（3分钟）–0W负荷（3分钟）一负荷递增阶段（10～20 W/分）一恢复期阶段（＞5分钟）。

5. 心电图和血压监测

运动中进行心电图实时监测，血压在每个阶段的最后1分钟监测记录1次，恢复期1分钟监测记录1次，以后每1～2分钟监测记录1次。

6. Borg scale自感劳累分级（rating perceived exertion，RPE）评估，见表10–2–1。

表10–2–1　主观劳累评分法——Borg评分法

Borg记分	自我理解的用力程度
6～8	非常非常轻松
9～10	很轻松
11～12	轻　松
13～14	有点用力
15～16	用　力
17～18	很用力
19～20	非常非常用力

7. 运动终点

目前，CPET多为症状限制性运动试验，尽管在CPET中鼓励受试者做最大的努力，但是测试中发现患者有严重异常情况应立即停止运动，以防止心血管严重事件发生。

8. 运动试验结束后根据检测结果输出报告。

【运动负荷试验终止指征】

绝对指征：

1. 心电图示ST段抬高＞1.0 mm，但是无既往心肌梗死产生的病理性Q波

（aVR、aVL和V1导联除外）。

2. 随功率递增，血压下降>10 mmHg，同时伴有其他缺血证据。

3. 中等到严重心绞痛发作。

4. 中枢神经系统症状（如共济失调、眩晕和晕厥先兆）。

5. 低灌注表现（发绀或苍白）。

6. 持续室性心动过速或其他可能导致运动心排血量异常的心律失常，如二至三度房室传导阻滞。

7. 存在心电图和血压监测困难。

8. 运动试验者要求停止运动。

相对指征：

1. 可疑心肌缺血患者心电图示J点后60 ~ 80 ms ST段水平压低或下斜型压低>2 mm。

2. 随功率递增，血压下降>10 mmHg，但无其他缺血证据。

3. 进行性胸痛。

4. 出现严重疲乏、气促和喘鸣音，下肢痉挛或间歇跛行。

5. 非持续性室性心动过速的心律失常（可能演变为复杂的且影响血流动力学的心律失常），如多源室性早搏、室性早搏三联律、室上性心动过速和心动过缓。

6. 运动中血压过度升高，收缩压>250 mmHg，舒张压>115 mmHg。

7. 运动诱发束支传导阻滞未能与室性心动过速鉴别。

【辅助检查】

1. 基础检查

血常规、凝血功能、血脂、血糖、肝肾功能、血压和下肢血管超声。

2. 专项检查

心电图、超声心动图和冠脉结果。

【护理常规】

1. 了解患者基本信息。

2. 做好解释工作，了解检查目的，签署知情同意书。

3. 密切观察患者心电、血压、血氧变化，及有无头晕、心慌、胸痛和胸闷等不适。

4. 了解患者Borg评分。

【注意事项】

1. 做好心理护理，减轻患者的焦虑。

2. 检查前准备舒适衣物及运动鞋，避免空腹及饱餐。

3. 功能性测试时应常规服用药物，当运动试验用于诊断心肌缺血时，需在医生指导下暂停相关药物。

第三节　6分钟步行试验

【概述】

6分钟步行试验（6-minute walk test，6MWT）6MWT是通过测量受试者徒步6分钟可达到的最远距离来评估心肺功能，可作为心肺运动耐力评估的替代方法。其主要指标是“步行距离”，单位为“米”。

【适应证】

1. 心力衰竭和肺动脉高压患者治疗前后比较。

2. 心力衰竭和心血管疾病患者功能状态评价。

3. 心力衰竭和肺动脉高压患者心血管事件发生和死亡风险的预测。

【禁忌证】

绝对禁忌证：1个月内发生不稳定型心绞痛或心肌梗死。

相对禁忌证：1. 静息心率＞120次/分。

2. 收缩压＞180 mmHg。

3. 舒张压＞100 mmHg。

【操作流程】

1. 在试验前10分钟到达试验地点，起点处放一把椅子，让患者就座休息。核实是否有禁忌证，确认衣着合适，测量血压、脉搏和指氧饱和度。

将抢救车置于适当位置，操作者熟练掌握心肺复苏技术，能够对紧急事件迅速反应。

2. 患者站立，用Borg量表（参考本章第二节，运动心肺试验）评估基础状态呼吸困难程度。

3. 指导患者如何走路：尽可能走，勿奔跑，从起点开始。

4. 记录：返回起点时记录圈数。

5. 结束时，评估Borg疲劳指数和呼吸困难指数。

6. 计算总路程，使用“四舍五入”法，单位：米（m）。

【护理常规】

1. 了解患者基本信息。

2. 做好解释工作，了解检查目的，签署知情同意书。

3. 密切观察患者心电、血压和血氧变化，及有无头晕、心慌、胸痛和胸闷等不适。

4. 了解患者Borg评分。

【注意事项】

1. 做好心理护理，减轻患者的焦虑。

2. 检查前准备舒适衣物及运动鞋，避免空腹及饱餐，清晨或午后操作前可少量进食。

3. 携带日常步行辅助工具（如手杖）。

4. 试验前2小时内避免剧烈活动，不进行“热身”运动。

5. 抢救措施准备就绪。

6. 出现胸痛、大汗、面色苍白、不能耐受的喘憋和步态不稳时，立即停止运动。

7. 患者日常服用药物不能停。

8. 测试应在各天的同一时间点进行。

第四节 心脏康复五大处方

一、药物管理

有效的药物治疗是心血管疾病治疗的基石。实现药物最大疗效的前提是使用有效药物、有效剂量、控制危险因素达标、主动管理药物的相互作用和不良反应，提升药物治疗的依从性，探索临床药师参与到心脏康复团队参与药事服务的机制和模式。

【目的】

通过药物处方管理不仅可实现药物治疗的最大疗效，同时体现了医疗服务内涵。

【用药原则】

1. 遵循指南建议给予规范化药物处方；
2. 个体化用药方案；
3. 关注药物安全性和药物相互作用；
4. 关注药物对运动耐量的影响；
5. 药物管理在运动康复中应考虑的问题；
6. 提高患者的服药依从性；
7. 临床药师加入心脏康复药物管理中。

【用药指导】

1. 个体化用药方案

（1）β–受体阻滞剂控制心率达标；

（2）他汀类药物控制血低密度脂蛋白、胆固醇达标；

（3）控制血压、血糖指标。

2. 关注药物对运动耐量的影响

目前越来越多的心血管专业学者认识到，心血管疾病治疗不仅要关注解剖学上的改善，更要关注功能状态的改善。运动耐量是功能状态的评价指标，是目前已知的心血管疾病患者预后的最强预测因子，独立于传统危险因素（射血分数、B型钠尿肽、心衰病史、高血压、高血脂、糖尿病等）。运动耐量每提高1个代谢当量（MET）可以降低全因死亡风险12%，同时显著提高患者的生活质量和心理状态，最大限度恢复其社会功能。Courage研究发现，即使经过经皮冠状动脉介入治疗（PCI）和指南推荐的最佳药物治疗，1年后仍有34%的患者有心绞痛发作，10年死亡风险仍高达30%。同时，有研究表明，有30%的患者活动受限，30%无法继续工作，45%伴有抑郁或焦虑，25%停止性生活。因此药物处方中除强调坚持使用改善预后的药物，同时应关注提高运动耐量的治疗药物，进一步改善患者的预后和生命质量。

评价运动耐量的金标准为最大摄氧量。最大摄氧量主要由三方面因素决定：心脏泵血和运输氧的能力、肺脏气体交换能力和骨骼肌代谢能力。凡能改善心脏泵血、提高气体交换和骨骼肌代谢能力的方法都可以提高运动耐量。药物治疗通过增加心肌收缩力、减少心肌耗氧、减轻外周阻力、改善心肌氧的利用和扩张冠状动脉提高运动耐量。不同药物对运动耐量的作用机制和影响不尽相同，在给患者处方药物时需考虑到药物对运动耐量的影响。

3. 药物管理在运动康复中应考虑的问题

（1）了解患者正在服用的药物

对服用抗心绞痛药物的患者，运动康复时药物的服用时间和服用剂量应与运动评估前的服用方法保持一致，尤其是β–受体阻滞剂、非二氢吡啶类CCB和硝酸酯类药物，以免不同时间和剂量导致的药效不同，影响运动评估或运动训练效果。如更改上述药物剂量，需重新评估制订新的运动处方。

治疗师在开展运动治疗时需保证备用硝酸甘油、卡托普利等急救对症类药物，并提醒患者运动时携带硝酸甘油等急救对症类药物，以防止严重心血管事件的发生。对于发作稳定性劳力型心绞痛的患者，可在运动前5～10分钟使用硝酸异山梨酯10 mg或硝酸酯类喷雾剂，降低运动中出现的心肌缺血，保证运动疗法的有效实施。

（2）了解诱发患者发生心肌缺血等临床症状的运动阈值

在运动处方和运动指导时避免使用高于缺血阈值的运动强度。急性心肌梗死或其他心功能不全的患者运动康复过程中容易发生急性左心衰竭，心脏康复医师和治疗师在进行康复治疗时需警惕急性左心衰竭的症状，如频繁咳嗽、喘憋、呼吸困难、肺部啰音和泡沫痰等。

（3）将心率作为运动靶目标时应考虑药物对心率的影响

一些药物可能会钝化心脏对急性运动负荷的反应能力，如β–受体阻滞剂和非二氢吡啶类钙拮抗剂，服用后患者的心肌变时性（心率反应）和变力性（泵血功能）都相应下降。如果更改上述药物剂量或服药时间，需重新评估制订新的运动处方，避免仍然继续使用原心率靶目标，或使用自我感觉用力程度分级（Borg评分）来判断患者的运动强度。

（4）关注药物副作用对运动康复的影响

①硝酸酯类和钙拮抗剂都具有外周血管扩张作用，运动时骨骼肌血管床扩张，在服用降压药物的基础上，可能进一步增加外周血管的扩张。使用扩张外周血管的药物，在运动康复时需注意低血压和体位性低血压的发生。心脏康复医师在给患者做运动处方以及治疗师在指导患者运动时，应注意调整运动强度和运动方式。

②他汀类药物易引起的肌痛或乏力等症状，可能导致患者的运动耐量下降或对运动康复训练的依从性差。当出现肌痛时，尽早识别、减量或换用其他药物。同时，运动可导致肌酸肌酶升高，当检测到肌酸肌酶升高时应询问患者的运动情况，避免误认成他汀类药物的副作用。

③服用利尿剂的患者容易出现过度疲劳和虚弱，可能是酸碱失衡或电解质失衡的早期症状。心脏康复医师和治疗师由于与患者的紧密接触，应注意观察利尿剂导致的严重的代谢或电解质失衡。

④服用地高辛的患者出现头晕、恶心、心律失常、意识障碍等均可能是地高辛中毒症状，心脏康复医师和治疗师应注意早期识别，阻止严重或致命的后果发生。

⑤许多冠心病患者因合并疾病长时间卧床，血栓形成风险增加，需预防性服用抗凝药物。心脏康复医师和治疗师需了解抗凝药物的使用方法和出血风险。康复治疗中手法治疗如深部组织按摩或排痰需小心使用，避免运动中损伤出血。

二、运动管理

运动管理在心血管疾病康复中起重要作用，其对身体产生效果的证据见表10-4-1。运动处方应根据患者病情，结合病史资料、体格检查、辅助检查、体能评估等，制订个体化的治疗目标和循序渐进的治疗方案。

【目的】

1. 改善血管内皮功能；
2. 促进抗炎；
3. 延缓动脉硬化；
4. 减少心肌重塑；
5. 降低血栓栓塞风险；
6. 改善心肌缺血，降低猝死风险。

表10-4-1　运动疗法身体效果的证据

A类证据	1. 增加运动耐量 2. 减轻日常生活同一劳动强度下的症状，提高QOL 3. 抑制左心室收缩功能和左心室重构的恶化 4. 降低冠状动脉事件发生率 5. 降低缺血性心力衰竭加重的入院率 6. 改善冠状动脉疾病和缺血性心力衰竭的预后 7. 降低收缩压 8. 增加高密度脂蛋白胆固醇测定，降低甘油三酯
B类证据	1. 减少相同劳动强度下心率和通气量 2. 改善左心室舒张功能 3. 降低交感神经活性 4. 抑制冠状动脉病变的进展 5. 改善炎症性指标，减少CPR、炎症细胞因子等 6. 降低血小板聚集功能、凝血功能 7. 改善压力感受器反射
C类证据	1. 降低安静和运动时总外周血管阻力 2. 增大最大动静脉氧差 3. 改善心肌灌注 4. 改善冠状动脉和外周动脉血管内皮功能 5. 增加骨骼肌线粒体数量和提高氧化酶活性，Ⅱ型肌纤维向Ⅰ型转变

【评估】

1.适应证

（1）病情稳定的各型冠心病：无症状性心肌缺血、稳定型心绞痛、急性冠脉综合征和（或）急性心肌梗死恢复期、冠状动脉血运重建术后（PC1或CABG）、陈旧性心肌梗死；

（2）风湿性心脏病心脏瓣膜置换术后；

（3）病情稳定的慢性心力衰竭；

（4）外周血管疾病，如间歇性跛行；

（5）存在冠心病危险因素者，如高血压、血脂异常、糖尿病及肥胖等。

2.绝对禁忌证

（1）生命体征不平稳、病情危重需要抢救；

（2）不稳定型心绞痛、近期心肌梗死或者急性心血管事件病情未稳定者；

（3）血压反应异常，直立引起血压明显变化并伴有症状，运动中收缩压不升反降>10 mmHg或血压过高、收缩压>220 mmHg；

（4）存在严重的血流动力学障碍，如：重度或有症状的主动脉瓣狭窄或其他瓣膜疾病、严重主动脉弓狭窄、梗阻性肥厚型心肌病（左心室流出道压力阶差≥50 mmHg）等；

（5）未控制的心律失常（心房颤动伴快速心室率，阵发性室上性心动过速，多源、频发性室性期前收缩）；

（6）三度房室传导阻滞；

（7）急性心力衰竭或慢性失代偿性心力衰竭；

（8）夹层动脉瘤；

（9）急性心肌炎或心包炎；

（10）可能影响运动或因运动加重病情的非心源性疾病（例如：感染、甲状腺毒症、血栓性疾病等）。

3.相对禁忌证

（1）电解质紊乱；

（2）心动过速或严重的心动过缓或静息心电图显示明显的心肌缺血；

（3）二度房室传导阻滞；

（4）未控制的高血压（静息收缩压≥160 mmHg或舒张压≥100 mmHg）；

（5）低血压（舒张压＜60 mmHg或收缩压＜90 mmHg）；

（6）血流动力学障碍，如：梗阻性肥厚型心肌病（左心室流出道压力阶差＜50 mmHg）、中度主动脉弓狭窄（压力阶差25～50 mmHg）；

（7）未控制的代谢性疾病，如糖尿病、甲状腺功能亢进症（甲亢）、黏液水肿；

（8）室壁瘤或主动脉瘤；

（9）有症状的贫血。

【运动原则】

1. Ⅰ期（住院期）康复的运动原则

一般来说，患者一旦脱离急性危险期，病情处于稳定状态，运动治疗即可开始。Ⅰ期的运动治疗目标主要是：促进患者功能恢复，改善患者心理状态，帮助患者恢复体力及日常生活能力，出院时达到生活基本自理，避免卧床带来的不利影响，在缩短住院时间的同时，为Ⅱ期康复奠定心理基础和体力基础。早期运动治疗方案因人而异。病情重、预后差的患者运动康复的进展宜缓慢，反之，可适度加快进程。

2. Ⅱ期（门诊）康复的运动原则

一般在出院后2周至6个月开始Ⅱ期康复，若病情允许可于出院后1周进行。由于心血管疾病患者I期康复时间有限，门诊期（Ⅱ期）康复为核心阶段，既是I期康复的延续，也是院外（Ⅲ期）康复的基础，Ⅱ期康复中运动治疗的目标是在I期康复的基础上进一步改善患者的身心状况、全面提高患者的体能。

经典的Ⅱ期康复运动程序包括三个步骤：第一步，热身运动，多采用低水平有氧运动或低强度的拉伸运动，持续5～15分钟；第二步，训练阶段，包含有氧运动、抗阻运动、柔韧性运动、平衡功能训练等各种运动方式训练，其中有氧运动是基础，抗阻运动、柔韧性运动是补充；第三步，放松运动，可持续5～10分钟。

3. Ⅲ期（社区及家庭）康复的运动原则

Ⅲ期康复运动处方的内容主要是Ⅱ期运动处方的延续，应嘱患者定期复诊、积极参与随访计划，以便于及时更新运动处方。Ⅲ期康复医师及治疗师应指导患者因地制宜，采取一些运动强度适宜且容易开展的运动形式，如太极拳、八段锦及健身操等。

【运动指导】

具体内容包括运动方式、运动强度、运动时间、运动频率和注意事项。

1. 有氧运动

由全身大肌群参与的周期性、动力性活动。其所致的心血管反应主要是心脏容量负荷的增加，从而改善心脏功能，提高运动耐量。

常用的有氧运动方式有行走、慢跑、骑自行车、游泳、健身操，以及在器械上完成的行走、踏车及划船等。

有氧运动处方的强度应根据患者危险分层结果选择适宜强度。

运动强度可设定为最大运动能力的40%～80%，高中危患者初始强度选择40%～50%，低危患者初始强度可选择60%，随着体能、病情改善，应逐步增加运动强度。对于体能特别好的患者，运动强度可提高至最大运动能力的80%。

心率是常用且可靠的评估运动强度的变量，因此也常用来确定运动强度。

心率储备法：此法不受药物（如β–受体阻滞剂等）的影响，临床使用最广泛，方法如下：目标心率=（最大心率–静息心率）×运动强度+静息心率。例如，患者最大心率160次/分，静息心率70次/分，选择运动强度为60%，目标心率=（160–70）×60%+70=124次/分。

目标心率法：以静息心率为基础，目标心率在其基础上增加20～30次/分。高、中危患者或体能差的增加20次/分，低危患者或体能好的增加30次/分。此方法简单方便，但欠精确。

自感劳累分级：多采用Borg评分，患者根据自己感觉的劳累程度打分，由最轻至最重分别对应6～20分。通常建议患者在12～16分范围内运动。

临床常用的运动处方：每次运动20～40分钟，建议初始从20分钟开始，根据患者运动能力逐步增加运动时间，运动频率一般选择3～7次/周。

2. 抗阻运动

与有氧运动比较，抗阻运动引起的心率反应性较低，其主要增加心脏压力负荷的特点，有利于增加心肌血流灌注。另外，抗阻运动还有提高基础代谢率、改善运动耐力、刺激骨质形成、改善糖脂代谢等作用。

抗阻运动的形式多为循环抗阻力量训练，常用方法有利用自身体质量（如俯卧撑）、哑铃或杠铃、运动器械以及弹力带或弹力管，其中弹力带/弹力管具有易于携带、不受场地及天气的影响、能模仿日常动作等优点，特别适合基层应用。每次训练8～16组肌群，躯体上部和下部肌群可交替训练，建议隔天一次，每周训练2～3次。

抗阻运动的时期选择：PCI后至少3周，且应在连续2周有医学监护的有氧训练之后进行；心肌梗死或CABG后至少5周，且应在连续4周有医学监护的有氧训练之后进行；CABG后3个月内不应进行中到高强度上肢力量训练，以免影响胸骨的稳定性和胸骨伤口的愈合。

3. 柔韧性训练

骨骼肌最佳功能需患者的关节活动维持在应有范围内，保持躯干上部和下部、颈部和臀部的灵活性和柔韧性尤其重要，如果这些区域缺乏柔韧性，会增加慢性颈肩腰背痛的危险。老年人普遍柔韧性差，使日常生活活动能力降低。柔韧性训练运动对老年人很重要。除此以外，柔韧性训练还有助于释放压力、降低受伤风险及肌肉僵硬、改善体型及平衡肌肉等。

柔韧性训练宜每天进行，训练前应热身以避免损伤。热身运动为不少于5分钟的有氧训练。训练原则应以缓慢、可控制的方式进行，并逐渐加大活动范围，每次训练8～10个主要肌群。训练方法：每一部位拉伸时间6～15秒，逐渐增加到30秒，如可耐受可增加到90秒，其间正常呼吸，强度为有牵拉感觉同时不感觉疼痛，每个动作重复2～3次，总时间10分钟左右，每周3～7次。

4. 平衡功能处方

平衡能力指在不同的环境和情况下维持身体姿势的能力，可通过功能性前伸、单脚站立及器械评定等方法进行评定。平衡功能的训练可以提高和恢复平衡功能，减少跌倒风险以及减轻跌倒的后果，并提高日常生活活动能力及生活质量。

平衡功能受患者的性别、年龄和肌肉功能、前庭觉、视觉、本体感觉等影响，应根据患者情况制订个体化的平衡功能训练处方，其基本训练原则为：双足至单足、睁眼至闭眼、静态至动态，强度由易至难，运动处方为5～10分/次、2～5组/天、2～3天/周。

5.协调性训练

协调性是指完成动作平稳、准确和良好的控制运动的能力。心血管患者由于运动能力下降、肌力减退、柔韧性降低等原因，通常合并有协调功能障碍，尤其是老年人。

协调性训练的基本原则为：由易到难，由局部至全身，运动处方为5～10分/次，2～3组/天，3～5天/周。

6.运动的注意事项

（1）运动前充分评估与危险分层

包括一般医学评估和体适能评估。在对患者充分评估的基础上，将患者进行运动的危险分为低、中、高危三个等级，以便针对性地进行管理，采取不同等级的运动指导、监护策略，制订个体化运动处方。建议高危患者在严密医学监护下进行运动，中危患者可采用间断监护形式，低危患者无需监护。具体分组标准如下：

①低危组，符合以下所有指标时为低危组患者：

运动负荷试验指标：

A.运动中及运动后，无复杂的室性心律失常；无典型的心绞痛或其他主观症状（气促、头晕等）；心血管反应性正常（随着运动负荷的增减，心率和收缩压适当升高和降低）。B.运动功能储备≥7.0METs。

非运动负荷试验指标：

A.静息射血分数≥50%。B.心肌梗死后血运重建过程顺利，无并发症。C.静息时无复杂的室性心律失常。D.无充血性心力衰竭。E.心血管事件后或血运重建后，无心肌缺血表现。F.血运重建（急性心肌梗死溶栓、PCI或CABG术）后血管顺利再通且无并发症。G.无抑郁、焦虑等心理障碍。

②中危组，符合以下指标中的一项或多项时为中危组患者：

运动负荷试验指标：

A.运动至中高强度时（≥5.0METs）或恢复期出现心绞痛、气促、头晕等症状，或无症状性心肌缺血（ST段压低＜2 mm）。B.运动耐量5～7METs。

非运动负荷试验指标：

静息射血分数为40%～49%。

③高危组，符合以下任何一项指标即为高危组患者：

运动性负荷试验指标：

A. 低水平运动（＜5METs）或者恢复期出现心绞痛或气促、头晕等症状。B. 运动中或恢复期出现重度心肌缺血（ST段压低≥2mm）。C. 运动中出现血流动力学异常（如：在高负荷运动时，收缩压不升反降）或者运动恢复期出现显著的运动后低血压。

非运动性负荷试验指标：

A. 静息射血分数＜40%。B. 有心脏骤停或猝死病史。C. 静息时出现复杂的心律失常。D. 心肌梗死患者病情复杂或血运重建不顺利。E. 充血性心力衰竭。F. 心血管事件或血运重建后，遗留心肌缺血的症状或体征。G. 存在严重的焦虑、抑郁等心理障碍。

（2）运动三步曲

注意运动的三步曲，即"热身期、运动期、放松期"。运动前热身运动要充分，运动后要有放松期。热身期常采用低水平的有氧运动，时间约为5～15分钟，主要作用是放松和伸展肌肉、提高血管和关节适应性，避免心血管意外及运动器官损伤。放松期常采用慢节奏有氧运动或柔韧性训练，时间为5～10分钟，主要作用是让集中在运动系统的血液再分布，恢复至静息水平，避免增加心血管事件发生的风险，特别是老年患者及病情较重者，放松时间需相对延长。

（3）运动过程中严密观察

有心电监护指征的，如高危患者、中危患者运动初期，一定在监护下进行运动，同时监测血压和血氧饱和度。选择适当的运动方式，严格把握患者的运动强度及运动量，避免竞技性运动。运动中多询问、多观察、识别可能的危险信号。

如有胸痛、头昏、气短、恶心呕吐等症状立即停止运动，一旦患者出现不适，能正确判断并及时处理（备急救药品、抢救设备）。另外，应在患者感觉良好时进行运动，如果患者睡眠不佳，或有发热等症状，应暂停运动治疗。

（4）避免运动损伤

提供安全、舒适的运动环境，着运动装、运动鞋，必要时使用护具，重视热身和放松运动，指导患者规范地使用运动器材，避免运动造成的运动系统损伤。选择相对安全的运动器材及运动方式，如弹力带阻抗运动、徒手健身操等，可以降低运动损伤的风险。

（5）循序渐进，逐渐增量

心血管病患者运动方案要循序渐进、逐渐增量，并持之以恒、维持终生。要定期或根据患者运动时的反馈，适时地对患者进行再评估，并修正运动处方。避免过度训练造成不良后果或半途而废，同时避免训练强度不够达不到治疗效果。

三、营养管理

膳食营养是影响心血管病的主要环境因素之一，不平衡膳食会增加心血管病发生的风险，合理科学膳食可降低心血管疾病风险。心脏康复患者的营养问题主要包括营养过剩、营养不良、营养失衡等，涉及的营养因素包括总能量、脂肪（饱和脂肪和胆固醇）、维生素和矿物质等。

【目的】

营养管理的目的在于控制血脂、血压、血糖和体重，降低心血管疾病危险因素的同时增加保护因素。其对患者的预后有着积极的影响，对减少再入院和住院天数、提高限制钠及液体摄入的依从性、提高生活质量等心力衰竭治疗目标具有重要作用。

【评估】

1.膳食结构

膳食结构是指膳食中各类食物的数量及其在膳食中所占的比重。我国居民的膳食结构基本上属于以植物性食物为主、动物性食物为辅的发展中国家膳食模式，但从20世纪末开始有了明显变化。特别是在一些大城市和经济发达省份，动物性食物消费量成倍增长，而主食粮食的消费量逐渐下降。随着动物性食品消费的提高，人民的营养状况虽有了较大的改善，但引发心脑血管疾病的危险因素亦随之增加。

2. 超重和肥胖

评估指标包括体重指数（BMI）和腰围（WC）。[BNI=体重（kg）/身高^2（m^2）]，成年人正常BMI为18.5 ~ 23.9 kg/m^2，BMI在24 ~ 27.9 kg/m^2为超重，BMI＞28 kg/m^2为肥胖，应开始减重。腰围（WC）：指的是经脐点（om）的腰部水平围长，成年人正常腰围＜90/85 cm（（男/女）。如腰围＞90/85 cm（男/女），同样提示需控制体重；如腰围≥95/90 cm（男/女），应开始减重。减重可明显降低超重和肥胖患者心血管疾病危险因素水平，使罹患心血管疾病的危险降低。

3. 脂肪酸的摄入

脂肪酸的摄入要考虑其量和质，尤其是脂肪酸构成影响甚大。七国研究的早期研究结果对脂肪摄入是一种危险因素进行了讨论：摄入较多的反式脂肪酸及少量饱和脂肪酸可增加风险，而摄入较多非氢化多聚不饱和脂肪、单不饱和脂肪和橄榄油可降低风险。

4. 胆固醇的摄入

膳食胆固醇的摄入量与血脂呈正相关，因而增大了患动脉粥样硬化和冠心病的危险性，食高饱和脂肪酸和高胆固醇膳食血脂升高明显，以多不饱和脂肪酸代替饱和脂肪酸，则血脂升高不明显。一般情况是高饱和脂肪酸与高胆固醇同时存在，故应限制胆固醇摄入量，每日不超过300 mg。

5. 碳水化合物的摄入

根据高脂血症的成因不同，将高脂血症分为脂肪起因性的高脂血症和糖起因性高脂血症，其均可促进动脉粥样硬化。近几年研究显示，冠心病患者多伴有糖代谢异常，且随着年龄和体重的增加而增加。急性心肌梗死时出现的高血糖大部分时候可能是持续性的，并可能由代谢紊乱引起。长期处于高血糖状态致使血管组织在分子水平发生了大量转变，糖基化终末产物增多，作用于相关细胞上的受体，引起氧化应激和促炎反应，并增强炎症因子氧化作用，减少NO生成和利用，从而导致血管舒张功能障碍。

6. 盐的摄入

长期过量的钠盐摄入是国际公认的高血压发病主要危险因素之一，进而影响心血管发病率和死亡率。世界卫生组织（WHO）推荐的人均食盐摄入水平为每人每天食盐摄入量不超过5 g，中国居民膳食指南里提出的是6 g，而我国居民每人每日食盐摄入量平均为10.6 g，有72.6%的居民食盐的消费超过建议量。更令人担忧的是调查对象对盐与健康的基本知识知晓程度较低。

7. 抗氧化营养素（剂）、叶酸和类黄酮的摄入

血浆同型半胱氨酸水平与血清叶酸、维生素B_6、维生素B_{12}含量及其摄入量呈负相关。血浆同型半胱氨酸升高导致心血管疾病的原因为：①促进血栓形成；②增强LDL致动脉硬化；③促进血管平滑肌细胞增生；④增加氧化应激和氧自由基水平。

【营养原则】

1. 食物多样化，健康膳食。心血管健康膳食的选择应注重于全谷类、谷物食品、豆类、蔬菜、水果、瘦肉、家禽、鱼和脱脂乳制品。减少动物性食物的摄入量，避免高脂食物。

2. 总能量摄入与身体活动要平衡，增加身体活动，每天中等强度30分钟，每周5～7天。

3. 低脂肪、低饱和脂肪膳食。尽量减少摄入肉类食品和奶油，尽量不用椰子油和棕榈油。减少反式脂肪酸的摄入，少吃含有人造黄油的糕点、含有起酥油的饼干和油炸油煎食品。

4. 摄入充足的多不饱和脂肪酸。适量使用植物油，每周食用≥2次鱼类，每次150～200 g，相当于200～500 mg EPA和DHA。素食者可以通过摄入亚麻籽油和坚果获取a–亚麻酸。提倡从自然食物中摄取ω–3脂肪酸，补充鱼油制剂应适量。摄入适量的单不饱和脂肪酸。适量选择富含油酸的茶油、玉米油、橄榄油、米糠油等烹调用油。

5. 低胆固醇膳食。胆固醇摄入量不应超过200 mg/天。限制富含胆固醇的动物性食物，如肥肉、动物内脏、鱼籽、鱿鱼、墨鱼、蛋黄等。富含胆固醇的食物同时也多富含饱和脂肪，选择食物时应一并加以考虑。

6. 限盐。每天食盐不超过6 g，包括味精、防腐剂、酱菜、调味品中的食盐，提倡食用高钾低钠盐（肾功能不全者慎用）。

7. 适当增加钾，使钾/钠=1，即每天钾摄入量为70～80 mmol。通过每天

摄入蔬菜水果获得钾盐。

8. 足量摄入膳食纤维，每天摄入25 ~ 30 g，从蔬菜水果和全谷类食物中获取。足量新鲜蔬菜（400 ~ 500 g/天）和水果（200 ~ 400 g/天），包括绿叶菜、十字花科蔬菜、豆类、水果，可以减少患冠心病、脑卒中和高血压的风险。

【营养指导】

1. 评估

包括营养问题和诊断，即通过膳食回顾法或食物频率问卷（见本节表10-4-2），了解、评估每日摄入的总能量、总脂肪、饱和脂肪、钠盐和其他营养素摄入水平，饮食习惯和行为方式，身体活动水平和运动功能状态，以及体格测量和适当的生化指标。

2. 制订个体化膳食营养处方

根据评估结果，针对膳食和行为习惯存在的问题，制订个体化膳食营养处方。

3. 膳食指导

根据营养处方和个人饮食习惯，制订食谱；健康膳食选择；指导行为改变，纠正不良饮食习惯。表10-4-3为高血脂、动脉粥样硬化、冠心病膳食营养方案，表10-4-4为心肌梗死患者食品宜忌。在为该类患者具体制订食谱时可参照表中内容进行制订。也可按照表中内容对患者进行健康膳食指导。

4. 营养教育

对患者及其家庭成员，使其关注自己的膳食目标，并知道如何完成它；了解常见食物中盐、脂肪、胆固醇和能量含量，各类食物营养价值及其特点，《中国居民膳食指南》，食品营养标签应用，科学运动等。

5. 注意事项

将行为改变模式与贯彻既定膳食方案结合起来。膳食指导和生活方式调整应根据个体的实际情况考虑可行性，针对不同危险因素进行排序，循序渐进，逐步改善。

表10-4-2 膳食习惯调查

问题	选项	分数	得分
1. 您平时一日几餐？	一日5～6餐	5分	
	一日4餐	3分	
	一日3餐	2分	
	一日2餐，有时甚至1餐	0分	
2. 您经常吃早餐吗？	每天或几乎每天吃	5分	
	大于3次/周	3分	
	小于3次/周	2分	
	从不吃	0分	
3. 您的晚餐吃得多吗？	非常多，很容易吃多	0分	
	经常不吃晚餐	1分	
	一般，七八分饱	3分	
	吃得较少，清淡少油	5分	
4. 您经常吃加工过的食物吗？	经常吃	0分	
	一般，有时吃	2分	
	很少吃	3分	
	从不吃	5分	
5. 您平时经常吃蔬菜吗？	经常吃，每天能达到一斤左右	5分	
	经常吃，但是每天半斤左右	4分	
	有时吃，吃的量不足半斤	3分	
	很少吃，想起来就吃，量很少	2分	
	从不吃	1分	
6. 您平时经常吃粗粮吗？	经常吃	5分	
	一般，有时吃	3分	
	很少吃	2分	
	从不吃	0分	
7. 您爱吃水煮鱼、汉堡、薯条、红烧肉这样的高油食品吗？	喜欢，经常吃	0分	
	一般，有时吃	2分	
	不喜欢，很少吃	3分	
	讨厌，从不吃	5分	

（续表）

问题	选项	分数	得分
8. 您经常吃方便面或快餐吗？	经常吃	0分	
	一般，有时吃	2分	
	很少吃	3分	
	从不吃	5分	
9. 您常吃瓜子、花生、松子、莲子等零食吗？	非常喜欢吃，经常停不了口	0分	
	讨厌，从不吃	1分	
	很少吃	3分	
	一般，有时吃	4分	
	经常吃，但每次少量吃	5分	
10. 您经常喝酒吗？	大于3次/周，常醉	0分	
	喝白酒/啤酒，小于3次/周	2分	
	从不喝	3分	
	时常喝少量葡萄酒或白酒	5分	
11. 您习惯一边看电视一边吃零食吗？	经常	0分	
	有时会这样	2分	
	很少这样做	3分	
	从不	5分	

表10–4–3　高血脂、动脉粥样硬化、冠心病膳食营养方案

食物类别	摄入量（g/d）	选择品种	减少、避免的膳食品种
谷类	250 ~ 400	标准粮（米、面）、杂粮	精粮（米、面）、糕点甜食、油炸油煎食品
肉类	75	瘦猪、牛、羊肉，去皮禽肉，鱼类	肥肉、加工肉制品（肉肠类）、鱼子、虾、蟹黄鱿鱼、动物内脏
蛋类	3 ~ 4[a]	鸡蛋、鸭蛋蛋清	蛋黄
奶类	250	脱脂/低脂鲜牛奶 、酸奶	全脂牛奶、奶粉、乳酪等奶制品
大豆	30 ~ 50	黄豆、豆制品（豆腐150 g，豆腐干45 g）	油豆腐、豆腐泡、素什锦等
新鲜蔬菜	400 ~ 500	深绿叶菜、红黄色蔬菜、紫色蔬菜	
新鲜水果	200	各种新鲜水果	加工果汁、加糖果味饮料

（续表）

食物类别	摄入量（g/d）	选择品种	减少、避免的膳食品种
食用油	20	橄榄油、茶油、低芥酸菜籽油、豆油花生油、葵花油、芝麻油、亚麻籽油	棕榈油、椰子油、奶油、黄油、猪油、牛羊油，其他动物油
添加糖类	＜10	白砂糖、红糖	
盐	＜6	高钾低钠盐	酱类、腐乳、咸菜等腌制品

注：a 摄入量单位：个/周

表10-4-4　心肌梗死患者食品宜忌

食品类别	推荐的食品	忌吃或少吃食品
谷类及制品	大米、面粉、小米、玉米、高粱	各种黄油面包、饼干、糕点、油条、油饼等多油食品
禽、肉类	瘦猪、牛、羊肉，去皮禽肉	含钠盐罐头食品、香肠、咸肉、腊肉、肉松
水产类	新鲜淡水鱼（＜120g/d）及海鱼	咸鱼、熏鱼
奶蛋类	鸡蛋或鸭蛋（1个/d）、牛奶	咸蛋、皮蛋、乳酪等
豆类及制品	各种豆类、豆浆、豆腐	油炸臭豆腐干、霉豆腐
蔬菜类	各种新鲜蔬菜	咸菜、酱菜、榨菜等腌制菜
水果类	各种新鲜水果	葡萄干、含有钠盐水果罐头或果汁，水果糖等
饮料	淡茶、咖啡等	汽水、啤酒、浓肉汤等
油脂类	植物油为主、动物油少量	奶油、人造奶油
调味品	醋、糖、胡椒、葱、姜、咖喱	味精、食盐、酱油、各种酱菜

四、戒烟管理

吸烟是心血管疾病强大的独立危险因素，戒烟可降低心血管疾病发病和死亡风险。戒烟的长期获益至少等同于，甚至优于目前常用的冠心病二级预防药物如阿司匹林和他汀类药物，戒烟也是挽救生命最经济有效的干预手段。戒烟是冠心病一级预防和二级预防的重要措施。

【目的】

1. 降低冠心病的死亡风险；

2. 降低急性心肌梗死的发生风险；

3. 降低心肌梗死后的死亡风险；

4. 降低冠脉介入治疗后患者的死亡风险。

表10-4-5　戒烟对心血管的获益情况

戒烟时间	心血管获益
2个月	血压和心率下降
3个月	改善心血管生物标记物
6个月	降低CVD危险参数
	改善动脉僵硬度
	改善近期发生MI患者冠脉内皮功能
1年	降低二次CHD风险
5年	降低心血管死亡、MI和卒中的风险
	改善炎症和止血标记物
20年	逆转外周动脉粥样硬化
	使炎症和止血标记物恢复至正常水平

戒烟6个月后心血管功能明显获益。无论是戒烟还是减少吸烟量，均可显著降低心血管相关危险因素，具体见表10-4-5。

【评估】

1. 烟草使用的评估

确诊烟草依赖综合征通常需要在过去一年内体验过或表现出下列六条中的至少三条：

（1）对吸烟的强烈渴望或冲动感；

（2）对吸烟行为的开始、结束及剂量难以控制；

（3）当吸烟被终止或减少时出现生理戒断状态；

（4）耐受的依据，例如必须使用较多剂量的烟草才能获得过去较低剂量的效应；

（5）因吸烟逐渐忽视其他的快乐或兴趣，在获取、使用烟草或从其作用中恢复过来所花费的时间逐渐增加；

（6）固执地吸烟不顾其明显的危害性后果，如过度吸烟引起相关疾病后仍然继续吸烟。

2. 尼古丁依赖的评估

大多数吸烟者都有程度不同的尼古丁依赖。尼古丁依赖的程度一般与吸烟的强度和烟龄有关，但也有少数人，尼古丁依赖可以很快发生，有些吸烟者甚至仅几支香烟后就表现出依赖，特别多见于复吸者。常规的尼古丁依赖评估（见表10-4-6）可以预测吸烟者在停止吸烟后是否会出现尼古丁戒断反应，以及评估辅助戒烟的力度和方式。

表10-4-6　尼古丁依赖性评分表

评估内容	0分	1分	2分	3分
您早晨起来后多长时间吸第一支烟？	＞60分钟	31～60分钟	6～30分钟	≤5分钟
您是否在许多禁烟场所很难控制吸烟的需求	否	是		
您认为哪一支烟（其他时间、早晨第一支）您最不愿意放弃？	其他时间	早晨第一支		
您每天抽多少支卷烟？	≤10支	11～20支	21～30支	＞30支
您早晨醒来后第一个小时是否比其他时间吸烟多？	否	是		
您卧病在床时仍旧吸烟吗？	否	是		

注：积分0～3分为轻度依赖；4～6分为中度依赖；≥7分提示高度依赖。

3. 有戒烟意愿的吸烟者的评估（5A法）

（1）询问患者是否使用烟草；

（2）建议患者戒烟；

（3）评估患者戒烟的意愿；

（4）帮助具有戒烟意愿的患者戒烟；

（5）安排随访以防止复吸。

4. 尚无戒烟意愿的吸烟者的评估（5R法）

5R法包括相关性（relevance）、危险性（risk）、益处性（reward）、障碍性（roadblocks）以及反复性（repetition）。5R法可以增加吸烟者的未来戒烟尝试。

5. 戒烟后复吸者的评估

（1）负性情绪或心理压力；

（2）处于吸烟的生活环境和工作环境；

（3）饮酒，聚会；

（4）与条件反射相关的吸烟冲动；

（5）存在吸烟的诱发因素；

（6）容易获得烟草的条件；

（7）戒断症状；

（8）戒烟知识误区：突然戒烟不好。

【戒烟原则】

1. 医务人员榜样示范作用；

2. 重视宣教，抓住一切机会进行戒烟教育；

3. 非药物干预：给予心理支持治疗和行为指导；

4. 药物干预：给予戒烟药物治疗；

5. 安排随访。

【戒烟指导】

1. 戒烟教育——戒烟干预的重要手段

了解吸烟危害和戒烟获益的相关知识是吸烟者成功戒烟的强动力。呼吁心血管医护抓住一切机会、利用各种渠道进行戒烟教育，包括接诊患者时、PCI/CABG前后和发生急性心脏事件后，开展科普讲座及撰写科普文章。建议各心血管病房和心血管门诊设立吸烟危害专栏以及戒烟警示牌等。

表10-4-7 戒烟的阶梯过程

第12阶段 5年没吸烟

第11阶段 1年没吸烟

第10阶段 1个月没吸烟

第9阶段 1周没吸烟

第8阶段 几天（＜1周）没吸烟

第7阶段 戒了24小时以上，但又复吸了

第6阶段 戒了，但几小时内复吸

第5阶段 没戒，但减量了

第4阶段 设立了戒烟日

第3阶段 考虑设立戒烟日

第2阶段 能列出戒烟的理由

第1阶段 对戒烟感兴趣

2. 非药物干预

心理支持治疗和行为指导。国外研究显示，没有戒烟指导，吸烟者能够成功戒烟1年以上的比例不超过5%。因此需要给予大多数戒烟者行为指导。进行戒烟治疗之前，应首先了解戒烟者戒烟的阶梯过程（表10–4–7）与通常模式（表10–4–8）。Prochaska和Diclemente描述了戒烟的一系列阶段，在不同阶段吸烟者对问题的看法和认识不同。对愿意戒烟者用5R法帮助戒烟，对不愿意戒烟者用5R法增强戒烟动机，增加戒烟愿望。

表10–4–8　戒烟者戒烟的通常模式

戒烟分期	戒烟模式
尚未准备戒烟期	未来6个月内尚未打算戒烟
戒烟思考期	打算在未来6个月内开始戒烟
戒烟准备期	打算在未来1个月内开始戒烟
戒烟行动期	已经戒烟，但时间少于6个月
戒烟维持期	保持无烟状态6个月以上
复吸期	保持无烟状态一段时间后重新再吸

3. 药物干预

一线戒烟药物包括伐尼克兰、尼古丁替代治疗相关制剂、安非他酮。（1）伐尼克兰是非尼古丁类药物，也是高选择性$\alpha_4\beta_2$乙酰胆碱受体部分激动剂，在合并心血管疾病吸烟者中的疗效和安全性已获证实；（2）尼古丁替代治疗（NRT）：多项临床试验证实，与安慰剂组相比，所有NRT药物能增加4周持续戒烟率1倍。有证据表明，NRT类药物对于每天吸烟10支及以上的人群戒烟效果较显著；（3）安非他酮：可使长期（＞5个月）戒烟率增加2倍。到目前为止，没有研究显示安非他酮用于戒烟治疗时增加心血管事件的发生率。

4. 随访和复吸处理

随访可强化戒烟效果。随访时间：在戒烟后第1周、第2周、第3周、第2个月、第3个月、第6个月总共随访次数不可少于6次。随访形式：可要求戒烟者到戒烟门诊复诊，或通过电话、微信、邮件形式了解其戒烟情况。随访内容：（1）是否从戒烟中获得了益处；获得了什么益处，如咳嗽症状减轻、形象改善、自信心增强等；（2）在戒烟方面取得了哪些成绩，如从戒烟日起完全没有吸烟、戒断症状明显减轻、自己总结了一些戒烟经验；（3）在戒烟过程中遇到了哪些困难或不适（如烦躁、精神不集中、体重增加等），如何解决这些困难；（4）戒烟药物的效果和存在的问题；（5）在今后可能遇到的困难，如不可避免的吸烟诱惑、戒烟意识的松懈等。

5.预后

出院后2个月内是患者复吸的高发时间。原因有：（1）缺少支持。（2）心情不好或抑郁。（3）强烈或持续的戒断症状。（4）体重增加：建议规律运动，强调健康饮食，反对严格节食。使吸烟者确信戒烟后体重增加是正常现象，但也可自我控制，不会太严重。采用可延缓体重增加的药物，如盐酸安非他酮缓释片。（5）精神萎靡不振或时感饥饿：加以安慰，告知患者这种感觉系常见、自然的反应。

进一步调查吸烟者确实没有沉溺于周期性吸烟，建议自我奖励，强调开始吸烟（即使只是闻一下）也将增加吸烟的欲望，使戒烟变得更困难。因此可选择一些替代品帮助克服：如口香糖、牙签等可针对嘴上的习惯，铅笔、勺子、咖啡搅拌棒等可针对手上的习惯。建立一整套的健康的生活方式：饮食清淡，多吃水果蔬菜；保证睡眠；增加体育锻炼；戒烟期间应避免酒、浓茶等刺激性饮料与食物。

五、心理和睡眠管理

【心理管理】

不论是在正常人群或是心脏疾病患者，精神心理问题与心血管疾病关系密切，与其发生、发展及死亡均有关，是心血管疾病不良预后的预测因子，是其发生的独立危险因素，更重要的是它对心脏病患者的生命质量有着重要的负面影响。因此，心理管理就显得尤为必要。

【目的】

1.降低心血管病的发病率和死亡率。

2.尽快回归工作、恢复正常家庭生活。

【评估】

表10-4-9　焦虑抑郁量表（HAD）

姓名	性别	年龄	住院号

1. 我感到紧张（或痛苦）(　　)
   A.几乎所有时候（3分）
   B.大多数时候（2分）
   C.有时（1分）
   D.根本没有（0分）
2. 我对以往感兴趣的事情还是有兴趣（　　）
   A.基本上没有了（3分）
   B.只有一点（2分）
   C.不像以前那样多（1分）
   D.肯定一样（0分）
3. 我感觉有点害怕好像预感什么可怕的事情要发生（　　）
   A.非常肯定和十分严重（3分）
   B.是有，不太严重（2分）
   C.有一点，但并不使我苦恼（1分）
   D.根本没有（0分）
4. 我能够哈哈大笑，并看到事物有趣的一面（　　）
   A.根本没有（3分）
   B.现在肯定是不太多了（2分）
   C.现在已经不太这样了（1分）
   D.我经常这样（0分）
5. 我的心中充满烦恼（　　）
   A.大多数时间（3分）
   B.时常如此（2分）
   C.时时，但并不轻松（1分）
   D.偶尔如此（0分）
6. 我感到快乐（　　）
   A.根本没有（3分）
   B.并不经常（2分）
   C.有时（1分）
   D.大多数时间（0分）
7. 我能够安闲而轻松地坐着（　　）
   A.根本没有（3分）
   B.并不经常（2分）
   C.有时（1分）
   D.肯定（0分）

（续表）

姓名	性别	年龄	住院号
8. 我对自己的仪容失去兴趣（ ） A.肯定（3分） B.并不像我应该做的那样关心（2分） C.我可能不是非常关心（1分） D.我仍然像以往一样关心（0分） 9. 我有点坐立不安，好像感到非得活动不可（ ） A.确实非常多（3分） B.是不少（2分） C.并不很少（1分） D.根本没有（0分） 10. 我对一切都是乐观向前看（ ） A.几乎从不这样做（3分） B.很少这样做（2分） C.并不完全是这样做（1分） D.差不多是这样子（0分） 11. 我突然觉得有点恐慌感（ ） A.确实是很经常（3分） B.非常肯定，十分严重（2分） C.并非经常（1分） D.根本没有（0分） 12. 我好像感到情绪在渐渐低落（ ） A.几乎所有时间（3分） B.很经常（2分） C.有时（1分） D.根本没有（0分） 13. 我感到有点害怕，好像某个内脏器官变化了（ ） A.非常经常（3分） B.很经常（2分） C.有时（1分） D.根本没有（0分） 14. 我能欣赏一本好书或一段好的广播或电视节目（ ） A.很少（3分） B.并非经常（2分） C.有时（1分） D.常常如此（0分）			

（续表）

姓名	性别	年龄	住院号
HAD代表可评定抑郁和焦虑的状况。 D代表抑郁，A代表焦虑，每个项目均分为4个评分 测试结果：总分0～7分代表无抑郁或焦虑 总分8～10分代表可能或“临界”抑郁或焦虑 总分11～21分代表可能有明显抑郁或焦虑 诊断抑郁时需将所有双号项目评分叠加总分 诊断焦虑时需将所有单号项目评分叠加总分			

表10-4-10　心脏康复双心自我评价表

姓名		性别		年龄		住院号		日期	
一、GAD-7									
在过去两星期，有多少时间您受以下任何问题困扰，请在您的选择下打√									
编号	项目	0=完全不会	1=几天	2=一半以上的日子	3 = 几 乎每天				
1	感觉紧张、焦虑或着急								
2	不能停止担忧或自我控制担忧								
3	对各种各样的事情担忧过多								
4	很难放松下来								
5	由于不安而无法静坐								
6	变得容易烦躁或急躁								
7	感到似乎将有很可怕的事情发生而害怕								
二、PHQ-9									
在过去的两周里，您是否有过以下9种问题困扰，请选择并在相应的位置打上√									

（续表）

编号	项目	0=从来没有	1=偶尔几天有	2=经常有（过去两周里，多于1周有）	3=几乎每天有
1	做事缺乏兴趣				
2	感到沮丧、失落、绝望				
3	睡眠不好，睡眠不深或不足				
4	感觉疲惫				
5	食欲不好，或者暴饮暴食				
6	自己失败，或感觉你给自己或者你的家人带来失败				
7	阅读或者看电视时不能集中注意力				
8	他人可以察觉到你说话或者活动速度变慢了，或者跟往常比因为烦躁不安而走动增多				
9	有自杀的念头或者想用某种方式伤害自己				

注：轻度患者：5~9分；重度患者：10~19分；重度患者：>20分

【心理管理原则】

1. 一般患者反应的处理——认知行为治疗；
2. 运动指导；
3. 药物治疗；
4. 放松训练与生物反馈技术。

【心理指导】

1. 健康教育

心血管科患者常因对疾病不了解、误解和担忧导致情绪障碍，需要从心理上帮助患者重新认识疾病，合理解释患者心脏疾病转归和预后，纠正患者不合理的负性认知，恢复患者的自信心，可使很多患者的焦虑抑郁情绪得到有效缓解。健康教育可通过定期讲课形式或一对一咨询方式进行。内容包括冠心病、高血压、心律失常、心力衰竭等疾病的防治课程，让患者了解疾病的发生和预后，减少对疾病的误解和不了解造成的心理障碍。同时让患者了解精神心理障碍对心脏疾病发生的影响，使得患者重视精神心理障碍的治疗。

2. 运动治疗

应遵循一般原则并注意：（1）建议高危患者在有心电和血压监护下运动。一方面可以观察患者在运动中的心血管反应，及时调整运动处方；另一方面可消除患者的运动恐惧心理，让患者在放松状态下运动。低危患者可以选择在康复中心或者家中进行运动训练；建议在运动过程中播放舒缓的音乐，营造放松的运动环境。（2）低危冠心病患者或心血管神经症患者有氧运动强度可偏大，建议达到最大运动量的70%～80%；高危冠心病患者则从中低强度开始，循序渐进。在每次运动前后给予柔韧性运动方式进行热身和放松，有助于预防运动损伤。中老年患者可进行平衡训练降低运动中跌倒的风险。在运动治疗一段时间后应适当增加抗阻训练，以增强肌力和肌耐力，改善患者的生活质量。（3）治疗过程当中多和患者及家属交流，及时解答患者的困惑。多给予鼓励，尤其是在患者有进步时，心理支持应贯穿治疗的始终，包括家属。

3. 加强药物指导

以患者能够理解的方式进行，使用亲切的语言使患者感到宽慰，根据患者医疗需求和受教育程度提供浅显易懂的口头和书面信息，如为什么需要治疗，怎样治疗，治疗的益处，各个药物的用法用量、注意事项和可能产生的不良反应，用药方案尽量适应患者的生活工作习惯。通过对患者健康教育过程提高患者对自身疾病的认识，正确理解治疗方案，促使患者家属积极配合，支持和监督患者接受治疗。药物治疗的注意事项：（1）治疗目标要确切，如针对明显焦虑症状或抑郁症状；（2）全面考虑患者的症状特点（如是否伴有失眠）、年龄、躯体疾病状况、有无合并症、药物的耐受性等，尽量做到个体化用药；（3）剂量逐步递增：采用最低有效量，使出现不良反应的可能降到最低。与患者有效的沟通治疗的方法、药物的性质、作用、可能的不良反应及对策，增加患者治疗的依从性；（4）新型抗抑郁药物一般治疗在2周左右开始起效，治疗的有效率与用药持续时间存在函数关系，如果足量治疗6～8周无效，应重新评估病情（咨询精神科），若考虑换药，首先考虑换用作用机制不同的药物；（5）治疗持续时间一般在3个月以上，具体疗程目前缺乏研究证据，需根据具体病情决定后续康复措施和药物治疗角色。

4. 放松训练与生物反馈技术

放松训练与生物反馈技术可减少心血管事件及再发，促进病情恢复。放松训练包括运用腹式呼吸和集中注意力的想象，进行渐进性肌肉放松、自我催眠、沉思、冥想。接受简单放松训练的手术患者表现出术后谵妄减少、并发症减少、住院时间缩短。生物反馈治疗倾向用于那些喜爱器械及对“谈话治疗”持怀疑态度的患者。通过传感器将采集到的内脏活动信息加以处理和放大，及时准确地用人们所熟悉的视觉或听觉信号加以显示，相当于让人们听到或看到内脏器官的活动。通过学习和训练，人们就能在一定范围内做到对内脏器官活动的随意性控制，对偏离正常范围的内脏器官活动加以纠正，恢复内环境的稳态，从而达到防治疾病的目的。

参考文献

[1]中国康复医学会心血管病专业委员会. 中国心脏康复与二级预防指南[M]. 2018版. 北京: 北京大学医学出版社, 2018.

[2]胡大一. 心脏康复[M]. 北京: 人民卫生出版社, 2018.

[3]上月正博著. 心脏康复. 江钟立译 [M]. 北京: 人民军医出版社, 2017.

第十一章　周围血管疾病

第一节　胸主动脉瘤

【概述】

胸主动脉瘤是由于各种原因造成胸主动脉壁局部损伤破坏，在主动脉血流压力作用下管腔逐渐膨大扩张形成。胸主动脉各部分包括升主动脉、主动脉弓、降主动脉均可发生主动脉瘤。

【分类】

1. 按病理分类

真性动脉瘤、假性动脉瘤和夹层动脉瘤。

2. 按部位分类

升主动脉瘤、主动脉弓动脉瘤和降主动脉瘤。

3. 按病因分类

动脉粥样硬化性动脉瘤、先天性动脉瘤、感染性动脉瘤、遗传性疾病、外伤、非特异性炎症和主动脉溃疡。

【临床表现】

1. 胸痛

一般不剧烈，多为胀痛或跳痛，呈间歇性或持续性，有时因瘤体压迫侵蚀骨质及神经时，疼痛可加重，并出现放射痛，如动脉瘤有感染，夹层形成或趋于破裂，则疼痛骤然加重呈撕裂样。

2. 压迫症状

动脉瘤逐渐增大时可压迫邻近的组织和脏器。升弓部动脉瘤压迫气管导致咳嗽、呼吸困难，压迫喉返神经引起声音嘶哑，压迫膈神经导致膈肌麻痹。弓降部动脉瘤可压迫食管引起吞咽困难，压迫上腔静脉导致上半身血液回流受阻。

3. 局部组织缺血

由动脉瘤囊内形成附壁血栓、血栓脱落、动脉本身狭窄或闭塞所致。脑缺血可有昏厥、耳鸣、眼花、昏迷甚至瘫痪，冠状动脉缺血可引起心绞痛及心肌梗死。

4. 心功能不全

长期高血压心肌受累、主动脉瘤造成主动脉瓣关闭不全出现心慌、气短及心力衰竭等症状。

5. 主动脉瘤破裂的表现

主动脉瘤突然破裂出血，胸主动脉瘤破入气管可引起大咯血、窒息；破入食管，可出现大量呕血。升主动脉瘤破裂可出现急性心脏压塞。腹主动脉瘤破入十二指肠可引起上消化道出血，而发生失血性休克，甚至死亡。

【辅助检查】

1. 胸、腹部X线检查

可以看到动脉瘤的钙化轮廓，但25%病人没有钙化，X线平片看不到。

2. 超声检查

可描绘出动脉瘤的横径和长度以及附壁血栓。

3. CT血管造影（CTA）和磁共振血管造影（MRA）检查

可确定瘤体大小和部位，成为诊断的金标准。

4. 主动脉造影

为外科手术或腔内治疗术前评价动脉瘤的手段，但有并发症的危险，如出血、过敏和动脉栓塞，并且由于附壁血栓的存在，可能低估动脉瘤的实际大小。

【治疗】

1. 内科治病

控制高血压，治疗伴随疾病如糖尿病、高脂血症、冠心病及心功能不全等。

2. 外科治疗

对已发生破裂的主动脉瘤，应急诊尽快行外科治疗。对未破裂的主动脉瘤，如出现腹痛、腰背痛等症状，则具有手术干预的指征。对未破裂且无症状的主动脉瘤，如直径增大至一定程度或增长速率较快，破裂风险增加，则亦具有外科干预的指征。如在腹主动脉瘤，一般直径大于4.5cm，或半年增长大于5mm，即具有外科治疗的指征，目前外科治疗方法主要有两大类：

（1）开放手术：开腹或开胸，行动脉瘤切除、人工血管置换，为传统的治疗方法。手术创伤大、风险高，对患者的身体条件相应的要求也较高。

（2）腔内修复术：经动脉穿刺或小切口，在主动脉内植入覆膜支架，隔绝瘤腔并原位重建血流通路。因无需开胸、开腹，具有创伤小、恢复快的优点。

【护理常规】

1.术前护理

（1）常规腹股沟区备皮。

（2）建立静脉通路。

（3）保持安静状态，减少剧烈动作，避免情绪波动，必要时应用镇静剂。

（4）训练床上大小便。

（5）严密观察病情变化，监测血压水平，记录出入量。

（6）评估病人足背动脉，桡动脉或股动脉的搏动情况。

2.术后护理

（1）给予心电监护，做12导联心电图，密切观察生命体征及神志变化。

（2）立即给予持续低流量鼻导管吸氧2～5 L/分。

（3）给予绝对卧床休息24小时，术肢制动12小时，进行被动活动。股动脉穿刺处以加压器加压12小时，观察穿刺处伤口是否有渗血及下肢皮肤温度、颜色及足背动脉搏动情况。

（4）遵医嘱给予降压、控制心室率等治疗，密切观察用药后的反应。

（5）给予双下肢按摩，5～10分钟/次，间隔20～30分钟一次，预防血栓形成。

（6）指导患者少量多次饮水，饮水量在1500～2000 mL左右，促进造影剂的排出，观察尿量。发生尿潴留，给予按摩腹部等措施诱导排尿，必要时遵医嘱留置导尿。

（7）给予清淡易消化，富含维生素的流食或半流食，保持大便通畅，避免用力。

（8）协助生活护理，每2小时轴线翻身一次，预防压力性损伤的发生。

（9）给予心理指导，及时与患者沟通，减轻患者焦虑紧张情绪。

【健康指导】

1. 合理饮食，原则上应选择低胆固醇、低动物脂肪、低热量、低糖饮食。多食蔬菜水果，戒烟限酒。

2. 遵医嘱按时、按量服药，避免随意增减药物。

3. 适量有氧运动，如慢跑、快走等，保证充足的睡眠。

4. 劳逸结合，保持良好情绪。

5. 避免各种诱发因素及合并症，如：紧张、劳累、情绪激动、便秘、高血压、糖尿病等。

6. 定期复查，不适随诊。

第二节　腹主动脉瘤

【概述】

腹主动脉瘤是指肾动脉平面以下腹主动脉的局限性扩张，其直径大于正常腹主动脉直径的1.5倍。瘤体一旦形成，必将进行性增大，最后破裂，危及生命。腹主动脉瘤是血管外科最常见的危急重症之一，随着我国人口老龄化、饮食结构改变及检测手段的更新，腹主动脉瘤发病率呈明显上升趋势。值得注意的是，多数同时伴有其他部位的动脉瘤，如髂总动脉、髂内动脉以及股动脉等动脉瘤。

【临床表现】

1. 腹部肿块

最常见，多为首发症状。体检时可在腹部扪及光滑、有弹性的腹部肿块，肿块多呈圆形或梭形，且具有心律一致的搏动性。

2. 腹痛

比较常见，多为胀痛或跳痛，多位于脐周或中上腹部，也可涉及背部呈间歇性或持续性，有时可有腰背部放射痛。但腹主动脉瘤因感染或瘤壁夹层血肿形成而趋于破裂时，腹痛加重，多为撕裂样痛。

3. 压迫症状

腹主动脉瘤增大可压迫临近的组织器官，压迫胆总管可发生黄疸，压迫小肠发生肠梗阻，压迫输尿管发生肾绞痛及血尿，压迫膀胱发生尿频、尿流呈波动状等。

4. 缺血症状

腹主动脉瘤瘤腔内附壁血栓脱落可导致下肢缺血表现，出现下肢麻木、发冷、间歇性跛行及静息痛。

5. 破裂症状

腹主动脉瘤进行性增大，最终瘤体破裂出血，出现失血性休克体征，危及生命。

6. 腹主动脉瘤压迫髂静脉可引起下肢浮肿，压迫精索静脉可见局部静脉曲张。

7. 压迫输尿管可致肾盂积水、肾盂肾炎以及肾功能减退。

【辅助检查】

1. 胸、腹部X线检查

可以看到动脉瘤的钙化轮廓，但25%的病人没有钙化，X线平片看不到。

2. 超声检查

可描绘出动脉瘤的横径和长度以及附壁血栓。

3. CT血管造影（CTA）和磁共振血管造影（MRA）检查

可确定瘤体大小和部位，成为诊断的金标准。

4. 主动脉造影

为外科手术或腔内治疗术前评价动脉瘤的手段，但有并发症的危险，如出血、过敏和动脉栓塞，并且由于附壁血栓的存在，可能低估动脉瘤的实际大小。

【治疗】

1. 外科手术治疗

即开腹行腹主动脉瘤切除、人工血管置换术。

2. 腔内治疗

同主动脉夹层。

【护理常规】

1. 术前护理

（1）体位与活动：绝对卧床休息。

（2）饮食指导：饮食低盐低脂饮食，富含纤维素，防止便秘。

（3）控制血压：控制血压是预防腹主动脉瘤破裂的关键，手术前血压宜控制在120/70 mmHg以下，夹层动脉瘤宜控制在100/60 mmHg以下。降压药物的使用可参考主动脉夹层病人的护理。

（4）控制疼痛：病人主诉疼痛时应高度重视，警惕瘤体破裂。详细询问疼痛的性质、持续的时间、范围及程度。遵医嘱给予药物止疼，避免因疼痛导致的血压升高。

（5）健康教育及心理护理：术前应加强心理护理及健康教育，避免导致瘤体破裂的因素。①告知病人勿用力排便，使用坐便器，避免蹲位入厕。②食用富含纤维素的食物，多饮水，防止便秘。习惯性便秘者，可给予麻仁丸口服。③预防感冒，避免剧烈咳嗽，必要时给予雾化吸入、祛痰镇咳药物。④腹部避免撞击等。⑤手术前向病人及家属详细交代病情，说明手术的重要性和必要性，介绍医护人员以及术前周密的手术计划和准备，在交代风险的同时积极强调病人自身的有利条件和积极因素，消除病人的紧张及焦虑情绪。

（6）术前准备：术前戒烟，指导呼吸功能训练。根据手术方式和麻醉方式的不同，行皮肤准备、肠道准备，准备好术中用药等。对于腹主动脉瘤先兆破裂者不主张灌肠和安置胃管，避免围手术期不良刺激导致的瘤体破裂。

2. 术后护理

（1）体位与活动：行腹主动脉瘤切除人工血管置换术者，麻醉清醒后予半卧位，术后3天内应绝对卧床休息。行腔内治疗者，术后24小时应卧床休息，平卧位或低斜坡卧位，双下肢适当制动，24小时后可离床活动。

（2）饮食：开腹手术者，术后应早期拔除胃管，适量进水，待肛门排气后进食半流质，并逐渐过渡到正常饮食。行腔内治疗者，术后6小时即可进食。饮食以高蛋白、高维生素、高纤维素、低盐、低脂、易消化为宜。

（3）病情观察：

①神经系统：密切监测患者神经及精神状态。

②呼吸系统：密切监测患者呼吸功能及血氧饱和度。持续低流量吸氧，雾化吸入每天2～3次，指导深呼吸、有效排痰等。

③循环系统：给予心电监护，密切监测血压、心率、尿量等。血压高者继续给予降压治疗，使血压控制在正常范围内。

④泌尿系统：动脉监测肾脏功能、电解质，记录24小时尿量。

⑤伤口的观察与护理：开腹手术者，观察伤口有无渗血、渗液，有无脓性分泌物及脂肪液化。行腔内治疗者，腹股沟切口可用盐袋压迫6小时，观察腹股沟切口周围有无肿胀及皮下瘀斑。

⑥下肢循环的观察：包括下肢皮肤颜色、温度、动脉搏动情况、有无感觉异常等。

⑦疼痛护理：评估疼痛的部位、程度、性质及持续时间，遵医嘱给予镇痛药物。

3.并发症的预防和护理

（1）腹腔内出血

常见于开腹行腹主动脉瘤切除人工血管置换术后，多由于人工血管吻合口破裂出血。病人精神差或神志淡漠、四肢湿冷、血压进行性下降、心率增快、达120次/分以上、尿量减少、查腹部膨隆、腹腔内抽出不凝血，应警惕腹腔内出血的可能。立即建立至少两条静脉通路，抗休克治疗的同时积极做好术前准备，一旦明确诊断，应立即行二次手术。

（2）肾功能衰竭

腹主动脉瘤切除术中阻断腹主动脉时间过长、肾动脉灌注减少，以及人工血管内支架修复术中输送导管或支架时导致附壁血栓脱落，栓塞肾动脉，均可导致急性肾功能衰竭。腹主动脉瘤切除术中应尽量缩短腹主动脉阻断时间，术中合理补液，以及应用甘露醇等渗透性利尿药保护肾脏功能。术后监测24小时尿量、血肌酐等，若血肌酐升高伴随血钾升高，应进行血液透析治疗。

（3）介入通路动脉的损伤、血栓形成及远端动脉栓塞

常见于腔内治疗术后，当直径较粗的导管通过严重扭曲的髂动脉时，常常引起动脉壁的损伤以至出血，甚至血栓形成，输送导管或人工血管内支架时导致附壁血栓脱落，发生远端动脉栓塞。术前做好动脉血管的评估，尽量选择粗细适宜的导管，操作过程中动作缓慢轻柔可降低此类并发症的发生。

（4）内漏

为腔内治疗术后主要的血管并发症。部分内漏可因血栓栓塞自行封闭，部分内漏若不治疗可导致瘤体逐渐增大直至破裂。一旦发现内漏，可暂行观察，待其自行封闭，也可进一步行腔内治疗。当经过适当的观察期后，内漏仍未自愈，或腔内治疗无效时，传统开腹行腹主动脉切除人工血管置换是治疗内漏最有效、最可靠的方法。

【健康指导】

1. 活动

术后3个月避免剧烈活动。

2. 饮食

低盐低脂饮食。使用富含纤维素的食物，多饮水，防止便秘。

3. 用药指导

遵医嘱服用降压药、抗血小板聚集药及抗凝药物。定期检测血压及凝血功能，根据检测结果调整药物剂量。

4. 指导自我监测

主要是并发症的监测，发现异常，及时就诊。

5. 定期随访

随访内容包括有无远期内漏、远端动脉栓塞等并发症。

第三节 主动脉窦动脉瘤

【概述】

主动脉窦动脉瘤（aortic sinus aneurysm）是一种少见的先天性畸形，但在我国并不太少。病人男性多于女性。本病是在主动脉窦部包括左主动脉窦、右主动脉窦或后主动脉窦处形成动脉瘤，在其发展过程中瘤体突入心腔内，逐渐增大，其瘤壁逐渐变薄而破裂。可破入右心房、右心室、肺动脉、左心室或心包腔，后者可迅速引起死亡。临床上以右主动脉窦动脉瘤破入右心（尤其是右心室）造成主动脉–心脏瘘的，具有独特的临床表现。本病常伴有心室间隔缺损。

【临床表现】

1. 症状：

主动脉窦动脉瘤破裂前一般无症状。破裂多发生在20～67岁之间，男性多见。约40%有突发心前区疼痛史，常于剧烈活动时发生，随即出现心悸、胸痛、呼吸困难等急性心功能不全症状，可迅速恶化至心力衰竭。较多的患者发病缓慢，劳累后气急、心悸、乏力等症状逐渐加重，以致丧失活动能力。

（1）破裂入右侧使大量血液左向右分流，肺循环血量增多，右心室负荷加重，引致右心室扩大、肺动脉高压和右心衰竭。

（2）破入右心房腔则使右心房压力明显增加，右心房明显扩大，上、下腔静脉血液回流受阻，出现右心衰竭症状。

（3）破裂入心包腔则产生急性心脏填塞引起死亡。

2. 体征：

（1）脉压差增大，出现水冲脉、毛细管搏动和股动脉枪击音。

（2）胸骨左缘第3、4肋间可触及震颤，该处可听到典型连续性粗糙杂音。

（3）肝脏肿大、下肢水肿等右心衰竭表现。

（4）破入右心房的病例常呈现颈静脉怒张。

【辅助检查】

参考本章第一节胸主动脉瘤的辅助检查。

【治疗】

凡确诊为主动脉窦动脉瘤者，无论破裂与否，都应行主动脉窦瘤切除术。

【护理常规】

参考本章第一节胸主动脉瘤的护理常规。

【健康指导】

参考本章第一节胸主动脉瘤的健康指导。

第四节　多发性大动脉炎

【概述】

多发性大动脉炎是指主动脉及主要分支的多发性、非特异性动脉壁炎性疾病，造成动脉管腔不同程度的狭窄，继发血栓可导致闭塞性缺血症状。

【临床表现】

1. 全身症状与体征

早期症状多不典型，可有全身不适、易疲劳、发热、食欲不振、恶心、出汗、体质下降、肌痛、关节炎和结节性红斑等症状。

2. 局部症状与体征

（1）头臂动脉型：颈动脉和椎动脉狭窄和闭塞，可出现头昏、头痛、晕厥，视物有黑点、视力减退等脑缺血症状。上肢缺血可出现上肢无力、皮肤发凉、酸痛、麻木、甚至肌肉萎缩，颈动脉、桡动脉和肱动脉搏动减弱或消失（无脉征），双侧上肢收缩压差＞10 mmHg。

（2）胸–腹主动脉型：下肢出现无力、酸痛、皮肤发凉和间歇性跛行等。肾动脉狭窄可出现肾性高血压。

（3）广泛型：具有上述两种类型的特征。

（4）肺动脉型：出现心悸、气短，甚至心功能衰竭。

【辅助检查】

1. 实验室检查

急性炎症期有血沉增快和白细胞升高；慢性血管闭塞期多有轻度贫血和α、r球蛋白及IgG、IgM升高等。

2. 影像学检查

超声多普勒、MRI、螺旋CT、DSA和X线血管造影等可检出受累血管异常血流、管壁不规则影、管腔狭窄或闭塞、囊状血管瘤和侧支循环等。

3. 其他检查

病变累及主动脉瓣、冠状动脉时，心电图可显示左心室肥大、心肌缺血或心肌梗死等；颈动脉受累者眼底检查可显示视网膜苍白、变性或萎缩等；且脑血流图可显示脑部血流量减少等。

【治疗】

1. 非手术治疗

（1）糖皮质激素：活动期多发性大动脉炎病人可口服泼尼松1 mg/kg，维持3～4周后逐渐减量，剂量减至每日5～10 mg时，应长期维持一段时间。活动性重症病人可用大剂量甲泼尼龙冲击治疗。

（2）免疫抑制剂：常用的免疫抑制剂有环磷酰胺、甲氨蝶呤和硫唑嘌呤。指南推荐环磷酰胺口服，起始剂量为2 mg/（kd·d），病情稳定后逐渐减量；或甲氨蝶呤每周5～25 mg静脉注射、肌内注射或口服；或硫唑嘌呤每日口服2 mg/kg。

（3）扩血管、抗凝治疗：使用扩血管、抗凝药物治疗能改善因血管狭窄所致的一些临床症状。

2. 手术治疗

（1）外科手术治疗：常见手术方式包括动脉内膜剥脱和成形术、人工血管重建术、动脉旁路转流术等。

（2）腔内治疗：目前应用广泛且效果较好的为经皮球囊扩张血管成形术，对于没有连续病变的血管以及搭桥手术风险较高者可选择支架置入。

【护理常规】

1. 术前护理

（1）饮食护理：给予低盐低脂、高维生素、高蛋白、易消化饮食。

（2）活动：疾病活动期应卧床休息，避免坠床、外伤。

（3）病情观察：密切观察病人神志、意识改变。定时监测生命体征，锁骨下动脉狭窄者应测量健侧肢体血压，必要时可测下肢血压以供参考。

（4）疼痛的护理：头痛者应遵医嘱用药，降低颅内压，维持正常血压。必要时遵医嘱服用萘普生、颅痛定镇痛。

（5）药物的护理：服药期间应注意激素引起的库欣综合征、感染、高血压、高血糖、精神症状和消化道出血等不良反应，长期使用应预防骨质疏松。在免疫抑制剂使用中应注意监测血/尿常规，肝肾功能，以监测不良反应的发生。

（6）心理护理：由于病人对疾病知识的缺乏，以及对疾病预后未知，多存在不同程度的焦虑。因此应让病人了解疾病的基本情况和治疗过程，增加病人战胜疾病的信心，以积极配合治疗。

（7）术前准备：协助病人完善术前相关检查，术前常规禁饮食，做好皮肤准备，准备手术用药等。

2. 术后护理

（1）体位：头臂型大动脉炎术后应斜坡卧位，以促进颅内血液回流，避免脑水肿和颅压升高。腔内治疗术后宜低斜坡卧位或平卧24小时，穿刺肢体制动，避免穿刺处出血。

（2）饮食：腔内治疗术后嘱患者饮水2 L左右，以促进造影剂排空。饮食同手术前。

（3）病情观察：头臂型大动脉炎术后应密切观察病人神志、意识的改变，以判断有无脑缺血或脑水肿，监测生命体征。肾动脉狭窄病人术后应监测24小时尿量，观察患侧肢体皮肤颜色、温度、感觉及动脉搏动情况。

（4）伤口的护理：腔内治疗术后穿刺血管应压迫止血并加压包扎。

（5）疼痛的护理：中重程度疼痛者应给予止痛剂。

【健康指导】

1. 饮食指导

进食低盐、低脂、低胆固醇食物。尽量少食油炸食物、肥肉、动物内脏、蛋黄等，食用植物油。

2. 药物指导

正确服用抗凝、抗血小板药物，定期监测凝血功能，注意有无出血。口服糖皮质激素和免疫抑制剂治疗期间应注意有无不良反应，如高血压、高血糖、精神症状和消化道出血等，定期监测肝肾功能及凝血功能，预防骨质疏松。

3. 定期随访

了解血管通畅情况及疾病发展情况。

第五节　颈动脉狭窄

【概述】

颈动脉是将血液由心脏输送至头、面、颈部的大血管，是脑的主要供血血管之一。60%以上的脑梗死是由于颈动脉狭窄造成，严重的脑梗死可导致患者残疾，甚至死亡。

【临床表现】

临床上根据颈动脉狭窄是否引发脑缺血症状，可分为有症状型和无症状型两大类：

1. 有症状型

（1）脑部缺血症状：可有耳鸣、眩晕、黑矇、视物模糊、头昏、头痛、失眠、记忆力减退、嗜睡、多梦等症状。眼部缺血表现为视力下降、偏盲、复视等。

（2）短暂性脑缺血发作：表现为一侧肢体感觉或运动功能短暂障碍，一过性单眼失明或失语等，一般仅持续数分钟，发病后24小时内完全恢复。

（3）缺血性脑卒中常见临床症状有一侧肢体感觉障碍、偏瘫、失语、脑神经损伤，严重者出现昏迷等，并具有相应的神经系统的体征和影像学特征。

2. 无症状型

临床上无任何神经系统的症状和体征。

【辅助检查】

1. CT血管造影

针对颅外段颈动脉的患者，采用此种方法比较适合。

2. 多普勒超声检查

能够显示出颈动脉的解剖图像，进行斑块形态学的检查，对诊断颈部动脉血管狭窄有着非常重要的作用。

3. 磁共振血管造影

能够清晰的显示出颈动脉及其分支的三维形态及结构。

【治疗】

1. 内科采用降压、调脂、戒烟戒酒、适度锻炼等治疗，仅能延缓颈动脉狭窄病程进展，不能从根本上消除动脉狭窄、闭塞。

2. 外科手术包括颈动脉内膜剥脱术、腔内介入治疗是诊治血管性疾病的发展方向，具体方法目前有颈动脉支架成形植入术、颈动脉经皮腔内血管成形术等。

【护理常规】

颈动脉支架血管成形术

1. 术前护理

（1）全面评估：生命体征、既往病史、原发病治疗及用药情况等，监测血压、凝血功能指标，观察患者皮肤黏膜，防止出血。

（2）心理护理：给患者讲解手术的相关注意事项，增强对手术的信心，消除或减轻其焦虑和恐惧心理。

（3）积极完善相关化验检查。术前常规抗血小板治疗，阿司匹林肠溶片300 mg/天或氯吡格雷75 mg/天，做好用药指导。

（4）术前6小时禁食，备皮，指导患者练习床上大小便。

2. 术后护理

（1）生命体征监测：严密监测患者的意识、瞳孔、呼吸、血压、心率、血氧饱和度变化，重点监测血压，避免血压过低，防止再狭窄。

（2）伤口观察及护理：观察颈部伤口及穿刺侧肢体伤口有无渗血、渗液。术后6小时颈部及穿刺侧肢体伸直制动。6小时后，可抬高床头10°～30°，有利于呼吸及引流颈部伤口出血，避免过度活动头颈部。

（3）四肢活动观察：动态评估患者肌力、语言恢复情况并随时记录。

（4）观察有无足背动脉搏动，皮温，颜色，穿刺点有无渗血或血肿。

【健康指导】

1. 进食低盐低脂及富含维生素、纤维素的食物。

2. 戒烟，保持生活规律、情绪稳定，避免劳累。出院后需遵医嘱长期服用抗凝药或抗血小板聚集药，定时复查凝血系列加D2聚体，并教会患者自我观察有无出血倾向。可安排中等强度的运动，如步行、快走、慢跑、游泳、打太极拳等，每周3～5次，每次持续约30分钟。

3. 定期复查。

第六节 深静脉血栓

【概述】

深静脉血栓形成（deep veins thrombosis）是指深静脉内血液异常凝固阻塞静脉腔，导致血液回流障碍的疾病。静脉血栓形成包括三方面因素：静脉内膜损伤、静脉血流淤滞以及高凝状态。

【临床表现】

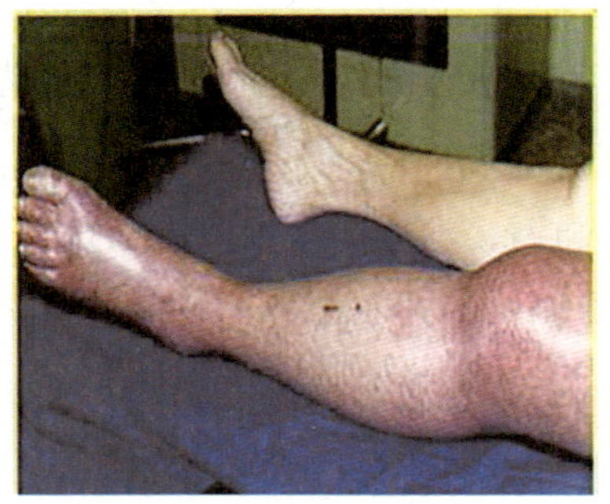

图11-6-1 股青肿

1. 患肢肿胀

患肢呈凹陷性水肿，组织张力增高。

2. 压痛

血栓形成部位，如小腿肌肉和股三角区等静脉行程区常有轻度压痛。足向背侧急剧弯曲时，小腿肌肉深部疼痛，称为Homans征阳性。

3. 浅静脉曲张

浅静脉代偿性压力升高，可有浅静脉曲张。

4. 股青肿（图11-6-1）

发病急骤，数小时内整个患肢出现剧烈疼痛，三角区、腘窝、小腿后方压痛和明显肿胀，髂股静脉及其侧支广泛性血栓形成，组织张力极度增高，动脉痉挛导致肢体缺血，皮肤呈青紫色、皮温低伴有水疱，足背动脉搏动消失，甚至发生坏疽。

【辅助检查】

1.实验室检查

D2-聚体的检测具有高敏感度，如果D2-聚体升高，同时结合彩超基本可以确诊下肢深静脉血栓。

2.下肢彩色多普勒超声

可以直接发现下肢深静脉血栓的位置，甚至通过彩超下血栓的回声可以判断血栓属于急性期、亚急性期，还是慢性期，从而采取相应的治疗方式。

3.下肢静脉造影

【治疗】

急性下肢深静脉血栓形成以药物治疗为主，少数病人需要手术治疗。

1. 药物治疗

药物治疗主要包括抗凝、溶栓、祛聚等治疗。

（1）抗凝治疗：常用的抗凝剂有普通肝素、低分子量肝素、华法林、利伐沙班及阿加曲班等。

（2）溶栓治疗：常用的药物有纤溶酶及尿激酶等。

（3）祛聚治疗：低分子祛聚药物主要有右旋糖酐等。

2. 手术治疗

对于广泛性髂股静脉血栓形成伴动脉血供障碍，而肢体趋于坏疽者（股青肿），常需手术取栓，时间以48小时内效果最好。手术时间越早，手术取栓越彻底，术后疗效更佳。

【护理常规】

1. 预防

目前预防措施主要包括基本预防、物理预防和药物预防。

（1）基本预防

减少静脉内膜损伤，术后抬高患肢，促进静脉回流，注重预防静脉血栓知识宣教，指导患者早期康复锻炼，围手术期适度补液，避免血液浓缩。

（2）物理预防

利用压力即可降低术后下肢DVT形成的风险，又不增加肺栓塞事件的发生率。可使用足底静脉泵，间歇充气加压装置，梯度压力弹力袜等。

（3）药物预防

术后的患者是VTE发生的极高危人群，应充分权衡患者的血栓风险和出血风险利弊，合理选择抗凝药物。我国现有抗凝药物包括普通肝素、低分子肝素、Xa因子抑制剂类、维生素K拮抗剂和抗血小板药物。

2. 体位与活动

下肢深静脉血栓形成急性期10～14天，患肢抬高自然放松状态，勿剧烈活动，以促进静脉回流，防止血栓脱落，禁止冷热敷或按摩患肢。

3. 病情观察

（1）密切观察病人神志、呼吸状态，如患者出现咳嗽、胸痛、咯血、血氧饱和度下降等症状时，警惕肺栓塞的发生。

（2）观察患肢疼痛的部位、程度，足背动脉搏动的情况，皮肤温度、色泽和肢端感觉，测量并记录周径。

4. 饮食护理

指导病人戒烟，低脂饮食，食物应富含纤维素，每日饮水1000 mL以上，防止便秘。

5. 用药期间注意事项

观察皮肤、伤口有无渗血及血肿出现；观察患者意识、肢体感觉等情况，防止脑出血的发生；同时要监测凝血酶原时间和血常规等指标。

6. 静脉穿刺

避免选择下肢血管，防止静脉炎的发生，若必须穿刺，尽可能保证一次成功，以减少不必要的股静脉穿刺。

7. 活动锻炼

手术后，鼓励患者早期功能锻炼，如背屈、膝踝关节的伸屈等活动，条件允许情况下，及早下地活动。

【健康指导】

1. 戒烟：防止烟草中尼古丁引起血管收缩。

2. 饮食：进食低脂饮食，食物应富含纤维素，多饮水，保持大便通畅。

3. 鼓励病人加强功能锻炼，避免久站久坐，病情允许时尽早下地活动。

4. 对于长期卧床病人应指导下肢的被动和主动运动，以促进下肢静脉回流。

5. 指导病人正确穿戴弹力袜支持治疗，有利于防止血栓形成后综合征的发生。

6. 正确服药：服药期间应定期监测凝血功能，观察有无出血倾向，出现异常，应立即就诊。

参考文献

[1]唐雪.31例多发性大动脉炎患者的临床分析与护理[J].护理实践与研究, 2016, 13(17):63-64.

[2]郭越, 果子婷, 王振青.1例大动脉炎合并播散性奴卡菌感染的护理[J].中医药临床杂志, 2020, 32(07):1386-1388.

[3]雷宁静, 汪秀云, 许辉琼.华生人性照护理论在多发性大动脉炎患者护理中的应

用[J].华西医学, 2014, 29(06):1198-1199.

[4]黄天花, 谭晓青, 李桂茹, 文永燕, 廖腊梅.标准化护理流程在颈动脉狭窄支架成形术中的应用[J].实用临床护理学电子杂志, 2020, 5(25):141-142.

[5]潘文龙, 赵浩, 王备备.颈动脉支架植入术患者的围术期护理[J].介入放射学杂志, 2019, 28(07):687-690.

[6]刘文.下肢深静脉血栓形成并发肺栓塞护理探讨[J].中西医结合心血管病电子杂志, 2020, 8(33):111+118.

[7]张广蕴.探讨血管外科下肢深静脉血栓患者实施人性化护理的临床价值[J].中国实用医药, 2020, 15(31):184-186.

[8]吴乐.腹主动脉瘤腔内隔绝术围手术期的护理观察[J].中西医结合心血管病电子杂志, 2020, 8(33):113+115.

[9]杜霞, 马艳妮, 郑霄, 吕向妮.三级预防护理模式对破裂性腹主动脉瘤术后康复及并发症预防效果分析[J].河北医药, 2020, 42(18):2856-2859+2863.

[10]吴洁, 黄洁清.1例右冠状动脉窦-右心室瘘封堵术患者的护理体会[J].微创医学, 2017, 12(01):152-153.

[11]冯冉, 周凤梅, 姜丽丽.1例主动脉窦瘤修补术后的护理[J].吉林医学, 2008(22):2140-2141.

[12]邹丽萍, 丁君, 唐雯琼.品管圈活动在胸主动脉瘤围手术期护理中的应用效果[J].吉林医学, 2020, 41(04):987-989.

[13]荣旗, 胡秀玲.胸主动脉夹层腔内隔绝术的围手术期护理[J].世界最新医学信息文摘, 2017, 17(60).

第十二章　相关检查及服药告知书

第一节　24小时动态心电图告知书

________患者，您好！

24小时动态心电图是一种长时间连续记录并编集分析人体心脏在活动和安静状态下心电图变化状况的检查。这项检查能够记录全部的异常电波，能检出各类心律失常和病人在24小时内各状态下所出现的有或无症状性心肌缺血，对心脏病的诊断提供精确可靠的依据。

根据您的病情，您的医生已为您开出动态心电图检查，为了保证结果的准确性，现在我们将该检查的注意事项告知如下：

1. 检查期间不要做X线、CT、磁共振、B超、脑电图、肌电图等影响动态心电图监测结果的各项检查。

2. 远离强力电源和磁场，不听收音机、不骑摩托车、坐汽车时远离发动机、不用微波炉、电磁炉等，以免干扰心电信号，影响分析结果。

3. 检查期间避免雨、水等液体进入记录器内，影响检查；避免不安全因素，严防磕、碰，损害记录仪。

4. 严禁自行打开记录盒、随意移动电极及导联线。

5. 佩戴时避免牵拉电极线，减少干扰，以免影响数据输出，若出现电极脱落或发现异常，及时告知医务人员。

6. 佩带动态心电图记录仪后，可进行日常各项活动，如上班、散步、简单家务等，不必刻意休息或少动，但要避免做扩胸运动、举重等剧烈体育运动，以防止心电图波形失真。

7. 怀疑心绞痛者可有意选择可能诱发疾病发作的较为剧烈的运动，以便观察运动量与心肌缺血、心律失常的关系，为分析诊断参考。但病情严重者应遵照医嘱，不要贸然加大运动量。

患者（家属）签名：________

护士签名：________

________年____月____日

第二节 经食道超声心动图告知书

________患者，您好！

经食道超声心动图检查是通过会咽部将特殊超声探头送入食管，再放置心脏后部，进行心脏结构和功能的探查，因其心脏探头紧贴心脏后壁，可避免肺和胸壁干扰，清晰显示心脏结构，包括左心耳、右心耳等经胸超声心动图检查无法显示或显示不清的特殊心脏结构，且经食道超声心动图检查邻近左心房，可发现房颤患者有无左心耳血栓，为下一步治疗提供很大帮助。

根据您的病情，您的医生已为您开出经食道超声心动图检查，为了保证检查结果的准确性，现在我们将该检查的注意事项告知如下：

【注意事项】

1. 检查前医生会询问您的相关病史、既往史，排除食管畸形、血管瘤、食管静脉曲张、凝血功能障碍等疾病，以了解有无检查禁忌证，请您如实告知。

2. 有咽部或者食管疾病、局部麻醉药物过敏者不能做此项检查。

3. 检查前禁食6～8小时，检查当日空腹，有活动性假牙的患者检查前取出假牙。

4. 检查结束后2小时才可进食，以免因咽部局麻作用未消失而引起呛咳甚至误吸，进食时以温凉流食为宜，减少对胃黏膜创伤面的摩擦。

5. 检查前医护人员会向您详细讲解检查的整个过程，请您不必紧张。

6. 检查时，医师会用压舌板按压您的舌根以打开声门，探头会自食管侵入，可能会有恶心、呛咳等不适感，请您稍做忍耐配合，以免操作失败而多次反复，增加您的痛苦。

7. 检查完后可有声音嘶哑、咽喉部不适或疼痛感，这些现象短时间内可恢复，如果您发现自己有活动性出血（如呕血、便血）、腹痛、腹胀等情况时，要及时告知医护人员处理。

患者（家属）签名：________

护士签名：________

________年____月____日

第三节　心脏彩超告知书

________患者，您好！

根据您的病情，您的医生已为您开出了心脏彩超检查。心脏彩超是心血管疾病重要的检查方式之一，可以了解心瓣膜病变的程度，能直观显示心肌的运动状况及心功能，向临床医生提示心肌缺血部位。另外，心脏彩超对于先天性心脏病也是首选的检查方法。现在我们将该检查的注意事项告知如下：

1. 检查前

（1）检查前一天不能喝酒，饮食清淡，保证良好的睡眠。

（2）检查当天可以正常进食，不需空腹。

（3）检查前休息半小时，避免情绪紧张。

（4）如果您之前做过心脏彩超，可携带既往的心脏彩超报告单。

（5）如果您为病危或病重的患者，需有临床医生与护士携带急救箱、监护仪、氧气袋等用物陪同检查，切不可自行前往超声检查室。

2. 检查中

（1）一般检查时间需要10分钟左右，如果病情复杂，时间更长，请您耐心等待。

（2）请您尽量穿着宽松、方便掀起或者穿脱的衣服，女士不要穿连衣裙，方便医生检查，胸前尽量不要佩戴首饰。

（3）检查一般取仰卧位或配合医生的要求。

（4）检查时可能会因为探头加压而感觉到胸前压迫感或疼痛感，注意放松，不要紧张。

（5）检查过程中平静呼吸，不要大口深呼吸或者憋气，以免腹压增高引起心跳不稳定。

（6）检查过程中有任何不适，请您及时告知医生。

患者（家属）签名：________

护士签名：________

________年____月____日

第四节　24小时动态血压告知书

________患者，您好！

动态血压监测能较客观真实地反映血压在全天内的变化规律，可用于评估药物治疗效果，帮助选择药物，调整剂量与给药时间，并可评估大动脉的弹性功能，预测心血管事件特别是脑卒中风险。还能诊断白大衣高血压；发现隐蔽性高血压；检查难治性高血压的原因；评估血压升高程度、短时变异和昼夜节律。

根据您的病情，您的医生已为您开出检查，您需要进行动态血压监测。现在我们将该检查的注意事项告知如下：

1. 监测前准备

（1）监测当天，所测肢体应避免抽血等小的创伤，以免造成淤血或感染。

（2）遵医嘱停用或服用相关药物。

（3）保持双上臂的清洁。

2. 监测中注意

（1）袖带一般佩戴于左上臂，监测中不得随意移动袖带，以免松动影响结果。

（2）袖带充气时，身体尽量不做大幅度运动，上肢保持放松静止状态。

（3）压力管在任何位置都不能弯曲，睡眠时仪器应置于身体一侧。

（4）监测期间您可以照常饮食和活动，并记录自己的体位、活动和主观症状等，以利于分析血压突然改变的原因。

（5）监测间隔时间一般白天选择15～20分钟，夜间选择30分钟。若长时间无充气放气现象，请及时通知护士或医生。

（6）监测过程中，不能擅自离开病房，出现头晕等其他不适，请及时呼叫医护人员。

（7）24小时监测结束后，我们会将监测仪送往检查科，并于当天下午取回结果交予主管医师。

患者（家属）签名：__________

护士签名：__________

__________年_____月_____日

第五节　有创血压监测告知书

__________患者，您好！

有创动脉血压监测，是通过穿刺动脉来进行血压的测量，主要穿刺部位包括：桡动脉、股动脉和肱动脉。

根据您的病情，您的医生已为您开具检查，您需要进行有创动脉血压监测。现在我们将该检查的注意事项告知如下：

1. 您需知晓此项检查一般比较安全，但是亦存在出血、局部血肿、导管滑脱、局部感染、导管堵塞、动脉栓塞及肢体坏死等风险。

2. 穿刺时及置管后，您都需保持穿刺肢体的妥善固定，以免管路脱出。对于不能配合或烦躁的患者，我们将酌情使用镇静药或保护性约束，请您理解。

3. 穿刺后保持穿刺处无菌敷料干燥，防止污染。

4. 您在活动过程中需注意避免管道打折、扭曲，保持管路的通畅及位置正确。

5. 穿刺侧肢体如出现红、肿、热、痛等症状时，可能是发生了局部感染，您需及时告知医护人员。

6. 您可以备小枕，垫于肢体下抬高30度，避免静脉回流受阻导致肢体肿胀。

7. 拔管后，穿刺处按压15分钟，随后用纱布加压包扎30分钟，纱布有新鲜渗血时要及时告知医护人员。

患者（家属）签名：＿＿＿＿＿

护士签名：＿＿＿＿＿

＿＿＿＿＿年＿＿＿月＿＿＿日

第六节　中心静脉压监测告知书

＿＿＿＿＿患者，您好！

中心静脉压是临床上反映右心功能和血容量的常用血流动力学指标，正常值为5～12cmH_2O。

根据您的病情，您的医生已为您开出检查，您需要进行中心静脉压测定，现在我们将该检查的注意事项告知如下；

1. 检查前医师会向您讲解此项检查的重要意义及配合方法，您不必紧张。

2. 为获取更加准确的中心静脉压测定信息，抽搐、咳嗽、剧烈活动或吸痰后，应平静10分钟，再进行测量，测量时注意保持呼吸平稳。

3. 经右侧颈内静脉穿刺时，您需取平卧位且头偏向左侧；若经右侧锁骨下静脉穿刺，您需取仰卧位，肩下垫枕；若经股静脉穿刺，您取仰卧位即可。检查时医师会协助您摆好体位。

4. 测压时，改变体位、换能器位置以及更换管路都需重新校零，因此在测压过程中您需要尽可能保持体位不变。

5. 留置中心静脉管后，您在活动时要注意动作缓慢，避免插管脱出。对意识不清等不能配合的患者，我们会给予保护性约束，请您理解。

6. 穿刺处出现红肿、渗液、渗血等情况时，您需及时告知医护人员。

7. 平时不要触摸导管穿刺部位，并注意保持该部位的清洁，以免发生导管相关性感染。

患者（家属）签名：__________

护士签名：__________

__________年_____月_____日

第七节　心肌灌注显像告知书

________患者，您好！

心肌灌注显像检查可提供心肌横断面、冠状面及矢状面的断层图像。对冠心病、心肌梗死面积判断、冠脉搭桥术及溶栓治疗的监测，均为首选方法。

根据您的病情，您的医生已为您开出医嘱，您需要进行心肌灌注显像检查。现在我们将该检查的注意事项告知如下：

1. 请您按预约时间准时到检查室。

2. 请您携带相关实验室检查结果及影像学检查报告（X线、CT、MRI片等）。

3. 检查前停用抗心律失常或减慢心率的药物（如倍他乐克）48小时，停用硝酸酯类药物（如硝酸甘油）12～24小时。

4. 检查前需空腹，禁食、禁药，无论做心肌静息还是负荷ECT，检查当日自备牛奶、油煎蛋等脂肪餐到核医学科。

5. 妊娠及哺乳期妇女禁止做此项检查，亦不要陪同患者检查。

6. 检查当天勿佩戴各种金属物品，以免影响检查结果。

7. 安装心脏起搏器患者应提前告知医生，以供影像分析参考。

8. 采集显像时，取仰卧位，双臂抱头并固定，探头贴近胸壁，平静呼吸、不可移动，以免影响图像质量。如有不适立即告知医护人员。

9. 注射心脏显像剂后，在候诊区安静休息半小时后，吃自备食物1～3种，再休息0.5～2小时后上机检查，时间为10～30分钟。

10. 检查结束后，与小儿及孕妇要保持适当的距离，不要乘坐公共汽车或到人口密集处，不要进行其他检查。一般注射药物后第二天体内已无放射性残留，不会对患者及他人造成不便。

11. 请您按报告凭证所示时间到登记室取报告。

患者（家属）签名：________

护士签名：________

________年____月____日

第八节　多排螺旋CT冠状动脉造影检查告知书

________患者，您好！

多排螺旋CT冠状动脉造影是利用多排螺旋CT对冠状动脉进行扫描，从而了解冠状动脉病变的情况。

根据您的病情，您的医生已为您开具检查，您需要进行多排螺旋CT冠状动脉造影检查。现在我们将该检查的注意事项告知如下：

1. 检查前24小时做青霉素及碘过敏试验，试验阴性才可进行此项检查。如您有青霉素及碘过敏史，务必提前告知医师。

2. 检查前4～6小时禁食（可饮水），检查前12小时内不要饮用含咖啡因类物品，如茶、咖啡等，避免引起心率上升。

3. 心率控制在70次/分钟以下。心率过快的患者应在心内科医生调整好心率后（如服用美托洛尔片）方可进行此检查。

4. 糖尿病患者检查前需停用二甲双胍48小时，检查完48小时后继续服用。

5. 检查前需进行呼吸训练：

（1）呼吸训练：平静吸气（小口吸气）—憋住气（15秒以上）—喘气（正常呼吸）。

（2）真正做到憋住气：憋住气时嘴和鼻子不要出气，胸腹部保持不动。

（3）吸气幅度不要过大，吸气幅度约7～8成为宜，每次吸气幅度尽量保持一致。

6. 穿戴较为宽松的衣物，可避免衣物对电极的摩擦。

7. 检查过程中可能会出现心前区疼痛、发闷、憋气等症状，多数病人舌下含化0.5 mg硝酸甘油后症状可缓解；如症状持续或加重，医生会根据情况决定是否中断检查。

8. 您需知晓此项检查一般较为安全，但是也可能会发生房颤、室颤、严重心律不齐等严重并发症，如若发生此类并发症，医师会立即中断检查进行抢救。

9. 有些患者会存在造影剂迟发过敏反应，检查后的一段时间内，您如果出现头疼、呕吐、寒战、胸闷等症状，及时告知医护人员，以防发生过敏性休克。

患者（家属）签名：__________

护士签名：__________

__________年_____月_____日

第九节　心包穿刺、引流术告知书

________患者，您好！

根据您的病情，您的医生已为您开具医嘱，您需要进行心包穿刺术，必要时置管引流。您做该项检查操作的目的是：

□ 穿刺抽取心包积液，协助诊断

□ 引流心包积液，解除心包填塞

□ 心包内注入药物，用于治疗

现在我们将该操作的注意事项告知如下：

1. 术前

（1）术前心脏超声定位，明确积液量和穿刺点。

（2）放松心情，避免焦虑紧张，必要时给予镇静剂以保证穿刺顺利。

（3）操作前请您配合清洁心前区皮肤、排尿。

（4）如有发热、咳嗽的现象需尽早告知医护人员。

2. 术中

（1）术中取半卧位，如有头晕、心悸、出汗、气急等不适，请及时告知医护人员。

（2）请您保持穿刺体位，避免咳嗽及深呼吸，以免导致穿刺失败。

（3）穿刺成功后会缓慢抽液，必要时会留置心包穿刺引流管。

3. 术后

（1）穿刺术后需安静卧床休息，避免剧烈咳嗽或突然改变体位，引起疼痛加重。

（2）保持穿刺部位清洁干燥，防止感染。

（3）置管期间请您注意，活动幅度不可过大，避免管路扭曲、受压、移位和滑脱；引流袋位置不能高于穿刺处，以防逆流引起感染。

（4）引流期间引流量突然增大或引流液颜色改变时，请及时告知医护人员。

（5）因心包积液中会有坏死组织及纤维、血凝块，可能堵塞引流管，如发现异常，及时告知医护人员。

（6）术后如有呼吸困难、发热、胸闷、气紧、不能平卧等症状立即告知医护人员。

患者（家属）签名：________

护士签名：________

________年____月____日

第十节　胸腔穿刺、引流术告知书

________患者，您好！

根据您的病情，您的医生已为您开具医嘱，您需要进行胸腔穿刺/引流术操作。

您做该项检查操作的目的是：

□ 穿刺抽取胸腔积液，协助诊断

□ 引流胸腔积液、积气减压，缓解症状

□ 减轻和预防胸膜粘连、增厚

□ 减轻肺不张

现在我们将该操作的注意事项告知如下：

1. 操作前如有药物过敏史及时告知医护人员。保持情绪稳定，勿紧张。

2. 穿刺前清洁背部皮肤，排尿。

3. 操作时，请您采取坐位，面向胸腔穿刺椅椅背，两前臂置于椅背上，前额伏于手臂上。

4. 操作过程中，请您配合穿刺的体位，避免咳嗽及深呼吸，如有任何不适，请及时告知医护人员。

5. 穿刺术毕，伤口处以无菌敷料覆盖并固定，请您保持伤口处及周围皮肤清洁干燥。

6. 穿刺引流术后，置管期间请您注意，活动幅度不可过大，避免管路牵拉、脱出、打折；引流袋位置不能高于穿刺处，以防逆流引起感染。

7. 因胸腔积液中会有坏死组织及纤维、血凝块，可能堵塞引流管，如发现异常，及时告知医护人员。

8. 请您配合医护人员按时更换敷料及引流袋，做好管路的护理，避免感染。

患者（家属）签名：________

护士签名：________

________年____月____日

第十一节　6分钟步行试验告知书

________患者，您好！

根据您的病情，您的医生已为您开出医嘱，您需要进行6分钟步行试验。该试验是通过测量受试者徒步6分钟可达到的最远距离来评估心肺功能。现在我们将该试验的注意事项告知如下；

1. 您需知晓6分钟步行试验的过程：试验前坐椅子休息10分钟，测量脉搏、血压和血氧饱和度。然后站在起步线上，在区间内尽自己体能往返行走。行走中不要说话，不能跑跳，折返处不能犹豫，6分钟试验结束后请原地站住。

2. 您需知晓6分钟步行试验存在风险：该试验可能会引起疲劳或气短，对于不经常运动的患者，进行该试验后可能会出现肌肉酸痛、下肢疲劳，这些都是正常的生理反应，短时间休息即可完全恢复。此外，还有可能发生一些不可预料的事件，包括心律失常、血压异常、轻度头痛或胸痛；另外，由于在极少数情况下心血管疾病具有一定的不可预测的风险，运动可能会导致卒中、心脏损伤，甚至死亡。

3. 您需穿着舒适，穿便于步行的鞋子。

4. 试验过程中，您可以使用平时步行使用的辅助物（拐杖、助步器等）。

5. 试验前2小时内，您应避免过度运动。

6. 6分钟的时间对您来讲可能会比较长，您在步行时要尽力去做，您可能会感觉到气喘吁吁或疲乏，必要时可以放慢速度、停下来和靠墙休息，但应争取尽快结束试验。

7. 如果您在试验过程中出现胸痛、不能耐受的呼吸困难、下肢痉挛、走路摇晃、出汗等情况时，需立即告知陪同试验的医护人员，停止试验。

8. 为了将该项检查风险降到最低，进行试验前医生会充分了解您的病史和用药等情况，在检查过程中严密监测您的心电图、心率、血压等心肺功能的相关指标。科室配有急救设备，一旦出现并发症，医生会全力抢救。

患者（家属）签名：________

护士签名：________

________年____月____日

第十二节　平板运动实验告知书

________患者，您好！

许多冠心病患者，尽管冠状动脉扩张的最大储备能力已经下降，通常静息时冠状动脉血流量尚可维持正常，而无心肌缺血现象，心电图可以完全正常。为揭示已减少或相对固定的冠状动脉血流量，可通过平板运动实验来增加心脏负荷，诱发心肌缺血，从而使心电图出现缺血性改变，辅助临床对心肌缺血做出诊断。

根据您的病情，您的医生已为您开出检查，您需要进行平板运动实验，现在我们将该检查的注意事项告知如下：

1. 进行平板运动试验的目的不同，所需准备亦不相同：

（1）对未知冠心病患者，为了能够准确诊断，必须停用抗心绞痛药物及洋地黄类制剂至少3～4个半衰期。

（2）对已知冠心病患者，为了评价治疗效果及判断预后，不宜停用抗心绞痛药物，停用后会引起患者症状加重。

2. 平板运动试验是一种心脏负荷试验，您需知晓其总体上安全性较好，但是运动过程中存在一定风险，可能出现一些心脏并发症，包括：快速和缓慢心律失常、猝死、心肌梗死、心力衰竭、低血压和休克；非心脏并发症包括肌肉骨骼损伤等。

3. 检查前应充分休息，可少量进餐，禁饮含咖啡因的饮料，禁饮酒、吸烟。

4. 检查前带一份常规心电图（有24小时动态心电图和心脏彩超的最好携带），以便对照。

5. 检查者当日请穿宽松的上衣、裤子和运动鞋。

6. 实验过程中可能出现疲劳、心悸、下肢痉挛等反应，请不必恐惧和紧张，实验结束稍休息后可缓解。

7. 检查中出现明显头晕、胸闷、胸痛、气喘、体力不支等感觉，应立即告知医生停止实验。

8. 操作后就地观察血压、心率和心电图变化30分钟，医生同意后方可离开检查室。

患者（家属）签名：＿＿＿＿＿＿
护士签名：＿＿＿＿＿＿
＿＿＿＿＿＿年＿＿＿月＿＿＿日

第十三节　心肺运动试验告知书

＿＿＿＿＿＿患者，您好！

心肺运动试验是综合应用呼吸气体实时监测分析技术、电子计算机和活动平板或功率踏车技术，实时检测在不同负荷下机体摄氧量和二氧化碳排出量的动态变化，从而客观、定量、全面地评价心肺储备功能和运动耐力，用于诊断、疗效评价、危险分层、预后判断、日常生活能力指导和运动处方制定。

根据您的病情，您的医生已为您开出医嘱，您需要进行心肺运动试验。现在我们将该试验的注意事项告知如下；

1. 您需知晓心肺运动试验的过程：观察静息状态下的肺功能和心电图、血压变化之后，您将在一辆踏车上进行检测，同时监测心电图、心率、血压、呼吸和气体交换等。该项检查将根据您的病情及运动能力选择适当方案。运动起始负荷为零，随着时间的推移负荷逐渐增加，医生会监测整个测试过程，一旦出现监测指标的任何异常，将停止该项测试。如果您有任何不适的感觉，您应告知医生，我们将立即终止测试，您也可以自行终止运动，随后继续记录数分钟恢复期数据。

2. 您需知晓心肺运动试验存在风险：该项检查可能会引起疲劳或气短，对于不经常运动的患者，可能会出现肌肉酸痛、下肢疲劳，这些都是正常生理反应，短时间休息即可完全恢复。此外，还可能发生一些不可预料的事件，包括心律失常、血压异常、轻度头痛或胸痛；另外，由于在极少数情况下心血管疾病具有一定的不可预测的风险，运动可能会导致卒中、心脏损伤，甚至死亡。

3. 您需穿着舒适的鞋子和宽松的衣服。

4. 检查前停用可能影响试验结果的药物，如洋地黄类药物。

5. 检查当日吃早餐，餐后至少2小时再进行检查，检查前应禁烟酒，不要饮用含咖啡因的饮料，避免过度运动。

6. 您在运动过程中若有不适，如胸痛、头晕、严重的疲乏、下肢关节疼痛等情况时，要及时告知医护人员。

7. 为了将该项检查风险降到最低，检查前医生会充分了解您的病史和用药等情况，在检查过程中严密监测心电图、心率、血压、呼吸交换等心肺功能的相关指标。科室配有急救设备，一旦出现并发症，医生会全力抢救。

患者（家属）签名：__________

护士签名：__________

__________年_____月_____日

第十四节　体外反搏治疗告知书

________ 患者，您好！

根据您的病情，医生已为您开出医嘱，您需要进行体外反搏治疗。该治疗方法可减轻和消除心绞痛症状，改善机体重要脏器的缺氧缺血状态，同时也能防治心脑血管疾病。现在我们将该治疗的注意事项告知如下：

治疗前：

1. 您需提前15分钟到治疗室，稍做休息后开始反搏治疗。

2. 治疗前禁茶、烟、酒、咖啡等容易引起兴奋的食物，不要大量喝水。

3. 因反搏治疗过程中容易膀胱充盈产生尿急，请提前排空尿液。

4. 请穿一条紧身、富有弹性的长裤或紧身裤（棉质的最好，或健美裤、袜裤也可），整理好衣服，口袋里的物件全部取出，以防皮肤磨损。

5. 患有高血压的患者，血压控制在收缩压160 mmHg以下，舒张压在90 mmHg以下方可进行反搏治疗。

6. 治疗前，请告知医生护士您的疾病史、治疗和用药情况，以便为您准确评估。

7. 体外反搏治疗后可能会出现疲劳及肌肉酸痛，这些都是正常的生理反应，短时间休息即可完全恢复。

8. 体外反搏期间其他治疗不受影响。

治疗中：

1. 反搏治疗需要约30～40分钟，您平卧在床上，医生护士为您在大腿、小腿、臀部包扎囊套，根据您的耐受力调节压力和时间，期间我们严密为您进行心电和血氧饱和度监测。

2. 反搏治疗过程中您尽可能放松、入睡。

3. 如有任何不适，请及时告知工作人员。

4. 治疗过程中遇有尿急等情况时，立即通知工作人员，也可按床边红色按钮，暂时停止反搏治疗。

治疗后：

1. 做完体外反搏后，我们会继续为您观察心率、血压、血氧饱和度15分钟，也请您注意自己有无头晕、恶心、心慌、气短、肢体疼痛等不适，如有，及时与医生护士沟通。

2. 做完治疗，改变体位时要动作缓慢，以防发生体位性低血压。

患者（家属）签名：________

护士签名：________

________年____月____日

第十五节　口服药物告知书

1. 请根据医嘱规范服用药物，不可自行随意服药和更改药物剂量。

2. 请严格遵循医嘱，按正确的时间服药，并请阅读和参考药物说明书，了解其副作用。

3. 部分药物受食物的影响，需严格在餐前、餐后或餐中服用。

4. 如误服、错服、漏服药物，请咨询主管医师，遵医嘱调整服药时间。切不可自行更改时间、剂量和使用方法。

5. 特殊药物交由护士保管，由护士按时发放。

6. 服药过程中，如有疑问，请咨询主管医师。

患者（家属）签名：________

护士签名：________

________年____月____日

第十六节　舌下含服药物告知书

1. 舌下含服用药是药物直接通过舌下黏膜吸收的过程，药效发挥作用快，所以一般仅用于紧急处置，切不可随意服用。

2. 请配合护士将药物含在舌下、舌系带两旁舌下窝内，待其逐渐吸收。

3. 口腔黏膜干燥者，请先饮一小口水使口腔湿润。

4. 舌下含服药物后不要随意离开病房，卧床休息，如症状不能缓解，及时告知医务人员。

患者（家属）签名：________

护士签名：________

________年____月____日

参考文献

[1]杨蓉. 64排螺旋CT冠状动脉血管造影的护理[J]. 检验医学与临床, 2012, 9(02): 240-241.

[2]张禹. 侵入性心脏电生理检查在快速心律失常诊断中的应用价值研究[J]. 基层医学论坛, 2019, 23(32): 4730-4731.

[3]梁桂琤. 心腔内超声辅助心脏介入诊疗的应用研究[C]. 中华医学会、中华医学会心电生理和起搏分会. 中华医学会心电生理和起搏分会第十次全国学术年会会议汇编. 中华医学会、中华医学会心电生理和起搏分会: 中华医学会, 2012: 27-28.

[4]董杰, 王莺, 蔡文晓. 67例心包穿刺术护理体会[J]. 中国老年保健医学, 2011, 9(04): 79.

[5]潘萌, 张新霞. 体外反搏在心脏康复中的应用进展[J]. 中国心血管杂志, 2016,

21(2): 158-161.

[6]曾娟琴, 周燕红, 高露, 等. 实施集束化护理对降低胸腔闭式引流并发症的效果观察[J]. 护理研究, 2017, 31(07): 861-863.

[7]王继光. 24h动态血压监测: 适用人群及临床意义[J]. 中华高血压杂志, 2014, 22(07): 614-615.

[8]李静, 文芳. 心脏彩超在诊断多病因慢性心力衰竭中的价值[J]. 中国继续医学教育, 2019, 11(14): 80-82.

[9]汤政德, 韩志华, 张绘莉, 等. 经食管超声心动图在经皮左心耳封堵术中的临床价值[J]. 中国临床医学, 2019, 26(05): 736-740.

[10]吴凯, 何贵新, 任加以, 等. 血管内超声在冠脉介入诊疗中的应用研究[J]. 微创医学, 2019, 14(03): 259-263.

[11]孙璇, 刘华芬, 王晓红, 等. 光学相干断层成像技术在冠状动脉成像检查中的护理配合[J]. 护理研究, 2013, 27(02): 164.

第十三章　新技术相关介绍

第一节　冠状动脉无碘造影介入治疗

【概述】

一般来说，冠脉介入治疗就是通过特制定型的心导管经皮穿刺进入下肢股动脉或上肢桡动脉，沿降主动脉或上肢动脉逆行至升主动脉根部，然后探寻左或右冠状动脉口插入，注入造影剂，使冠状动脉显影，从而利用心导管技术疏通狭窄甚至闭塞的冠状动脉管腔，改善心肌血流灌注的一组治疗技术。如果患者对造影剂过敏，冠脉造影无法进行，此时，血管内超声（IVUS）可以代替常规的冠脉造影来进行冠脉无碘造影介入治疗。

【适应证】

1. 对碘过敏或造影剂过敏者。
2. 严重肾功能不全的患者。

【禁忌证】

无绝对禁忌证

1. 有严重的心肺功能不全，不能耐受手术者。
2. 未控制的严重心律失常如室性心律失常。
3. 电解质紊乱。

【护理常规】

无需水化治疗，其余同第三章第一至三节冠状动脉造影术、经皮冠状动脉腔内成形术、经皮冠状动脉介入治疗护理常规。

【健康指导】

同第三章第一至三节冠状动脉造影术、经皮冠状动脉腔内成形术、经皮冠状动脉介入治疗健康指导。

第二节　经皮主动脉瓣膜植入术

【概述】

经皮主动脉瓣膜植入术（Transcatheter Aortic Valve Implantation，TAVI）是一种以人工瓣膜替换原有病变或者异常心脏瓣膜的心内科介入手术，是通过股动脉送入介入导管，将人工心脏瓣膜输送至主动脉瓣区打开，从而完成人工瓣膜植入，恢复瓣膜功能。手术无需开胸，创伤小、术后恢复快。目前世界范围广泛应用的经导管瓣膜有Edwards SAPIEN（图13-2-1）和Medtronic CoreValve（图13-2-2）两种瓣膜系统。

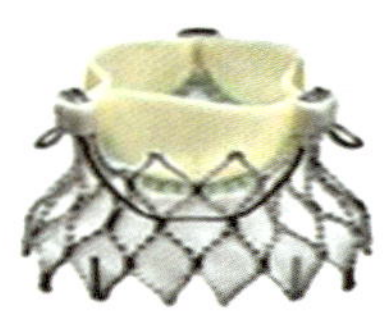

图13-2-1　Edwards SAPIEN瓣膜

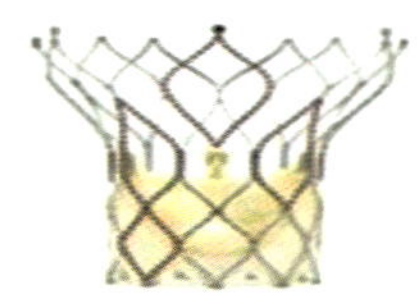

图13-2-2　Medtronic CoreValve瓣膜

Edwards SAPIEN瓣膜是由牛心包制成的三叶式瓣膜的球囊扩张式不锈钢支架，可通过股动脉、心尖、升主动脉入路进行植入。

Medtronic CoreValve瓣膜是一个内部缝有猪心包所制的三叶式瓣膜的自膨胀式镍钛合金支架，装置下段有较大的辐向张力，可以自行膨胀并将钙化的主动脉瓣叶挤压到主动脉根部壁上，装置上端较宽，可以在升主动脉内锚定从而保证装置长期的稳定性，可满足股动脉、升主动脉、锁骨下动脉路径需要。

根据人工主动脉瓣膜支架植入时输送系统前进方向与正常血流方向的异同，可将TAVI手术分为正向路径（经心尖部路径、经股静脉路径）和逆向路径（经股动脉路径、经锁骨下动脉路径、经左腋动脉路径、经升主动脉路径）两种。目前TAVI手术路径选择状况为：经股动脉路径：74.6%，经锁骨下动脉路径：5.8%，经心尖路径：17.8%，其他路径：1.8%。常用的麻醉方式有局部麻醉（轻度镇静）、全身麻醉。

【适应证】

1. 症状性的退行性重度主动脉瓣狭窄，有效瓣口面积＜0.8 cm^2，平均跨瓣压差＞40 mmHg。

2. NYHA心功能分级≥Ⅱ级。

3. 主动脉钙化、慢性阻塞性肺病、肺动脉高压、肾功能不全、心功能低下，既往胸部放疗史、严重胸廓畸形等外科禁忌证。

【禁忌证】

1. 经食管超声心动图证实的主动脉瓣环内径＜18 mm或＞25 mm。

2. 急性心肌梗死＜14天。

3. 无保护左主干狭窄＞70%。

4. 急性感染。

5. 预期寿命＜12个月。

6. 梗阻性肥厚型心肌病。

7. 血流动力学不稳定等。

【护理常规】

1. 术前护理

（1）向患者解释手术目的及简要过程，减轻紧张焦虑情绪。

（2）遵医嘱给予抗生素皮试，并在术前1.5～2小时静滴，预防感染。

（3）术前遵医嘱留置导尿。

（4）股动脉穿刺处备皮。

（5）术前一日遵医嘱配血。

（6）协助医师完善术前辅助检查及化验，遵医嘱给予抗血栓药物，做好用药指导。

2. 患者手术当日转入ICU，次日转回普通病房。

3. 术后护理

（1）取平卧位休息，给予床旁心电监护，密切监测生命体征变化，做好记录。如发现心律失常，及时通知医师。

（2）临时起搏器植入者，观察起搏器感知及起搏功能是否良好，电极有无脱落，发现异常及时通知医师。并观察局部伤口情况，按时换药。

（3）保持呼吸道通畅，遵医嘱给予持续低流量鼻导管吸氧2 L/分。

（4）术后1～3天以流食或软食为主，搭配蔬菜水果，少量多餐，保持大便通畅。

（5）正确维护CVC导管，控制液体滴速，准确记录出入量，避免发生肺水肿。

（6）按时去除股动脉穿刺处加压包扎，观察有无出血倾向。指导并给予患者双下肢被动活动，预防静脉血栓形成。

（7）留置尿管者，给予尿道口护理一日两次，观察尿液量、颜色、性质，做好记录，定期更换引流袋，有标识。

（8）临时起搏器拔除后，可让患者坐起或床边活动，逐渐增加活动量，以不感到劳累为原则。

（9）按时巡视病房，做好床旁交接，备齐抢救用物。

【健康指导】

1. 遵医嘱服药，不随意减药、停药。
2. 根据实际情况逐渐增加活动量，6个月内避免剧烈活动。
3. 注意保暖，预防感冒。
4. 合理饮食，起居规律，保证充足睡眠，保持大便通畅。
5. 术后3～6个月到心内科门诊复查。
6. 定期复查INR，确保抗凝效果。
7. 如有心慌、气短、呼吸困难、发绀、恶心、呕吐、尿少、浮肿等不适，随时就诊。

第三节　经皮冠状动脉生物可降解支架植入术

【概述】

生物可降解支架是继金属支架“血管再通”后心血管治疗领域的又一次革命，是PCI技术更重要的里程碑。

生物可降解支架的基体及载药涂层分别由可吸收材料左旋聚乳酸和外消旋聚乳酸制成。在植入人体，经过血运重建、支架降解吸收和血管修复三个阶段后，支架最终完全降解，血管的结构和功能得到完全恢复，实现“血管再造”的目标。

【适应证】

1. 冠心病患者血管直径在2.75 ~ 3.75 mm之间的，病变长度≤20 mm的局限性狭窄，经过预扩张处理后残余狭窄＜40%的原发冠状动脉病变，以降低再狭窄为目的的支架植入。

2. 由于生物可降解支架成本远高于金属支架，强烈推荐生命周期长，获益更多更长的患者使用，以使患者获取更大、更长时间的收益。因此，基于生命周期、平均寿命和受益经济学三方面考虑，推荐级别：年龄≤60岁，强烈推荐；60 ~ 70岁，推荐；70岁以上，适度推荐（视患者健康状况而定）。

【禁忌证】

1. 严重钙化病变、弥漫性病变、高度迂曲病变、左主干病变患者；病变跨过直径2.0 mm以上分支血管患者。

2. 对左旋聚乳酸、外消旋聚乳酸、雷帕霉素、铂金和脂肪族聚酯共聚物或共混物有过敏反应者。

【护理常规】

同第三章第三节经皮冠状动脉介入治疗的护理常规。

【健康指导】

同第三章第三节经皮冠状动脉介入治疗的健康指导。

第四节　肾上腺静脉血激素测定

【概述】

肾上腺静脉血激素测定是通过肾上腺静脉导管术，穿刺股静脉，采双侧肾上腺静脉血测定醛固酮/皮质醇比值，此法有助于确定单侧或双侧肾上腺醛固酮分泌过多，对原发性醛固酮增多症的分型诊断、治疗方式选择和疾病转归及预后非常重要。

【适应证】

1. 持续性血压＞160/100 mmHg、难治性高血压（联合使用包括利尿剂在内的3种降压药物，而血压仍大于140/90 mmHg或联合使用4种及以上降压药物，才可使血压小于140/90 mmHg）。

2. 高血压合并自发性或利尿剂所致的低钾血症。

3. 高血压合并肾上腺意外瘤。

4. 早发性高血压家族史或早发（＜40岁）脑血管意外家族史的高血压患者。

5. 原发性醛固酮增多症患者中存在高血压的一级亲属。

6. 高血压合并阻塞性睡眠呼吸暂停。

【禁忌证】

1. 年龄＞70岁。

2. 术日晨血压≥180/110 mmHg。

3. 心功能Ⅲ～Ⅳ级。

4. 慢性肾功能不全。

5. 血糖控制不理想的糖尿病或糖尿病肾病患者。

6. 6个月内有不稳定心绞痛史或急性心肌梗死史。

7. 6个月内有脑血管意外史。

8. 患者本人不考虑手术治疗。

【护理常规】

1. 术前护理

（1）指导患者正确认识疾病，向患者讲解肾上腺静脉采血的必要性和目的，减轻患者焦虑。

（2）协助医师完善相关检查。

（3）保持平卧位至少8 h。

（4）术日左手建立静脉通路，给予0.9%氯化钠注射液500 mL静脉点滴。

（5）术区备皮，保护患者隐私。

（6）训练床上大小便。

2. 术后护理

（1）给予床旁心电监测24 h，必要时遵医嘱给予吸氧。

（2）卧床休息24 h，股静脉穿刺处盐袋加压4 h，制动6 h。

（3）观察伤口处有无渗血渗液，如有异常及时通知医师处理。

（4）指导并督促患者多饮水，建议6 h饮水量1500 mL，以利于造影剂排出，预防造影剂肾病。

（5）指导患者床上活动，术侧肢体给予被动活动，密切观察足背动脉搏动情况，预防深静脉血栓形成。

【健康指导】

1. 遵医嘱服药，严密监测血压变化做好记录。
2. 饮食应以清淡为主，避免暴饮暴食。
3. 注意劳逸结合，保持足够的睡眠，选择合适的运动方式。
4. 定期复查，不适随诊。

参考文献

[1]汪惠, 李再昭. 肾上腺静脉采血诊断原发性醛固酮增多症分型定侧的护理[J]. 当代护士(上旬刊), 2019, 26(09): 124–126.

[2]安硕研, 樊朝美, 李一石. 造影剂肾病的研究现状[J]. 中国临床药理学杂志, 2015, 31 (13) : 1331–1334.

[3]昝利萍, 李飞霏, 刘智平, 等. 不同水化方法对肾上腺静脉取血后造影剂肾病的预防作用[J]. 中国乡村医药, 2020, 27(07): 5–6.

[4]张伟, 汤正义, 王卫庆, 等. 肾上腺静脉采血在原发性醛固酮增多症分型诊断中的应用[J]. 中华内分泌代谢杂志, 2006, 22: 411–413.

[5]陈兵, 蒋怡然, 李彩萍, 等. 原发性醛固酮增多症诊断治疗的专家共识[J]. 中华

内分泌代谢杂志, 2016, 32(03): 188–195.
[6]姜文兵, 傅国胜, 于路. 造影剂对冠脉造影患者肾功能的影响[J]. 浙江临床医学 2007(3). 01-02.
[7]张娟, 冯敏, 陈杰. 经皮冠状动脉置入全吸收式生物血管支架的护理[J]. 当代护士(上旬刊), 2016(05): 55–56.
[8]尤黎明, 吴瑛. 内科护理学[M]. 第6版, 北京: 人民卫生出版社, 2017.
[9]陈灏珠, 钟南山, 陆再英. 内科学[M]. 第9版, 北京: 人民卫生出版社, 2018.
[10]闫秀英. 经导管主动脉瓣膜植入护理与康复实践[M]. 第1版, 北京: 人民卫生出版社, 2016.
[11]孙明, 魏静义, 陈保俊, 等, 主动脉根部外科解剖及其毗邻结构关系[J]. 中华心血管外科杂志, 2002, 18 (6): 356–358.
[12]吴建, 秦立军, 刘启明, 主动脉窦的解剖及电生理特点[J]. 中国心脏起搏与心电生理杂志, 2008, 22(1): 79–82.
[13]Dashkevich A, Blanke P, Siepe M, et al. Beyersdorf F. Preoperative assessment of aortic annulus dimensions: comparison of noninvasive and intraoperative measurement. Ann Thorac Surg, 2011. 91: 709-714.
[14]苏彩霞. 冠脉造影术围手术期病人的护理[J]. 中国卫生产业, 2013(32). 96-96.
[15]Alec Vahanian, et al. Transcatheter valve impantation for patients with aortic stenosis: a position statementfrom the European Association of Cardio–Thoracic Surgery (EACTS) and the European Society of Cardiology(ESC), in collaboration with the European Association of Percutaneous Cardiovascular Interventions (EAP–CI). European Journal of Cardio– thoracic Surgery, 2008, 34: 1–8.
[16]Gilard M. et al. FRANCE 2 Investigators. Registry of transcatheter aortic valve implantation in high–riskpatients. N Engl J Med, 2012, 366: 1705–1715.
[17]Masanori Yamamoto, et al. Effect of Local Anesthetic Management with conscious sedation in patients undergo–ing transcatheter aortic valve implantation. Am J Cardiol, 2013, 111: 94–99.
[18]Bick BL. Antiphospholipholipid–thrombosis Syndromes. Hematol Clin North Am, 2003, 17: 115–147.

[19]董海涛, 王永武. 经导管主动脉瓣膜植入手术径路研究进展[J]. 外科研究与新技术, 2012. 1 (1). 91–95.

[20]Helmes DR Jr. Mack MJ, Kaul S, et al. 2012 ACCF/AATS/SCAL/STS expert consensus document on transcatheter aortic valve replacement. J Am Coll Cardiol, 2012, 59(13): 1200-1254.

[21]蒋琪霞, 李晓华, 刘云, 等, 伤口护理专科培训方法及其效果评价[J]. 中华护理杂志, 2009, 44(8): 739-741.

[22]刘锦珍, 王燕妮, 朱萍. 术前心理干预对乳腺癌患者焦虑状况的影响[J]. 中国实用护理杂志, 2009, 25(4C): 72-73.

[23]Hammerstingl C, Nickenig G, Grube E. Treatment of a degenerative stenosed CoreValve aortic bioprosthesisby transcatheter valve–in–valve insertion. Catheter Cardiovasc Interv. Catheter Cardiovasc Interv 2012. 79. 748–755.

[24]陈万良. 主动脉夹层外科学[M]. 北京: 人民军医出版社, 2000.

[25]牛红霞, 吴永健, 滕思勇. 经导管主动脉植入术后管理和常见并发症分析[J]. 中国循环杂志, 2013, 28: 422–426.

[26]古天宝, 白艳霞. 心脏介入治疗术后并发迷走神经反射的临床研究方法及相关因素素[J]. 医学研究杂志, 2009, 38(5): 129–130.

[27]陈韵岱. TAVI患者选择与术前准备[J]. 中国TVI 联盟, 2011, 1(1): 4–5.

[28]杨玉, 李榕彬, 刘春雪. 经导管主动脉瓣置换术患者2例的护理[J]. 解放军护理杂志, 2012, 29(3B): 37–39.

[29]凌峰. 经皮主动脉瓣置换术研究进展[J]. 浙江医学, 2008, 10 (30): 1034–1035.

[30]King SB, Smith SC, Hirshfeld JW, et al. 2007 focused update of the ACC/AHA/SCAI 2005 guidelineupdate for percutaneous coronary intervention; a report of the American college of cardiology/ American HeartAssociation Task Force on Practice guidelines. J Am Coil Cardiol, 2008, 51(2): 172–209.

第十四章　附录

附录1　冠心病患者危险因素调查表

危险因素	内容
吸烟	（　　）支/天，（　　）年
	住院时戒烟
	既往吸烟（戒烟超过6个月）
	既往吸烟（戒烟小于6个月）
	从不吸烟
血脂异常	入院前血脂水平异常
	入院后血脂水平
	总胆固醇（　　）低密度脂蛋白（　　）
	甘油三酯（　　）高密度脂蛋白（　　）
	正常
超重或肥胖	目前身高（　　）体重（　　）
	体重指数=
	正常：18.0～23.9
	超重：24.0～27.9
	肥胖：≥28.0
嗜酒	饮酒（　　）年，白酒（度数）/红葡萄酒/啤酒，（　　）g/d
	无
压力及心理相关问题	高心理压力水平史
	以前心理或精神治疗史
	表现或行动
	生气/抑郁/敌意/孤独
	无
缺乏体力活动	住院前体育运动：＜3次/周、＜20分钟/次，连续时间＜3个月
	规律运动者

附录2　综合医院焦虑抑郁量表（HADS）

1. 我感到紧张（或痛苦）（　　）

A. 根本没有　　B. 有时候

C. 大多时候　　D. 几乎所有时候

2. 我对以往感兴趣的事情还是有兴趣（　　）

A. 肯定一样　　B. 不像以前那样多

C. 只有一点　　D. 基本上没有了

3. 我感到有点害怕好像预感到什么可怕的事情要发生（　　）

A. 根本没有　　B. 有一点，但并不使我苦恼

C. 是有，不太严重　　D. 非常肯定和十分严重

4. 我能够哈哈大笑，并看到事物好的一面（　　）

A. 我经常这样　　B. 现在已经不太这样了

C. 现在肯定是不太多了　　D. 根本没有

5. 我的心中充满烦恼（　　）

A. 偶然如此　　B. 时时，但并不轻松

C. 时常如此　　D. 大多数时间

6. 我感到愉快（　　）

A. 大多数时间　　B. 有时

C. 并不经常　　D. 根本没有

7. 我能够安闲而轻松地坐着（　　）

A. 肯定　　B. 经常

C. 并不经常　　D. 根本没有

8. 我对自己的仪容失去兴趣（　　）

A. 我仍然像以往一样关心　　B. 我可能不是非常关心

C. 并不像我应该做的那样关心我　　D. 肯定

9. 我有点坐立不安，好像感到非要活动不可（　　）

A. 根本没有　　B. 并不很少

C. 是不少　　D. 确实非常多

10. 我对一切都是乐观地向前看（　　）

A. 差不多是这样做　　B. 并不完全是这样做的

C. 很少这样做　　D. 几乎从不这样做

11. 我突然发现有恐慌感（　　）

A. 根本没有　　B. 并非经常

C. 非常肯定，十分严重　　D. 确实很经常

12. 我好像感到情绪在渐渐低落（　　）

A. 根本没有　　B. 有时

C. 很经常　　D. 几乎所有时间

13. 我感到有点害怕，好像某个内脏器官变化了（　　）

A. 根本没有　　B. 有时

C. 很经常　　D. 非常经常

14. 我能欣赏一本好书或好的广播或电视节目（　　）

A. 常常如此　　B. 有时

C. 并非经常　　D. 很少

评分标准：

本表包括焦虑和抑郁2个亚量表，分别针对焦虑和抑郁问题各7题。

选A为0分，选B为1分，选C为2分，选D为3分。

焦虑和抑郁亚量表的分值区分为：

0 ~ 7分属无症状；8 ~ 10分属可疑存在；11 ~ 21分属肯定存在；

在评分时，以8分为起点，即包括可疑及有症状者均为阳性。

附录3　高血压患者生活方式调查表

危险因素	内容
饮食	是否：低盐（　）；低脂（　）；低胆固醇（　）
自测血压	是（　）；否（　）
吸烟	（　）支/天，（　）年
	住院时戒烟
	既往吸烟（戒烟超过6个月）
	既往吸烟（戒烟小于6个月）
	从不吸烟
血脂异常	入院前血脂水平异常
	入院后血脂水平
	总胆固醇（　）低密度脂蛋白（　）
	甘油三酯（　）高密度脂蛋白（　）
	正常
超重或肥胖	目前身高（　）体重（　）
	体重指数=
	正常：18.0 ~ 23.9
	超重：24.0 ~ 27.9
	肥胖：≥28.0
	体型：中心性肥胖（　）；周围型肥胖（　）；正常（　）
嗜酒	饮酒（　）年，白酒（度数）/红葡萄酒/啤酒，（　）g/d
	无
压力及心理相关问题	高心理压力水平史
	以前心理或精神治疗史
	表现或行动
	生气/抑郁/敌意/孤独
	无
缺乏体力活动	住院前体育运动：＜3次/周、＜20分钟/次，连续时间＜3个月
	规律运动者
是否按时服药	是（　）；否（　）

附录4　PCI门诊随访信息记录表

<table>
<tr><td>姓名</td><td>性别</td><td>年龄</td><td>病历号</td></tr>
<tr><td colspan="2">最近一次PCI时间：　年　月　日</td><td colspan="2">此次就诊日期：　年　月　日</td></tr>
<tr><td>身高 ____ cm</td><td>体重 ____ kg</td><td>腰围 ____ cm</td><td>臀围 ____ cm</td></tr>
<tr><td>血压 ____ mmHg</td><td>脉搏 ____ 次/分</td><td></td><td></td></tr>
<tr><td>缺血事件：无</td><td colspan="3">有（请详细描述）</td></tr>
<tr><td>出血事件：无</td><td colspan="3">有（请详细描述）</td></tr>
<tr><td colspan="4">目前用药：</td></tr>
<tr><td colspan="2">化验检查结果（请标明日期）
血常规</td><td colspan="2">全项+ck+hsCRP</td></tr>
<tr><td colspan="2">LTA</td><td colspan="2">TEG</td></tr>
<tr><td colspan="2">GHbAlc</td><td colspan="2">ECG</td></tr>
<tr><td colspan="2">UCG</td><td colspan="2">磁共振</td></tr>
<tr><td colspan="2">运动试验</td><td colspan="2">CTA</td></tr>
<tr><td colspan="4">此次调整用药：</td></tr>
</table>

附录5　起搏器程控门诊随访信息记录表

此次随访日期　　年　月　日	下次随访日期　　年　月　日
姓名：	性别：
年龄：	病历号：
身份证：	联系电话：
通讯地址：	
出院诊断：	
起搏器植入时间：　年　月　日	
起搏器类型：	
心率：　次/分	心律失常：□是　□否
心律失常类型：	
脉搏：　次/分	血压：　mmHg
切口伤口愈合：　□是　□否	
切口伤口肿胀：　□是　□否	
切口伤口疼痛：　□是　□否	
起搏器囊袋出血：□是　□否	
起搏器囊袋感染：□是　□否	
起搏器移动：　□是　□否	
起搏器导线脱位：□是　□否	
特殊异常：	
起搏器植入术后症状改善：	
检查结果（请标明日期）	
UCG：	
X线检查：	
心电图：	
起搏器感知功能：	
起搏器剩余电量：	

附录6　心房颤动随访门诊病历

就诊原因：□常规预约随访　□因心房颤动相关症状就诊

□因其他心脏相关情况就诊　□因非心脏原因就诊

治疗方式：□节律控制　□心率控制　手术史：□射频消融术后　□起搏器术后

病史：

症状：0无 1心悸 2胸痛/胸闷 3头晕/黑蒙 4其他

心房颤动发作：0无　1有（共发作____次，最长持续时间____）　2持续

如有，0自觉症状，无客观证据　1自测脉搏　2医生测脉搏

3心电图　4Holter　5远程心电图

转付方式　0未复律　1自行转复　2自服药转复　3医院就诊，药物转复

4电复律

上次随访后是否曾住院或急诊就诊：否　是（请在主诉中描述主要情况，请护士复印就诊资料）

体格检查：BP _____ /　mmHg　HR _____ 次/分

心律齐/期前收缩_____ 次/分　心房颤动/其他

ECG：日期 _____ 年 _____ 月 _____ 日心律：1窦性心律　2心房颤动　3房扑/房速

4起搏心律

化验：

Holter　日期 ______ 年 ____ 月 ____ 日

心律　1窦性心律　2心房颤动　3房扑/房速　4起搏心律（允许多选）

心律 ____ 次/分（平均 ____ 次/分）心房颤动：无　有（心房颤动总时间 ____ /24小时）

心脏超声　日期 _____ 年 ____ 月 ____ 日　超声号 _______

左房前后径 ____ mm，　LVEF值（Simpson）____ %

诊断：

处理：

普罗帕酮/莫雷西嗪　　胺碘酮/决奈达隆

β受体拮抗剂　　地高辛

维拉帕米/硫氮唑酮　ACEI/ARB

阿司匹林　氯吡格雷

华法林　利伐沙班/达比加群/阿哌沙班

他汀类

医生签名：

附录7　心衰患者首次随访记录单

时间_____年_____月_____日　　　病历号________________

姓名___________________　　　性别　男□　女□　　　年龄_____岁

症状：

一般活动气短□

快走路气短□

上一楼气短□

上二楼气短□

体征：

血压 _____ /mmHg　　　心率 _____ bpm　　　呼吸频率 _____ bpm

早搏：无□　有□　心房颤动：否□　是□　肺部湿罗音：无□　有□：部位 _____

颈静脉怒张：无□　有□　肝颈静脉回流征：无□　有□　肝大：无□　有□

下肢水肿：无□　有□　心功能分级（NYHA）　其他

血常规：

WBC _____ $\times 10^9$/L　　　HGB _____ g/L　　　PLT _____ $\times 10^9$/L

尿常规：

PRO _____ +　　　HBC _____ /hp　　　WBC _____ /hp

心肌酶、CRP、BNP：

CK-MB _____ ng/mL　　　cTNI _____ ng/mL　　　hsCRP _____ mg/L

NT-proBNP _____ pl/mL　　　BNP _____ pg/mL

血糖血脂：

FPG _____ mmol/L　　　PPG _____ mmol/L　　　HbAlc _____ %

TG _____ mmol/L　　　TCHO _____ mmol/L　　　LDL-C _____ mmol/L

HDL-C _____ mmol/L

电解质：

Ca^{2+} _____ mmol/L　　　P _____ mmol/L　　　K^+ _____ mmol/L

Na^+ ____ mmol/L CL^- ____ mmol/L

肝肾功能：

ALT ____ IU/L   AST ____ IU/L   TP ____ g/L

TBIL ____ μ mol/L   Ser ____ μ mol/L   UA ____ μ mol/L

BUN ____ mmol/L   eGFR ____ mL/（min·1.73m^2）   ALB____ g/L

凝血：

FIB-C ____ g/L   ANG、MA、Cr ____

ECG：____

UCG检查：

室间隔厚度（IVST）____ mm   肺动脉收缩压（PASP）____ mmHg

左室舒张末内径（LVEDD）____ cm   E峰减速时间 ____ ms

左室收缩末内径（LVESD）____ cm   E/A比值 ____ E/E’比值 ____

左室后壁厚度（PWT）____ mm   室壁瘤：无口 有口；

左室舒张末容积（LVSV）____ mL   节段运动不良：无口 有口；

左室收缩末容积（LVDV）____ mL   前壁口 前间壁口 高侧壁口

左室射血分数（LVEF）____ %   下壁口 右室口 后壁口

诊断：

用药：

ACEI：卡托普利 ____ mg 福辛普利 ____ mg 依那普利 ____ mg

贝那普利 ____ mg 培咪普利 ____ mg

ARB：缬沙坦 ____ mg 氯沙坦 ____ mg 厄贝沙坦 ____ mg 替米沙坦 ____ mg

厄贝沙坦氢氯噻嗪 ____ mg 氯沙坦氢氯噻嗪 ____ mg

B blocker：普萘洛尔 ____ mg 美托洛尔 ____ mg

阿替洛尔 ____ mg 比索洛尔 ____ mg 卡维地洛 ____ mg

钙离子拮抗剂：地尔硫草 ____ mg 维拉帕米 ____ mg

硝苯地平缓释片 ____ mg 硝苯地平控释片 ____ mg

利尿剂：呋塞米 ____ mg 布美他尼 ____ mg 托拉塞米 ____ mg

安体舒通 ____ mg 氢氯噻嗪 ____ mg 武都力 ____ mg

a受体阻滞剂：马沙尼 ____ mg

强心剂：地高辛 ____ mg

硝酸酯类：硝酸异山梨酯 ____ mg　单硝酸异山梨酯 ____ mg

抗血小板：阿司匹林 ____ g　氯吡格雷 ____ mg　泰嘉 ____ mg

华法林 ____ mg

他汀类：阿托伐他汀 ____ mg　氯伐他汀 ____ mg　普伐他汀 ____ mg

辛伐他汀 ____ mg　瑞舒伐他汀 ____ mg　匹伐他汀 ____ mg

贝特类：非诺贝特 ____ g

代谢药物：曲美他嗪 ____ mg

下次复诊时间：

医生签名：

护士签名：

参考文献

[1]丁炎明, 郑一梅, 高玲玲. 心内科护理工作指南[M]. 第1版, 北京: 人民卫生出版社, 2016.